CASOS CLÍNICOS
EM FARMACOLOGIA

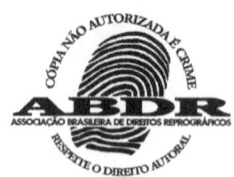

C341   Casos clínicos em farmacologia / Eugene C. Toy ... et al. ;
       tradução : Denise Costa Rodrigues ; revisão técnica:
       Augusto Langeloh. – 3. ed. – Porto Alegre : AMGH, 2015.
       xiv, 453 p. ; 23 cm.

       ISBN 978-85-8055-452-6

       1. Farmacologia – Casos clínicos. I. Toy, Eugene C.

                                                    CDU 615

Catalogação na publicação: Poliana Sanchez de Araujo – CRB 10/2094

3ª Edição

CASOS CLÍNICOS
EM FARMACOLOGIA

TOY • LOOSE • TISCHKAU • PILLAI

Tradução:
Denise Costa Rodrigues

Revisão técnica:
Augusto Langeloh
Professor aposentado de Farmacologia do Instituto de Ciências Básicas da
Saúde da Universidade Federal do Rio Grande do Sul (ICBS/ UFRGS).
Mestre e Doutor em Farmacologia pela Universidade Federal de São Paulo (UNIFESP).

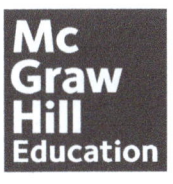 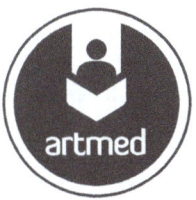

AMGH Editora Ltda.

2015

Obra originalmente publicada sob o título *Case files pharmacology*, 3rd Edition
ISBN 0071790233 / 9780071790239

Original edition copyright © 2014, The McGraw-Hill Global Education Holdings, LLC, New York, New York 10121. All rights reserved.

Portuguese language translation copyright © 2015, AMGH Editora Ltda., a Grupo A Educação S.A. company. All rights reserved.

Gerente editorial: *Letícia Bispo de Lima*

Colaboraram nesta edição

Editora: *Dieimi Lopes Deitos*

Preparação de originais: *Cristina Forli*

Leitura final: *Nádia da Luz Lopes*

Arte sobre capa original: *Márcio Monticelli*

Editoração: *Bookabout – Roberto Carlos Moreira Vieira*

> **NOTA**
>
> A farmacologia é uma ciência em constante evolução. À medida que novas pesquisas e a experiência clínica ampliam o nosso conhecimento, são necessárias modificações no tratamento e na farmacoterapia. Os autores desta obra consultaram as fontes consideradas confiáveis, em um esforço para oferecer informações completas e, geralmente, de acordo com os padrões aceitos à época da publicação. Entretanto, tendo em vista a possibilidade de falha humana ou de alterações nas ciências, os leitores devem confirmar estas informações com outras fontes. Por exemplo, e em particular, os leitores são aconselhados a conferir a bula de qualquer medicamento que pretendam administrar, para se certificar de que a informação contida neste livro está correta e de que não houve alteração na dose recomendada nem nas contraindicações para o seu uso. Essa recomendação é particularmente importante em relação a medicamentos novos ou raramente usados.

Reservados todos os direitos de publicação, em língua portuguesa, à
AMGH EDITORA LTDA., uma parceria entre GRUPO A EDUCAÇÃO S.A.
e MCGRAW-HILL EDUCATION
Av. Jerônimo de Ornelas, 670 – Santana
90040-340 – Porto Alegre – RS
Fone: (51) 3027-7000 Fax: (51) 3027-7070

É proibida a duplicação ou reprodução deste volume, no todo ou em parte, sob quaisquer formas ou por quaisquer meios (eletrônico, mecânico, gravação, fotocópia, distribuição na Web e outros), sem permissão expressa da Editora.

Unidade São Paulo
Av. Embaixador Macedo Soares, 10.735 – Pavilhão 5 –
Cond. Espace Center – Vila Anastácio
05095-035 – São Paulo – SP
Fone: (11) 3665-1100 Fax: (11) 3667-1333

SAC 0800 703-3444

IMPRESSO NO BRASIL
PRINTED IN BRAZIL
Impresso sob demanda na Meta Brasil a pedido de Grupo A Educação.

AUTORES

Eugene C. Toy, MD
Vice Chair of Academic Affairs and Residency Program Director
Department of Obstetrics and Gynecology
The Methodist Hospital, Houston
John S. Dunn, Senior Academic Chair of Obstetrics and Gynecology
St. Joseph Medical Center
Clinical Professor and Clerkship Director
Department of Obstetrics and Gynecology
University of Texas Medical School at Houston
Houston, Texas

David S. Loose, PhD
Associate Professor
Department of Integrative Biology and Pharmacology
& Graduate School of Biomedical Sciences
University of Texas Medical School at Houston
Houston, Texas

Shelley A. Tischkau, PhD
Associate Professor
Department of Pharmacology
Southern Illinois University School of Medicine
Springfield, Illinois

Anush S. Pillai, DO, FAAFP
Attending/Faculty Physician
Methodist Family Medicine Residency Program
Deputy Vice Chair – The Methodist Hospital
Clinical Associate Professor
Weill Medical College, Cornell University

Assistant Professor
Department of Internal Medicine
Division of Medicine and Psychiatry
Southern Illinois University School of Medicine
Springfield, Illinois

DEDICATÓRIA

Para Dr. Larry C. Gilstrap III, cujo estímulo é em grande parte responsável por minha redação desta série de livros. Ele tem sido uma inspiração pessoal, mentor e modelo de médico, professor e líder notável; e para Dr. Edward Yeomans, que tem sido um grande amigo e luz brilhante na obstetrícia.

– ECT

Para os estudantes de graduação e pós-graduação em medicina da UT Health Medical School em Houston que continuamente desafiam e tornam o ensino e a pesquisa muito mais interessantes; e para meu filho William e inúmeros colegas por sua paciência e incentivo durante a redação e edição do original.

– DSL

Aos meus pacientes, pela confiança e respeito; aos meus residentes, alunos e colegas que me desafiam, ensinam e inspiram; e, claro, à minha família, que apoia e incentiva a minha paixão.

– ASP

Para meus alunos, que me fornecem inspiração contínua.

– SAT

AGRADECIMENTOS

A inspiração para esta série de ciências básicas ocorreu em um retiro educacional coordenado pelo Dr. L. Maximilian Buja, que na época era diretor da faculdade de medicina. Tem sido uma alegria trabalhar com Dr. David Loose, que é um talentoso cientista e professor. Foi gratificante colaborar com Dr. Anush Pillai, um erudito e excelente professor, e um prazer trabalhar com nossa nova autora, Dra. Shelley Tischkau, que é ao mesmo tempo especialista em conteúdo e excelente educadora. Gostaria de agradecer a McGraw-Hill por acreditar no conceito de ensino por meio de casos clínicos. Tenho uma grande dívida para com Catherine Johnson, uma editora encorajadora e entusiasta.

Na University of Texas Medical School em Houston, gostaríamos de reconhecer os estudantes de medicina brilhantes e entusiasmados que nos inspiraram a encontrar melhores formas de ensinar. No The Methodist Hospital, agradeço o apoio dos Drs. Mark Boom, Judy Paukert e Alan Kaplan. No St. Joseph Medical Center, gostaria de agradecer alguns dos melhores administradores que encontrei: Pat Mathews, John Bertini, MD, e Thomas V. Taylor, MD. Agradeço os excelentes conselhos e assistência de Linda Bergstrom. Sem a ajuda dos meus colegas e amigos, Drs. Konrad Harms, Priti Schachel, Gizelle Brooks-Carter e John C. McBride, este livro não poderia ter sido escrito. Por fim, estou tocado pelo amor, carinho e incentivo de minha adorável esposa, Terri, e nossos quatro filhos, Andy, Michael, Allison e Christina.

Eugene C. Toy, MD

SUMÁRIO

SEÇÃO I
Aplicação das ciências básicas à medicina clínica 1

Parte 1. Abordagem à aprendizagem de farmacologia 2
Parte 2. Abordagem à doença 3
Parte 3. Abordagem à leitura 4

SEÇÃO II
Casos clínicos 9

SEÇÃO III
Lista de casos 421

Lista por número do caso 423
Lista por assunto (ordem alfabética) 424

Índice 427

INTRODUÇÃO

Muitas vezes, o estudante de medicina vai se assustar com o "trabalho pesado" das disciplinas de ciências básicas e ver pouca conexão entre um campo como a farmacologia e os problemas clínicos. Os médicos, no entanto, frequentemente gostariam de saber mais sobre as ciências básicas, pois é por meio delas que podemos começar a compreender as complexidades do corpo humano e, assim, dispor de métodos racionais de diagnóstico e tratamento.

Dominar o conhecimento em uma disciplina como a farmacologia não é uma tarefa fácil. É ainda mais difícil manter esta informação e recuperá-la no cenário clínico. Para realizar esta síntese, a farmacologia é melhor ensinada no contexto de situações médicas, e isto é reforçado, posteriormente, durante os *rounds* clínicos. O abismo entre as ciências básicas e o contato com o paciente é amplo. Talvez uma maneira de transpor este abismo seja cuidadosamente construída com casos clínicos que fazem perguntas orientadas para as ciências básicas. Em uma tentativa de atingir este objetivo, criamos uma coleção de casos de pacientes para ensinar aspectos relacionados com a farmacologia. Mais importante, as explicações para estes casos enfatizam os mecanismos subjacentes e relacionam a prática clínica com os dados das ciências básicas.

Este livro está organizado para a versatilidade: possibilitar ao aluno "com pressa" navegar rapidamente pelos cenários e verificar as respostas correspondentes e fornecer mais informações detalhadas para o estudante que quer explicações instigantes. As respostas estão organizadas a partir do simples para o complexo: um resumo dos pontos pertinentes, as respostas básicas, uma correlação clínica, uma abordagem ao tema farmacologia, um teste de compreensão no final para reforço ou ênfase, e uma lista de referências para leitura posterior. Os casos clínicos estão organizados por sistema para refletir melhor a organização dentro das ciências básicas. Finalmente, para incentivar o pensamento sobre mecanismos e relacionamentos, usamos perguntas abertas nos casos clínicos. No entanto, várias questões de múltipla escolha estão incluídas no final de cada cenário para reforçar conceitos ou introduzir temas relacionados.

COMO OBTER O MÁXIMO DESTE LIVRO

Cada caso é projetado para introduzir uma questão clinicamente relacionada e inclui perguntas abertas, geralmente fazendo uma pergunta de ciência básica; às vezes, contudo, para quebrar a monotonia, haverá questões clínicas. As respostas estão organizadas em quatro partes diferentes:

Tópico I

1. **Resumo**
2. **Uma resposta simples** é fornecida para cada questão aberta.
3. **Correlação clínica:** uma discussão sobre os pontos relevantes relativos à ciência básica para as manifestações clínicas, e talvez introduzir o aluno a questões como o diagnóstico e tratamento.

Tópico II

Uma **abordagem para o conceito de ciências básicas** que consiste em três partes:

1. **Objetivos:** uma listagem de dois a quatro objetivos principais que são cruciais para a compreensão da farmacologia subjacente para responder à pergunta e relacionar com a situação clínica.
2. **Definições de terminologia básica.**
3. **Discussão da classe específica de agentes.**

Tópico III

Questões de compreensão: cada caso inclui várias questões de múltipla escolha que reforçam o conteúdo ou introduzem conceitos novos e afins. Perguntas sobre o conteúdo não encontrado no texto são explicadas nas respostas.

Tópico IV

Dicas de farmacologia: uma lista de vários pontos importantes, muitos clinicamente relevantes, reiterados como um resumo do texto para possibilitar uma revisão fácil, como ocorre antes de um exame.

SEÇÃO I

Aplicação das ciências básicas à medicina clínica

1 Abordagem à Aprendizagem de Farmacologia
2 Abordagem à Doença
3 Abordagem à Leitura

Parte 1. Abordagem à aprendizagem de farmacologia

A farmacologia é mais bem aprendida por meio de uma abordagem sistemática, que compreende a fisiologia do corpo, reconhece que cada medicamento tem efeitos desejáveis e indesejáveis, e tem consciência de que as propriedades bioquímicas e farmacológicas de um fármaco afetam as suas características, tais como a duração da ação, o volume de distribuição, a passagem através da barreira hematencefálica, o mecanismo de eliminação e a via de administração. Em vez de memorizar as características de um medicamento, o aluno deve se esforçar para compreender sua lógica subjacente, como "Agentes anti-histamínicos de segunda geração são menos lipossolúveis do que os anti-histamínicos de primeira geração e, portanto, não atravessam a barreira hematencefálica tão facilmente; assim, a segunda geração de anti-histamínicos não é tão sedativa. Pelo fato de ambos ligarem-se ao receptor de histamina H_1, a eficácia é a mesma."

TERMOS-CHAVE

Farmacologia: Estudo de substâncias que interagem com sistemas vivos por meio de processos bioquímicos.

Fármaco: Substância usada na prevenção, no diagnóstico ou no tratamento de doenças.

Toxicologia: Ramo da farmacologia que estuda os efeitos indesejáveis de produtos químicos em organismos vivos.

Food and Drug Administration (FDA): Agência federal responsável pela segurança e eficácia de todos os medicamentos nos EUA, assim como de alimentos e cosméticos.

Efeito adverso: Também conhecido como efeito colateral; todas as ações não desejadas de um fármaco que resultam da falta de especificidade de ação dos fármacos. Todos os fármacos são capazes de produzir efeitos adversos.

Farmacodinâmica: Ações de um fármaco em um organismo vivo, incluindo mecanismos de ação e interação com receptor.

Farmacocinética: Ações de um organismo vivo sobre o fármaco, incluindo absorção, distribuição e eliminação.

Volume de distribuição (V_d): Tamanho do "compartimento" em que um fármaco é distribuído após a absorção e é determinado pela equação:

V_d = Dose (mg) do fármaco administrado/concentração plasmática inicial (mg/L)

Potência do fármaco: Quantidade relativa de fármaco necessária para produzir uma resposta, determinada em grande parte pela quantidade de fármaco que atinge o local de ação e pela afinidade do fármaco com o receptor.

Eficácia: Efeito do fármaco como resposta máxima que ele é capaz de produzir. Esse efeito é determinado pelo número de complexos de fármaco-receptor e a capacidade do receptor de ser ativado uma vez ligado. **CE-50** refere-se à concentração de fármaco que produz 50% da resposta máxima, enquanto **DE-50** refere-se à dose de fármaco que é eficaz farmacologicamente em 50% da população.

Absorção: Movimento de um fármaco a partir do local de administração para a corrente sanguínea que, em geral, requer o cruzamento de uma ou mais membranas biológicas. Parâmetros importantes incluem a solubilidade lipídica, a ionização, o tamanho da molécula e a presença de um mecanismo de transporte.

Eliminação: Processo pelo qual um medicamento é removido do corpo, em geral, por metabolismo ou excreção. A eliminação segue vários modelos cinéticos. Por exemplo, **cinética de primeira ordem** descreve a maioria das circunstâncias e significa que a taxa de eliminação do fármaco depende da concentração plasmática, conforme descrito pela equação:

Taxa de eliminação do corpo = Constante x Concentração do fármaco

Cinética de ordem zero: É menos comum e significa que a velocidade de eliminação é constante e não depende da concentração plasmática do fármaco. Isso pode ser consequência de uma circunstância, como saturação das enzimas hepáticas ou saturação de mecanismos de transportes renais.

Biodisponibilidade: A porcentagem de um fármaco ingerido que é realmente absorvida na corrente sanguínea.

Via de administração: O fármaco pode ser distribuído por **via intravenosa** (IV) para distribuição diretamente na corrente sanguínea; por **via intramuscular** (IM) e **subcutânea** (SC). A medicação pode ser por depósito e liberação lenta, **inalante** para rápida absorção e distribuição para os brônquios e pulmões; **sublingual** para desviar do efeito de primeira passagem; **intratecal** para agentes que penetram a barreira hematencefálica de maneira precária; **retal** para evitar efeito de primeira passagem hepático e para náuseas, e a administração **tópica** quando o efeito local é desejado, tais como agentes dermatológicos ou oftalmológicos.

Parte 2. Abordagem à doença

Os médicos costumam enfrentar as situações clínicas por meio de anamnese (fazendo perguntas), realização de um exame físico, obtenção de exames laboratoriais e de imagem seletivos e, em seguida, formulação de um diagnóstico. A síntese da história, exame físico, e de imagem ou exames laboratoriais é chamada de **banco de dados clínico**. Após chegar ao diagnóstico, um plano de tratamento, em geral, é iniciado, e o paciente é acompanhado para obtenção de uma resposta clínica. A compreensão racional da doença e de planos de tratamento é mais bem adquirida por meio da aprendizagem sobre os processos humanos normais em um nível de ciência básico; da mesma maneira, estar ciente de como a doença altera os processos fisiológicos normais é também mais bem compreendido em um nível científico básico. A farmacologia e a terapêutica também exigem a capacidade de adaptar a medicação correta para a situação do paciente e conscientização do paciente do perfil de efeitos adversos da medicação. Por vezes, o paciente apresenta uma reação adversa a um medicamento como queixa principal, e o médico deve ser capaz de identificar a medicação como causa. Uma compreensão da ciência básica subjacente possibilita análise e escolhas de medicação mais racionais.

Parte 3. Abordagem à leitura

Há sete perguntas-chave que ajudam a estimular a aplicação da informação científica básica no ambiente clínico. São elas:

1. **Qual dos medicamentos disponíveis é mais propenso a atingir o efeito terapêutico desejado e/ou é responsável pelos sintomas ou sinais descritos?**
2. **Qual o mecanismo provável para o(s) efeito(s) clínico(s) e o(s) efeito(s) adverso(s) da medicação?**
3. **Qual é o perfil farmacológico básico (p. ex., absorção, eliminação) para medicamentos em uma determinada classe, e quais são as diferenças entre os agentes dentro dessa classe?**
4. **Dadas as definições farmacológicas básicas como índice terapêutico (IT) ou determinado fator de segurança (TD_1/ED_{99}), ou dose letal média (LD_{50}), como os medicamentos são comparados nesse perfil de segurança?**
5. **Dada uma situação clínica particular, com características do paciente exclusivas descritas, qual medicação é mais adequada?**
6. **Qual é o melhor tratamento para o efeito tóxico de um medicamento?**
7. **Quais são as interações medicamentosas com as quais se deve ter cautela em relação a um determinado medicamento?**

1. **Qual dos seguintes medicamentos é mais provavelmente responsável pelos sinais ou sintomas descritos?**
   O estudante deve estar ciente dos vários efeitos, tantos os desejáveis como os indesejáveis, produzidos por determinados medicamentos. O conhecimento dos efeitos terapêuticos desejáveis é essencial na escolha do fármaco adequado para a aplicação clínica específica; da mesma maneira, é necessária uma consciência de seus efeitos adversos, porque os pacientes podem chegar na consulta clínica, com uma queixa causada por efeito medicamentoso sem saber que seus sintomas são decorrentes de um medicamento prescrito. O médico somente pode chegar ao diagnóstico correto quando estiver ciente dos efeitos comuns e perigosos dos medicamentos. O aluno é incentivado não apenas a memorizar os perfis comparativos de efeitos adversos dos medicamentos, mas também compreender os mecanismos subjacentes.
2. **Qual o mecanismo provável para o(s) efeito(s) clínico(s) e o(s) efeito(s) adverso(s) da medicação?**
   Como observado anteriormente, o estudante deve se esforçar para aprender a explicação fisiológica, bioquímica ou celular subjacente para o efeito do fármaco descrito. Essa compreensão possibilita a escolha racional de um agente alternativo ou a escolha razoável de um agente para aliviar os sintomas ou conselhos explicativos para o paciente em relação a mudanças de comportamento para diminuir quaisquer efeitos adversos. Pode-se suspeitar, por exemplo, se uma paciente de 60 anos de idade que toma medicamentos contra a osteoporose

queixa-se de "azia" intensa, sabendo-se que a medicação de bifosfonato alendronato pode causar esofagite. A instrução para a paciente é tomar a medicação enquanto está sentada ereta e permanecer nessa posição por pelo menos 30 minutos, essa seria a orientação correta, porque a gravidade vai ajudar a manter o alendronato no estômago, em vez de permitir regurgitação para o esôfago distal.

3. **Qual é o perfil farmacológico básico (absorção, eliminação, volume de distribuição) para medicamentos em uma determinada classe, e quais são as diferenças entre os agentes dentro da classe?**
   Compreender o perfil farmacológico de medicamentos possibilita uma terapêutica racional. No entanto, em vez de memorizar os perfis separados para cada medicamento, agrupar os fármacos em classes possibilita uma aprendizagem mais eficiente e melhor compreensão. Um excelente ponto de partida para o estudante de farmacologia seria estudar, como um **fármaco protótipo** dentro de uma classe de fármacos organizada pela estrutura ou mecanismo de ação pode ser usado para tratar uma doença (p. ex., hipertensão). Em seguida, dentro de cada categoria de agentes, o estudante deve tentar identificar subclasses importantes ou diferenças de fármacos. Por exemplo, os agentes hipertensivos podem ser categorizados como agentes diuréticos, agentes bloqueadores β-adrenérgicos, agentes bloqueadores de cálcio e inibidores do sistema renina-angiotensina. Dentro da subclassificação de inibidores do sistema renina-angiotensina, os inibidores da enzima de conversão da angiotensina podem causar o efeito secundário de uma tosse seca causada pelo aumento da bradicinina provocada pelo bloqueio da enzima; em vez disso, os bloqueadores do receptor da angiotensina-1 não afetam os níveis de bradicinina e assim não causam tosse com tanta frequência.

4. **Dadas as definições farmacológicas básicas como índice terapêutico (IT) ou fator de segurança certeiro (TD_1/ED_{99}), ou dose letal média (LD_{50}), como os medicamentos são comparados em seu perfil de segurança?**
   Índice Terapêutico (IT): Definido como a TD_{50}/ED_{50} (a razão entre a dose que produz um efeito tóxico na metade da população e a dose que produz o efeito desejado na metade da população).
   Fator de segurança certeiro (DT_1/DE_{99}): Definido como a razão entre a dose que produz o efeito tóxico em 1% da população e a dose que produz o efeito desejado em 99% da população; também conhecido como **medida de segurança padrão**.
   Dose letal média (DL_{50}): Definida como a dose letal média, a dose que irá matar metade da população.

   Com base nessas definições, um medicamento desejável teria um índice terapêutico elevado (dose tóxica é, muitas vezes, maior do que a dose eficaz), fator de segurança certeiro alto e a dose letal média alta (muito maior que a dose terapêutica). Da mesma forma, medicamentos como a digoxina, que têm um índice terapêutico baixo, requerem monitoramento cuidadoso dos níveis e vigilância de efeitos colaterais.

5. **Dada uma situação clínica particular, com as características do paciente exclusivas descritas, qual medicação é mais adequada?**
   O aluno deve analisar vantagens e desvantagens, bem como os diferentes atributos do paciente. Alguns deles podem incluir adesão aos medicamentos, alergias

a medicamentos, insuficiência hepática ou renal, idade, distúrbios clínicos coexistentes e outros medicamentos. O aluno deve ser capaz de procurar o perfil da medicação e identificar os efeitos adversos mais perigosos. Por exemplo, se um paciente já está tomando um agente inibidor de monoamina oxidase para a depressão, consequentemente, a adição de um inibidor de recaptação de serotonina seria potencialmente fatal, porque pode ocorrer síndrome de serotonina (hipertermia, rigidez muscular, morte).

6. **Qual é o melhor tratamento para o efeito tóxico de um medicamento?**
Se as complicações da terapia medicamentosa estiverem presentes, o aluno deve conhecer o tratamento adequado. Isso é mais bem aprendido pela compreensão do mecanismo de ação do fármaco. Por exemplo, um paciente que tenha tomado excesso de opioides pode desenvolver depressão respiratória, causada por uma dose excessiva de heroína ou de medicação para dor, o que pode ser fatal. O tratamento de uma dose excessiva de opioides inclui o ABC (vias aéreas, respiração, circulação) e a administração de naloxona, que é um antagonista competitivo de opioides.

7. **Quais são as interações medicamentosas preocupantes com relação a um determinado medicamento?**
Os pacientes frequentemente recebem prescrição de vários medicamentos, a partir do mesmo profissional ou de médicos diferentes. Os pacientes podem não estar cientes das interações medicamentosas; assim, o clínico deve compilar, como um componente de uma boa prática clínica, uma lista atual de todos os medicamentos (prescritos, isentos de prescrição e fitoterápicos) tomados pelo paciente. Assim, o aluno deve estar ciente das interações mais comuns e perigosas; mais uma vez, o entendimento do mecanismo subjacente possibilita a aprendizagem ao longo da vida, em vez de memorização em curto prazo dos fatos que são facilmente esquecidos. Por exemplo, o sulfato de magnésio, para interromper o trabalho de parto prematuro, não deve ser utilizado se a paciente estiver tomando um agente bloqueador do canal de cálcio, tal como a nifedipina. O sulfato de magnésio atua como um inibidor competitivo de cálcio e, por meio da diminuição de sua disponibilidade intracelular, ele reduz a contração de músculo liso, como no útero. Os bloqueadores dos canais de cálcio potencializam a inibição de influxo de cálcio e podem conduzir a efeitos tóxicos, como depressão respiratória.

PERGUNTAS DE COMPREENSÃO

I.1 A biodisponibilidade de um agente é máxima quando o fármaco tem qual das seguintes qualidades?

A. Altamente lipossolúvel
B. Mais de 100 Daltons de massa molecular
C. Altamente ligado às proteínas plasmáticas
D. Altamente ionizado

I.2 Percebe-se que um agente tem um volume de distribuição calculado muito baixo (V_d). Qual das seguintes é a melhor explicação?

A. O agente é eliminado pelos rins e o paciente tem insuficiência renal.

B. O agente é extensamente ligado às proteínas plasmáticas.
C. O agente é extensivamente retirado do tecido.
D. O agente é eliminado por uma cinética de ordem zero.

I.3 Qual das seguintes alternativas descreve o efeito de primeira passagem?
A. Inativação de um fármaco, como resultado dos ácidos gástricos.
B. Absorção de um fármaco por meio do duodeno.
C. Fármaco administrado oralmente é biotransformado pelo fígado antes de entrar na circulação.
D. Fármaco administrado por via IV acumula rapidamente no sistema nervoso central (SNC).

I.4 Um experimento laboratorial está sendo conduzido, e um mamífero recebe injeção de um antagonista não competitivo do receptor de histamina. Qual das seguintes opções descreve melhor esse agente?
A. O fármaco liga-se ao receptor da histamina e ativa-o parcialmente.
B. O fármaco liga-se ao receptor da histamina, mas não o ativa.
C. O fármaco liga-se ao receptor, mas não onde a histamina se liga, e impede o receptor de ser ativado.
D. O fármaco liga-se de maneira irreversível a receptores de histamina e torna-o ineficaz.

I.5 Um estudante de medicina de 25 anos de idade recebe uma prescrição para asma em que o médico declara que tem um índice terapêutico muito elevado. Qual das declarações a seguir caracteriza melhor o fármaco no que diz respeito ao índice terapêutico?
A. Os níveis séricos do fármaco provavelmente precisarão ser cuidadosamente monitorados.
B. O fármaco provavelmente atravessará a barreira hematencefálica.
C. O fármaco provavelmente terá interações medicamentosas extensas.
D. É improvável que o fármaco tenha qualquer efeito adverso grave.

I.6 Um fármaco M é injetado por via IV em um indivíduo de laboratório. Percebe-se uma elevada ligação com as proteínas do soro. Qual dos itens adiante será mais propenso a ser aumentado como resultado?
A. Interação medicamentosa
B. Distribuição do fármaco para locais nos tecidos
C. Excreção renal
D. Biotranformação hepática

I.7 Um bolus de fármaco K é administrado por via IV. Observa-se que o fármaco segue cinética de primeira ordem. Qual das seguintes alternativas descreve a eliminação do fármaco K?
A. A taxa de eliminação do fármaco K é constante.
B. A taxa de eliminação do fármaco K é proporcional à função renal do paciente.
C. A taxa de eliminação do fármaco K é proporcional à sua concentração no plasma do paciente.

D. A taxa de eliminação do fármaco K é dependente de uma relação não linear com a concentração plasmática de proteína.

RESPOSTAS

I.1 **A.** O transporte por meio de membranas biológicas e, assim, a biodisponibilidade é máxima com elevada solubilidade lipídica.

I.2 **B.** O volume de distribuição é calculado por meio da administração de uma dose conhecida de fármaco (mg) IV e, em seguida, medindo a concentração plasmática inicial (mg/L). A razão entre a massa de fármaco administrado (mg), dividida pela concentração plasmática inicial (mg/L) dá o V_d. Um V_d muito baixo pode indicar extensa ligação às proteínas (o fármaco é retirado da corrente sanguínea), enquanto um alto V_d pode indicar ligação extensa do tecido (o fármaco é retirado do tecido).

I.3 **C.** O efeito de primeira passagem refere-se ao processo em que, após a administração oral, um fármaco é extensamente biotransformado, uma vez que passa, inicialmente, através do fígado, antes de entrar na circulação geral. As enzimas hepáticas podem metabolizar o agente de tal modo que o fármaco não pode ser administrado por via oral.

I.4 **C.** Um antagonista não competitivo liga-se ao receptor em um local que não é o local do agonista e torna-se menos eficaz, impedindo a ligação com agonista ou evitando a ativação.

I.5 **D.** Um agente com um índice terapêutico elevado significa que a dose tóxica é muito mais elevada do que a dose terapêutica, e é menos provável que produza efeitos tóxicos em níveis terapêuticos.

I.6 **A.** Alta ligação à proteína significa menos fármaco para o tecido, os rins e o fígado. A interação medicamentosa pode ocorrer se o agente se liga ao mesmo local de proteína que outros fármacos, deslocando, assim, os medicamentos e aumentando os níveis séricos.

I.7 **C.** A cinética de primeira ordem significa que a taxa de eliminação de um fármaco é proporcional à concentração plasmática.

DICAS DE FARMACOLOGIA

▶ A compreensão dos mecanismos farmacológicos de medicamentos possibilita escolhas racionais para a terapia, menos erros de medicação e reconhecimento rápido e da reversão dos efeitos tóxicos.
▶ O índice terapêutico, o fator de segurança certeiro (DT_1/DE_{99}) e a dose letal média são vários métodos de descrição da toxicidade potencial dos medicamentos.
▶ Há sete questões importantes para estimular a aplicação da informação científica básica para a área clínica.

REFERÊNCIAS

Braunwald E, Fauci AS, Kasper KL, et al., eds. Harrison's Principles of Internal Medicine, 16th ed. New York: McGraw-Hill, 2004.

Rosenfeld GC, Loose-Mitchell DS. Pharmacology, 4th ed. Philadelphia, PA: Lippincott, Williams & Wilkins, 2007:1.

Casos clínicos

SEÇÃO II

CASO 1

Uma menina de 12 anos de idade, com história médica pregressa (HMP) comum, apresenta febre, dor de garganta e um curso de linfadenopatia cervical sensível. Ela é diagnosticada com faringite estreptocócica do grupo A e é tratada com penicilina IM. Alguns minutos após a injeção, a paciente apresenta dispneia, taquicardia e hipotensão, e percebe-se que apresenta sibilo ao exame. Também queixa-se de disfagia. Adrenalina (epinefrina) IM é administrada imediatamente para sua reação anafilática.

- Que efeito a adrenalina terá no sistema vascular dessa paciente?
- Que adrenoceptor divide primariamente a resposta vascular?
- Que efeito terá a adrenalina em seu sistema respiratório?
- Que adrenoceptor divide primariamente a resposta do sistema respiratório?

RESPOSTAS PARA O CASO 1
Sistema nervoso simpático autônomo

Resumo: Uma menina de 12 anos de idade com "garganta estreptocócica" recebe injeção de penicilina e desenvolve uma reação anafilática aguda.

- **Efeito da adrenalina sobre o sistema vascular:** vasoconstrição.
- **Adrenoceptor que medeia primariamente a resposta vascular:** alfa-1 (α_1).
- **Efeito da adrenalina no sistema pulmonar:** relaxamento muscular brônquico.
- **Adrenoceptor que medeia primariamente a resposta pulmonar:** beta-2 (β_2).

CORRELAÇÃO CLÍNICA

A anafilaxia é uma reação aguda imunomediada a um alérgeno caracterizada por broncoespasmo, sibilo, taquicardia e hipotensão. A adrenalina é o fármaco de escolha utilizado para tratar essa condição, pois neutraliza os processos fisiopatológicos subjacentes à anafilaxia por meio da ativação de adrenoceptores alfa (α) e beta (β). Como em todas as situações de emergência, o ABC (via aérea, respiração, circulação) deve ser abordado em primeiro lugar. Ocasionalmente, a anafilaxia provoca edema da laringe ao ponto de as vias aéreas serem comprometidas e a intubação (colocação de um tubo na traqueia) ser impossível. Nessas circunstâncias, uma passagem de ar de emergência, tal como uma cirurgia de cricotiroideostomia (para criar uma abertura na pele através da cartilagem cricoide), é necessária. **A dose apropriada:** em crianças, 0,01 mg por quilograma (kg) de massa corporal (preparação de 1 mg/mL) ou uma dose máxima de 0,5 mg pode ser administrada por via intramuscular e pode ser repetida a cada 5 a 25 minutos, conforme necessário. Em adultos, 0,3 a 0,5 mg (preparação de 1 mg/mL).

ABORDAGEM AO
Sistema nervoso simpático autônomo

OBJETIVOS

1. Listar os neurotransmissores do sistema nervoso simpático autônomo e descrever sua localização anatômica.
2. Fazer uma lista dos receptores e subtipos de receptores do sistema nervoso simpático autônomo.
3. Prever as respostas à ativação e à inibição dos receptores do sistema nervoso simpático autônomo.

DEFINIÇÕES

Sistema nervoso autônomo: Subdivisão do sistema nervoso periférico que é grandemente controlado de forma inconsciente, apresentado na Figura 1.1.

Sistema nervoso simpático: Uma divisão do sistema nervoso autônomo (a outra é o sistema nervoso parassimpático). Fibras pré-ganglionares originam-se no SNC e são transportadas nos **nervos espinais torácicos e lombares**, fazendo sinapse nos gânglios próximos da medula espinal. Também ocorrem sinapses na medula

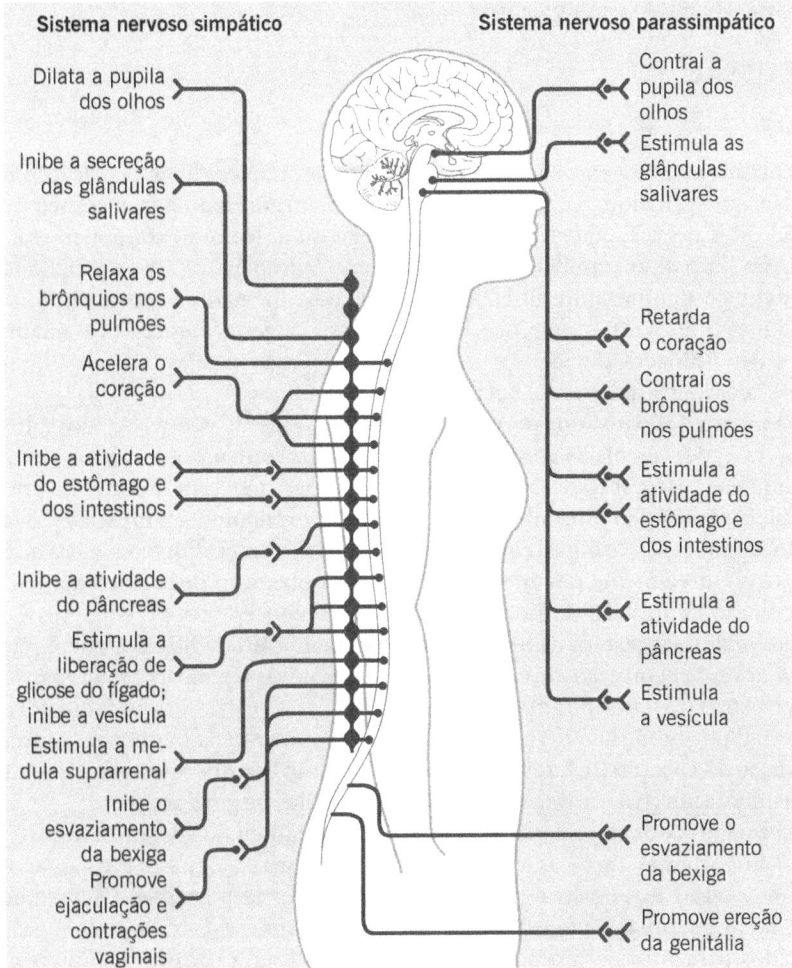

Figura 1.1 Esquema do sistema nervoso autônomo.

suprarrenal, que é considerada um gânglio modificado. Fibras pós-ganglionares inervam uma ampla variedade de órgãos efetores e tecidos, incluindo arteríolas e músculos lisos brônquicos.

Agonista: Uma molécula (fármaco) que se liga e ativa um receptor, resultando em uma resposta.

Antagonista: Uma molécula (fármaco) que se liga aos receptores, com pouco ou nenhum efeito de si mesma, mas que pode bloquear a ação de um agonista que se liga aos mesmos receptores.

Midríase: Dilatação da pupila dos olhos.

DISCUSSÃO

Classe

Catecolaminas endógenas são os neurotransmissores típicos liberados de terminais nervosos pós-ganglionares. O neurotransmissor **noradrenalina (norepinefrina)** é liberado dos nervos eferentes do **sistema nervoso autônomo simpático** nas terminações simpáticas (também conhecidas como "adrenérgicas") pós-ganglionares. **Adrenalina e algumas norepinefrinas** são liberadas da **medula suprarrenal**.

Os agonistas catecolaminas interagem nos **adrenoceptores** pós-sinápticos (assim denominados devido aos nervos adrenérgicos que eles inervam) que são classificados como alfa (α) ou beta (β).

Existem dois **subtipos de adrenoceptores** α, α_1 e α_2. A ativação dos adrenoceptores α_1, por agonistas adrenérgicos, resulta em **contração da maior parte do músculo liso vascular** (α_1), causando aumento da resistência periférica e da pressão arterial, **contração do músculo dilatador pupilar** resultando em **midríase, relaxamento do músculo liso gastrintestinal e contração dos esfincteres gastrintestinais** (α_1, indiretamente por meio da inibição da liberação de acetilcolina [ACh]) e **ejaculação**. A ativação de autorreceptores de adrenoceptores pré-sinápticos (α_2) por catecolaminas resulta na inibição (retroalimentação) da liberação de noradrenalina e outros neurotransmissores das suas respectivas terminações nervosas.

Existem três **subtipos de adrenoceptores** β, β_1, β_2 e β_3. A ativação dos adrenoceptores β por agonistas adrenérgicos resulta em aumento da frequência e **força de contração do coração** (β_1), **relaxamento do músculo liso dos brônquios que causa broncodilatação** (β_2) e ativação da **lipólise de células de gordura** (β_3).

Pelo fato de as catecolaminas adrenalina e noradrenalina terem funções fisiológicas importantes, medicamentos que bloqueiam suas ações, isto é, os antagonistas adrenoceptores, podem ter efeitos farmacológicos importantes e clinicamente úteis. Os **antagonistas não seletivos do adrenoceptor** α (p. ex., fentolamina) são utilizados para tratar a hipertensão de **feocromocitoma** (um tumor que secreta catecolaminas) e **disfunção erétil masculina**, enquanto os **antagonistas adrenoceptores** α_1 mais seletivos (p. ex., prazosina, terazosina, doxazosina) são utilizados para tratar a **hipertensão arterial e hiperplasia benigna da próstata** (Tab. 1.1).

TABELA 1.1 • Efeitos selecionados da ativação adrenoceptora	
Órgão	Efeitos (subtipo do adrenoceptor)
Músculo liso brônquico	Dilata (β_2)
Frequência cardíaca e força contrátil	Aumenta (β_1)
Olhos (tamanho da pupila)	Dilata (α_1)*
Vasos sanguíneos	Contraem (α_1)**,***
Trato gastrintestinal (GI) (tônus, motilidade e secreções)	Diminui (α_1, β_2)
Pâncreas (liberação de insulina)	Diminui (α_2)

***Dilatação (midríase)** resulta de estimulação adrenoceptora α_1 do músculo radial
Vasos sanguíneos do músculo esquelético têm adrenoceptores β_2 que, quando ativados, resultam em **constrição dos vasos
***As artérias coronárias têm também adrenoceptores β que, quando ativados, resultam em **dilatação dos vasos**, que é o efeito dominante

Estrutura

Adrenalina e noradrenalina são catecolaminas, **sintetizadas a partir da tirosina**, que possuem um núcleo de catecol com uma cadeia lateral de etilamina (adrenalina é o derivado da cadeia lateral metilada de noradrenalina). A **enzima limitante da velocidade** nesse processo é a **tirosina hidroxilase**.

Mecanismo de ação

A ligação da adrenalina a α_1-adrenoceptores ativa proteína G (proteína de ligação a GTP do tipo Gq [Gq]) para estimular a fosfolipase C, resultando na formação de 1,4,5-trifosfato de inositol (IP_3) promove a liberação de Ca^{2+} a partir de depósitos intracelulares. A interação da adrenalina com adrenoceptores α_2 ativa a proteína de ligação a GTP do tipo Gi (Gi) inibindo a atividade de adenilil-ciclase e diminuindo o monofosfato de adenosina cíclico intracelular (AMPc). A adrenalina talvez também aumente o influxo mediado pelo adrenoceptor β_1 de Ca^{2+} através de canais de membrana.

Além do aumento da formação do **segundo mensageiro, IP_3**, a adrenalina também aumenta a formação mediada por fosfolipase de outro segundo mensageiro o diacilglicerol (DAG), que ativa a proteína cinase C influenciando inúmeras outras vias de sinalização. A adrenalina também ativa **adrenoceptores β_1 e β_2 aumentando uma estimulação mediada pela proteína-G da atividade de adenilil ciclase, aumentando,** desse modo, **os níveis intracelulares de AMPc** e atividade de proteína cinases dependentes de AMPc.

Administração

A **adrenalina** é, geralmente, administrada por via **parenteral** (IM) para o tratamento de choque anafilático. Para essa e outras condições, também está disponível em preparações IV, SC, oftálmica, nasal e aerossol. A noradrenalina está disponível apenas para administração parenteral IV em geral.

Farmacocinética

A adrenalina liberada pela glândula suprarrenal é metabolizada principalmente pela catecol-O-metiltransferase (COMT) e monoamina-oxidase (MAO). A ação da noradrenalina liberada de terminações nervosas é finalizada, principalmente, por captação em terminações nervosas (captação 1) e outras células (captação 2).

QUESTÕES DE COMPREENSÃO

1.1 Percebe-se que uma paciente de 33 anos de idade com choque séptico tem hipotensão persistente apesar de infusão de dopamina IV. A paciente é tratada com uma infusão IV de adrenalina. Com qual adrenoceptor a adrenalina atua para contrair o músculo liso vascular?

   A. adrenoceptores α_1
   B. adrenoceptores α_2
   C. adrenoceptores β_1
   D. adrenoceptores β_2

1.2 Um paciente de 16 anos de idade está tendo uma crise de asma aguda. A adrenalina é administrada por via SC. Por meio de qual dos seguintes adrenoceptores a adrenalina atua para dilatar o músculo liso brônquico?

   A. adrenoceptores α_1
   B. adrenoceptores α_2
   C. adrenoceptores β_1
   D. adrenoceptores β_2

1.3 Qual das seguintes alternativas descreve melhor a ação celular da adrenalina?

   A. Ativação de adenilciclase
   B. Diminuição da atividade de proteínas cinases dependentes de AMPc
   C. Aumento de depósitos intracelulares de Ca2+
   D. Inibição da atividade de fosfolipase

1.4 A ativação de adrenoceptor β_1 mediada por adrenalina resulta em qual das seguintes opções?

   A. Constrição da musculatura lisa brônquica
   B. Redução da motilidade gastrintestinal
   C. Dilatação das pupilas
   D. Aumento da frequência cardíaca

RESPOSTAS

1.1 **A.** Os adrenoceptores α_1 medeiam a vasoconstrição em muitos leitos vasculares. No músculo esquelético, a adrenalina pode atuar nos adrenoceptores β_2 provocando vasodilatação.

1.2 **D.** A adrenalina atua nos adrenoceptores β_2 causando relaxamento do músculo liso dos brônquios, resultando em broncodilatação. Devido aos efeitos cardiovasculares adversos da adrenalina (β_1), agonistas de adrenoceptores β_2 mais seletivos são utilizados atualmente (p. ex., albuterol).

1.3 **A.** A adrenalina ativa adrenoceptores α_1 causando uma liberação de Ca^{2+} intracelular armazenado e adrenoceptores β_1 e β_2 ativando adenilil-ciclase.

1.4 **D.** A ativação pela adrenalina de adrenoceptores β_1 resulta em aumento da frequência cardíaca. A ativação de adrenoceptores α_1 resulta na dilatação das pupilas. A ativação de adrenoceptores β_2 provoca a dilatação do músculo liso brônquico e diminui a motilidade gastrintestinal (GI).

DICAS DE FARMACOLOGIA

▶ Fisiologicamente, a adrenalina atua como hormônio nas células distantes, após sua liberação da medula suprarrenal.
▶ Neurônios pós-ganglionares simpáticos que inervam as glândulas sudoríparas e o músculo liso vascular renal liberam ACh e dopamina, respectivamente. Todos os outros neurônios pós-ganglionares simpáticos liberam noradrenalina.
▶ A adrenalina/noradrenalina media a resposta fisiológica de "luta ou fuga". Por exemplo, ao tentar escapar de um leão, as pupilas dilatam para melhorar a visão, todos os esfincteres contraem, a frequência cardíaca aumenta para otimizar o bombeamento do sangue, a resistência vascular periférica melhora para evitar síncope, ocorre broncodilatação para melhorar a oxigenação e o aumento do fluxo vascular para o músculo esquelético para ajudar a manobrar a saída da situação.
▶ Adrenalina administrada por via exógena aumenta a pressão arterial por meio de sua ação sobre adrenoceptores β_1 no coração, resultando em aumento da frequência cardíaca e força de contração, e por meio de sua ação sobre adrenoceptores α_1 em muitos leitos vasculares que resulta na vasoconstrição.
▶ No músculo esquelético, a injeção de adrenalina pode resultar em vasodilatação (β_2) que, em alguns casos, pode conduzir a diminuição da resistência periférica total e diminuição da pressão diastólica.
▶ A noradrenalina tem pouco efeito nos adrenoceptores β_2 (noradrenalina e adrenalina têm efeitos semelhantes nos adrenoceptores α_1 e β_1), aumentando, assim, tanto a pressão arterial sistólica como a diastólica.

REFERÊNCIAS

Brown SG. Cardiovascular aspects of anaphylaxis: implications for treatment and diagnosis. *Curr Opin Allergy Clin Immunol.* 2005;5(4):359.

Brown SG, Mullins RJ, Gold MS. Anaphylaxis: diagnosis and management. *Med J Aust.* 2006;185(5):283.

Goldstein DS, Robertson D, Straus SE, et al. Dysautonomias: clinical disorders of the autonomic nervous system. *Ann Intern Med.* 2002;137(9):753–63.

Lieberman PL. Anaphylaxis. In: Adkinson NF Jr, Bochner BS, Busse WW, et al. (eds). Middleton's Allergy: Principles and Practice, 7th ed. Mosby, St. Louis 2009. p. 1027.

Simons KJ, Simons FE. Epinephrine and its use in anaphylaxis: current issues. *Curr Opin Allergy Clin Immunol.* 2010;10(4):354.

CASO 2

Uma mulher de 25 anos de idade chega ao consultório médico geral queixando-se de problemas de visão. Ela tem dificuldade em manter os olhos abertos e queixa-se de "visão dupla". Seus sintomas oscilam ao longo do dia. Sua ptose é mais comum no olho esquerdo, mas também alcança o olho direito. Seus sintomas são, em geral, menores na parte da manhã e pioram ao longo do dia. Sua ptose parece melhorar depois de descansar os olhos. Ela faz exercícios regularmente, mas notou que, nos últimos dois meses, tem dificuldades para completar sua corrida noturna, devido à fadiga em seu quadril. Você suspeita de *miastenia gravis* e realiza um teste com edrofônio (Tensilon). O teste é positivo e, portanto, a paciente inicia o tratamento com mestinon.

▶ Como o teste de edrofônio ajuda no diagnóstico da *miastenia gravis*?
▶ Quais são os mecanismos de ação do edrofônio e do mestinon?

RESPOSTAS PARA O CASO 2
Agentes colinomiméticos muscarínicos

Resumo: Uma mulher de 25 anos de idade é diagnosticada com *miastenia gravis* e tratada com mestinon.

- **Teste com edrofônio e diagnóstico**: Uma injeção intramuscular ou intravenosa de edrofônio aliviará a ptose, aumentando temporariamente a disponibilidade da acetilcolina na sinapse, o que possibilita a contração do músculo elevador da pálpebra superior. Esse teste é muito específico para o diagnóstico de *miastenia gravis*.
- **Mecanismos de ação de edrofônio e mestinon**: Inibição da acetilcolinesterase (AChE).

CORRELAÇÃO CLÍNICA

A *miastenia gravis* é uma doença autoimune em que o paciente produz autoanticorpos contra o receptor de acetilcolina (ACh). Esses autoanticorpos frequentemente atingem os receptores nicotínicos encontrados na placa motora do músculo esquelético. Com o tempo, o número de receptores de ACh na sinapse é significativamente reduzido. Assim, a doença é caracterizada por fraqueza e fatigabilidade do músculo esquelético. Mais de 50% dos pacientes apresentam problemas oculares, incluindo ptose e diplopia. Os músculos proximais dos membros (quadril e ombro), bem como os músculos da respiração, são frequentemente afetados. Os sintomas geralmente oscilam ao longo do dia, pioram à noite e com esforço, e são aliviados com o repouso. Acredita-se que o timo seja importante na geração de anticorpos; os sintomas, muitas vezes, são aliviados após timectomia. Os inibidores da AChE são pilares do tratamento contra a *miastenia gravis*. Eles suprimem o metabolismo da ACh, aumentando, assim, sua presença na sinapse, o que possibilita a transmissão sináptica sustentada e a contração muscular.

ABORDAGEM AOS
Agentes colinomiméticos muscarínicos

OBJETIVOS

1. Listar os receptores do sistema nervoso parassimpático.
2. Comparar as ações e os efeitos da estimulação direta e indireta de colinorreceptores muscarínicos.
3. Listar os usos terapêuticos de agentes parassimpaticomiméticos.
4. Listar os efeitos adversos de agentes parassimpaticomiméticos.

DEFINIÇÕES

Sistema nervoso parassimpático: Divisão anatômica do sistema nervoso autônomo (o outro é o sistema nervoso simpático). Fibras pré-ganglionares integram os **nervos espinais cranianos e sacrais** e fazem sinapse em gânglios que dão origem a fibras pós-ganglionares curtas, muitas das quais estão nos órgãos que inervam.

Agentes colinomiméticos: Agentes que **imitam a ação da ACh**. Atuam direta ou indiretamente para ativar **colinorreceptores**. Os agentes que atuam de forma direta (pilocarpina, betanecol, carbacol) são projetados para atuar seletivamente em colinorreceptores muscarínicos ou nicotínicos. Já os agentes que atuam de forma indireta (como neostigmina, fisostigmina, edrofônio, demecario), que inibem a enzima acetilcolinesterase que é responsável pelo metabolismo da ACh, podem ativar ambos. A pilocarpina é um agente colinomimético de ação direta que atua principalmente nos colinorreceptores muscarínicos. A seletividade adicional da pilocarpina e outros colinomiméticos, no tratamento de glaucoma, é conseguida pelo uso de uma preparação oftálmica (tópica).

Ptose: Queda da pálpebra.
Diplopia: Visão dupla.

DISCUSSÃO

Classe

Os **nervos eferentes do sistema nervoso autônomo parassimpático** liberam o **neurotransmissor ACh**, tanto nas terminações nervosas pré-ganglionares como pós-ganglionares (i.e., "colinérgicas") e também nas terminações nervosas somáticas. O óxido nítrico é um cotransmissor em muitos dos locais pós-ganglionares parassimpáticos. A **ACh** liberada a partir das terminações nervosas do sistema nervoso parassimpático interage com componentes da membrana celular especializados e chamados de colinorreceptores, que são classificados como **nicotínicos** ou **muscarínicos** de acordo com os alcaloides utilizados, inicialmente, para distingui-los.

Os **colinorreceptores nicotínicos** estão localizados em **todos** os **neurônios pós-ganglionares** (os gânglios autonômicos), incluindo a medula suprarrenal, bem como as placas terminais de músculo esquelético inervadas por nervos somáticos. Os **colinorreceptores muscarínicos** estão localizados em **órgãos** inervados por terminações nervosas pós-ganglionares parassimpáticas, por exemplo, no **músculo cardíaco atrial**, em **células do nodo sinoatrial e células do nodo atrioventricular**, em que a ativação pode causar um **efeito cronotrópico negativo** e condução atrioventricular tardia. A estimulação colinérgica dos **receptores muscarínicos** no **músculo liso, glândulas exócrinas** e **endotélio vascular** pode provocar, respectivamente, **broncoconstrição, aumento da secreção ácida** e **vasodilatação** (Tab. 2.1).

Existem **dois subtipos dos colinorreceptores nicotínicos** na periferia: N_N, localizados nos **neurônios pós-ganglionares**, e N_M, localizados nas **placas terminais**

TABELA 2.1 • Efeitos da ativação do colinorreceptor	
Órgão	Efeitos
Músculo liso brônquico	Contrai
Frequência cardíaca	Diminui
Músculos lisos do olho	Contraem
Tamanho da pupila	Contrai
Acomodação	
Vasos sanguíneos	Dilatam*
Trato gastrintestinal (tônus, motilidade, secreções)	Aumentam

*Não há inervação parassimpática dos vasos sanguíneos. No entanto, eles têm colinorreceptores que, quando ativados, resultam em sua dilatação.

do músculo esquelético. Existem cinco subtipos de **colinorreceptores muscarínicos**, M_1, M_2, M_3, M_4 e M_5; os dois últimos são encontrados apenas no SNC. M_1, M_2 e M_3 estão localizados nos neurônios pós-ganglionares simpáticos (e SNC), no músculo atrial, em células sinoatriais (SA) e nodo atrioventricular (AV) do coração, no músculo liso, nas glândulas exócrinas e no endotélio vascular, que não recebe inervação parassimpática. Os agonistas do receptor do muscarínico colinérgico de ação direta são divididos em dois grupos, ACh e os ésteres de colina sintéticos (**ACh, metacolina, carbacol e betanecol**) e os alcaloides colinomiméticos (**pilocarpina, muscarina e areocolina**). Agentes muscarínicos de ação indireta atuam principalmente por inibição do metabolismo de ACh, por meio do bloqueio da enzima **acetilcolinesterase** (**AChE**), aumentando, assim, a disponibilidade de ACh de ocorrência natural na sinapse. Os inibidores de AChE comumente utilizados no tratamento de patologias autonômicas incluem **fisiostigmina, neostigmina, piridostigmina** e **ambedonium**.

Os agentes colinomiméticos parassimpáticos de ação direta e indireta, sobretudo pilocarpina e betanecol, e neostigmina, são mais frequentemente usados de forma terapêutica para o tratamento de determinadas doenças dos olhos (glaucoma agudo de ângulo fechado), do trato urinário (retenção urinária), do trato gastrintestinal (íleo pós-operatório), glândulas salivares (xerostomia) e junção neuromuscular (*miastenia gravis*). A **ACh**, em geral, não é usada clinicamente por suas inúmeras ações e **hidrólise muito rápida pela AChE e pseudocolinesterase**.

Os efeitos adversos dos colinomiméticos de ação indireta e direta resultam de excesso colinérgico e podem incluir **diarreia, salivação, sudorese, constrição e brônquica, vasodilatação** e **bradicardia**. Náuseas e vômitos também são comuns. Os efeitos adversos dos inibidores da colinesterase (mais frequentemente como resultado de toxicidade decorrente de exposição a pesticidas, p. ex., **organofosforados**) também podem incluir **fraqueza muscular, convulsões** e **insuficiência respiratória**.

Estrutura

A ACh é um éster de colina não muito lipossolúvel, devido a seu **grupo de amônio quaternário carregado**. Ela **interage com colinorreceptores, tanto muscarínicos como nicotínicos**. Ésteres de colina de uma estrutura semelhante à acetilcolina que são usados terapeuticamente incluem metacolina, carbacol e betanecol. Ao contrário de acetilcolina e carbacol, **metacolina e betanecol são altamente seletivos para colinorreceptores muscarínicos**. A pilocarpina é um alcaloide de amina terciária.

Mecanismo de ação

Os **colinorreceptores muscarínicos** ativam **proteínas G inibitórias (Gi)** estimulando a atividade da **fosfolipase C**, que, por meio de aumento do metabolismo de fosfolipídeos, resulta na **produção de trifosfato de inositol (IP$_3$)** e **diacilglicerol (DAG)**, que leva à mobilização de **cálcio intracelular** do retículo endoplasmático e sarcoplasmático. Por meio da ativação da proteína cinase C (PK-C), a ativação de colinorreceptores muscarínicos leva à abertura de canais de cálcio do músculo liso, provocando um influxo de cálcio extracelular. A ativação de colinorreceptores muscarínicos também aumenta o fluxo de potássio, que resulta em hiperpolarização das células e inibição de atividade de adenililciclase e acúmulo de AMPc induzida por outros hormônios, incluindo as catecolaminas.

O **receptor nicotínico** funciona como um **poro de canal iônico de abertura ativada por ligante da membrana celular**. Após a interação com a ACh, o receptor sofre uma alteração conformacional que resulta em um **influxo de sódio** com despolarização da membrana da célula nervosa ou da placa terminal neuromuscular do músculo esquelético.

Agentes colinomiméticos parassimpáticos de ação indireta inibem a AChE e, assim, aumentam os níveis de ACh nos colinorreceptores muscarínicos e nicotínicos.

Administração

Os agentes colinomiméticos muscarínicos de ação direta podem ser administrados topicamente como preparações oftálmicas (pilocarpina, carbacol), por via oral (betanecol, pilocarpina) ou por via parentérica (betanecol). Dependendo do agente, um inibidor de colinesterase de ação indireta pode ser administrado por via tópica, por via oral ou parenteral.

Farmacocinética

A ACh é sintetizada a partir de colina e acetil-coenzima-A (acetil-CoA) pela enzima colina acetiltransferase e, em seguida, transportada em vesículas das terminações nervosas. Como a acetilcolina, a metacolina, o carbacol e o betanecol são precariamente absorvidos por via oral e têm penetração limitada no SNC, **a pilocarpina é mais lipossolúvel e pode ser absorvida e penetrar no SNC**.

Após a liberação proveniente das terminações nervosas, a ACh é rapidamente metabolizada em colina e acetato, e pela ação das enzimas AChE e pseudocolinesterase seus efeitos terminam. A metacolina e, particularmente, carbacol e betanecol, são resistentes à ação de colinesterases.

QUESTÕES DE COMPREENSÃO

2.1 Uma paciente de 62 anos de idade tem glaucoma de ângulo aberto. Ela inadvertidamente aplica pilocarpina nos olhos em excesso. Isso pode resultar em qual das seguintes alternativas?

   A. Dilatação do músculo liso brônquico
   B. Redução da motilidade gastrintestinal
   C. Dilatação dos vasos sanguíneos
   D. Midríase

2.2 Agonistas colinérgicos muscarínicos

   A. Ativam proteínas G inibitórias (Gi)
   B. Diminuem a produção de IP_3
   C. Diminuem a liberação de cálcio intracelular
   D. Inibem a atividade de fosfolipase C

2.3 Ésteres de colina, como carbacol, são mais propensos a causar qual dos seguintes efeitos adversos?

   A. Anidrose (pele seca)
   B. *Delirium*
   C. Salivação
   D. Taquicardia (frequência cardíaca rápida)

RESPOSTAS

2.1 **C.** Pilocarpina em excesso pode, inicialmente, causar dilatação dos vasos sanguíneos com queda da pressão arterial e estímulo reflexo compensatório da frequência cardíaca. Níveis mais altos inibem diretamente a frequência cardíaca. Além disso, a estimulação da pilocarpina dos colinorreceptores muscarínicos pode resultar em miose, contração do músculo liso brônquico e aumento da motilidade gastrintestinal.

2.2 **A.** Além de ativar proteínas G inibitórias (Gi), os agonistas colinérgicos muscarínicos estimulam a atividade de fosfolipase C, aumentam a produção de IP_3 e aumentam a liberação de cálcio intracelular.

2.3 **C.** Diarreia, salivação e lacrimejamento podem ser observados. A frequência cardíaca é, em geral, retardada. Ésteres de colina não atravessam a barreira hematencefálica e, portanto, *delirium* não é um efeito adverso.

> **DICAS DE FARMACOLOGIA**
> - Colinorreceptores são classificados como nicotínicos ou muscarínicos.
> - Colinorreceptores muscarínicos estão localizados em órgãos, como o coração, causando um efeito cronotrópico negativo.
> - A estimulação de receptores muscarínicos no músculo liso, em glândulas exócrinas e endotélio vascular causam broncoconstrição, aumento da secreção de ácido e vasodilatação.
> - Metacolina e betanecol são altamente seletivos para os colinorreceptores muscarínicos.
> - Os agentes colinomiméticos, incluindo inibidores de anticolinesterásicos, não podem ser utilizados para o tratamento de doenças do trato gastrintestinal ou urinário devido à obstrução mecânica, pois a terapia pode resultar em aumento da pressão e possível perfuração. Eles também não são indicados para pacientes com asma.

REFERÊNCIAS

Drugs for some common eye disorders. Treat Guidel Med Lett 2010;8(89):1.

Eglen RM. Muscarinic receptor subtypes in neuronal and non-neuronal cholinergic function. *Auton Autacoid Pharmacol.* 2006;26(3):219–33.

Farrugia ME, Vincent A. Autoimmune mediated neuromuscular junction defects. *Curr Opin Neurol.* 2010;23:489.

Marquis RE, Whitson JT. Management of glaucoma: focus on pharmacological therapy. Drugs Aging 2005;22(1):1–21.

Millard CB, Broomfield CA. Anticholinesterases: medical applications of neurochemical principles. *J Neurochem.* 1995;64(5):1909–18.

CASO 3

Uma mulher de 53 anos de idade procura uma consulta médica. Ela tem uma viagem marcada em um cruzeiro para o Caribe em duas semanas, mas está preocupada com os enjoos devido ao mar. Já viajou em barcos antes e é muito sensível à cinetose. Um amigo disse a ela que existe um adesivo eficaz para esse problema. Ela está bem de saúde e não toma medicamentos regularmente. O exame é normal. Você, então, prescreve um adesivo transdérmico de escopolamina.

▶ Qual é o mecanismo de ação da escopolamina?
▶ Quais são os efeitos colaterais comuns desse tipo de medicação?
▶ Quais são algumas das contraindicações relativas ao seu uso?

RESPOSTAS PARA O CASO 3
Antagonistas do colinorreceptor muscarínico

Resumo: Uma mulher de 53 anos de idade com doença de movimento recebe prescrição de adesivo transdérmico de escopolamina antes de realizar um cruzeiro marítimo.

- **Mecanismo de ação da escopolamina:** Antagonista competitivo de colinorreceptores muscarínicos no sistema vestibular e no SNC.
- **Efeitos colaterais comuns:** Midríase, boca seca, taquicardia, retenção urinária, confusão, sonolência.
- **Contraindicações relativas:** Glaucoma, obstrução urinária, doença cardíaca.

CORRELAÇÃO CLÍNICA

A escopolamina, assim como outros agentes antimuscarínicos, incluindo o protótipo atropina, é um antagonista competitivo seletivo (superável) da ACh em colinorreceptores muscarínicos. As suas ações podem ser revertidas pelo aumento das concentrações de ACh ou outro agonista colinorreceptor muscarínico. **A escopolamina bloqueia colinorreceptores muscarínicos no sistema vestibular e SNC, evitando a cinetose.** Tem uma duração de ação relativamente longa e pode ser administrada como adesivo transdérmico, tornando-se adequada para o tratamento da cinetose. Os antagonistas de receptores H_1 da histamina, como ciclizina, também são utilizados para combater a cinetose.

Além da cinetose, os antagonistas do colinorreceptor muscarínico (p. ex., benztropina) são utilizados terapeuticamente para tratar **doença de Parkinson**. Agentes tópicos de curta ação ou pomadas são usados para facilitar o exame oftalmoscópico (p. ex., ciclopentolato, tropicamida). O brometo de ipratrópio, um composto de amônio quaternário que não atravessa a barreira hematencefálica, é usado para tratar a asma e possui eficácia na doença pulmonar obstrutiva crônica (DPOC). Eles (p. ex., tróspio, tolterodina) também são utilizados para tratar determinados distúrbios da bexiga. Pelo fato de penetrar no SNC, a amina terciária atropina é usada para combater os efeitos colinorreceptores muscarínicos do excesso de colinérgicos resultantes de intoxicação por inseticida organofosforado.

Os **efeitos adversos da escopolamina e outros agonistas de colinorreceptor muscarínico** estão relacionados com a inibição de colinorreceptores muscarínicos em sistemas orgânicos do corpo. **Sonolência e sedação são causadas por ações sobre o SNC. Midríase** é causada pelo bloqueio do tônus parassimpático nos músculos dos cílios e da íris, o que poderia aumentar a pressão intraocular em uma pessoa com **glaucoma**. O bloqueio do colinorreceptor no nodo sinoatrial resulta em **taquicardia**, o que poderia causar **arritmias**, especialmente em alguém com doença cardíaca subjacente. A **bexiga urinária é relaxada** e o **esfíncter urinário contraído**, o que pode promover **retenção urinária**. O bloqueio de colinorreceptores muscarínicos nas glândulas salivares **reduz a salivação**, causando **boca seca**. O bloqueio de outros colinorreceptores muscarínicos no SNC pode levar a **perturbações da memória, confusão, agitação, sonolência** ou **alucinações**.

Os fármacos **antagonistas do colinorreceptor muscarínico** são usados com cautela em pacientes com **glaucoma de ângulo fechado (contraindicado), glaucoma de ângulo aberto, obstrução do trato urinário** (p. ex., hipertrofia prostática), **doença cardíaca** e **infecções gastrintestinais**, entre outras condições. Os pacientes idosos são particularmente sensíveis aos efeitos sobre o SNC.

ABORDAGEM A
Antagonistas do colinorreceptor muscarínico

OBJETIVOS

1. Descrever o mecanismo de ação dos antagonistas do colinorreceptor muscarínico.
2. Descrever os efeitos fisiológicos dos antagonistas do colinorreceptor muscarínico.
3. Listar os usos terapêuticos importantes dos antagonistas do colinorreceptor muscarínico.
4. Listar os efeitos adversos e as contraindicações para antagonistas do colinorreceptor muscarínico.

DEFINIÇÕES

Doença pulmonar obstrutiva crônica (DPOC): Doenças pulmonares inflamatórias progressivas, incluindo tanto a bronquite crônica como o enfisema, que resultam em obstrução das vias aéreas que não é totalmente reversível. A maior parte das DPOCs é causada por tabagismo.

Asma: É uma doença pulmonar inflamatória caracterizada por obstrução reversível das vias aéreas que pode ser precipitada por substâncias irritantes, tais como alérgenos ambientais, fumaça de cigarro, ar frio ou exercícios.

Antagonistas do colinorreceptor muscarínico: Fármacos que bloqueiam as ações da acetilcolina.

DISCUSSÃO

Classe

Antagonistas do colinorreceptor distinguem-se pela sua especificidade para os colinorreceptores muscarínicos e nicotínicos. Os antagonistas do colinorreceptor muscarínico bloqueiam os efeitos da ACh nos colinorreceptores muscarínicos no sistema nervoso autônomo parassimpático e no SNC. Os antagonistas do colinorreceptor nicotínico bloqueiam os efeitos da ACh nos gânglios do sistema nervoso parassimpático e simpático (e medula) e na junção neuromuscular.

Estrutura

Como a atropina, o protótipo do antagonista do colinorreceptor muscarínico **escopolamina é uma amina terciária**. Como tal, tem **acesso fácil ao SNC**, quando administrada por via parenteral e pode ser absorvida através da pele, quando combinada com um veículo adequado em um adesivo transdérmico. **Agentes antimuscarínicos de amina quaternária**, incluindo **brometo de tiotrópio**, têm **acesso limitado ao SNC** e, portanto, são usados terapeuticamente por seus efeitos periféricos.

Mecanismo de Ação

A interação da escopolamina, da atropina ou de outros agentes antimuscarínicos com colinorreceptores muscarínicos impede as ações típicas de ACh, como a ativação de proteínas G e subsequente produção de IP_3 e DAG que resulta na mobilização de cálcio.

Administração

A formulação do adesivo de escopolamina para cinetose fornece até 72 horas de atividade farmacológica. A escopolamina também pode ser administrada IV, IM ou VO. Os brometos de ipratrópio e tiotrópio são administrados topicamente às vias respiratórias como um inalador dosimetrado para a DPOC.

Farmacocinética

A duração da ação de agentes antimuscarínicos varia de menos de um dia (tropicamida) até 3 a 10 dias (escopolamina, atropina).

QUESTÕES DE COMPREENSÃO

3.1 A prescrição de um antagonista de colinorreceptor muscarínico com um grupo de amina quaternário é mais apropriada para o paciente com qual das seguintes condições?

A. Uma mulher de 50 anos de idade com glaucoma de ângulo fechado
B. Um homem de 34 anos de idade com enterite infecciosa gastrintestinal
C. Um homem de 66 anos de idade com demência leve
D. Uma mulher diabética de 56 anos de idade com obstrução do trato urinário

3.2 Um adolescente de 16 anos de idade vai fazer sua primeira viagem de pesca em alto mar e está usando um adesivo de escopolamina para evitar cinetose. Qual dos seguintes é o efeito adverso mais provável que ele vai apresentar?

A. Bradicardia
B. Sonolência
C. Miose
D. Urgência urinária

3.3 O excesso de colinérgico resultante de intoxicação por inseticida organofosforado pode ser tratado com qual das seguintes opções?
A. Atropina
B. Digoxina
C. Brometo de ipratrópio
D. Tropicamida

RESPOSTAS

3.1 **C.** Os antagonistas de colinorreceptor muscarínico, com grupos de amina quaternária, não penetram no SNC e, portanto, não são propensos a prejudicar a memória. Ao bloquear a motilidade gastrintestinal, esses agentes podem causar aumento da retenção de organismos infectantes.

3.2 **B.** A escopolamina penetra no SNC e pode causar sonolência e sedação. Ela também pode causar midríase, taquicardia e retenção urinária.

3.3 **A.** A atropina é uma amina terciária que pode penetrar no sistema nervoso central. Além de suas ações de bloqueio periférico, pode bloquear os efeitos adversos do SNC, como resultado de excesso colinérgico. A tropicamida também é uma amina terciária. No entanto, ela tem duração de ação muito curta e seria um antídoto inadequado. O brometo de ipratrópio é um composto de amônio quaternário carregado que não penetra o SNC.

DICAS DE FARMACOLOGIA

▶ Muitos agentes anti-histamínicos, antipsicóticos e antidepressivos têm atividade antagonista de colinorreceptor muscarínico (antimuscarínico).
▶ A escopolamina é uma amina terciária e tem acesso imediato ao SNC quando administrada por via parenteral, enquanto agentes antimuscarínicos de amina quaternária, como o brometo de ipratrópio, têm acesso limitado ao SNC.
▶ A escopolamina pode provocar sonolência e sedação, bem como midríase, taquicardia e retenção urinária.
▶ Agonistas do colinorreceptor causam sintomas de SLUD – **s**alivação, **l**acrimejamento, micção (**u**, de *urination*), **d**iarreia – enquanto antagonistas do colinorreceptor têm os efeitos opostos – boca e olhos secos, retenção urinária, obstipação.

REFERÊNCIAS

Alhasso AA, McKinlay J, Patrick K, et al. Anticholinergic drugs versus non-drug active therapies for overactive bladder syndrome in adults. *Cochrane Database Syst Rev.* 2006;18(4):CD003193.

Eglen RM. Overview of muscarinic receptor subtypes. *Handb Exp Pharmacol.* 2012;(208):3–28.

Nachum Z, Shupak A, Gordon C. Transdermal scopolamine for prevention of motion sickness: clinical pharmacokinetics and therapeutic applications. *Clin Pharmacokinet.* 2006;45(6):543–66.

Sellers DJ, Chess-Williams R. Muscarinic agonists and antagonists: effects on the urinary bladder. *Handb Exp Pharmacol.* 2012;(208):375–400.

CASO 4

Um homem de 25 anos de idade, saudável, está passando por um procedimento cirúrgico breve (reparo de hérnia inguinal), que exige anestesia geral. Intubação e indução da anestesia com uso de succinilcolina IV e halotano inalado prosseguem sem intercorrências. Durante a cirurgia, o paciente desenvolve rigidez muscular e taquicardia, e sua temperatura aumenta rapidamente.

- Qual é o mecanismo de ação da succinilcolina?
- Que reação está ocorrendo no paciente?
- Que medicamento deve ser imediatamente administrado, e qual é o seu mecanismo de ação?

RESPOSTAS PARA O CASO 4
Relaxantes musculares

Resumo: Um homem de 25 anos de idade desenvolve rigidez muscular, taquicardia e febre alta durante a cirurgia.

- **Mecanismo de ação da succinilcolina**: Agonista do receptor nicotínico na placa terminal motora da junção neuromuscular que causa estimulação persistente e despolarização das células musculares.
- **Reação que está ocorrendo**: Hipertermia maligna.
- **Fármaco administrado para o tratamento e seu mecanismo de ação**: Dantroleno, que atua interferindo na liberação de cálcio do retículo sarcoplasmático.

CORRELAÇÃO CLÍNICA

A succinilcolina é o único agente neuromuscular despolarizante em amplo uso clínico. Ela é utilizada para a indução rápida de paralisia flácida breve. Funciona como um agonista do receptor nicotínico na placa terminal motora da junção neuromuscular. Isso causa uma estimulação persistente e despolarização do músculo, evitando a estimulação da contração por ACh. Ela tem um início rápido e duração curta de ação, porque é rapidamente hidrolisada por colinesterase do plasma e do fígado.

A **hipertermia maligna**, causa rara, mas significativa de morbidade anestésica e mortalidade, é uma **doença autossômica dominante** hereditária que resulta em **taquicardia**, **rigidez muscular** e **altas temperaturas corporais**, em resposta à utilização de determinados **anestésicos inalados** em combinação com **relaxantes musculares**, em geral, **succinilcolina**. Ela é causada por uma **liberação de íons de cálcio do retículo sarcoplasmático em células musculares**. O **dantroleno** interfere nessa liberação e é, portanto, o tratamento de escolha para essa condição.

ABORDAGEM À
Farmacologia dos relaxantes musculares

OBJETIVOS

1. Comparar o mecanismo de ação dos bloqueadores da junção neuromuscular despolarizantes e não despolarizantes.
2. Listar os usos terapêuticos e efeitos adversos de relaxantes musculares esqueléticos.

DEFINIÇÕES

Hiperpotassemia: Níveis elevados do eletrólito potássio no soro.

Mialgia: Dor que se origina no músculo esquelético.

Agente neuromuscular despolarizante: Fármaco que atua na junção neuromuscular para evitar o início de um potencial de ação por ACh.

DISCUSSÃO

Classe

Agentes bloqueadores neuromusculares são classificados como despolarizantes ou não despolarizantes (Tab. 4.1) e são usados principalmente como adjuvantes com anestésicos gerais para bloquear a atividade da ACh na junção neuromuscular.

A **succinilcolina** é o protótipo para **agentes despolarizantes** e utilizado para **breve paralisia**, para a cirurgia e para a intubação. **Tubocurarina**, o protótipo, e outros **agentes não despolarizantes** (p. ex., cisatracúrio, vecurônio, rocurônio) são utilizados para **paralisia de duração mais longa** para a cirurgia.

Além da hipertermia maligna, a administração da succinilcolina pode resultar em **hiperpotassemia**, particularmente em pacientes com **queimaduras e traumas**, o que poderia resultar em **parada cardíaca**. A mialgia também é comumente relatada. É contraindicada em pacientes com doença neuromuscular, tais como *miastenia gravis* e distrofia muscular, bem como em casos de acidente vascular cerebral. Também pode ocorrer **bradicardia**, mas ela pode ser evitada por tratamento prévio com **atropina**.

Determinados **agentes não despolarizantes** podem causar **hipotensão**, como resultado de liberação de histamina e alguma atividade de bloqueio ganglionar, e taquicardia, como resultado de atividade vagolítica. Os efeitos de agentes não despolarizantes podem ser revertidos pelo inibidor de acetilcolinesterase e neostigmina.

Inúmeras interações medicamentosas entre agentes bloqueadores neuromusculares e outros fármacos foram relatadas e levam a um maior bloqueio neuromuscular, particularmente com determinados antibióticos e anestésicos inalados.

TABELA 4.1 • Relaxantes musculares selecionados

Tipo de agente	Mecanismo de ação	Efeitos adversos selecionados
Agentes despolarizantes (succinilcolina)	Despolarização e dessensibilização de placa terminal persistente	Hipertermia maligna, hiperpotassemia, mialgia
Agentes não despolarizantes (tubocurarina, cisatracúrio, vecurônio, rocurônio)	Antagonistas competitivos reversíveis que bloqueiam a ação de ACh no colinorreceptor nicotínico	Hipotensão, taquicardia

Estrutura

Os **agentes bloqueadores neuromusculares assemelham-se a ACh** (succinilcolina contém duas moléculas de acetilcolina ligadas) e contêm **um ou dois nitrogênios quaternários** que **limitam a entrada no SNC**.

Mecanismo de Ação

Após uma dose única, a **succinilcolina ocupa o receptor nicotínico** para produzir uma **despolarização da placa terminal persistente** (bloqueio de fase I), que resulta em paralisia flácida porque os músculos tornam-se insensíveis à ACh endogenamente liberada. A despolarização inicial é acompanhada por fasciculação muscular. **A exposição contínua de placas terminais à succinilcolina resulta em sua repolarização**. No entanto, por meio de um mecanismo obscuro, tornam-se relativamente insensíveis à despolarização subsequente (denominada dessensibilização ou bloqueio de fase II).

Agentes bloqueadores não despolarizantes atuam como antagonistas competitivos reversíveis que bloqueiam a ação da ACh nos colinorreceptores nicotínicos, nas placas terminais musculares e nos gânglios autônomos. Em contrapartida com a succinilcolina, que tem duração de ação de cerca de 6 a 10 minutos, os agentes não despolarizantes têm maior duração de ação (até uma hora).

Os **inibidores da colinesterase** (p. ex., neostigmina, piridostigmina) podem efetivamente **antagonizar e reverter a ação de bloqueio neuromuscular de agentes não despolarizantes e succinilcolina durante a fase II**. No entanto, eles aumentam a ação da succinilcolina durante a fase I.

Administração

Os agentes bloqueadores neuromusculares são **altamente polares**, e por isso, devem ser administrados por via parenteral. A maioria dos agentes não despolarizantes é eliminada pelos rins. A succinilcolina é eliminada pela ação hidrolítica de butirilcolinesterase no plasma (pseudocolinesterase).

Farmacocinética

Os agentes bloqueadores neuromusculares são **altamente ionizados**, e por isso, têm volume de distribuição e **acesso limitado ao SNC**.

QUESTÕES DE COMPREENSÃO

4.1 A utilização de succinilcolina como adjuvante da anestesia geral, durante a cirurgia, baseia-se na sua capacidade de:
A. Bloquear a ação da ACh na placa motora
B. Aumentar a liberação da ACh de gânglios autônomos
C. Aumentar a liberação de histamina dos mastócitos
D. Inibir a colinesterase

4.2 A exposição contínua de placas terminais musculares à succinilcolina resulta em:
   A. Conversão em canais iônicos
   B. Aumento da sensibilidade à ACh
   C. Regeneração de receptores da ACh
   D. Repolarização

4.3 Os inibidores da colinesterase podem reverter a ação de qual das seguintes opções?
   A. Cisatracúrio
   B. Succinilcolina
   C. Tanto A como B
   D. Nem A nem B

4.4 Um homem de 35 anos de idade é submetido a uma cirurgia para a correção de hérnia. Após a cirurgia, queixa-se de dores musculares difusas, o anestesista afirma serem, provavelmente, causadas pelo relaxante muscular. Sua temperatura é 37,8°C. Qual das seguintes opções é a afirmação mais precisa?
   A. O agente também comumente causa hipopotassemia.
   B. O agente bloqueia ACh no receptor nicotínico.
   C. O agente causa despolarização da placa terminal persistente e dessensibilização.
   D. O paciente provavelmente tem hipertermia maligna.

RESPOSTAS

4.1 **A.** A succinilcolina atua como a ACh, causando despolarização da placa terminal muscular. No entanto, ao contrário da ACh, a succinilcolina não é biotransformada na sinapse. Portanto, a placa terminal permanece despolarizada e insensível à ACh endógena, o que resulta em paralisia muscular.

4.2 **D.** Exposição continuada da placa terminal muscular, a succinilcolina resulta em dessensibilização (bloqueio de fase II), em que a placa terminal repolariza, mas não consegue ser imediatamente despolarizada.

4.3 **C.** Inibidores da colinesterase, como neostigmina, podem efetivamente antagonizar e reverter a ação de bloqueio neuromuscular dos agentes não despolarizantes e da succinilcolina durante a fase II. No entanto, eles aumentam a ação da succinilcolina durante a fase I.

4.4 **C.** Mialgia (dores musculares) é uma reação adversa comum de agentes despolarizantes, como a succinilcolina; esses agentes também podem induzir hiperpotassemia e hipertermia maligna.

DICAS DE FARMACOLOGIA

▶ A hipertermia maligna é uma doença autossômica dominante rara caracterizada por taquicardia, rigidez muscular e altas temperaturas do corpo, que ocorre quando o paciente é exposto a anestésicos inalados em combinação com relaxantes musculares, geralmente succinilcolina.
▶ O dantroleno interfere na liberação de cálcio intracelular, e é, por conseguinte, utilizado para tratar rigidez muscular e hipertermia associada à hipertermia maligna.
▶ Os agentes bloqueadores neuromusculares são altamente polares e altamente ionizados e, portanto, devem ser administrados por via parenteral e têm volume limitado de distribuição e acesso limitado ao SNC.
▶ Um pequeno número de pacientes (1:10.000) com colinesterase atípica sofre apneia de longa duração de 1 a 4 horas após ao uso de succinilcolina (ou do fármaco de bloqueio neuromuscular não despolarizante mivacúrio que também é eliminado pela ação de butirilcolinesterase). A ventilação mecânica é usada para gerenciar a apneia, embora um pré-exame possa detectar essa condição rara.

REFERÊNCIAS

Bowman WC. Neuromuscular block. Br *J Pharmacol*. 2006;147(Suppl 1):S277–86.

Hopkin PM. Malignant hyperthermia: pharmacology of triggering. *Br J Anaesth*. 2011;107:48–56.

Larach MG, Gronert GA, Allen GC, et al. Clinical presentation, treatment and complications of malignant hyperthermia from 1987 to 2006. *Anesth Analg*. 2010;110:498.

Levitan R. Safety of succinylcholine in myasthenia gravis. *Ann Emerg Med*. 2005;45:225.

Sparr HJ, Beaufort TM, Fuchs-Buder T. Newer neuromuscular blocking agents. How do they compare with established drugs? *Drugs*. 2001;61(7):919–42.

CASO 5

Uma mulher de 75 anos de idade com insuficiência cardíaca congestiva leve é admitida à unidade de terapia intensiva (UTI) com sepse causada por uma infecção urinária. Ela está hipotensa, com pressão arterial de 80/40 mmHg, tem frequência cardíaca elevada (taquicardia) e diminuição do débito urinário (oliguria). Junto com a instituição de antibioticoterapia adequada e líquidos IV, toma-se a decisão de iniciar infusão IV de noradrenalina para tentar elevar a pressão arterial.

- Que efeitos podem ser esperados com a noradrenalina?
- Que receptores medeiam esses efeitos?

RESPOSTAS PARA O CASO 5
Agentes simpaticomiméticos

Resumo: Uma mulher de 65 anos de idade em estado de choque séptico tem hipotensão persistente e oliguria que exige dopamina IV.

- **Efeitos da noradrenalina**: Vasoconstrição potente.
- **Receptores envolvidos**: α_1 e β_1 adrenérgicos.

CORRELAÇÃO CLÍNICA

A noradrenalina é um fármaco de escolha no tratamento de choque séptico, após reposição volêmica ter sido otimizada. A noradrenalina ativa os adrenoceptores α_1 e β_1 localizados nos vasos sanguíneos e no coração, respectivamente, resultando em vasoconstrição potente. Embora a ação em adrenoceptores β_1 seja esperada para aumentar a frequência cardíaca, ocorre bradicardia reflexa devido ao aumento da pressão arterial; o efeito geral é pouca ou nenhuma alteração da frequência cardíaca. O volume para ressuscitação é necessário em qualquer paciente com depleção de volume anterior ou concomitante com a vasoconstrição para assegurar a perfusão adequada dos tecidos. Os agentes vasopressores são mais comumente usados em pacientes em que a reposição volêmica é inadequada para restabelecer a pressão arterial ou em que a reposição volêmica agressiva é contraindicada, como aqueles com insuficiência cardíaca congestiva, insuficiência renal, insuficiência hepática ou síndrome da angústia respiratória do adulto (SARA) aguda. Esses pacientes correm o risco de desenvolvimento de edema pulmonar.

Previamente, a dopamina era frequentemente utilizada para tratar essa condição. Os efeitos mediados pelo adrenoceptor β_1 no coração resultam em um aumento do débito cardíaco com vasoconstrição periférica mínima. Isso contribui para a capacidade da dopamina aumentar a pressão arterial sistólica sem qualquer efeito, ou apenas um rápido efeito, sobre a pressão diastólica. Os receptores de dopamina específicos na vasculatura dos sistemas renal, coronário e esplâncnico possibilitam resistência arterial reduzida e aumento do fluxo sanguíneo. Em doses mais elevadas, há efeito adrenoceptor α periférico que anula a vasodilatação mediada pelo receptor de dopamina e resulta em vasoconstrição. A combinação de preservação do fluxo sanguíneo renal, enquanto dá suporte à pressão arterial, é desejável em condições de choque. Isso também contribui para aumentar a pressão sanguínea. Doses altas prolongadas de dopamina podem resultar em necrose do tecido periférico devido à vasoconstrição mediada pelo adrenoceptor α, que reduz o fluxo de sangue para as extremidades, particularmente nos dígitos.

ABORDAGEM À
Farmacologia dos agentes simpáticos autonômicos

OBJETIVOS

1. Delinear os efeitos dos agentes simpaticomiméticos sobre sistemas de órgãos periféricos.
2. Listar os principais agonistas simpaticomiméticos e suas vias de administração.
3. Descrever os efeitos terapêuticos e adversos dos principais fármacos simpaticomiméticos.

DEFINIÇÕES

Agentes simpaticomiméticos: Fármacos que imitam, direta ou indiretamente, todos ou alguns dos efeitos de adrenalina ou noradrenalina.

Seletividade do receptor: Ligação preferencial (maior afinidade) de um fármaco por um grupo receptor específico ou subtipo de receptor em concentrações inferiores às quais há pouca, se há, interação com outro grupo ou subtipo de receptor.

DISCUSSÃO

Classe

Os **agentes simpaticomiméticos** atuam **diretamente** (p. ex., adrenalina, noradrenalina, dopamina, dobutamina, fenilefrina, metaraminol, metoxamina, albuterol, terbutalina) ou indiretamente, causando a liberação de agonistas simpáticos endógenos (anfetaminas, efedrina), para ativar **adrenoceptores** α e β. A Tabela 5.1 compara os efeitos de ação adrenérgica simpática com o de atividade colinérgica parassimpática em múltiplos órgãos.

A seletividade do agente simpaticomimético ao adrenoceptor varia. Alguns são **não seletivos** (p. ex., efedrina), enquanto alguns possuem maior afinidade com os adrenoceptores α (p. ex., fenilefrina, metaraminol, metoxamina) ou subgrupos de adrenoceptores $β_1$ (p. ex., dobutamina) ou $β_2$ (p. ex., terbutalina, albuterol). No entanto, a seletividade é frequentemente perdida à medida que a dose do simpaticomimético aumenta. Comparado com agonistas do receptor β não seletivos (isoproterenol), os **agentes simpaticomiméticos $β_1$-seletivos podem aumentar o débito cardíaco com taquicardia reflexa mínima**. Os **agentes $α_2$-seletivos diminuem a pressão arterial** por ação pré-sináptica no SNC (clonidina, metildopa).

A utilidade clínica de um simpaticomimético em particular depende, entre outros fatores, do sistema de órgãos e subtipos de receptores específicos que estão envolvidos.

TABELA 5.1 • Efeitos no sistema nervoso autônomo*

Órgão	Ação do receptor adrenérgico simpático	Ação do receptor colinérgico parassimpático
Coração	β_1 – aumento da frequência e contratilidade cardíaca	Redução da frequência e contratilidade cardíaca
Vasos sanguíneos**	α_1 – constrição β_2 – dilatação	Dilatação
Brônquios	β_2 – relaxamento do músculo liso brônquico	Contração do músculo liso brônquico
Trato GI	α_1 – contração do esfincter β_2 – relaxamento	Relaxamento de contração geral do esfincter
Rim	β_1 – liberação de renina	Sem efeito
Bexiga urinária	α_1 – contração do esfincter β_2 – relaxamento da parede	Contração da parede, relaxamento do esfincter
Tecido adiposo Olho	β_1 – lipólise aumentada α_1 – contração do músculo radial com dilatação da pupila	Sem efeito Contração do músculo esfincter com constrição da pupila e contração do músculo ciliar

*Ver também Figura 1-1.
**Sem inervação parassimpática direta.

No sistema **cardiovascular**, uma redução no fluxo sanguíneo por agentes simpaticomiméticos adrenoceptores α relativamente seletivos é usada para conseguir a hemóstase cirúrgica (adrenalina), reduzir a difusão de anestésicos locais (adrenalina), e diminuir a congestão das mucosas na febre do feno e no resfriado comum (efedrina, fenilefrina). Um aumento no fluxo sanguíneo ou pressão sanguínea por agentes simpaticomiméticos α é benéfico para o tratamento de emergências hipotensivas (fenilefrina noradrenalina) e hipotensão ortostática crônica (efedrina oral). Os agentes simpaticomiméticos, tais como adrenalina, também são utilizados para tratamento de emergência de curto prazo de bloqueio cardíaco completo e parada cardíaca.

O tratamento da **asma brônquica** representa o uso importante de **simpaticomiméticos β_2 seletivos** (p. ex., terbutalina, albuterol). Seu efeito é broncodilatação e relaxamento da musculatura lisa dos bronquíolos.

O **exame oftalmológico** é facilitado com o uso do **agonista simpaticomimético do adrenoceptor** α, fenilefrina. Apraclonidina (e o simpaticomimético de ação indireta, cocaína) é usada para confirmar o diagnóstico de síndrome de Horner. Além de agentes bloqueadores do adrenoceptor β, agentes α_2-seletivos (p. ex., apraclonidina, brimonidina) são usados para reduzir a pressão intraocular no glaucoma.

Os efeitos adversos periféricos dos agentes simpaticomiméticos são, geralmente, uma extensão de seus efeitos farmacológicos. Esses são com mais frequência de natureza cardiovascular, particularmente quando são administrados por via parenteral, e podem incluir aumento da pressão arterial, arritmias e insuficiência cardíaca.

Estrutura

Agentes simpaticomiméticos, bem como noradrenalina e adrenalina, são **derivados de feniletilamina**. As substituições no grupo amino, o anel de benzeno ou α ou β-carbono, alteram significativamente a seletividade, atividade e metabolismo de agentes simpaticomiméticos. Por exemplo, as substituições de alquilo no grupo amino tendem a aumentar significativamente a seletividade do adrenoceptor β.

Mecanismo de ação

Os agentes simpaticomiméticos de ação direta se ligam aos adrenoceptores e os ativam imitando as ações da adrenalina ou noradrenalina. Os agentes simpaticomiméticos de ação indireta mimetizam as ações da noradrenalina deslocando-a ou inibindo sua captação nas terminações nervosas adrenérgicas.

Administração

Os agentes simpaticomiméticos estão disponíveis para administração por vias tópica, nasal, oral, oftálmica e parenteral dependendo do fármaco e da doença que está sendo tratada.

Farmacocinética

Como as catecolaminas, noradrenalina e adrenalina, agentes simpaticomiméticos diretos e indiretos podem estar sujeitos a um **metabolismo e inativação** por **COMT e MAO**. A fenilefrina não é metabolizada pela COMT.

QUESTÕES DE COMPREENSÃO

5.1 Percebe-se que um homem de 25 anos de idade está em choque séptico devido à ruptura da apendicite. Noradrenalina IV é administrada e irá provavelmente resultar em qual das seguintes opções?

   A. Diminuição do débito cardíaco
   B. Diminuição da pressão arterial sistólica
   C. Aumento do fluxo sanguíneo renal
   D. Produção de vasoconstrição periférica significativa

5.2 A noradrenalina é metabolizada por qual das seguintes enzimas?

   A. COMT
   B. MAO
   C. Ambas
   D. Nenhuma

5.3 Qual das seguintes alternativas é a afirmação mais precisa?
A. Agonistas simpaticomiméticos do adrenoceptor α são usados para reduzir a congestão da membrana mucosa.
B. Agonistas do adrenoceptor α são utilizados para tratar broncoespasmo.
C. Agonistas do adrenoceptor β são usados para reduzir o sangramento cirúrgico.
D. Agonistas do adrenoceptor $β_2$ são utilizados para prolongar a anestesia local.

RESPOSTAS

5.1 **D.** Noradrenalina aumenta a pressão arterial, causando vasoconstrição periférica, atuando sobre adrenorreceptores $α_1$.
5.2 **B.** Tanto COMT como MAO degradam a noradrenalina.
5.3 **A.** Agentes simpaticomiméticos do adrenoceptor α causarão vasoconstrição e, assim, reduzirão a congestão das mucosas.

DICAS DE FARMACOLOGIA

▶ Agentes simpaticomiméticos $β_1$-seletivos podem aumentar o débito cardíaco com taquicardia reflexa mínima.
▶ Agentes $α_2$-seletivos diminuem a pressão arterial por ação pré-sináptica no SNC.
▶ A terbutalina e o albuterol são preferidos em detrimento da efedrina para aliviar a broncoconstrição da asma e outras condições brônquicas, devido a sua maior seletividade bronquiolar.

REFERÊNCIAS

Cleland JG. Beta-blockers for heart failure: why, which, when, and where. *Med Clin North Am*. 2003;87(2):339-71.

De Backer D. Treatment of shock. *Acta Clin Belg*. 2011 Nov–Dec;66(6):438–42.

Graham RM, Perez DM, Hwa J, et al. Alpha1-adrenergic receptor subtypes. Molecular structure, function and signaling. *Circ Res*. 1996;78(5):737–49.

Hirst C, Calingaert B, Stanford R, Castellsague J. Use of long-acting beta-agonists and inhaled steroids in asthma: meta-analysis of observational studies. *J Asthma*. 2010 May;47(4):439–46.

Johnson M. Molecular mechanisms of beta(2)-adrenergic receptor function, response, and regulation. *J Allergy Clin Immunol*. 2006; 117:18.

Mann HJ, Nolan PE. Update on the management of cardiogenic shock. *Curr Opin Crit Care*. 2006;12(5):431–6.

Rondin C, Campo P, Togias A, et al. Local allergic rhinitis: concept pathophysiology and management. *J Allergy Clin Immunol*. 2012;129:1460.

CASO 6

Um homem de 70 anos de idade comparece a uma consulta de acompanhamento em seu consultório após ser hospitalizado, devido a infarto do miocárdio (IAM). Ele foi submetido a angioplastia bem-sucedida e atualmente encontra-se assintomático. No hospital, sua pressão arterial estava elevada. Os medicamentos usados para a alta do paciente incluem inibidor da ECA, estatina, ácido acetilsalicílico e metoprolol.

▶ O metoprolol é seletivo para qual adrenoceptor?
▶ Que efeitos os agentes como metoprolol têm sobre o sistema cardiovascular?
▶ Em que órgão o metoprolol é primeiramente biotransformado?

RESPOSTAS PARA O CASO 6
Antagonistas adrenoceptores

Resumo: Um homem hipertenso de 70 anos de idade teve IAM recente e recebeu prescrição de metoprolol.

- **Adrenoceptor seletivamente antagonizado por metoprolol**: β_1.
- **Efeito de antagonistas do adrenoceptor β sobre o sistema cardiovascular**: Redução de aumentos estimulados pelo simpático na frequência cardíaca, contratilidade e débito cardíaco; pressão arterial mais baixa, como resultado dos efeitos sobre o coração, sistema renina-angiotensina, e SNC; aumento do tempo de condução atrioventricular (AV) e refratariedade.
- **Órgão em que metoprolol é biotransformado**: Fígado.

CORRELAÇÃO CLÍNICA

Antagonistas do receptor β-adrenérgico são amplamente utilizados em medicina, sobretudo por seus efeitos benéficos sobre o sistema cardiovascular e para redução da pressão intraocular em pacientes com glaucoma. Ambos os antagonistas β-adrenérgicos não seletivos e os antagonistas seletivos do adrenoceptor β_1 são usados para tratar a hipertensão. O mecanismo de sua ação é multifatorial, provavelmente incluindo a redução do débito cardíaco, redução na liberação da renina e efeitos no SNC. Eles também são benéficos para o tratamento de doença arterial coronária. Os β-bloqueadores são parte do tratamento padrão após infarto do miocárdio, pois reduzem os aumentos simpático-estimulados na frequência e contratilidade cardíacas. Isso ajuda a reduzir a demanda de oxigênio do miocárdio, fornecendo profilaxia para angina. **Antagonistas do adrenoceptor β têm benefício comprovado em prolongar a sobrevida depois de ataques cardíacos**. Eles prolongam o tempo de condução AV e refratariedade e suprimem a automaticidade. Isso ajuda a evitar tanto arritmias supraventriculares como ventriculares.

ABORDAGEM À
Farmacologia dos antagonistas do adrenoceptor

OBJETIVOS

1. Descrever os usos terapêuticos e os efeitos adversos de antagonistas de adrenoceptores α.
2. Descrever os usos terapêuticos e os efeitos adversos de antagonistas de adrenoceptores β.
3. Comparar as diferenças entre antagonistas de adrenoceptor não seletivo e relativamente β_1-seletivo.

DEFINIÇÕES

Feocromocitoma: Um tumor da medula suprarrenal que libera quantidades excessivas de adrenalina e noradrenalina que podem resultar em hipertensão, anomalias cardíacas e cefaleia grave.

Infarto do miocárdio: Morte do músculo cardíaco, como resultado de isquemia.

DISCUSSÃO

Classe

Existem duas classes de antagonistas adrenoceptores α clinicamente importantes: antagonistas não seletivos e antagonistas $α_1$-seletivos. A **fentolamina**, um **antagonista adrenoceptor α competitivo não seletivo**, e a **fenoxibenzamina**, um **antagonista adrenoceptor α não competitivo não seletivo,** são utilizadas para tratamento pré-operatório de **vasoconstrição** acentuada, induzida por catecolamina associada a **feocromocitoma**. A **prazosina** e outros **agonistas seletivos de adrenoceptores** $α_1$ (doxazosina, terazosina) são usados para controlar a **hipertensão crônica leve a moderada** e **hipertrofia prostática benigna**.

Além dos antagonistas não seletivos de adrenoceptores β, existem duas classes de antagonistas seletivos adrenoceptores β clinicamente importantes, $β_1$ e $β_2$ (Tab. 6.1). Os principais usos clínicos para antagonistas adrenoceptores β incluem doença cardíaca isquêmica, arritmias cardíacas, hipertensão, hipertireoidismo e glaucoma. A doença cardíaca isquêmica é tratada com antagonistas não seletivos adrenoceptores β, propranolol, timolol e nadolol, bem como antagonistas seletivos de adrenoceptores $β_1$, metoprolol, atenolol, bisoprolol, nebivolol e esmolol. As **arritmias cardíacas** são tratadas, dependendo da arritmia, com **propanolol** e **esmolol**.

TABELA 6.1 • Seletividade do antagonista do adrenoceptor β
Antagonistas não seletivos de adrenoceptor
Propranol Nadolol Timolol
Antagonistas seletivos de adrenoceptor $β_1$
Atenolol Metoprolol Esmolol Nebivolol Bisoprolol
Antagonistas não seletivos do adrenoceptor β e $α_1$
Labetalol Carvedilol

Embora a **hipertensão** possa ser tratada com grande variedade de **antagonistas não seletivos e seletivos do adrenoceptor** β_1, exceto esmolol, eles já não são considerados os fármacos de primeira linha para essa indicação. Inibidores da ECA, bloqueadores de canais de Ca^{2+} e diuréticos tiazídicos são, atualmente, considerados os melhores medicamentos para o tratamento da hipertensão. **Timolol** e outros antagonistas do adrenoceptor β são usados para tratar **glaucoma**, diminuem a produção de humor aquoso e, assim, reduzem a pressão intraocular.

O **labetalol** (e vários outros agentes, como carvedilol), em formulações utilizadas clinicamente, **bloqueiam tanto adrenoceptores β como** α_1**, em uma proporção de 3:1**. Há também alguma atividade agonista no adrenoceptor β_2. O labetalol **reduz a pressão arterial diminuindo a resistência vascular sistêmica** sem qualquer efeito significativo sobre a frequência cardíaca ou débito cardíaco. É usado para tratar emergências hipertensivas e hipertensão decorrente de **feocromocitoma**. A Tabela 6.2 tem uma lista de fármacos selecionados que afetam a função autonômica.

Os **principais efeitos adversos de antagonistas não seletivos de adrenoceptores α** são **estimulação cardíaca**, principalmente **taquicardia** por causa da descarga simpática mediada por barorreflexo, e **hipotensão postural**. A estimulação cardíaca adicional de fentolamina pode ser causada por atividade antagonista em adrenoceptores pré-sinápticos α_2 que resultam no aumento da liberação de noradrenalina. (A prazosina e outros antagonistas seletivos de adrenoceptores α_1 são menos suscetíveis de provocar taquicardia reflexa). Um antagonista de adrenoceptor β pode ser necessário para combater os efeitos cardíacos. Antagonistas α raramente são utilizados como agentes de primeira linha para a hipertensão, pois estão associados a uma maior taxa de insuficiência cardíaca congestiva do que outros agentes.

Os **principais efeitos adversos de antagonistas não seletivos de adrenoceptores β** estão relacionados com os seus efeitos sobre o **músculo liso, o metabolismo de carboidratos**. O uso de antagonistas seletivos de adrenorreceptor β é recomendado em pacientes com asma ou DPOC. Em pacientes com **diabetes dependente de insulina, os antagonistas não seletivos do adrenoceptor** β aumentam a incidência e a gravidade de **episódios de hipoglicemia**. O uso de antagonistas seletivos de adrenoceptor β_1 em pacientes com essa condição oferece alguns benefícios potenciais. Antagonistas do adrenoceptor β também podem causar disfunção erétil. Os antagonistas dos adrenoceptores β podem reduzir o colesterol HDL e elevar significativamente os triglicerídeos do soro. Esse último efeito é particularmente prevalente com antagonistas não seletivos de adrenoceptores β. O antagonista combinado do adrenoceptor α e β (labetolol) ou antagonistas do adrenoceptor β com atividade simpaticomimética (acebutolol ou pindolol) não têm efeito sobre os triglicerídeos séricos.

Mecanismo de ação

Os antagonistas do adrenoceptor α e antagonistas do adrenoceptor β interagem de forma direta e competitiva ou irreversível com, respectivamente, adrenoceptores α e β para bloquear ações das catecolaminas endógenas (noradrenalina e adrenalina) e agentes simpaticomiméticos administrados exogenamente.

O adrenorreceptor α_1 é um receptor acoplado a G_i, cuja ativação conduz à produção de trifosfato de inositol (IP_3) e diacilglicerol (DAG) para promover o aumento intracelular de Ca^{2+} e, finalmente, a contração do músculo liso. Antagonistas

TABELA 6.2 • Fármacos selecionados e seus efeitos no sistema nervoso autônomo

Fármaco	Atividade no adrenoceptor	Mecanismo de ação	Uso clínico
Adrenalina e outro	Agonista não seletivo de adrenoceptor α e β	Dilatação do músculo liso brônquico	Doenças alérgicas asmáticas para relaxar vias respiratórias e reduzir edema
Fenilefrina	Estimulação do adrenorreceptor α_1	Vasoconstrição	Rinite e resfriados como descongestionante
Albuterol	Agonista do adrenoceptor β_2	Dilatação do músculo liso brônquico	Asma
Propranolol	Antagonista não seletivo de adrenoceptor β	Diminui frequência cardíaca e contratilidade cardíaca	Hipertensão, doença cardíaca coronariana, hipertireoidismo, enxaqueca
Formoterol	Agonista de adrenoceptor β_2	Dilatação do músculo liso brônquico	Asma, DPOC
Salmeterol	Agonista de adrenoceptor β_2	Dilatação do músculo liso brônquico	Asma, DPOC
Fentolamina	Antagonista não seletivo competitivo de adrenoceptor α	Vasodilatação	Tratamento pré-operatório da vasoconstrição acentuada induzida por catecolamina associada a feocromocitoma
Doxazosina	Antagonistas seletivos de adrenorreceptor α_1	Vasodilatação	Hipertensão crônica leve a moderada e hipertrofia prostática benigna
Prazosina	Antagonistas seletivos de adrenorreceptor α_1	Vasodilatação	Hipertensão crônica leve a moderada e hipertrofia prostática benigna
Terazosina	Antagonistas seletivos de adrenorreceptor α_1	Vasodilatação	Hipertensão crônica leve a moderada e hipertrofia prostática benigna

desse receptor, portanto, promoverão o relaxamento do músculo liso; em vasos sanguíneos, em que esses receptores são largamente expressos, causa dilatação.

Os receptores β-adrenérgicos são receptores acoplados a G_s que ativam adenililciclase, levando à elevação do AMPc e à ativação da proteína cinase A. Os adrenorreceptores $β_1$ estão localizados, principalmente, no coração e nos rins. No coração, a ativação de receptores $β_1$ provoca aumento da força de contração do músculo cardíaco e da frequência cardíaca. Os adrenorreceptores $β_2$ estão localizados nos brônquios, em que sua ativação promove relaxamento. Os antagonistas $β_1$, por conseguinte, são eficazes na diminuição de frequência, contratilidade e velocidade de condução cardíacas.

Administração

Os antagonistas do adrenoceptor α e β são administrados por via oral ou parenteral. Os antagonistas do adrenoceptor β também estão disponíveis para aplicação oftálmica.

Farmacocinética

Metoprolol e propranolol passam por metabolismo hepático de primeira passagem interindividual extenso e variável, que resulta em biodisponibilidade relativamente baixa. Preparações orais de liberação contínua desses agentes estão disponíveis. Os fármacos que inibem o citocromo P450 2D6 podem diminuir a biotransformação do carvedilol. O esmolol tem ação ultracurta como resultado da sua ligação éster que é rapidamente metabolizada por esterases plasmáticas.

QUESTÕES DE COMPREENSÃO

6.1 Qual das seguintes ações da adrenalina são bloqueadas por prazosina?

  A. Dilatação brônquica
  B. Aumento do volume sistólico cardíaco
  C. Aumento da frequência cardíaca
  D. Midríase

6.2 Um homem de 34 anos de idade recebe prescrição de labetalol contra hipertensão. O efeito sobre o sistema cardiovascular é resultado da sua ação como antagonista em quais dos seguintes?

  A. Adrenoceptores α
  B. Adrenoceptores β
  C. Ambos adrenoceptores α e β
  D. Colinorreceptores muscarínicos

6.3 Qual das seguintes opções é o uso clínico menos provável para antagonistas do adrenoceptor β?

  A. Hipertrofia prostática benigna

B. Arritmias cardíacas
C. Hipertensão
D. Doença cardíaca isquêmica

6.4 Qual dos seguintes pacientes não se beneficiariam de β-bloqueadores?
A. Mulher de 64 anos de idade com enxaquecas diárias
B. Mulher de 35 anos de idade com hipertireoidismo, taquicardia sintomática e tremores
C. Homem de 56 anos de idade com disfunção erétil
D. Homem de 74 anos de idade com história de insuficiência cardíaca sistólica estável
E. Homem de 57 anos de idade com antecedentes de doença arterial coronariana

RESPOSTAS

6.1 **D.** A prazosina é um antagonista de adrenoceptor α que vai bloquear a contração mediada pela adrenalina do músculo liso radial do olho, que resulta em midríase. Todas as outras ações listadas são mediadas por adrenoceptores β, que seriam bloqueados por antagonistas do adrenoceptor β, tal como o propranolol.

6.2 **C.** O labetalol bloqueia tanto adrenoceptores β como α. Ele reduz a pressão arterial por diminuição da resistência vascular sistêmica (atividade antagonista do adrenoceptor α), sem qualquer efeito significativo sobre a frequência cardíaca ou o débito cardíaco (atividade do antagonista do adrenoceptor β).

6.3 **A.** Antagonistas do adrenoceptor β são usados terapeuticamente para tratar doença cardíaca isquêmica, arritmias cardíacas e hipertensão. Antagonistas seletivos do adrenoceptor α são usados para tratar hipertrofia benigna da próstata.

6.4 **C.** Betabloqueadores, especialmente em doses mais elevadas, causarão disfunção erétil e, portanto, não seria o ideal para esse paciente. Betabloqueadores têm provado reduzir a morbidade e mortalidade em pacientes com insuficiência cardíaca, com disfunção sistólica, diastólica e mista, bem como naqueles com doença arterial coronariana. O propanalol é um agente de primeira linha na profilaxia da enxaqueca. Também é muito eficaz no controle dos sintomas de taquicardia e tremores na doença de Graves.

> **DICAS DE FARMACOLOGIA**
>
> ▶ Os antagonistas seletivos do adrenoceptor α_1, como a doxazosina e terazosina, são utilizados contra a hipertensão crônica suave e hipertrofia prostática benigna.
> ▶ As principais utilizações clínicas para antagonistas dos adrenoceptores β incluem cardiopatia isquêmica, arritmias cardíacas, hipertensão, hipertireoidismo e glaucoma.
> ▶ Os **principais efeitos adversos de antagonistas não seletivos dos adrenoceptores** β estão relacionados com os seus efeitos sobre o **músculo liso brônquico** (resistência aumentada das vias aéreas em asmáticos) e no **metabolismo de carboidratos** (hipoglicemia em **diabéticos dependentes de insulina**).
> ▶ **Antagonistas de adrenoceptor** β não são mais os fármacos de primeira linha para o tratamento da hipertensão. Inibidores da ECA, diuréticos tiazídicos e bloqueadores dos canais de Ca^{2+} são recomendados.

REFERÊNCIAS

Firnhaber, JM. Clinical inquiries: what are the best prophylactic drugs for migraine? *J Fam Pract*. 2009 Nov;58(11):608–10.

Shin J, Johnson JA. Pharmacogenetics of beta-blockers. *Pharmacotherapy*. 2007;27(6):874–87.

Piascik MT, Perez DM. Alpha 1-adrenergic receptors: new insights and directions. *J Pharmacol Exp Ther*. 2001;293(2):403–10.

CASO 7

Uma mulher de 64 anos de idade, com história pregressa de doença arterial coronariana, hipertensão arterial e insuficiência cardíaca congestiva (ICC) apresenta dispneia em repouso e com esforço, ortopneia, edema de membros inferiores e corrosão. Seus sintomas pioraram ao longo das duas últimas semanas e também incluem ortopneia, piora da tolerância ao exercício e taquipneia. Ao exame, ela está notavelmente dispneica e taquipneica e também tem distensão venosa jugular, edema depressível 2+ e estertores ao exame dos pulmões. Também apresenta S3 audível. Sua radiografia de tórax, nível pró-Peptídeo Natriurético Cerebral (PNC) e ecocardiograma confirmam a suspeita clínica de exacerbação da ICC com edema pulmonar. Ela já está na terapia clínica máxima com um inibidor da ECA, betabloqueador, estatina e ácido acetilsalicílico. A paciente está adequadamente colocada em oxigênio e recebe furosemida intravenosa.

▶ Qual é o mecanismo de ação da furosemida?
▶ Que anormalidades eletrolíticas podem ser causadas pela furosemida?

RESPOSTAS PARA O CASO 7
Diuréticos

Resumo: Uma mulher de 64 anos de idade com edema pulmonar recebe prescrição de furosemida.

- **Mecanismo de ação da furosemida**: Inibir a reabsorção de NaCl ativo no ramo ascendente da alça de Henle, aumentando a excreção hidreletrolítica.
- **Anormalidades eletrolíticas potenciais**: Hipopotassemia, hipomagnesemia e alcalose metabólica devido à excreção aumentada de H+.

CORRELAÇÃO CLÍNICA

Os diuréticos de alça administrados por via intravenosa iniciam a diurese em minutos, tornando-os ideais para o tratamento de edema pulmonar agudo. A furosemida é o protótipo e o fármaco mais amplamente usado dessa classe. Os diuréticos de alça inibem a reabsorção de NaCl no ramo ascendente da alça de Henle. Isso provoca *aumento* acentuado na excreção de água e eletrólitos. **A excreção de íons de potássio, magnésio e cálcio é aumentada**, o que pode causar efeitos adversos clinicamente significativos. A alcalose metabólica também pode ocorrer como resultado da excreção de íons de hidrogênio. No entanto, a capacidade de causar a excreção desses eletrólitos também pode fornecer um benefício clínico em determinadas situações. **A diurese forçada, com a administração de soro fisiológico IV e furosemida, é o principal método de tratamento da hipercalcemia.**

ABORDAGEM À
Farmacologia dos diuréticos de alça

OBJETIVOS

1. Conhecer o local e o mecanismo de ação dos agentes diuréticos.
2. Conhecer os efeitos sobre os eletrólitos dos vários agentes diuréticos.
3. Conhecer os usos terapêuticos, os efeitos adversos e as contraindicações ao uso de diuréticos.

DEFINIÇÕES

Diurético: Agente que aumenta a produção de urina. Os mais comuns são os diuréticos natriuréticos, agentes que aumentam a produção de urina interferindo na reabsorção do sódio nos rins.

Edema: Acúmulo de água em espaços intersticiais. As causas incluem pressão arterial elevada, diminuição na pressão oncótica no plasma causada por uma redução na síntese de proteínas hepáticas ou um aumento da pressão oncótica no espaço intersticial.

DISCUSSÃO

Classe

Diuréticos natriuréticos atuam dentro dos rins reduzindo a reabsorção de Na^+ e Cl^-. Existem **quatro locais dentro dos rins** em que vários diuréticos atuam. Esses correspondem a quatro regiões anatômicas do néfron. O **túbulo proximal (local 1)** é o local de cerca de 60% da reabsorção de Na^+, mas os diuréticos que atuam nessa área são relativamente ineficazes devido à capacidade de reabsorção de sódio em regiões mais distais do néfron. A **alça de Henle ascendente (local 2)** tem reabsorção ativa de aproximadamente 35% de Na^+ filtrado. Isso é mediado por um cotransportador denominado NKCC2 que transporta 1 Na^+, 1 K^+ e 2 Cl^-. Esse é o alvo molecular de **furosemida** e outros diuréticos de alça ou de "teto alto" (*high-ceiling*). O **túbulo convoluto distal (local 3)** é responsável pelo transporte de cerca de 15% de sódio filtrado. Os diuréticos **tiazídicos** atuam nesse segmento do néfron interferindo em um cotransportador diferente, NCC, que cotransporta Na^+ e Cl^-. Os **diuréticos do local 4** atuam no **túbulo coletor** interferindo na reabsorção de Na^+ por meio de um canal específico, o canal de sódio epitelial (ENaC), também chamado de canal de sódio sensível a amilorida (Fig. 7.1).

Os **diuréticos de alça** – furosemida, ácido etacrínico, bumetanida e torsemida – são **fármacos altamente ácidos** que atuam no **lado luminal do túbulo**. Eles chegam a esse local sendo secretados no túbulo por secreção aniônica no túbulo proximal. Em comparação com outros diuréticos, os diuréticos de alça provocam maior diurese porque o transportador de $Na^+K^-2Cl^-$ é responsável por uma grande fração de reabsorção de Na^+, e regiões distais do ramo ascendente têm capacidade mais limitada para o transporte de sódio. Os diuréticos de alça são úteis para o tratamento de edema periférico e pulmonar, que pode ocorrer secundariamente como consequência de insuficiência cardíaca, insuficiência hepática ou insuficiência renal. Os diuréticos de alça aumentam a excreção de Na^+, Cl^-, K^+, Mg^{2+}, Ca^{2+} e diminuem a excreção de Li^+. O aumento da excreção de Ca^{2+} é clinicamente relevante, e os diuréticos de alça podem ser usados para tratar a hipercalcemia. Algumas das ações diuréticas da furosemida são mediadas por meio de prostaglandinas, que têm atividade diurética. Inibidores da biossíntese de prostaglandina diminuem o aumento da diurese produzida pelos diuréticos de alça. Além disso, a furosemida tem ações sobre o sistema vascular que ocorrem antes da diurese, e essa ação pode ser mediada por prostaglandinas. Outros efeitos incluem mudanças no fluxo sanguíneo renal e redução na pressão de enchimento ventricular esquerda. Os diuréticos de alça aumentam a produção de urina e diminuem o K^+ plasmático em pacientes com insuficiência renal aguda.

Os **principais efeitos adversos dos diuréticos de alça são os desequilíbrios eletrolíticos**. A maior distribuição de Na^+ para o ducto coletor aumenta a excreção de K^+ e H^+. Os diuréticos de alça, portanto, causam **hipopotassemia, hipocloridemia e alcalose metabólica**. A **hiperuricemia** pode ser causada pela contração de volume e pelo aumento da reabsorção de ácido úrico pelo túbulo proximal. Os diuréticos de alça podem produzir **ototoxicidade** dose dependente, e esse

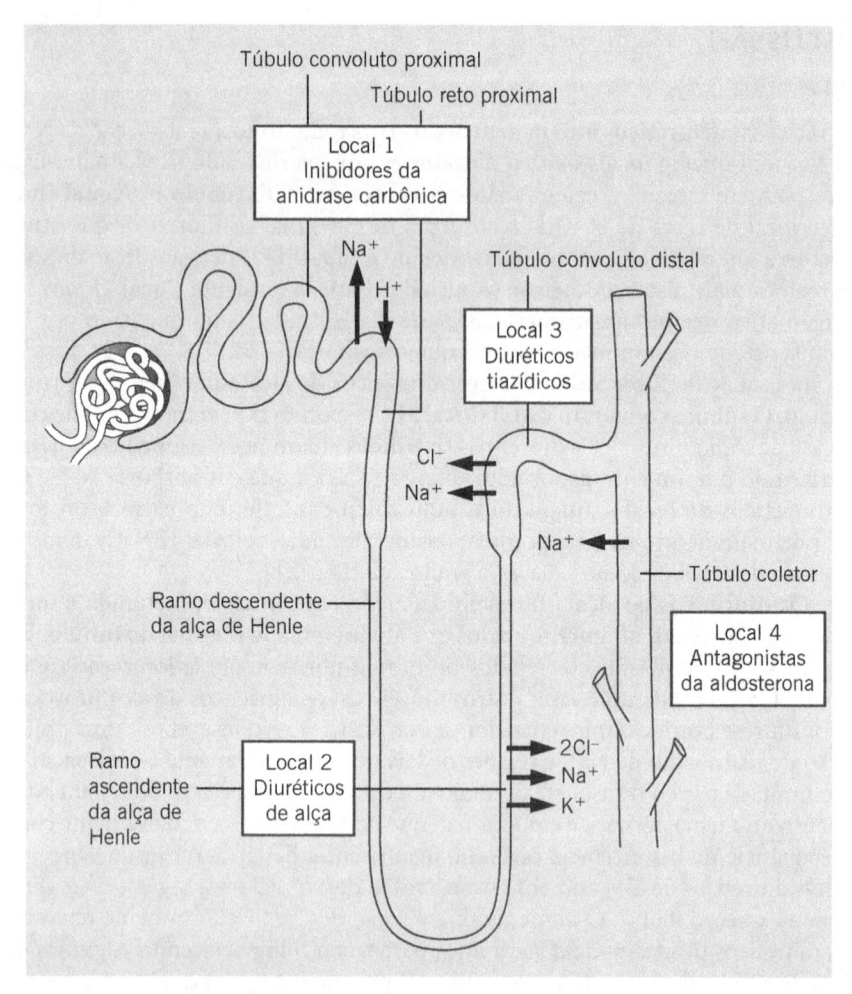

Figura 7.1 Locais de ação do néfron e dos agentes diuréticos.

efeito adverso se agrava na presença de outros fármacos ototóxicos, tais como os aminoglicosídeos.

Estrutura

A maioria dos diuréticos de alça são **derivados de sulfonamidas**; as exceções são ácido etacrínico, que é um derivado de ácido fenoxiacético, e torsemida, que é uma sulfonilureia. Devido à falta de um átomo de enxofre, o ácido etacrínico provoca menos reações de hipersensibilidade.

Mecanismo de ação

O alvo molecular de furosemida e outros diuréticos de alça ou de teto alto é o cotransportador sódio-potássio-2 cloreto (NKCC2), que transporta 1 Na^+, 1 K^+ e 2 Cl^-. A atividade desse transportador é bloqueada por diuréticos de alça.

Administração

Todos os diuréticos de alça podem ser administrados por via oral, e o seu início de ação é de cerca de 1 hora (torsemida) a 2 horas (furosemida). Os diuréticos de alça também podem ser administrados IV, e para furosemida, isso produz vasodilatação em apenas 5 minutos e diurese em 20 minutos.

Farmacocinética

Todos os diuréticos de alça são amplamente ligados às proteínas plasmáticas. As meias-vidas variam de 45 minutos (bumetanida) a 3,5 horas (torsemida). Aproximadamente 65% de uma dose de furosemida é eliminada pelos rins, e o restante é biotransformada. Somente 20% de torsemida é eliminada pelos rins, e 80% são biotransformados.

QUESTÕES DE COMPREENSÃO

7.1 A furosemida atua inibindo a reabsorção de Na^+ em qual dos seguintes locais?

A. Ramo ascendente da alça de Henle
B. Ducto coletor
C. Ramo descendente da alça de Henle
D. Túbulo distal convoluto

7.2 Um paciente chega à sala de emergência em coma e tem Ca^{2+} sérico de 4,5 mM. Qual dos seguintes fármacos é o correto para a infusão de solução salina?

A. Calcitonina
B. Ácido etacrínico
C. Hidroclorotiazida
D. Espironolactona

7.3 Observa-se que um homem de 55 anos de idade com insuficiência cardíaca congestiva toma furosemida todos os dias. Qual opção tem maior probabilidade de ser encontrada no soro?

A. Nível reduzido de potássio
B. Nível reduzido de ácido úrico
C. Nível elevado de magnésio
D. Nível baixo de bicarbonato

7.4 Um homem de 65 anos de idade com exacerbação de ICC recebe furosemida IV. Qual dos seguintes eventos adversos não está associado a esse medicamento?

A. Neurotoxicidade transitória de dose elevada
B. Hipotensão
C. Piora da função renal
D. Hiperpotassemia

RESPOSTAS

7.1 **A.** A furosemida atua especificamente em um transportador de $Na^+K^+2Cl^-$ no ramo ascendente da alça de Henle.
7.2 **B.** Diuréticos de alça, tal como ácido etacrínico, aumentam a excreção de Ca^{2+}.
7.3 **A.** Furosemida leva a hipopotassemia, hipomagnesemia e alcalose metabólica (nível elevado de bicarbonato).
7.4 **D.** A infusão de furosemida pode causar ototoxidade transitória com doses mais elevadas. Hipotensão, hipopotassemia e azotemia com possível piora da insuficiência renal são todos eventos adversos possíveis com furosemida.

DICAS DE FARMACOLOGIA

▶ Furosemida, que atua sobre a alça de Henle, é o diurético mais eficaz.
▶ A hipopotassemia é um efeito adverso frequente encontrado com diuréticos de alça, e isso pode ser controlado com o uso concomitante de diuréticos poupadores de potássio, como triantereno ou espironolactona.
▶ Os diuréticos de alça podem produzir ototoxicidade dependente da dose; isso é reduzido com o ácido etacrínico que não contém enxofre.

REFERÊNCIAS

Wargo KA, Banta WM. A comprehensive review of the loop diuretics: should furosemide be first line? *Ann Pharmacother.* 2009;43:1836–47.

Masuyama T, Tsujino T, Origasa H, Yamamoto K, Akasaka T, Hirano Y, Ohte N, Daimon T, Nakatani S, Ito H. Superiority of long-acting to short-acting loop diuretics in the treatment of congestive heart failure. *Circ J.* 2012;76:833–42.

Wile D. Diuretics: a review. *Ann Clin Biochem.* 2012;49(Pt 5):419–31.

CASO 8

Após seu terceiro episódio de artrite gotosa, um homem de 50 anos de idade procura uma consulta médica. Cada caso foi tratado com sucesso; no entanto, seu paciente está interessado em prevenir futuros episódios. Ele não está sob uso de medicação regular e tem exame físico normal na consulta. O exame de sangue revela nível sérico elevado de ácido úrico e função renal e eletrólitos normais. A coleta de urina de 24 horas para ácido úrico revela que ele está excretando pouco ácido úrico. Suspeitando que esta seja a causa de sua gota recorrente, você o coloca sob uso de probenecida.

- Qual é o mecanismo de ação da probenecida?
- Quais os medicamentos poderiam ter a sua excreção inibida pela probenecida?

RESPOSTAS PARA O CASO 8
Inibidores não diuréticos de transporte tubular

Resumo: Um homem de 50 anos de idade com gota recorrente recebe prescrição de probenecida.

- **Mecanismo de ação da probenecida:** Inibe a secreção de ácidos orgânicos e diminui a reabsorção de ácido úrico, causando aumento líquido de secreção.
- **Outros medicamentos cuja secreção pode ser inibida:** Penicilina, indometacina e metotrexato.

CORRELAÇÃO CLÍNICA

A gota é uma doença na qual cristais de ácido úrico são depositados nas articulações, causando artrite inflamatória aguda extremamente dolorosa. Pessoas com gota recorrente, com frequência, têm níveis cronicamente elevados de ácido úrico no sangue. Essa hiperuricemia é frequentemente causada por uma superprodução de ácido úrico ou excreção reduzida de ácido úrico pelos rins. A probenecida (e outros fármacos uricosúricos) promove a excreção de ácido úrico. Ela funciona por inibição da secreção de ácidos orgânicos do plasma para o lúmen tubular e bloqueando a recaptação de ácido úrico. O resultado final é **aumento na excreção de ácido úrico**. O benefício é a prevenção de ataques de gota recorrentes naqueles que apresentam baixa excreção crônica de ácido úrico. Em indivíduos que produzem ácido úrico em excesso, utiliza-se o **alopurinol** ou **febuxostate**. Esses fármacos inibem a xantina-oxidase, uma enzima chave na produção de ácido úrico. Para os pacientes com gota grave refratária aos fármacos anteriormente citados, a infusão IV de **pegloticase** pode reduzir rapidamente o urato sérico e reduzir os depósitos nas articulações.

ABORDAGEM À
Farmacologia dos agentes uricosúricos

OBJETIVOS

1. Entender o mecanismo de ação dos agentes uricosúricos.
2. Conhecer os usos terapêuticos, os efeitos adversos e as contraindicações aos uricosúricos.
3. Conhecer o mecanismo de ação e o uso de alopurinol.

DEFINIÇÕES

Agentes uricosúricos: Aumento da massa de ácido úrico que é excretada na urina.
Secreção renal: Move solutos, tais como urato, do plasma para a urina.
Reabsorção renal: Move solutos da urina de volta para o plasma.

DISCUSSÃO

Classe

O urato é tanto secretado como reabsorvido por vários transportadores moleculares independentes localizados no túbulo proximal. O urato é quase completamente secretado no lúmen do néfron contra um gradiente eletroquímico pela ação de **transportador-1 de ácido orgânico (OAT-1) e transportador-3 de ácido orgânico (OAT-3)**. Esses cotransportadores trocam α-cetoglutarato e urato (ou outros ânions orgânicos) e movem urato do plasma para a célula tubular. A proteína UAT é um canal eletricamente neutro, que possibilita que o ácido úrico deixe as células tubulares e entre no lúmen tubular ou plasma. Acredita-se que o URAT1, localizado na membrana apical de células tubulares, seja responsável pela maior parte da reabsorção de urato a partir do filtrado. URAT1 é um transportador capaz de trocar uma variedade de ânions com urato de uma maneira eletricamente neutra. A interação de agentes uricosúricos, como a probenecida com URAT1, diminui a reabsorção de urato e aumenta a excreção de urato. Todos esses transportadores ou canais são relativamente não seletivos no que diz respeito ao ácido orgânico transportado. OAT-1 e OAT-3 são capazes de secretar a maior parte dos ácidos orgânicos, incluindo probenecida, penicilina, ácido acetilsalicílico, furosemida e hidroclorotiazida.

Em pacientes com **gota, a probenecida pode ser utilizada profilaticamente; medicamentos uricosúricos não irão diminuir a gravidade de um ataque agudo**. Um **ataque agudo** de gota pode ser **precipitado** pelo **início do tratamento com probenecida**, pois o ácido úrico é mobilizado para fora das articulações. A **hidratação adequada** deve ser assegurada, pois a probenecida predispõe à formação de **cálculos renais de ácido úrico**.

A **probenecida também é útil para diminuir a excreção da penicilina**, porque **a penicilina é eliminada**, principalmente, por secreção renal mediada pelo **OAT-1** e **OAT-3**. A probenecida compete para essa secreção e, assim, reduz a velocidade de eliminação e **aumenta tanto a meia-vida biológica da penicilina como a concentração plasmática** do antibiótico mais do que duas vezes. Esse uso adjuvante da probenecida é particularmente útil em esquemas de dose única para o tratamento de infecções gonocócicas com penicilinas de ação prolongada, como a penicilina G.

A secreção de ácidos orgânicos é bastante inespecífica, e fármacos mais ácidos são secretados pelos mesmos transportadores OAT-1 e OAT-3. Isso implica que praticamente qualquer combinação de fármacos ácidos irá competir para a eliminação em nível dos transportadores, e os efeitos sobre a eliminação de cada medicamento isolado devem ser considerados. Por exemplo, a meia-vida de diuréticos, como a furosemida será aumentada pela probenecida, e pode exigir um ajuste de dosagem. O **ácido acetilsalicílico**, outro medicamento ácido, vai competir com a **probenecida para a secreção**. Isso reduz a ação da probenecida aumentando a excreção de ácido úrico e, assim, eleva o urato plasmático. Portanto, **o ácido acetilsalicílico é contraindicado em pacientes com gota que estão tomando probenecida.**

O efeito adverso mais comum da probenecida é desconforto gastrintestinal (GI), e cerca de 2% dos pacientes apresentam uma reação de hipersensibilidade geralmente manifestada como uma erupção cutânea. A incidência de hipersensibilidade é inferior com sulfinpirazona, mas a incidência de desconforto GI é maior.

A abordagem terapêutica alternativa para o tratamento da gota é reduzir a **produção de ácido úrico com um inibidor da enzima xantina-oxidase**. Essa enzima produz ácido úrico em uma reação em duas etapas de hipoxantina purina.

Alopurinol e **febuxostate** são medicamentos usados para inibir a xantina--oxidase. O alopurinol é biotransformado em aloxantina pela xantina-oxidase, e esse metabólito é um inibidor de longa duração da enzima. O febuxostato é um inibidor mais específico da xantina-oxidase que o alopurinol.

Em seres humanos, o ácido úrico acumula-se porque falta a enzima uricase, que converte urato em alantoína hidrossolúvel. A uricase recombinante está disponível como **pegloticase**, que é administrada por infusão. A pegloticase é usada em gota refratária grave.

Estrutura

A probenecida é um derivado de ácido benzoico lipossolúvel com um pKa de 3,4. Outro agente nessa classe é sulfinpirazona, um derivado de pirazolona semelhante ao agente anti-inflamatório fenilbutazona. Ele tem um pKa de 2,8, mas não é mais comercializado nos EUA.

Mecanismo de ação

Tanto a probenecida como a sulfinpirazona são secretadas para o lúmen do néfron via OAT-1 e OAT-3, em que os fármacos podem diminuir a capacidade de URAT1 reabsorver urato.

Administração

Ambos os fármacos são oralmente ativos e ambos são absorvidos quase de forma completa.

Farmacocinética

A meia-vida da probenecida é de 5 a 8 horas; a sulfinpirazona é de cerca de 3 horas, mas suas ações uricosúricas podem durar até 10 horas. O aumento da excreção de ácido úrico ocorre imediatamente após a administração oral. Ambos os agentes são eliminados através da urina.

QUESTÕES DE COMPREENSÃO

8.1 A probenecida é eficaz no tratamento da gota porque diminui qual das seguintes alternativas?

   A. Inflamação em articulações acometidas
   B. Produção de ácido úrico
   C. Reabsorção de ácido úrico
   D. Secreção de ácido úrico

8.2 Qual das opções adiante descreve a ação de alopurinol?

   A. Inibe o metabolismo das purinas em ácido úrico
   B. Inibe a biossíntese de prostaglandinas
   C. Inibe a reabsorção de ácido úrico
   D. Interfere na produção de citocinas

8.3 Um homem de 18 anos de idade, que tem uretrite gonocócica não produtora de penicilinase, recebe uma injeção de penicilina e probenecida. Qual o mecanismo utilizado pela probenecida que torna a penicilina mais eficaz?

   A. Diminui a resistência bacteriana por inibição da produção de penicilinase
   B. Aumenta a meia-vida e o nível sérico por meio da redução de excreção renal de penicilina
   C. Prolonga a duração da ação ao impedir a biotransformação da penicilina no fígado
   D. Promove a entrada de penicilina nas bactérias

RESPOSTAS

8.1 **C.** A probenecida inibe a secreção tubular renal do ácido úrico, mas em doses terapêuticas inibe a reabsorção em um grau maior, aumentando a excreção final de urato.

8.2 **A.** O alopurinol interfere na biotransformação das purinas, inibindo a enzima xantina-oxidase.

8.3 **B.** A probenecida diminui a excreção renal de penicilina, aumentando tanto a meia-vida como nível sérico.

> ### DICAS DE FARMACOLOGIA
>
> ▶ Em doses baixas, a inibição por probenecida da secreção de urato predomina, e isso aumenta paradoxalmente o urato plasmático.
> ▶ Em doses mais elevadas, a inibição de reabsorção predomina, levando ao **aumento** da excreção terapeuticamente útil de urato.
> ▶ Um ataque agudo de gota pode ser precipitado pelo início do tratamento com probenecida quando o ácido úrico é mobilizado para fora das articulações.
> ▶ A probenecida também é útil para diminuir a excreção de penicilinas e cefalosporinas.
> ▶ Administra-se aos pacientes inicialmente uma alta dose de combate para garantir que a ação na reabsorção seja alcançada.
> ▶ Manter os níveis de ácido úrico séricos inferiores a 6 mostrou impedir ataques de gota recorrentes.
> ▶ A pegloticase é usada para a gota grave refratária a fármacos.

REFERÊNCIAS

Hamburger M, Baraf HS, Adamson TC 3rd, et al. Recommendations for the diagnosis and management of gout and hyperuricemia. European League Against Rheumatism. *Postgrad Med*. 2011;123 (6 Suppl 1):3–36.

Hamburger M, Baraf HS, Adamson TC, et al. Recommendations for the diagnosis and management of gout and hyperuricemia. *Phys Sportsmed*. 2011;39:98–123.

CASO 9

Homem de 72 anos de idade apresenta-se ao consultório para acompanhamento de rotina. Ele está sob tratamento contra hipertensão e insuficiência cardíaca congestiva com enalapril e diurético. Sua pressão arterial está sob controle aceitável, e ele não tem sintomas de insuficiência cardíaca no momento da consulta. Queixa-se de tosses frequentes nos últimos meses. A anamnese e o exame não revelam nenhuma outra causa de tosse crônica; então, você decide interromper o enalapril e começar a losartana.

- Qual é o mecanismo de ação do enalapril?
- Por qual mecanismo o enalapril converte-se em sua forma ativa enalaprilato?
- Qual é a causa provável da tosse?
- Qual é o mecanismo de ação da losartana?

RESPOSTAS PARA O CASO 9
Medicamentos que atuam no sistema renina-angiotensina

Resumo: Um homem de 72 anos de idade, com hipertensão arterial e insuficiência cardíaca congestiva apresenta tosse induzida por inibidores da ECA e passa a tratar-se com losartana.

- **Mecanismo de ação de enalapril**: Inibe a conversão de angiotensina I em angiotensina II; isso também inibe a liberação estimulada por angiotensina II de aldosterona. Inibidores da enzima conversora de angiotensina (ECA) também reduzem a **inativação da bradicinina**.
- **Mecanismo de conversão de enalapril em enalaprilato**: Desesterificação no fígado.
- **Mecanismo de tosse induzida por inibidores da ECA**: Secundário a aumento dos níveis de bradicinina, que é causado por redução na inativação da bradicinina.
- **Mecanismo de ação dos bloqueadores dos receptores de angiotensina (BRAs)**: Antagonistas dos receptores da angiotensina 1 (AT-1), que medeiam os efeitos pressores da angiotensina II.

CORRELAÇÃO CLÍNICA

Os inibidores da ECA ganharam uso em larga escala na medicina por sua eficácia no tratamento de hipertensão, insuficiência cardíaca congestiva, doença arterial coronariana e proteção renal em diabéticos. Eles inibem a conversão de angiotensina I em angiotensina II. A angiotensina II é um vasoconstritor *potente* e também estimula a liberação de aldosterona, que promove a retenção de sódio e água. A angiotensina II também aumenta a liberação de catecolaminas pela medula suprarrenal e em nervos simpáticos. A *inibição da produção de angiotensina II* reduz a resistência vascular e a retenção de sódio e água. Outro efeito de inibidores da ECA é reduzir a inativação de bradicinina. A bradicinina ativa é um vasodilatador e, inibindo a sua degradação, fornece um mecanismo aditivo para baixar a pressão sanguínea. No entanto, elevar os níveis de bradicinina contribui para um dos efeitos colaterais mais incômodos dos inibidores da ECA, a tosse seca crônica. A bradicinina elevada também pode causar angioedema. Em geral, os medicamentos são bem tolerados, mas, junto com tosse, podem causar hiperpotassemia e devem ser usados com precaução com diuréticos poupadores de potássio ou em pessoas com função renal comprometida. Os **BRAs** são antagonistas do receptor de angiotensina I, que medeiam o efeito vasoconstritor direto de angiotensina II. Esse também bloqueia a liberação de aldosterona. Os BRAs têm efeito muito reduzido sobre o sistema de bradicinina e uma incidência muito menor de tosse e angioedema. Raramente causam tosse crônica. Também são bem tolerados, mas, como inibidores da ECA, podem causar hiperpotassemia. O **alisquireno** é um inibidor de renina direto de molécula pequena. Ele parece ser tão eficaz quanto os inibidores da ECA ou BRAs, mas a experiência clínica é mais limitada.

ABORDAGEM À
Farmacologia do sistema renina-angiotensina

OBJETIVOS

1. Conhecer o mecanismo de ação dos inibidores da ECA.
2. Conhecer os usos terapêuticos, os efeitos colaterais e as contraindicações ao uso de inibidores da ECA.
3. Conhecer o mecanismo de ação de BRAs.
4. Conhecer os usos terapêuticos, os efeitos colaterais e as contraindicações para o uso de BRAs.

DEFINIÇÕES

Hipertensão: De acordo com o Seventh Report, Joint National Committee on Detection, Evaluation, and Treatment of High Blood Pressure, a pressão arterial normal é de 120/80 mmHg. A doença progressiva pode ser estadiada como pré-hipertensos (120-139/80-89), estágio 1 (140-159/90-99) e estágio 2 (> 160 /> 100).

Bradicinina: Membro de uma classe de peptídeos, as cininas, que têm uma variedade de efeitos sobre o sistema cardiovascular, incluindo vasodilatação e inflamação.

BRA: Bloqueador do receptor de angiotensina, mais precisamente bloqueador do receptor de angiotensina AT-1.

DISCUSSÃO

Classe

O **sistema renina-angiotensina-aldosterona fornece um sistema humoral para controle da pressão arterial e níveis de eletrólitos**. Os "sensores" nesse **sistema monitoram Na^+, K^+, volume vascular e pressão arterial**. Redução da pressão arterial, detectada por receptores de estiramento intrarrenais, ou queda na distribuição de Na^+, para as porções distais dos néfrons, resulta em liberação de renina a partir do aparelho justaglomerular (AJG). A secreção de renina também pode ser aumentada por meio do reflexo dos barorreceptores mediado pelo aumento do fluxo de saída do sistema nervoso central (SNC) e receptores β1-adrenérgicos no AJG. A renina é uma aspartil protease que cliva angiotensinogênio, um polipeptídeo de 56 kD produzido no fígado, para o decapeptídeo angiotensina I (Fig. 9.1, via "clássica").

A **angiotensina I é biologicamente inativa e rapidamente convertida em octapeptídeo angiotensina II** pela ação da **ECA**, uma dipeptidil peptidase. A ECA também é responsável pela degradação da bradicinina. A ECA2 é um produto de gene único que é 41% idêntico à ECA. Ela cliva a angiotensina II (Ang 1-8) em angiotensina 1-7.

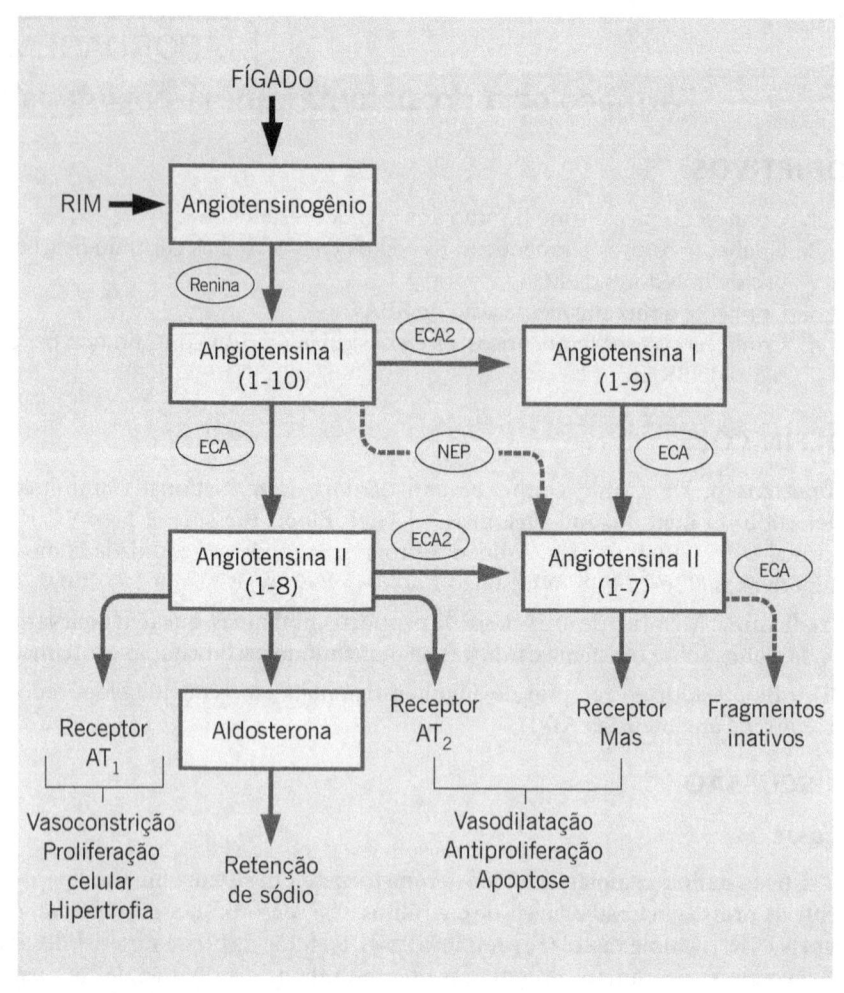

Figura 9.1 Diagrama esquemático da via da angiotensina.

Metabolismo do angiotensinogênio

A via "clássica" consiste em angiotensinogênio, que é clivado pela renina em AgI, que por sua vez é clivado pela ECA em AgII. A AgII liga-se aos receptores AT-1 e AT-2. AgI ou AgII podem ser clivados pela carboxipeptidase ECA2 em Ag 1-7. O Ag 1-7 liga-se ao receptor Mas, cujas ações se opõem às dos receptores AT-1. O Ag 1-7 também pode ser formado por neprilisina (NEP), uma endopeptidase que cliva um número de substratos fisiologicamente importantes. O Ag 1-7 tem ações fisiológicas que se opõem às ações de AgII, incluindo vasodilatação e efeitos antiproliferativos.

A **angiotensina II** tem várias ações que atuam em conjunto, aumentando a pressão arterial e alterando os níveis de eletrólitos. A **angiotensina II é um potente vasoconstritor**, 10 a 40 vezes mais potente que a adrenalina, um efeito **mediado pelos canais de Ca^{2+} acoplados ao receptor nas células do músculo liso vascular**, como descrito adiante. A **angiotensina II aumenta a liberação das catecolaminas**, tanto a partir da medula suprarrenal como nas terminações nervosas periféricas. Dentro do córtex suprarrenal, a **angiotensina II aumenta a biossíntese de aldosterona**, o que leva a um aumento da reabsorção de Na^+ e reabsorção de água nos rins e expansão do volume. A angiotensina II tem várias ações dentro do SNC, incluindo a alteração do tônus vagal para aumentar a pressão arterial, o aumento da sede da liberação do hormônio antidiurético.

A angiotensina II também tem efeitos sobre o coração e a vasculatura que não afetam diretamente a pressão arterial. **Induz a hipertrofia cardíaca**, é pró-proliferativa e aumenta a remodelagem da matriz e a deposição das proteínas da matriz, o que leva ao **aumento da rigidez do miocárdio**. Dentro das paredes dos vasos, a angiotensina II é proinflamatória e pode estimular a liberação de várias quimiocinas.

Três receptores da angiotensina mediam essas ações. Os receptores de AT-1 e de angiotensina-2 (AT-2) foram descritos em vários tecidos. Ambos são receptores de sete domínios transmembrana que parecem acoplar-se a várias vias de sinalização. Os receptores de AT-1 ligam angiotensina II, angiotensina III e angiotensina IV. Esse receptor medeia a maioria das respostas cardiovasculares e centrais da angiotensina II, incluindo vasoconstrição do músculo liso vascular e biossíntese de aldosterona na medula suprarrenal. Os receptores AT-1 também medeiam as respostas hipertróficas e pró-proliferativas cardíacas a angiotensina II. Os receptores de AT-2 também ligam os receptores da angiotensina II e desempenham um papel no desenvolvimento do sistema cardiovascular. Em geral, a ativação dos receptores AT-2 é fisiologicamente antagônica à ação dos receptores AT-1. A ativação de receptores AT-2 é hipotensora e antiproliferativa e acoplada a vias de sinalização diferentes em relação aos receptores AT-1. Os receptores da angiotensina-4 (AT-4) parecem ser idênticos a aminopeptidase regulada pela insulina de aminopeptidase transmembrana (APEI) e têm um único domínio transmembrana. Os receptores de AT-4 são expressos em inúmeros tecidos e ligam angiotensina IV. Tem-se relatado que a ativação desses receptores regula o fluxo sanguíneo cerebral e estimula a expressão na célula endotelial de inibidor do ativador de plasminogênio e tem efeitos sobre a memória e a aprendizagem.

O Ag 1-7 é produzido pela ação de ECA2. Ele liga-se ao receptor Mas, outro receptor acoplado à proteína G. O Ag 1-7 tem inúmeras ações cardiovasculares benéficas, incluindo efeitos anti-hipertensivos, antifibróticos, antioxidantes, anti-inflamatórios e antiateroscleróticos.

A inibição do sistema renina-angiotensina (SRA) é farmacologicamente realizada de três maneiras: inibição da produção de angiotensina II, bloqueio de receptores AT-1 ou inibição da atividade de renina. **Inibidores da ECA**, ou inibidores de peptidil dipeptidase (PDP), incluem o **enalapril, lisinopril, fosinopril, captopril** e outros nove. Esses fármacos diferem-se em suas propriedades químicas e farmacocinéticas, mas todos são oralmente ativos, têm a mesma gama de atividades e são igualmente eficazes clinicamente. A **ECA é a enzima responsável, tanto pela** *ativação* **de angiotensina I (metabolismo em angiotensina II) como pela** *inativação* **de bradicinina**. A diminuição do metabolismo da bradicinina é, em parte, responsável pela ação hipotensora dos inibidores da ECA e também é responsável por aumentar a irritabilidade das vias respiratórias que leva à **tosse seca** associada a inibidores da ECA e observada em 10 a 33% dos pacientes que tomam os fármacos. A bradicinina elevada também está associada a angioedema (0,1 a 0,5% de incidência).

Os BRAs bloqueiam a ação da angiotensina II, atuando como antagonistas de receptores AT-1. Esses antagonistas não peptídicos incluem **losartana, valsartana, candesartana** e outros cinco. Os BRAs ligam-se com alta afinidade aos receptores AT-1, sem interferir nos receptores AT-2 ou AT-4.

Os **inibidores da ECA e BRAs são igualmente eficazes na redução da pressão arterial**. Existe mais experiência clínica com os inibidores da ECA, e está bem estabelecido que essa classe de fármacos reduz o risco de eventos secundários em pacientes que tiveram IAM e de lesão renal em pacientes com nefropatia diabética. **Hipotensão e hiperpotassemia são efeitos adversos observados com ambas as classes de inibidores de SRA. Tosse e angioedema, causados pelo aumento dos níveis de bradicinina,** são mais frequentemente observados com os **inibidores da ECA**. Os **BRAs** têm apresentado atividade anti-inflamatória e podem diminuir a produção de várias citocinas. Essa atividade parece ser independente de bloqueio do receptor AT-1.

Alisquireno é um inibidor de pequenas moléculas de renina e foi aprovado para utilização como um anti-hipertensivo. Vários ensaios clínicos mostraram que o alisquireno é tão eficaz no controle da pressão arterial de 24 horas quanto os BRAs, com um perfil de segurança e tolerabilidade similares. O alisquireno mostrou-se mais eficaz do que a hidroclorotiazida em pacientes obesos hipertensos.

Estrutura

Embora os vários inibidores da ECA tenham diferentes estruturas químicas, eles são baseados sobretudo em modificações extensas de L-prolina. Os BRAs também são bastante distintos quimicamente: a valsartana é um derivado L-valina e a losartana é um derivado imidazólico. O alisquireno foi concebido com base na estrutura de cristal de renina e é um mimético em estado de transição, de molécula pequena, não peptídico que se liga ao local ativo da enzima e é eficaz na faixa de nM.

Mecanismo de ação

Os inibidores da ECA são todos inibidores competitivos da enzima conversora de angiotensina. Os BRAs são antagonistas competitivos do receptor de tipo 1 da angiotensina II (AT-1), enquanto o alisquireno é um inibidor direto da renina.

Administração

Todos os inibidores da ECA estão disponíveis para administração por via oral. O enalaprilato, metabólito ativo de enalapril, está disponível para infusão intravenosa. O alisquireno é um agente oral. A coadministração de inibidores da ECA e BRAs, embora demonstre reduções aditivas na pressão arterial, pode estar associada ao aumento da frequência de disfunção renal. Combinações de alisquireno com um BRA, um tiazídico, um bloqueador dos canais de cálcio ou atenolol têm demonstrado maior redução da pressão arterial em comparação com a monoterapia.

Farmacocinética

Muitos dos inibidores atuais da ECA são profármacos e necessitam de conversão para o metabólito ativo no fígado. Por exemplo, o enalapril é convertido em enalaprilato, e fosinopril é convertido em fosinoprilato. O captopril e o lisinopril são fármacos ativos que não requerem biotransformações. O início de ação de inibidores da ECA é 0,5 a 2 horas, e a duração de ação é geralmente de 24 horas (captopril é de 6 horas). A maioria é eliminada na urina. O alisquireno é pouco absorvido (2 a 3%) e é eliminado sem ser alterado pelo sistema hepatobiliar.

QUESTÕES DE COMPREENSÃO

9.1 A losartana atua diminuindo qual das seguintes opções?
 A. Atividade do receptor AT-1
 B. Produção de bradicinina
 C. Produção de angiotensina II
 D. Produção de renina

9.2 Qual das seguintes alternativas é um efeito adverso limitante de inibidores da ECA?
 A. Acidose
 B. Hiperpotassemia
 C. Hipernatremia
 D. Hipopotassemia
 E. Hiponatremia

9.3 Qual das afirmativas adiante é uma vantagem do uso da losartana sobre o do enalapril?
 A. Melhor eficácia em reduzir a pressão arterial
 B. Melhor prevenção de eventos do miocárdio secundários
 C. Menor custo
 D. Menor incidência de angioedema

9.4 Um homem de 74 anos de idade com história clínica pregressa de ICC, IAM anterior, doença renal crônica (DRC) de estágio 3 e diabetes (DM2) está sendo

tratado com um inibidor da ECA (entre outras medicações). Para qual das condições seguintes o inibidor da ECA oferece benefício comprovado?
A. ICC
B. DAC
C. DRC
D. DM2
E. Todas as alternativas anteriores

RESPOSTAS

9.1 **A.** A losartana é um antagonista do receptor de angiotensina prototípica AT-1.
9.2 **B.** Ao reduzir os níveis de aldosterona, os inibidores da ECA diminuem a excreção de K^+ no néfron distal.
9.3 **D.** A losartana não eleva os níveis de bradicinina; portanto, há menos incidência de angioedema e tosse seca. Os efeitos na pressão sanguínea são iguais. A trajetória para a prevenção de eventos cardiovasculares secundários é bem estabelecida para os inibidores da ECA, embora o mesmo seja especulado para BRAs.
9.4 **E.** Demonstrou-se em vários estudos que os inibidores da ECA e os BRAs melhoram os resultados na doença cardiovascular, tais como DAC/ICC por meio da otimização da pré-carga, reduzindo a pós-carga, diminuindo a remodelagem e controlando a pressão arterial. Comprovou-se também que reduzem a proteinúria e são renoprotetores em casos de DRC e em pacientes diabéticos.

DICAS DE FARMACOLOGIA

▶ Acredita-se que a elevação dos níveis de bradicinina seja a etiologia de tosse seca e angioedema dos inibidores da ECA.
▶ Inibidores da ECA melhoram o desfecho em pacientes com doença cardiovascular e têm sido recomendados como terapia em vários protocolos.
▶ A experiência clínica sugere que os inibidores do sistema renina-angiotensina sejam um pouco menos eficazes em afro-americanos.
▶ Os BRAs bloqueiam a ação da angiotensina II, atuando como antagonistas de receptores AT-1.

REFERÊNCIAS

Miura S, Karnik SS, Saku K. Review: angiotensin II type 1 receptor blockers: class effects versus molecular effects. *J Renin Angiotensin Aldosterone Syst.* 2011;12:1–7.

Lazich I, Bakris GL. Newer renin-angiotensin-aldosterone system blocker combinations: is there an advantage? *Curr Opin Nephrol Hypertens.* 2011;20:471–5.

Jagadeesh G, Balakumar P, Stockbridge N. How well do aliskiren's purported mechanisms track its effects on cardiovascular and renal disorders? *Cell Signal.* 2012;24:1583–91.

CASO 10

Um homem de 69 anos de idade, com história pregressa de insuficiência cardíaca congestiva, diabetes melito tipo II, hipertensão e doença arterial coronariana apresenta-se para acompanhamento médico. O paciente teve vários IAMs, fração de ejeção (FE) deprimida e piora da insuficiência cardíaca – sintomas de dispneia, ortopneia, dispneia paroxística noturna e edema, apesar de uso máximo de inibidor da ECA, betabloqueador e diuréticos. O diabetes do paciente está bem controlado e ele tem função renal normal. Você decide adicionar digoxina para o alívio sintomático.

▶ Qual é o efeito da digoxina no coração normal?
▶ Qual é o efeito da digoxina no coração com insuficiência?
▶ Que efeitos neurais tem a digoxina?
▶ Quais são os efeitos colaterais e a toxicidade da digoxina?

RESPOSTAS PARA O CASO 10
Agentes usados para tratar a insuficiência cardíaca congestiva

Resumo: Um homem de 69 anos de idade, com insuficiência cardíaca congestiva, hipertensão e diabetes melito, tem uma FE acentuadamente baixa e a digoxina é prescrita.

- **Efeito em um coração normal**: Resistência vascular sistêmica aumentada e constrição do músculo liso nas veias, o que pode diminuir o débito cardíaco.
- **Efeito sobre um coração com insuficiência**: Aumento do volume sistólico e aumento do débito cardíaco.
- **Efeitos neurais**: Diminuição do tônus simpático e aumento da atividade vagal, resultando na inibição do nodo sinoatrial (SA) e atraso na condução por meio do nodo atrioventricular (AV).
- **Efeitos colaterais e toxicidade**: Indução de arritmias, perda de apetite, náuseas, vômitos, diarreia, desorientação, fadiga generalizada e distúrbios visuais.

CORRELAÇÃO CLÍNICA

A digoxina pode ser útil para melhorar alguns dos sintomas de insuficiência cardíaca congestiva, mas seu uso deve ser acompanhado de perto. A digoxina funciona por meio da inibição da adenosina trifosfatase sódio-potássio (ATPase), principalmente em células do músculo cardíaco. Isso provoca aumento de sódio intracelular e diminuição de potássio intracelular. O sódio intracelular aumentado reduz a troca de cálcio intracelular por sódio extracelular, provocando um **aumento do nível de cálcio intracelular**. O efeito global disso é possibilitar uma maior liberação de cálcio com cada potencial de ação, tendo um efeito inotrópico positivo. Em um coração com insuficiência, o volume sistólico e débito cardíaco aumentam. O volume diastólico final, a pressão venosa e o volume sanguíneo são reduzidos. Essas melhoras circulatórias também resultam em uma redução do tônus simpático, de forma a melhorar ainda mais a circulação e a diminuir a resistência vascular sistêmica. A **digoxina também tem o efeito de aumentar a atividade vagal**, que inibe o nodo SA e retarda a condução por meio do nodo AV. Isso é benéfico em pacientes com taquiarritmias atriais, tais como fibrilação atrial, *flutter* atrial e taquicardias atriais. A **digoxina tem um índice terapêutico estreito, e seu nível no sangue deve ser rigorosamente monitorado**. A dose deve ser ajustada na insuficiência renal, uma vez que é eliminada pelos rins. Os níveis de digoxina podem produzir vários tipos de **arritmias**, sendo comuns **bloqueios AV e bradicardia**. Alterações do estado mental e sintomas gastrintestinais são comuns também. Elevações assintomáticas dos níveis de digoxina são, em geral, tratadas por interrupção ou redução da dosagem do medicamento. A toxicidade sintomática, particularmente arritmias, é **mais frequentemente tratada por infusão via IV de anticorpos de ligação à digoxina**.

ABORDAGEM À
Farmacologia dos glicosídeos cardíacos

OBJETIVOS

1. Conhecer o mecanismo de ação dos glicosídeos cardíacos.
2. Conhecer os usos terapêuticos, os efeitos adversos e as toxicidades de glicosídeos cardíacos.
3. Conhecer os outros agentes utilizados com frequência no tratamento de insuficiência cardíaca congestiva.

DEFINIÇÕES

Glicosídeos cardíacos: As cardenolidas incluem digitálicos, digoxina, digitoxina e ouabaína. A digoxina é a única preparação aprovada nos EUA.

Inotrópico: Que afeta a contratilidade miocárdica.

Cronotrópico: Que afeta a frequência cardíaca.

Insuficiência cardíaca congestiva: Síndrome com múltiplas causas que pode afetar tanto a sístole como a diástole. Insuficiência cardíaca esquerda leva à congestão pulmonar e redução do débito cardíaco e aparece em pacientes com IAM, doença valvular aórtica e mitral e hipertensão. A insuficiência cardíaca direita leva a edema periférico e ascite e aparece em pacientes com doença da válvula tricúspide, cor pulmonale e insuficiência cardíaca esquerda prolongada. A classificação da New York Heart Association de insuficiência cardíaca congestiva inclui classe I (doença leve) a classe IV (doença grave).

DISCUSSÃO

Classe

As ações medicinais dos glicosídeos cardíacos digitálicos têm sido utilizadas com sucesso por mais de 200 anos, e eles têm tanto propriedades inotrópicas positivas como antiarrítmicas. **A digoxina é o glicosídeo cardíaco mais comumente usado. Os glicosídeos cardíacos atuam aumentando de forma indireta o cálcio intracelular** (Fig. 10.1). Os digitálicos ligam-se a um local específico no lado de fora do Na^+/K^+-ATPase, o que reduz a atividade da enzima. Todas as células expressam Na^+/K^+-ATPase, mas existem várias isoformas diferentes da enzima; as isoformas expressas pelos **miócitos cardíacos e neurônios vagais são as mais suscetíveis a digitálicos**. A inibição da enzima por digitálicos provoca um aumento de Na^+ intracelular e diminui o gradiente de concentração de Na^+ através da membrana plasmática. É essa concentração de Na^+ que fornece a força motriz para o antiportador Na^+-Ca^{2+}. A velocidade de transporte de Ca^{2+} para fora da célula é reduzida, o que

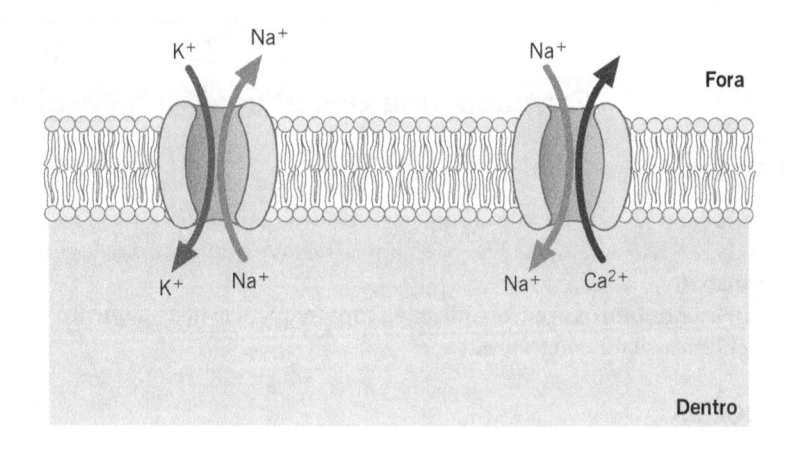

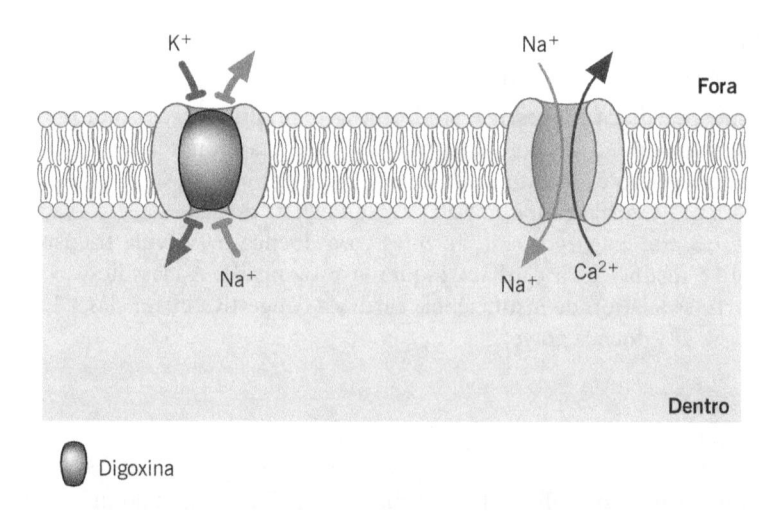

Figura 10.1 A digoxina atua aumentando indiretamente os níveis de cálcio intracelular por meio da ligação Na$^+$/K$^+$-ATPase.

conduz a um aumento do Ca^{2+} intracelular, maior ativação de elementos contráteis e um aumento da força de contração do coração. As **características elétricas das células do miocárdio** são também **alteradas** pelos **glicosídeos cardíacos**. O efeito mais importante é um **encurtamento do potencial de ação** que produz um **encurtamento da refratariedade atrial e ventricular**. Há também um **aumento da automaticidade do coração**, tanto dentro do nodo AV como dos miócitos cardíacos.

Dentro do sistema nervoso, os glicosídeos cardíacos afetam tanto o sistema simpático como o parassimpático, e os efeitos parassimpaticomiméticos predominam em doses terapêuticas. **O aumento da atividade vagal inibe o nodo SA e atrasa a condução através do nodo AV.**

Na **insuficiência cardíaca aguda, os digitálicos melhoram claramente a contratilidade.** A FE e o débito cardíaco são aumentados e os sintomas reduzidos. **Na insuficiência cardíaca congestiva, os digitálicos são usados principalmente em pacientes que são sintomáticos após a terapia ideal com diuréticos, inibidores da ECA e betabloqueadores.** Nesse cenário, os digitálicos diminuem os sintomas e aumentam a tolerância ao exercício. No entanto, em pacientes com **ritmo sinusal normal, não há declínio na mortalidade geral** por causa de mortes associadas à toxicidade por digitálicos.

Devido a sua ação no **aumento do tônus vagal**, os **glicosídeos cardíacos** são úteis no tratamento de **várias arritmias supraventriculares,** incluindo *flutter* **atrial e fibrilação atrial.** Os digitálicos podem controlar a taquicardia atrial paroxística e nodal AV. Seu uso é **contraindicado na síndrome de Wolff-Parkinson-White,** pois pode induzir arritmias na via alternativa.

Os glicosídeos cardíacos têm um **índice terapêutico estreito. Níveis tóxicos de glicosídeos cardíacos levam à depleção de K^+ intracelular e acúmulo de Na^+** (por causa da inibição de Na^+/K^+-ATPase). Isso leva a despolarização parcial da célula e aumento da excitabilidade, ambos os quais podem levar a arritmias, incluindo taquiarritmias supraventriculares e ventriculares. A bradicardia e o bloqueio cardíaco também são manifestações de toxicidade por digitálicos no coração. Os **efeitos adversos dos digitálicos no trato gastrintestinal (GI)** são comuns, incluindo **anorexia, vômitos, dor e diarreia.** Os efeitos no sistema nervoso central incluem **visão amarelada e turva, tontura, fadiga e** *delirium*. Em faixas tóxicas muito elevadas, os digitálicos inibem Na^+/K^+-ATPase no músculo esquelético, o que resulta em hiperpotassemia.

O K^+ compete com digitálicos para a ligação com Na^+/K^+-ATPase e reduz a eficácia do fármaco; a **hipopotassemia aumenta a eficácia dos digitálicos e a toxicidade.** A hipercalcemia também pode aumentar a ação dos digitálicos e a toxicidade.

A **dopamina e a dobutamina são agentes inotrópicos positivos** que podem ser usados **por curto prazo na insuficiência cardíaca congestiva.** A **dobutamina estimula receptores adrenérgicos D_1 e D_2.** A ação nos **β_1-adrenoceptores** é responsável pela **maioria das ações benéficas da dobutamina.** Ela é útil em pacientes com insuficiência ventricular esquerda aguda ou para prevenir o edema pulmonar na insuficiência cardíaca. Em doses suficientes, a **dopamina** interage com **receptores β_1 e aumenta a contratilidade do miocárdio.** É útil no tratamento de choque cardiogênico e séptico.

Estrutura

Os glicosídeos cardíacos partilham duas características estruturais: um núcleo esteroide aglicona com uma lactona no carbono 17 do anel D, o que confere as propriedades cardiotônicas, e moléculas de açúcar poliméricas ligadas ao carbono 3 do anel A. Ambas as características são necessárias para a atividade farmacológica; os grupos de açúcar são, em grande parte, responsáveis pelas propriedades farmacocinéticas desses fármacos.

Mecanismo de Ação

Ocorre inibição da atividade de Na^+/K^+-ATPase, o que indiretamente aumenta Ca^{2+} intracelular.

Administração

A digoxina pode ser administrada por via intravenosa ou por via oral. A biodisponibilidade oral é de aproximadamente 75%.

Farmacocinética

A digoxina é excretada pelos **rins** e não é biotransformada. Os pacientes com função renal comprometida devem ser cuidadosamente monitorados quanto à toxicidade da digoxina.

QUESTÕES DE COMPREENSÃO

10.1 A digoxina aumenta a contratilidade cardíaca envolvendo-se diretamente em qual das seguintes opções?
   A. Ativação de canais de Ca^{2+} tipo L
   B. Inibição da fosfodiesterase cardíaca
   C. Inibição de Na^+/Ca^{2+}-ATPase miocárdica
   D. Inibição de Na^+/K^+- ATPase miocárdica

10.2 Qual dos seguintes fármacos podem ser utilizados para aumentar o débito cardíaco em um paciente com edema pulmonar secundário a IAM?
   A. Captopril
   B. Dobutamina
   C. Metoprolol
   D. Verapamil

10.3 Qual das declarações adiante é mais precisa sobre a digoxina?
   A. Diminui a mortalidade em pacientes com insuficiência cardíaca congestiva com ritmo sinusal normal
   B. Aumenta o tônus vagal e diminui a condução do nodo AV
   C. Prolonga o potencial de ação e aumenta a refratariedade do coração
   D. É útil no tratamento da síndrome de Wolff-Parkinson-White

RESPOSTAS

10.1 **D.** Ainda que a digoxina reduza a quantidade de troca de Na^+-Ca^{2+}, esse efeito é indireto e mediado pela inibição de Na^+/K^+-ATPase.
10.2 **B.** A dobutamina é útil nesse cenário; as outras opções não iriam aumentar o débito cardíaco.
10.3 **B.** Os glicosídeos cardíacos aumentam o tônus vagal e diminuem a condução do nodo AV. O potencial de ação é diminuído e a refratariedade do coração é diminuída. A mortalidade não é diminuída em pacientes com ritmo sinusal normal devido à toxicidade da digoxina. A digoxina é contraindicada na síndrome de Wolff-Parkinson-White.

DICAS DE FARMACOLOGIA

- Os glicosídeos cardíacos inibem a atividade da Na^+/K^+-ATPase, o que indiretamente aumenta Ca^{2+} intracelular.
- Embora vários estudos tenham descoberto que os digitálicos não diminuem a mortalidade, eles ainda são úteis na redução dos sintomas de insuficiência cardíaca congestiva.
- O aumento da eficácia dos digitálicos, com redução do K^+ sérico, é significativo, pois a maioria dos pacientes com insuficiência cardíaca congestiva são também frequentemente tratados com diuréticos que causam a perda de potássio.
- A hipopotassemia agrava a toxicidade da digoxina.

REFERÊNCIA

Hood W, Jr, Dans A, Guyatt G, et al. Digitalis for treatment of congestive heart failure in patients in sinus rhythm. Cochrane Database Syst Rev. 2004;2:CD002901.

CASO 11

Um homem de 62 anos de idade está sendo tratado na unidade de terapia intensiva (UTI), após IAM extenso de parede anterior. Ele foi adequadamente tratado com oxigênio, ácido acetilsalicílico, nitratos e bloqueadores dos receptores β-adrenérgicos, mas desenvolveu episódios recorrentes de taquicardia ventricular. Durante esses episódios, ele permanece consciente, mas sente tonturas e fica diaforético e hipotenso. Ele recebeu um bólus de lidocaína e começou uma infusão por via IV de lidocaína.

▶ A que classe de antiarrítmicos a lidocaína pertence?
▶ Qual é o mecanismo de ação da lidocaína?

RESPOSTAS PARA O CASO 11
Fármacos antiarrítmicos

Resumo: Um homem de 62 anos de idade desenvolve taquicardia ventricular sintomática após um infarto do miocárdio. Ele é iniciado em lidocaína por via IV.

- **Classe de antiarrítmicos a qual pertence a lidocaína:** I.b.
- **Mecanismo de ação:** Bloqueador específico dos canais de Na^+, reduz a taxa de despolarização de fase 0, principalmente no tecido lesionado.

CORRELAÇÃO CLÍNICA

A lidocaína é um tratamento comum para taquicardia ventricular em um paciente sintomático que permanece consciente. Funciona por meio do bloqueio dos canais de Na^+, e é altamente seletiva para o tecido danificado. Isso a torna útil para o tratamento de ectopia ventricular associada a IAM. É administrada como bólus seguido por infusão contínua por gotejamento. É biotransformada no fígado e sofre um grande efeito de primeira passagem. Ela tem muitos efeitos colaterais neurológicos, incluindo agitação, confusão e tremores, e pode precipitar convulsões.

ABORDAGEM À
Farmacologia dos antiarrítmicos

OBJETIVOS

1. Conhecer as classes de agentes antiarrítmicos e seus mecanismos de ação.
2. Conhecer as indicações para o uso de agentes antiarrítmicos.
3. Conhecer os efeitos adversos e a toxicidade dos agentes antiarrítmicos.

DEFINIÇÕES

Taquicardias atriais paroxísticas (TAPs): Arritmia causada por reentrada através do nodo AV.
Bloqueio cardíaco: Falha de condução normal do átrio para os ventrículos.
WPW: Síndrome de Wolff-Parkinson-White.

DISCUSSÃO

Classe

As arritmias surgem como resultado da geração de impulso impróprio ou condução do impulso impróprio. Os potenciais de ação anormais causam distúrbios na

CASOS CLÍNICOS EM FARMACOLOGIA   83

velocidade de contração ou na coordenação de contração do miocárdio. Os alvos moleculares dos antiarrítmicos são canais iônicos no miocárdio ou vias de condução; esses podem ser efeitos diretos ou indiretos.

Existem quatro canais iônicos de maior importância farmacológica no coração:

Canal de Na^+ dependente de voltagem – SCN5A
Canal de Ca^{2+} dependente de voltagem – tipo L
Canal de K^+ dependente de voltagem – IKr
Canal de K^+ dependente de voltagem – IKs

A maioria dos fármacos antiarrítmicos liga-se diretamente aos locais dentro do poro de um canal ou alteram de forma indireta a atividade do canal. Há cerca de 20 antiarrítmicos aprovados para uso atualmente. Eles são classificados de acordo com os canais iônicos que afetam e seu mecanismo de ação (Tab. 11.1).

As principais arritmias de preocupação clínica são arritmias ventriculares, arritmias atriais, bradicardias e bloqueios cardíacos. Há também a necessidade farmacológica de converter um ritmo anormal em um ritmo sinusal normal (cardioconversão). A classe de antiarrítmicos utilizados para qualquer arritmia em

TABELA 11.1 • Agentes antiarrítmicos selecionados

Classe	Fármaco protótipo	Na^+	K^+	Ca^{2+}	Efeito
Ia	Quinidina	X	X		Aumenta o período refratário, retarda a condução
Ib	Lidocaína	X			Encurta a duração do período refratário e do potencial de ação
Ic	Flecainida	X	X		Retarda a condução
II	Propranolol			X*	Bloqueia receptores β_1-adrenérgicos
III	Amiodarona	X		X	Aumenta o período refratário
IV	Verapamil			X	Aumenta o período refratário do nodo AV
Outro	Adenosina		X	X*	Diminui a condução do nodo AV
	Moricizina	X†			Diminui excitabilidade, velocidade de condução, automaticidade
	Atropina				Diminui tônus vagal
	Digoxina				Aumenta tônus vagal
	Sotalol		X‡		Também é betabloqueador não seletivo

*Efeito indireto mediado pela diminuição de AMPc.
†Amoricizinatos bloqueia os canais de Na^+ e é geralmente considerada um antiarrítmico de classe I, mas tem propriedades de fármacos Ia, Ib, Ic.
‡O sotalol tem propriedades antagonistas α e β-adrenérgicas e também inibe os canais de K^+.

particular depende das circunstâncias clínicas. O tratamento de doenças agudas, ameaçadoras da vida, em contrapartida com a administração de longo prazo de doenças crônicas, requer uma seleção diferente de antiarrítmicos.

Antiarrítmicos de Classe I

Os antiarrítmicos de classe I se ligam a canais de Na^+ e impedem a sua ativação. Isso aumenta seu período refratário efetivo e diminui a velocidade de condução. Os antiarrítmicos dessa classe têm um efeito maior sobre o tecido lesionado em comparação com o tecido normal. Esse efeito pode ocorrer devido a vários fatores:

Despolarização. Tecidos lesionados tendem a ser despolarizados por causa de vazamento de K^+ – muitos antiarrítmicos de classe I preferencialmente se ligam aos tecidos despolarizados.

pH. Tecidos isquêmicos são mais ácidos, e muitos antiarrítmicos de classe I preferencialmente se ligam às membranas de baixo pH.

Frequência de inativação. Durante arritmias, os canais de Na^+ passam por ciclos mais rápidos de ativação/desativação. Em dado momento, haverá aumento no número de canais inativos em comparação com tecidos normais em ritmo normal. Os antiarrítmicos de classe I, em geral, ligam-se preferencialmente aos canais de Na^+ no estado inativo.

As subclasses de a, b, e c de antiarrítmicos de classe I são distinguidas com base na sua capacidade para inibir os canais de K^+.

Classe Ia. A procainamida é um protótipo de antiarrítmico de classe Ia que suprime a atividade de Na^+ e também suprime a atividade do canal de K^+. **Administrada por via IV é utilizada para a supressão aguda de arritmias supraventriculares e ventriculares e para a supressão de episódios de** *flutter* **atrial e fibrilação atrial. Pode ser administrada por via oral para a supressão de longo prazo, tanto de arritmia supraventricular como ventricular, mas a toxicidade limita essa aplicação. A procainamida pode suprimir a atividade sinoatrial (SA) e atividade nodal AV, especialmente em pacientes com doença nodal, e causa bloqueio cardíaco. O uso prolongado de procainamida está associado ao aumento do risco de taquicardias ventriculares. A procainamida tem alguma atividade de bloqueio ganglionar e pode causar hipotensão e diminuição da contratilidade do miocárdio.** Um efeito adverso limitante da procainamida é o desenvolvimento de síndrome semelhante ao lúpus, caracterizada por erupções cutâneas, artrite e serosite. **Todos os pacientes sob tratamento com procainamida irão desenvolver anticorpos antinucleares no prazo de dois anos.** A procainamida é biotransformada em N-acetil procainamida (NAPA), **que tem efeitos bloqueadores do canal de K^+. A NAPA é excretada pelos rins, e os níveis plasmáticos de procainamida e** NAPA devem ser ambos monitorados, especialmente em pacientes com doença renal.

Classe Ib. A lidocaína é muito específica para o canal de Na^+ e bloqueia tanto estados ativados como inativados do canal. **Deve ser administrada por via parentérica. A lidocaína foi extensamente utilizada para suprimir arritmias ventriculares associadas a IAM ou lesão cardíaca (cirurgia). Ela tem sido usada profilaticamente** para evitar arritmias em pacientes com IAM, mas há controvérsias quanto ao benefício global na diminuição da mortalidade. **A lidocaína é biotransformada no fígado, e tem meia-vida relativamente curta (60 minutos). Isso limita os seus efeitos adversos, que, em geral, são leves e rapidamente reversíveis**. A dose excessiva pode produzir sedação, alucinações e convulsões. A **mexiletina** é um congênere ativo por via oral da lidocaína com propriedades antiarrítmicas semelhantes.

Classe Ic. A flecainida inibe ambos os canais de Na$^+$ e K$^+$, mas não mostra preferência por canais inativados de Na$^+$. Ela atrasa a condução e aumenta a refratariedade. **É eficaz para o controle de arritmias atriais, e é muito eficaz na supressão de arritmias supraventriculares**. Um ensaio clínico de grande porte realizado com pacientes que apresentavam **doença cardíaca isquêmica** demonstrou que a flecainida está **associada a um aumento da mortalidade**. Atualmente, seu uso é restrito a pacientes com arritmias atriais sem doença cardíaca isquêmica subjacente.

Agentes de Classe II

As catecolaminas endógenas aumentam a excitabilidade do miocárdio e podem desencadear arritmias ventriculares. O bloqueio do receptor β-adrenérgico suprime indiretamente a atividade do canal de Ca^{2+} tipo L. Isso retarda a repolarização de fase 3 e prolonga o período refratário. A redução do tônus simpático deprime a automaticidade, diminui a condução AV e diminui a frequência cardíaca e a contratilidade. Os **betabloqueadores são úteis para a supressão de longo prazo de arritmias ventriculares, particularmente em pacientes com risco de parada cardíaca súbita**. Os betabloqueadores são mais eficazes em pacientes com aumento da atividade adrenérgica:

- Estresse cirúrgico ou anestésico.
- Dor de angina e IAM.
- Insuficiência cardíaca congestiva e doença cardíaca isquêmica.
- Hipertireoidismo.
- Betabloqueadores mostraram reduzir a mortalidade e segundos eventos cardiovasculares em 25 a 40% em pacientes com pós-IAM.

Existe um grande número de betabloqueadores aprovados para uso como antiarrítmicos. Dois de particular interesse são os seguintes:

1. **d,l-sotalol**, que é particularmente eficaz como um agente antiarrítmico, porque combina a inibição de canais de K$^+$, com atividade de betabloqueador.
2. **Metoprolol**, antagonista β$_1$ específico, que reduz o risco de complicações pulmonares.

O **d,l-sotalol** é uma mistura racêmica; l-sotalol é um **antagonista β-adrenérgico não seletivo**, e d-sotalol é um antiarrítmico de classe III que inibe canais de K$^+$. É um agente oral com meia-vida longa (20 horas), que pode manter níveis terapêuticos no sangue com uma dose uma vez por dia. O d,l-sotalol é útil para a supressão de longo prazo das arritmias ventriculares, em especial, nos pacientes em risco de morte súbita. É também usado para suprimir *flutter* atrial e fibrilação atrial e taquicardia atrial paroxística. Ele é um adjuvante valioso na utilização de desfibriladores cardíacos implantáveis, diminuindo o número de eventos que requerem desfibrilação. Em doses baixas, a atividade de bloqueio β-adrenérgico e os efeitos adversos associados predominam. Em doses elevadas, os efeitos dos inibidores do canal de K^+ predominam com risco de desenvolvimento de taquicardias ventriculares.

Antiarrítmicos de Classe III

Os fármacos nessa classe **incluem bretílio, dofetilida, ibutilida e amiodarona**. Esses agentes atuam predominantemente **inibindo os canais de K^+ cardíacos (IKr)**. Isso aumenta o tempo para repolarizar e prolonga o período refratário. A amiodarona é também um potente inibidor de canais de Na^+ e tem atividade antagonista α e β-adrenérgica.

A **amiodarona tem uma estrutura incomum relacionada à tiroxina**. Ela pode ser administrada por via IV ou oral, mas suas ações diferem dependendo da via de administração. A amiodarona administrada por via IV tem efeitos agudos para inibir a atividade do canal de K^+, retardando a repolarização e aumentando o período refratário de todos os tipos de células do miocárdio. Administrada por via oral em uma situação mais crônica, ela conduz a alterações de longo prazo em propriedades da membrana com uma redução tanto da atividade do canal de Na^+ como de K^+ e diminuição da atividade do receptor adrenérgico. **A amiodarona é usada extensivamente contra arritmias ventriculares e atriais e tem pouca atividade depressora do miocárdio**, possibilitando que ela seja utilizada em pacientes com função cardíaca diminuída. Administrada por via IV, a amiodarona é eficaz no tratamento de taquicardia ventricular e para evitar taquicardia ventricular recorrente e suprimir fibrilação atrial. A amiodarona oral é utilizada contra as arritmias que não responderam a outros medicamentos (tais como adenosina) e para a supressão de longo prazo de arritmias em pacientes em risco de morte cardíaca súbita.

A **amiodarona** apresenta pouca toxicidade ao miocárdio, não prejudica a contratilidade e raramente induz arritmias. **A maioria dos efeitos adversos da amiodarona resulta de sua meia-vida longa (13 a 103 dias) e baixa solubilidade**. Ela deposita-se no pulmão e pode causar **lesões pulmonares irreversíveis**. Da mesma maneira, **a amiodarona pode ser depositada na córnea, causando distúrbios visuais, ou na pele, em que pode causar coloração azulada. Pode também causar disfunção da tireoide, tanto hipotireoidismo como hipertireoidismo**.

Antiarrítmicos de Classe IV

Os antiarrítmicos de classe IV atuam bloqueando diretamente a atividade dos canais de Ca^{2+} do tipo L. Verapamil e **diltiazem** são os principais membros dessa classe e têm uma farmacologia semelhante. **O verapamil bloqueia tanto canais de Ca^{2+} ativos como inativos** e tem efeitos que são equipotentes nos tecidos cardíacos e periféricos. As **di-hidropiridinas**, como **nifedipina**, têm **pouco efeito sobre os canais de Ca^{2+} no miocárdio, mas são eficazes no bloqueio de canais de Ca^{2+} na vasculatura**. O **verapamil** tem efeitos acentuados sobre ambos os **nodos SA e AV** porque esses tecidos são altamente dependentes das correntes de Ca^{2+}. A condução do nodo AV e o período refratário são prolongados, e o nodo SA é retardado. **Verapamil e diltiazem são úteis para as taquicardias supraventriculares de reentrada** e também podem ser utilizados para reduzir a taxa ventricular em *flutter* ou fibrilação atrial. O **principal efeito adverso do verapamil** está relacionado com sua **inibição da contratilidade miocárdica**. Ele pode causar bloqueio cardíaco em doses elevadas.

Outros antiarrítmicos

A **adenosina** é um **fármaco de ação muito curta (cerca de 10 segundos)** usado especificamente para **bloquear TAP. A adenosina liga-se aos receptores de adenosina A1 purinérgicos**. A ativação desses receptores conduz a um aumento da condutância de potássio e diminuição do influxo de cálcio. Isso resulta em hiperpolarização e uma diminuição nos potenciais de ação dependentes de Ca^{2+}. O efeito no nodo AV é marcado com uma diminuição da condução e um aumento do período refratário nodal. Os efeitos sobre o nodo SA são menores. A adenosina é quase 100% eficaz na conversão de TAP em ritmo sinusal. A adenosina deve ser administrada por via IV e, devido a sua meia-vida curta, tem poucos efeitos adversos. Rubor e dor no peito são frequentes, mas, em geral, desaparecem rapidamente.

A **digoxina (ver Caso 10)** bloqueia a Na^+/K^+-ATPase e indiretamente aumenta o Ca^{2+} intracelular. No miocárdio, isso provoca um aumento da contratilidade; no tecido nervoso, o efeito predominante é o de aumentar a liberação de neurotransmissores; e o sistema parassimpático (nervo vago) é afetado mais do que o sistema simpático. O aumento do tônus vagal resulta em aumento da estimulação dos receptores muscarínicos de acetilcolina que retardam a condução no nodo AV. **A digoxina é muito eficaz no controle da velocidade de resposta ventricular em pacientes com fibrilação ou *flutter* atrial**. A digoxina pode ser administrada por via IV para tratar agudamente as arritmias atriais ou por via oral para supressão de longo prazo de ritmos atriais anormais. O digitálico é menos eficaz do que a adenosina na TAP e **não deve ser usado** na síndrome de Wolff-Parkinson-White.

A **atropina é um antagonista muscarínico, que pode ser usado em algumas bradicardias e bloqueios cardíacos. Pode ser administrada para reverter o bloqueio cardíaco causado por aumento do tônus vagal, como um IAM ou uma intoxicação por digitálicos**. A atropina é administrada por via IV e exerce seu efeito em poucos minutos.

QUESTÕES DE COMPREENSÃO

11.1 Uma mulher de 26 anos de idade queixa-se de início abrupto de palpitações. Ela é diagnosticada com taquicardia atrial paroxística. Qual dos seguintes agentes é o mais eficaz para a conversão de taquicardia atrial paroxística em ritmo sinusal normal?
   A. Adenosina
   B. Atropina
   C. Digoxina
   D. Lidocaína

11.2 Qual das seguintes opções descreve melhor uma propriedade farmacológica de amiodarona?
    A. Agonista α-adrenérgico
    B. Agonista β-adrenérgico
    C. Ativação dos canais de Ca^{2+}
    D. Inibição dos canais de K^+

11.3 Percebe-se que um homem de 45 anos de idade tem miocardiopatia dilatada com fibrilação atrial e uma frequência ventricular rápida. Um agente é utilizado para controlar a frequência ventricular, mas a contratilidade cardíaca também é afetada, levando-o a apresentar edema pulmonar. Qual dos seguintes agentes provavelmente foi usado?
    A. Amiodarona
    B. Digoxina
    C. Nifedipina
    D. Verapamil

RESPOSTAS

11.1 **A.** A adenosina é quase 100% eficaz na conversão de TAP. A digoxina pode ser usada, mas é menos eficaz.

11.2 **D.** A amiodarona bloqueia tanto canais de Na^+ como de K^+ e tem atividades de **antagonista** dos receptores β-adrenérgicos. Essa última diminuiria indiretamente a atividade do canal de Ca^{2+}.

11.3 **D.** O verapamil é um agente bloqueador de canal de cálcio que retarda a condução no nodo AV, mas também tem um efeito inotrópico negativo sobre o coração.

DICAS DE FARMACOLOGIA

▶ A amiodarona é geralmente a primeira escolha em arritmias ventriculares agudas.
▶ A adenosina é a melhor escolha para converter TAP em ritmo sinusal.
▶ O benefício de longo prazo do uso de antiarrítmicos de classe I é incerto, mas a mortalidade não é diminuída.
▶ Têm-se demonstrado que os betabloqueadores reduzem mortalidade e segundos eventos cardiovasculares em 25 a 40% em pacientes pós-IAM.

REFERÊNCIAS

Podda GM, Casazza G, Casella F, Dipaola F, Scannella E, Tagliabue L. Addressing the management of atrial fibrillation—a systematic review of the role of dronedarone. *Int J Gen Med.* 2012;5:465–78.

Peter Zimetbaum P. Antiarrhythmic drug therapy for atrial fibrillation. *Circulation.* 2012;125:381–9.

CASO 12

Um homem de 50 anos de idade com uma história médica de hipertensão arterial e de palpitações apresenta-se ao médico para acompanhamento de sua hipertensão. Ele segue uma dieta de baixo teor de sódio, faz 150 minutos de exercícios por semana e está tomando metoprolol em dose máxima (contra hipertensão e palpitações). Seus registros de pressão arterial e leitura clínica revelam pressão arterial na faixa de 140-150/90-100. O restante de seus sinais vitais, incluindo frequência cardíaca, são normais, assim como o seu exame. Você decide adicionar um diurético tiazídico ao esquema anti-hipertensivo existente do paciente.

▶ Qual é o mecanismo de ação do metoprolol?
▶ Qual é o mecanismo de ação dos diuréticos tiazídicos?
▶ Que anormalidades eletrolíticas comumente ocorrem com diuréticos tiazídicos?

RESPOSTAS PARA O CASO 12
Agentes anti-hipertensivos

Resumo: Um homem de 50 anos de idade com hipertensão inadequadamente controlada recebe prescrição de diurético tiazídico.

- **Mecanismo de ação do metoprolol**: Antagonista adrenoceptor β_1 seletivo.
- **Mecanismo de ação dos diuréticos tiazídicos**: Inibem a reabsorção ativa de NaCl no túbulo convoluto distal, interferindo em um cotransportador de Na^+/Cl^- específico.
- **Anormalidades eletrolíticas observadas com diuréticos tiazídicos**: Hipopotassemia, hiponatremia, hipocloremia.

CORRELAÇÃO CLÍNICA

Os diuréticos tiazídicos são os agentes de primeira linha recomendados para a maioria das pessoas com hipertensão. Eles são frequentemente usados em combinação com outras classes de anti-hipertensivos. Os tiazídicos inibem a reabsorção ativa de Na^+, o que provoca um aumento na excreção de Na^+, Cl^- e K^+. Eles também reduzem a excreção de Ca^{2+} aumentando sua absorção. A excreção de sódio e água reduz o volume intravascular e contribui para o seu efeito anti-hipertensivo. Os tiazídicos são utilizados como agentes únicos principalmente na hipertensão leve a moderada. Eles são com frequência adicionados como segundos agentes quando outros fármacos isolados não conseguem controlar a hipertensão do paciente. As anormalidades eletrolíticas causadas pelos tiazídicos podem ser clinicamente importantes. A hipopotassemia ocorre com frequência, sobretudo quando doses mais altas de tiazídicos são usadas. Os pacientes precisam ser orientados a seguir uma dieta rica em potássio e frequentemente necessitam de suplementação de potássio. Os tiazídicos podem elevar os níveis séricos de ácido úrico, que podem precipitar gota em indivíduos suscetíveis. Os tiazídicos também podem piorar a hipertrigliceridemia e aumentar o colesterol no plasma.

ABORDAGEM À
Farmacologia dos agentes anti-hipertensivos

OBJETIVOS

1. Conhecer as classes de medicamentos anti-hipertensivos e seus mecanismos de ação.
2. Conhecer os efeitos colaterais mais comuns dos agentes anti-hipertensivos.

DEFINIÇÕES

Hipertensão: Pressão arterial continuamente elevada até níveis superiores a 140/90 mmHg, em pelo menos duas medições separadas. Pressões de 121-139/81-89 mmHg são consideradas pré-hipertensas.

Hipertensão essencial: Hipertensão arterial de etiologia desconhecida, abrange aproximadamente 90% dos pacientes hipertensos.

DISCUSSÃO

Classe

Existem 12 classes principais de medicamentos que são usados como anti-hipertensivos orais, e estas incluem fármacos que atuam centralmente e aqueles que atuam na periferia. Os fármacos anti-hipertensivos podem causar o relaxamento do músculo liso vascular, a redução do volume vascular ou uma diminuição do débito cardíaco. Isso é conseguido por meio da redução de Ca^{2+} em células do músculo liso vascular ou da redução da reabsorção de Na^+ no rim. A Tabela 12.1 lista essas classes principais. **Modificações de estilo de vida incluem a cessação do tabagismo, modificação dietética (dieta Abordagens Dietéticas para Interromper a Hipertensão [DASH]), controle de peso e início de um programa de exercícios.**

A Joint National Commession (JNC-7) enfatizou também a necessidade de reconhecer e tratar a **hipertensão arterial sistólica**, que está associada a um **maior grau de risco de infarto do miocárdio** em pacientes com **mais de 45 anos**. A hipertensão sistólica é mais difícil de tratar do que a hipertensão diastólica e frequentemente requer múltiplos fármacos atuando por meio de mecanismos diferentes.

O relatório da JNC-7 e outros estudos recentes recomendam diuréticos tiazídicos como agentes de primeira linha para o tratamento da hipertensão na maioria dos casos (**Tab. 12.2**). Essa abordagem conservadora é baseada em dados que sustentam o fato de que esses **agentes diminuem a morbidade e a mortalidade** em ensaios clínicos. Os outros agentes que devem ser considerados para a **monoterapia** inicial incluem os betabloqueadores, os inibidores do sistema renina-angiotensina (seja inibidores da ECA ou BRAs), antagonistas adrenoceptores α_1, antagonistas do canal de cálcio e vasodilatadores arteriais. Todos têm demonstrado reduzir a pressão arterial em 10 a 15 mmHg.

Diuréticos

Os diuréticos provocam uma redução inicial na pressão arterial, **facilitando a perda de Na^+ e água**, de forma a levar a uma diminuição do débito cardíaco e da pressão arterial. No entanto, após oito semanas, o débito cardíaco retorna ao normal, enquanto a pressão arterial continua reduzida. Acredita-se que isso seja causado por uma **redução nas atividades vasoconstritivas de Na^+ nos músculos lisos vasculares** que incluem **elevação de Ca^{2+} intracelular através do antiportador de Ca^{2+}/Na^+**. Os diuréticos **tiazídicos**, que reduzem a atividade de um cotransportador específico de Na^+/Cl^- (NCC2) no **túbulo convoluto distal**, são a classe de diuréticos mais frequentemente utilizada contra a hipertensão. Em casos refratários ou em pacientes com edema concomitante, diuréticos de alça podem ser usados com cautela. Os diuréticos de alça reduzem a reabsorção de Na^+ no ramo ascendente da alça de Henle, reduzindo a atividade de outro cotransportador de Na^+-K^+-$2Cl^-$ (NKCC) e podem produzir uma perda profunda de Na^+ e K^+. **Tanto os tiazídicos quanto os diuréticos de alça podem causar hipopotassemia e hiponatremia.** Uma queixa

TABELA 12.1 • Classes seletivas de agentes anti-hipertensivos			
Classe	Fármaco protótipo	Mecanismo de ação	Efeito adverso comum
Betabloqueador	Propranolol	Adrenérgico	Fadiga, redução da libido
α_1-antagonista	Prazosina	Antagonista do receptor adrenérgico	Hipotensão ortostática
Inibidor da ECA	Enalapril	Reduz produção de angiotensina II	Hiperpotassemia
BRAs (bloqueadores dos receptores de angiotensina)	Losartana	Antagonista do receptor de AT-1	Hiperpotassemia
Inibidor da renina	Alisquireno	Inibe a atividade de renina	Angioedema, cefaleia, tonturas, eventos gastrintestinais
Antagonista do receptor de aldosterona específico	Eplerenona	Antagonistas do receptor de aldosterona	Hiperpotassemia
Diuréticos de alça	Furosemida	Reduz reabsorção de Na^+ na alça de Henle	Hipopotassemia
Diurético – túbulo distal	Hidroclorotiazida	Reduz reabsorção de Na^+ no local 3	Hipopotassemia
Bloqueador do canal de Ca^{2+}	Nifedipina	Bloqueia entrada de Ca^{2+} nas células do músculo liso vascular	Hipotensão Arritmias
Vasodilatadores arteriais	Minoxidil	Ativação de H1F1	Hipotensão ortostática
Vasodilatador de ação central	Clonidina	Agonista α_2-adrenérgico	Sedação, depressão
Bloqueadores do neurônio adrenérgico	Guanetidina	Inibe liberação de noradrenalina	Hipotensão postural
Inibidor de captação neuronal	Reserpina	Depleta neurônios de neurotransmissores	Sedação

comum associada ao uso de diurético é o aumento da **frequência de micção**. A espironolactona e a eplerenona são antagonistas do receptor de aldosterona e são fracamente diuréticos. A eplerenona é muito mais específica para o receptor de aldosterona em comparação com a espironolactona.

Beta bloqueadores (β)

A utilização de bloqueadores do adrenoceptor β contra a hipertensão depende **da redução do débito cardíaco e da diminuição da resistência vascular periférica**. Os vários fármacos nessa classe variam em sua potência nos receptores β_1; o **metoprolol** é mais do que 1.000 vezes mais potente no bloqueio de receptores β_1 em comparação com β_2, conferindo a esse fármaco uma **cardiosseletividade** relativa. O bloqueio de adrenorreceptores β_1 no AJG do rim reduz a secreção de renina, o que diminui a produção de angiotensina II. Betabloqueadores não seletivos, tais como o propranolol, causam uma série de efeitos adversos previsíveis, incluindo broncoconstrição (contraindica o uso em pacientes asmáticos); uma diminuição na produção de insulina (contraindica o uso em diabéticos); e efeitos no sistema nervoso central (SNC), como depressão, insônia e uma diminuição da potência

| TABELA 12.2 • A Joint National Committe definiu quatro categorias de hipertensão ||||
Estágio	Pressão arterial sistólica (mmHg)	Pressão arterial diastólica (mmHg)	Tratamento recomendado
Normal	< 120	E < 80 ou	–
Pré-hipertensivo	121-139	81-89	Modificação do estilo de vida
Estágio 1 hipertensivo	140-159	ou 90-99	Modificação do estilo de vida, tratamento
Estágio 2 hipertensivo	≥ 160	ou ≥ 100	Modificação do estilo de vida, tratamento

masculina. Além disso, os agentes não seletivos aumentam tanto os triglicerídeos como as lipoproteínas de baixa densidade (LDL). Esses efeitos são reduzidos, mas não eliminados com os agentes mais β_1 seletivos.

Bloqueadores Alfa-1 ($\alpha 1$)

Prazosina, doxazosina e **terazosina** reduzem a pressão arterial **antagonizando adrenorreceptores** α_1 **no músculo liso vascular**. O bloqueio desse receptor reduz o **monofosfato de adenosina cíclico** intracelular (AMPc) e leva a uma redução do Ca^{2+} intracelular. A **hipotensão ortostática** é comum no início da terapia, mas diminui. Tontura e cefaleia também são efeitos adversos. Os bloqueadores α_1 parecem reduzir o colesterol LDL. Os **bloqueadores alfa** são utilizados principalmente para a hipertensão em pacientes que também têm **hiperplasia prostática** sintomática. Devido a casos de excesso de **insuficiência cardíaca congestiva** em usuários de bloqueadores alfa, esses agentes não devem ser utilizados como terapia de primeira linha para a hipertensão.

Bloqueadores do canal de cálcio

Os bloqueadores dos canais de cálcio (Ca^{2+}) são anti-hipertensivos úteis e podem reduzir a pressão arterial em 10 a 15 mmHg. Esses agentes exercem o seu efeito anti-hipertensivo **bloqueando os canais de** Ca^{2+} **de tipo L** (**sensíveis à voltagem**). Ao bloquear a entrada de Ca^{2+} na célula, menos está disponível para ativar o aparelho contrátil, e no músculo liso vascular isso produz uma redução do tônus vascular. Três classes químicas distintas compreendem os antagonistas dos canais de Ca^{2+}: **di-hidropiridinas** incluem nifedipina, difenilalquilaminas incluem verapamil e **benzotiazepínicos** incluem diltiazem. Todos são aprovados para o tratamento da hipertensão. A nifedipina e as outras di-hidropiridinas têm menos efeito sobre o coração do que verapamil e diltiazem. **O verapamil tem mais efeito sobre o coração e pode reduzir significativamente a contratilidade.** Devido ao seu efeito sobre o ritmo cardíaco, o verapamil pode ser usado para tratar arritmias supraventriculares, bem como angina variante. A depressão da função cardíaca é o principal efeito adverso dos bloqueadores dos canais de Ca^{2+}, e isso é acentuadamente reduzido com as di-hidropiridinas. As di-hidropiridinas podem induzir uma taquicardia reflexa em resposta ao seu efeito de redução da pressão arterial. No entanto, os ensaios clínicos com nifedipina de curta ação sugerem que houve um aumento no risco de IAM em pacientes tratados contra a hipertensão, e esses agentes não devem ser utilizados para tratar a doença.

Inibidores do sistema renina-angiotensina

Os inibidores do sistema renina-angiotensina, tanto **inibidores da ECA, BRAs como inibidores diretos da renina,** são eficazes para a monoterapia da hipertensão. Os inibidores da ECA bloqueiam a conversão da angiotensina I inativa para a angiotensina II potente. A angiotensina II atua aumentando a pressão arterial de várias maneiras. No músculo liso vascular, aumenta o Ca^{2+} intracelular e produz vasoconstrição pronunciada. Nas terminações nervosas periféricas e na medula suprarrenal, aumenta a quantidade de catecolaminas liberadas na estimulação. Na zona glomerulosa do córtex suprarrenal, atua estimulando a biossíntese da aldosterona, que aumenta o Na^+ renal e a retenção de água. Os efeitos adversos incluem hipotensão, tonturas e fadiga; raramente, pode ocorrer hiperpotassemia. Tosse seca e angioedema podem ocorrer como resultado da redução da degradação de bradicinina, que é provocada por esses fármacos.

A angiotensina II atua por meio dos receptores AT-1 e AT-2, que por sua vez acoplam-se em inúmeras vias de transdução de sinal. As ações hipertensivas da angiotensina II são mediadas por receptores AT-1. Losartana, valsartana e outros bloqueadores do receptor AT-1 são também eficazes na redução da pressão sanguínea em 10 a 15 mmHg. O perfil de efeito adverso é semelhante ao dos inibidores da ECA, mas sem tosse ou angioedema.

O alisquireno reduz a atividade da renina, de forma a provocar, por sua vez, redução na produção de angiotensina II. É quase tão eficaz quanto os inibidores da ECA, tem menos efeitos colaterais e pode ter maior ação renoprotetora do que inibidores da ECA ou os BRAs. Durante os ensaios clínicos, cefaleia, tonturas e alguns eventos gastrintestinais foram os efeitos adversos mais comuns, e angioedema foi observado em alguns pacientes.

Vasodilatadores arteriais diretos

O alvo molecular de vasodilatadores arteriais não é claro, mas todos atuam para diminuir o cálcio intracelular e, assim, reduzir o tônus vascular. Minoxidil e hidralazina são os dois vasodilatadores orais mais comumente utilizados para tratar a hipertensão. Acredita-se que a hidralazina atua aumentando a atividade do fator de transcrição HIF-1 (fator 1 induzível de hipoxia), que regula uma série de genes a jusante. O minoxidil pode aumentar a produção de óxido nítrico e também aumenta o efluxo de potássio, levando a hiperpolarização e uma redução da atividade do canal de Ca^{2+} do tipo L. Ambos os fármacos têm efeitos pronunciados sobre os vasos de resistência e pouco efeito sobre as veias. Devido ao seu efeito predominante nas arteríolas, esses agentes provocam o **reflexo barorreceptor que inclui taquicardia, vasoconstrição e a liberação de renina.** Por essa razão, esses agentes são geralmente combinados com um betabloqueador e um diurético.

Agentes de ação central

Os vasodilatadores de ação central, como clonidina e metildopa, atuam como **agonistas do receptor adrenérgico α_2 no centro vasomotor do bulbo.** Esses agentes diminuem o fluxo de saída simpático e, assim, diminuem o tônus vascular e o débito cardíaco. O uso desses agentes como anti-hipertensivos foi ofuscado pela introdução de inibidores da ECA, BRAs e bloqueadores do canal de Ca^{2+}. Isso ocorre, em grande parte, devido aos efeitos adversos, que são na sua maioria no SNC e incluem sedação, depressão e boca seca. No entanto, eles ainda são usados em casos de hipertensão refratária.

Inibidores simpáticos periféricos

Os agentes simpatolíticos periféricos utilizados para a hipertensão incluem guanetidina e reserpina. A guanetidina entra nos terminais nervosos simpáticos por transporte e substitui a noradrenalina nas vesículas do transmissor. A liberação de noradrenalina é diminuída. A reserpina bloqueia a captação e o armazenamento de aminas biogênicas, diminuindo a quantidade de transmissor liberado na estimulação. Devido a taxas muito mais elevadas de efeitos adversos, esses agentes são raramente utilizados para o tratamento de hipertensão simples, mas podem ser combinados para o tratamento de hipertensão refratária.

QUESTÕES DE COMPREENSÃO

12.1 Um homem de 45 anos de idade tem hipertensão. Um agente diurético tiazídico havia sido prescrito com pressão arterial elevada continuada. A inclusão de espironolactona ao diurético tiazídico é feita para alcançar qual das seguintes opções?
　A. Reduzir hiperuricemia
　B. Reduzir perda de Mg^+
　C. Diminuir a perda de Na^+
　D. Reduzir a perda de K^+

12.2 Uma mulher de 42 anos de idade tem diabetes tipo II há 20 anos. Sabe-se que ela tem hipertensão com pressão alta na faixa de 150/94. O exame de urina mostra proteinúria leve. Qual dos seguintes fármacos seria o melhor para tratar a hipertensão nessa paciente?
　A. Enalapril
　B. Propranolol
　C. Hidroclorotiazida
　D. Nifedipina

12.3 Um homem de 33 anos de idade é diagnosticado com hipertensão essencial. Ele inicia o uso de uma medicação para pressão alta e, após seis semanas, observa fadiga, erupção cutânea no rosto, dores articulares e efusões. Um exame de anticorpo antinuclear sérico (ANA) é positivo. Qual dos seguintes agentes é o mais provável?
　A. Hidralazina
　B. Propranolol
　C. Diurético tiazídico
　D. Nifedipina
　E. Enalapril

12.4 Um homem de 68 anos de idade com hipertensão apresenta-se para exame anual. Na revisão, ele relata hesitação urinária e noctúria. Seu exame revela próstata indolor, mas aumentada, sem nódulos. Na revisão dos seus registros de pressão arterial e clínicos, ele tem média de valores de 150/80 mmHg. Qual dos seguintes medicamentos ofereceria tratamento da hipertensão e dos sintomas prostáticos?

A. Furosemida
B. Aliscireno
C. Propranolol
D. Terazosina

RESPOSTAS

12.1 **D.** A espironolactona é um diurético "poupador de potássio", que reduz a excreção de K^+ no ducto coletor. Ela diminui os efeitos de perda de K^+ dos diuréticos tiazídicos.

12.2 **A.** Inibidores da ECA, como enalapril, demonstraram reduzir a perda da função renal que é frequentemente observada em pacientes diabéticos. O betabloqueador não seletivo, propranolol, pioraria o diabetes.

12.3 **A.** A hidralazina é associada a uma apresentação do tipo lúpus, com fotossensibilidade, eritema malar, dor nas articulações e, às vezes, derrame pericárdico ou pleural.

12.4 **D.** A terazosina é um antagonista do adrenorreceptor α_1, que é um anti-hipertensivo útil. Ele também reduz os sintomas associados à hiperplasia benigna da próstata. O paciente deve ser advertido sobre os efeitos colaterais de hipotensão ortostática. O objetivo é começar com a dosagem baixa e aumentar gradativamente para minimizar os efeitos colaterais. A furosemida, um diurético de alça, irá melhorar a pressão arterial, mas piorar a noctúria.

DICAS DE FARMACOLOGIA

▶ O ensaio clínico ALLHAT (tratamento anti-hipertensivo e com hipolipemiantes para evitar ataque cardíaco) comparou anlodipina, uma di-hidropiridina bloqueadora dos canais de Ca^{2+}, lisinopril, um inibidor da ECA, e doxazosina, um antagonista adrenérgico α_1, com clortalidona, um diurético tiazídico.
▶ Os diuréticos tiazídicos são a terapia inicial preferida contra a hipertensão na maioria dos casos.
▶ Os agentes betabloqueadores podem causar depressão, insônia, impotência masculina, broncoconstrição e diminuição da produção de insulina.

REFERÊNCIAS

Kostis JB. The importance of managing hypertension and dyslipemia to decrease cardiovascular disease. *Cardiovasc Drugs Ther.* 2007;21(4):297–309.

ALLHAT Officers and Coordinators for the ALLHAT Collaborative Research Group. Major outcomes in moderately hypercholesterolemic, hypertensive patients randomized to pravastatin vs usual care: the antihypertensive and lipid lowering treatment to prevent heart attack trial (ALLHAT-LLT). The antihypertensive and lipid-lowering treatment to prevent heart attack trial. JAMA 2002;288(23): 2998–3007.

Chobanian AV, Bakris GL, Black HR, et al. National Heart, Lung, and Blood Institute Joint National Committee on Prevention, Detection, Evaluation, and Treatment of High Blood Pressure; National High Blood Pressure Education Program Coordinating Committee. The Seventh Report of the Joint National Committee on Prevention, Detection, Evaluation, and Treatment of High Blood Pressure: the JNC 7 report. JAMA. 2003 May 21;289(19):2560–72.

CASO 13

Um homem de 60 anos de idade com hipertensão e diabetes tipo II comparece à consulta de acompanhamento. Além de fazer dieta adequada e mudanças no estilo de vida, ele está tomando uma combinação de inibidor da ECA e diurético tiazídico para sua hipertensão e metformina para o diabetes. Sua pressão arterial e diabetes estão sob controle aceitável. Exames de sangue de rotina revelaram eletrólitos, função renal e enzimas hepáticas normais. Sabe-se que ele tem níveis elevados de colesterol total e lipoproteína de baixa densidade (LDL), que se mantiveram altos apesar das mudanças no estilo de vida. Em um esforço para reduzir o risco do paciente de desenvolver doença arterial coronariana, você inicia o tratamento com um inibidor de 3-hidroxi-3--metilglutaril-coenzima A (HMG-CoA) redutase.

▸ Qual é o mecanismo de ação dos inibidores da HMG-CoA?
▸ Qual o efeito que eles têm sobre os níveis de colesterol total e LDL?
▸ Quais são os efeitos adversos mais comuns de inibidores da HMG-CoA?

RESPOSTAS PARA O CASO 13
Agentes hipolipemiantes

Resumo: Um homem de 60 anos tem hipertensão, diabetes e hiperlipidemia e inicia tratamento com um inibidor da HMG-CoA.

- **Mecanismo de ação dos inibidores da HMG-CoA redutase:** Inibição competitiva da enzima limitante da velocidade na biossíntese de colesterol resulta em aumento compensatório na absorção de colesterol plasmático no fígado mediado por um aumento no número de receptores de LDL.
- **Efeito sobre o colesterol total:** Até 30% de redução.
- **Efeito sobre o colesterol LDL:** Até 50% de redução.
- **Eventos adversos comuns:** Elevação das enzimas hepáticas e hepatotoxicidade, mialgia e miosite, irritabilidade, transtornos do sono, ansiedade.

CORRELAÇÃO CLÍNICA

Os inibidores da HMG-CoA redutase estão em ampla utilização clínica com benefício comprovado na redução dos níveis de colesterol e na redução do risco de doença arterial coronariana em indivíduos suscetíveis. **Eles antagonizam competitivamente a enzima limitante da velocidade na biossíntese do colesterol.** A síntese de colesterol reduzida estimula um aumento compensatório na captação hepática do colesterol plasmático mediada por um aumento no número de receptores de LDL. O efeito final disso é a redução dos níveis plasmáticos de lipoproteínas, especialmente de colesterol LDL. O efeito sobre o colesterol da lipoproteína de alta densidade (HDL) é menos pronunciado. Embora existam casos raros de toxicidade hepática grave relatados com estatinas, eles geralmente são bem tolerados, e a monitoração de rotina de função hepática (EFH) não é mais necessária. A **mialgia** é um efeito colateral comum, mas raramente grave, miosite e rabdomiólise ocorreram. **Hepatotoxicidade e miosite** podem ocorrer ao usar um inibidor isolado de HMG-CoA redutase, mas elas se tornam mais prováveis quando são usadas combinações de medicamentos.

ABORDAGEM À
Farmacologia de fármacos hipolipemiantes

OBJETIVOS

1. Conhecer os medicamentos usados para tratar hiperlipoproteinemias.

2. Conhecer os efeitos adversos e a toxicidade dos fármacos.
3. Conhecer os usos terapêuticos de cada um dos agentes hipolipemiantes.

DEFINIÇÕES

Hiperlipidemia: Uma elevação ou do colesterol plasmático, ou de triglicerídeos plasmáticos, ou ambos.

Miopatia: Termo genérico para qualquer doença muscular.

Miosite: Dor muscular com o aumento dos níveis de creatinina cinase.

Rabdomiólise: Dor muscular acompanhada por um aumento de 10 vezes da creatinina cinase acima dos limites máximos, indicando lesão muscular grave.

Colesterol LDL: Lipoproteína de baixa densidade. Partícula de lipoproteína aterogênica. Várias subfrações foram identificadas, e as menores são as mais aterogênicas. Contém apolipoproteína B_{100} (Apo B_{100}; interage com o receptor LDL), Apo E (interage com os receptores de LDL e receptores de Apo E) e Apo C (ativa lipoproteína lipase).

Colesterol HDL: Partícula de lipoproteína de alta densidade envolvida no transporte do colesterol da periferia de volta para o fígado. Tem atividade antiaterosclerótica. Contém Apo A, C, e D.

VLDL: Lipoproteína de muito baixa densidade, uma partícula de lipoproteína rica em triglicerídeos sintetizados no fígado.

DISCUSSÃO

Classe

Os fármacos que diminuem lipídeos plasmáticos estão entre os mais comumente prescritos na atualidade. Alguns desses afetam principalmente o colesterol (p. ex., as estatinas) e são úteis no tratamento de hipercolesterolemia, enquanto outros agentes afetam sobretudo os triglicerídeos (p. ex., genfibrozila).

O National Cholesterol Education Program nos EUA (NCEP) classificou os níveis de colesterol plasmático (Tab. 13.1). O objetivo do tratamento do colesterol LDL é determinado por meio da avaliação do risco de doença cardiovascular de pacientes isolados. Os principais fatores de risco que modificam as metas de LDL estão listados na Tabela 13.2.

As doenças cardíacas coronárias (DCCs) conhecidas incluem pacientes que tiveram infarto ou angina, ou procedimento cirúrgico para a doença cardiovascular. **Além disso, considera-se que os pacientes com doença arterial periférica, aneurisma da aorta abdominal, doença da artéria carótida sintomática ou diabetes têm DCC conhecida ou um alto risco para DCC.** A classificação do NCEP e a avaliação de risco são combinadas e usadas para modificar as metas de colesterol LDL, como ilustrado na Tabela 13.3.

TABELA 13.1 • National Cholesterol Education Program (NCEP) Níveis de colesterol plasmático

Colesterol LDL (mg/dL)	Categorização
< 100	Ideal
101-129	Perto/acima do ideal
130-159	*Borderline* alta
160-189	Alto
> 190	Muito alto
Colesterol total (mg/dL)	
< 200	Desejável
200-239	*Borderline* alta
> 240	Alto
Colesterol HDL (mg/dL)	
Homens ≥ 40	Protetor
Mulheres ≥ 60	Protetor

TABELA 13.2 • Fatores de risco para doença cardiovascular (DCV)

DCV clínica
Tabagismo
Hipertensão (PA > 140/90 mmHg) ou a um fármaco anti-hipertensivo
Colesterol HDL baixo (< 40 mg/dL)
História familiar de doença coronária prematura
Idade (homens > 45 anos, mulheres > 55 anos)
Má nutrição

TABELA 13.3 • Risco cardiovascular e meta de LDL

Meta de LDL	Nível de Risco (mg/dL)
DCC conhecida	< 100
> 2 fatores de risco	< 130
0-1 fator de risco	< 160

AGENTES USADOS CONTRA HIPERCOLESTEROLEMIA

Estatinas

Dos fármacos que diminuem o colesterol plasmático, as estatinas obtiveram o uso mais amplo. **As estatinas são análogos estruturais do substrato de HMG-CoA que inibe a atividade da enzima HMG-CoA redutase** em concentrações nanomolares. Essa enzima é necessária para a síntese de isoprenoides e colesterol. Ao inibir a biossíntese original de colesterol, a captação celular de colesterol do plasma através do receptor de LDL é aumentada, reduzindo os níveis plasmáticos de colesterol. Pelo fato de as **estatinas terem ações adicionais que inibem a produção de VLDL rico em triglicerídeos**, isso as tornam úteis no tratamento de pacientes com hipertrigliceridemia; a atorvastatina e rosuvastatina são particularmente eficazes a esse respeito. Há evidências de que as estatinas também têm atividade anti-inflamatória, podendo contribuir para a redução de eventos cardiovasculares. **As estatinas podem também reduzir a velocidade de reabsorção óssea e, assim, diminuir a osteoporose**. Acredita-se que isso seja causado pela inibição da biossíntese de isoprenoides em precursores de osteoclastos, o que inibe a sua diferenciação em osteoclastos maduros. Um corpo crescente de evidências sugere que as estatinas reduzem o risco de acidente vascular cerebral, especialmente em idosos. Seis estatinas são aprovadas nos EUA: **lovastatina, rosuvastatina, fluvastatina, atorvastatina, pravastatina e sinvastatina**. Elas diferem na eficácia: tem-se relatado que a rosuvastatina reduz o colesterol LDL em mais de 60%; a atorvastatina e sinvastatina, aproximadamente 50%; e a pravastatina e fluvastatina, cerca de 35%. As estatinas geralmente aumentam o HDL-C protetor. Há relatos de que pravastatina, sinvastatina e atorvastatina causam um aumento de 8 a 10%. Todas as estatinas são ativas por via oral. Lovastatina e sinvastatina são profármacos que são convertidos em seu metabólito ativo no fígado. Lovastatina, sinvastatina e fluvastatina têm meias-vidas relativamente curtas (1 a 5 horas) e são mais eficazes se tomadas na hora de dormir, pois o pico circadiano da síntese de colesterol é à noite. A rosuvastatina, pravastatina e atorvastatina têm meias-vidas mais longas (14 a 22 horas), e suas ações são independentes do momento de administração.

    Os dois principais efeitos adversos relacionados com o uso de estatinas são hepatotoxicidade e miopatia. Inicialmente, acreditava-se que a hepatotoxicidade era de até 1%, com aumento das transaminases hepáticas de até 3 vezes o limite superior. Ensaios clínicos subsequentes indicam que a incidência real de hepatotoxicidade é muito menor. Pode ocorrer dor muscular em até 10% dos pacientes e é dependente da dose. Rabdomiólise grave ocorreu raramente; no entanto, uma estatina, a cerivastatina, foi retirada do mercado depois de várias mortes associadas à rabdomiólise.

Resinas de ligação de ácido biliar

Os sequestrantes de ácidos biliares também são úteis na redução do colesterol plasmático. **Colestiramina**, colestipol e colessevelam são resinas de troca iônica que se ligam inespecificamente a ácidos biliares no intestino e, assim, reduzem sua circulação entero-hepática. Isso aumenta a síntese hepática original de ácidos biliares, e o colesterol para essa síntese vem, em parte, do plasma, por meio do receptor de LDL. **Sequestrantes dos ácidos biliares geralmente reduzem o colesterol plasmático em 15 a 20% sem efeito sobre os triglicerídeos.** Pelo fato de não serem absorvidos, os sequestrantes dos ácidos biliares são bastante seguros, e os efeitos adversos são com frequência gastrintestinais e incluem inchaço e obstipação. No intestino, esses agentes ligam muitas outras moléculas que não os ácidos biliares e **impedem a absorção de vitaminas lipossolúveis e de muitos fármacos, como digoxina, furosemida, tiazidas, cumarina e algumas estatinas.** A adesão do paciente a esses fármacos é precária.

Inibidores da absorção de colesterol

A **ezetimiba é uma classe diferente de fármaco redutor do colesterol**, que atua **no intestino reduzindo a absorção de colesterol.** O colesterol é absorvido a partir do intestino delgado por meio de um processo que inclui transportadores específicos que incluem a proteína semelhante a de Niemann-Pick C1 (NPC1L1), que é importante para a absorção de esterol no intestino. A ezetimiba liga-se e inibe a função de NPC1L1, **reduzindo, assim, a absorção de colesterol.** A ezetimiba usada de forma isolada produz uma redução no colesterol plasmático de cerca de 19% e uma redução de aproximadamente 10% nos níveis de triglicerídeos. Quando combinada com estatina, relataram-se reduções nos níveis de colesterol plasmático de até 72% em ensaios clínicos. A combinação de ezetimiba e baixa dose de estatina pode ser tão eficaz na redução do LDL-C quanto doses máximas de uma estatina – com menos efeitos adversos. Os mecanismos complementares – inibição da biossíntese do colesterol por estatinas e inibição da absorção do colesterol pela ezetimiba – podem ser úteis no tratamento de pacientes com hipercolesterolemia refratária. Poucos efeitos adversos foram relatados com ezetimiba. Os efeitos adversos mais frequentemente relatados são diarreia (4,1%), artralgia (3%), sinusite (2,8%) e dor nas extremidades (2,7%).

Ácido nicotínico

A **niacina**, em doses muito superiores às utilizadas como uma vitamina, tem efeitos sobre todos os lipídeos plasmáticos. Ela reduz o colesterol LDL em 20 a 30% e reduz os **triglicerídeos** em 35 a 45%. É o melhor agente disponível para **aumentar** o HDL. A niacina inibe a produção de VLDL pelo fígado, inibindo tanto a síntese como a esterificação dos ácidos graxos. Os níveis de LDL são reduzidos como consequência do declínio na síntese de VLDL. A niacina inibe a lipólise no tecido adiposo, que reduz o fornecimento de ácidos graxos para o fígado, diminuindo ainda mais a síntese de VLDL. Os níveis de HDL são aumentados porque a niacina diminui o catabolismo da Apo A_1. A niacina é útil no tratamento de hipertrigliceridemia, bem como de hipercolesterolemia, especialmente na presença de níveis baixos de HDL. O efeito adverso limitante da niacina é **rubor cutâneo e prurido,** e **dispepsia** é comum nas doses (1 g/dia) necessárias para afetar lipídeos. Esses efeitos adversos podem ser diminuídos tomando ácido acetilsalicílico 45 minutos antes da niacina. Efeitos adversos mais graves clinicamente incluem hepatotoxicidade e hiperglicemia. A niacina pode induzir um **estado resistente à insulina** que causa **hiperglicemia**. Por essa razão, a niacina não deve ser utilizada em pacientes diabéticos.

Agentes usados na hipertrigliceridemia – fibratos

Os fibratos incluem clofibrato, fenofibrato, ciprofibrato, bezafibrato e genfibrozila. Esses agentes predominantemente causam uma redução de **triglicerídeos** plasmáticos e um ligeiro decréscimo no colesterol LDL. Os níveis de HDL são aumentados. Os fibratos ligam-se ao receptor γ proliferador-ativador peroxissomal do receptor nuclear (PPAR-γ) principalmente no fígado e no músculo esquelético. PPAR-γ ligado a agonista induz lipoproteína lipase (LPL), o que aumenta a lipólise de VLDL rico em triglicerídeos e quilomícrons. Os fibratos reduzem triglicerídeos em 35 a 50% e colesterol LDL em 10 a 20%. Os níveis de HDL aumentam em 10 a 15%. Todos os fibratos são oralmente ativos, mas a sua absorção é reduzida pelo alimento. Os principais efeitos adversos são desconforto gastrintestinal, erupção cutânea e prurido. Os fibratos não devem ser usados em pacientes com comprometimento da função renal.

QUESTÕES DE COMPREENSÃO

13.1 Um homem de 54 anos de idade tem hiperlipidemia e recebe prescrição de lovastatina. A lovastatina reduz o colesterol plasmático por meio de qual dos seguintes processos?
   A. Inibição da biossíntese de Apo B_{100}
   B. Inibição da absorção do colesterol
   C. Inibição da biossíntese do colesterol
   D. Interferência na reabsorção de ácidos biliares

13.2 Qual das seguintes alternativas é um efeito normal da niacina?
   A. Aumenta o HDL
   B. Aumenta o LDL
   C. Aumenta o colesterol total
   D. Aumenta os triglicerídeos

13.3 Um homem de 33 anos de idade recebeu prescrição de medicação para hiperlipidemia. Observou-se que ele tem sangramento de gengivas e forma hematomas com facilidade. O seu tempo de protrombina é elevado. Qual dos seguintes agentes mais provavelmente está envolvido?
   A. Atorvastatina
   B. Colestiramina
   C. Genfibrozila
   D. Niacina

RESPOSTAS

13.1 **C.** As estatinas são inibidores competitivos da HMG-CoA redutase e, assim, inibem a biossíntese original de colesterol.

13.2 **A.** A niacina aumenta o HDL, diminui o colesterol total e LDL e reduz os triglicerídeos.

13.3 **B.** A colestiramina interfere na absorção de vitaminas lipossolúveis, como a vitamina K, levando à diminuição dos níveis de fatores de coagulação dependentes de vitamina K.

DICAS DE FARMACOLOGIA

▶ Os inibidores da HMG-CoA redutase, as estatinas, são a escolha inicial de fármaco para o tratamento da hipercolesterolemia.
▶ As estatinas são análogos estruturais do substrato de HMG-CoA (3-hidroxi-3 -metilglutaril-coenzima A) que inibem a atividade da enzima HMG-CoA redutase.
▶ Os dois principais efeitos adversos associados ao uso de estatinas são miopatia e hepatotoxicidade.
▶ Os sequestrantes dos ácidos biliares prejudicam a absorção de vitaminas lipossolúveis e muitos fármacos, incluindo digoxina, furosemida, tiazídicos, cumarina e algumas estatinas.
▶ Os fibratos, como clofibrato, fenofibrato, ciprofibrato, bezafibrato e genfibrozila, predominantemente causam um declínio dos triglicerídeos plasmáticos.
▶ A **niacina** tem efeitos sobre todos os lipídeos plasmáticos e tem efeitos colaterais de rubor e prurido.

REFERÊNCIAS

NCEP Report. Implications of recent clinical trials for the National Cholesterol Education Program Adult Treatment Panel III guidelines. *Circulation.* 2004;110:227–39.

Ward S, Lloyd Jones M, Pandor A, Holmes M, Ara R, Ryan A, Yeo W, Payne N. A systematic review and economic evaluation of statins for the prevention of coronary events. Health Technol Assess 2007 Apr;11(14):1–160, iii–iv.

Heart Protection Study Collaborative Group. MRC/BHF Heart Protection Study of cholesterol lowering with simvastatin in 20,536 high-risk individuals: a randomised placebo-controlled trial. *Lancet.* 2002;360:7–22.

CASO 14

Um homem de 19 anos de idade é levado ao consultório médico por sua mãe que estava muito preocupada. Ele foi expulso do dormitório na faculdade por seu comportamento. Acusou vários colegas estudantes e professores de espioná-lo para a polícia. Parou de frequentar as aulas e passa todo seu tempo assistindo televisão, e diz que os anunciantes estão enviando-lhe mensagens secretas sobre como salvar o mundo. Ele parou de tomar banho e troca de roupas apenas uma vez por semana. No consultório, você o encontra despenteado, silencioso e sem demonstrar emoção. A única declaração espontânea que ele faz é quando pergunta por que a mãe o levou para o escritório de "outro espião do governo." Seu exame físico e exames de sangue estão normais. O exame farmacológico deu negativo. Você diagnostica-o com psicose aguda provavelmente secundária a esquizofrenia, interna-o na unidade psiquiátrica do hospital e inicia a administração de haloperidol.

▶ Qual é o mecanismo de ação terapêutica do haloperidol?
▶ O que medeia os efeitos colaterais extrapiramidais (EEPs) dos agentes antipsicóticos?
▶ Que receptores do sistema nervoso autônomo são antagonizados por agentes antipsicóticos?

RESPOSTAS PARA O CASO 14
Fármacos antipsicóticos

Resumo: Um homem de 19 anos de idade com psicose aguda provavelmente decorrente de esquizofrenia recebe prescrição de haloperidol.

- **Mecanismo de ação terapêutica do haloperidol**: Atividade antagonista nos receptores D_2 pós-sinápticos de dopamina nas áreas mesolímbica e mesocortical do cérebro.
- **Mecanismo de EEPs**: A atividade antagonista nos receptores de dopamina nos gânglios basais e outros receptores de dopamina no sistema nervoso central (SNC).
- **Receptores do sistema nervoso autônomo bloqueados por agentes antipsicóticos**: Adrenoceptores α e colinorreceptores muscarínicos.

CORRELAÇÃO CLÍNICA

A esquizofrenia é uma doença crônica do pensamento que frequentemente apresenta-se na adolescência ou no início da idade adulta. Caracteriza-se pela presença de "sintomas positivos", que incluem delírios, alucinações e paranoia, e "sintomas negativos", que incluem efeito de embotamento, recolhimento e apatia. Os efeitos terapêuticos dos agentes antipsicóticos resultam de suas ações antagonistas nos receptores D_2 da dopamina pós-sinápticos, nas áreas mesolímbicas e mesocorticais do cérebro, embora seus benefícios possam também ser relacionados com sua atividade antagonista nos receptores de dopamina em outras áreas do SNC; adicionalmente, agentes antipsicóticos atípicos têm eficácia nos receptores de serotonina. A atividade antagonista no receptor de dopamina de agentes antipsicóticos, em vários locais no SNC, e a sua atividade antagonista em vários outros receptores no sistema nervoso central e em todo o corpo, contribui para a presença de inúmeros efeitos adversos. A presença de tantos efeitos colaterais, frequentemente graves, torna a adesão do paciente a uma terapia antipsicótica de longo prazo um problema clínico importante. No entanto, agentes mais recentes "atípicos" estão agora disponíveis com maior especificidade para os receptores que mediam as ações antipsicóticas do que para os receptores que mediam os efeitos adversos.

ABORDAGEM À
Farmacologia de fármacos antipsicóticos

OBJETIVOS

1. Listar as classes e os fármacos específicos que têm atividade antipsicótica.

2. Descrever o mecanismo de ação terapêutica de agentes antipsicóticos.
3. Descrever os efeitos colaterais mais comuns de agentes antipsicóticos e indicar os receptores que os medeiam.

DEFINIÇÕES

Distonia aguda: Espasmos musculares dolorosos prolongados que produzem postura de torção anormal que, em geral, ocorre pouco depois de se tomar um medicamento antipsicótico.

Acatisia: Caracterizada por sentimentos de inquietação muscular intensa ou forte desejo de mover-se, geralmente, durante as primeiras duas semanas de tratamento com um medicamento antipsicótico.

Síndrome de Parkinson: Caracterizada por falta de expressividade, marcha arrastada, rigidez articular e tremor que ocorrem semanas ou meses após o tratamento.

Síndrome neuroléptica maligna: Caracterizada pelo início agudo de hipertermia, rigidez muscular, tremores, taquicardia, alterações do estado mental, sudorese, pressão arterial lábil e exposição a um neuroléptico. Essa síndrome está associada a uma taxa de mortalidade significativa e geralmente ocorre dentro das primeiras poucas semanas de terapia.

DISCUSSÃO

Classe

Os **fármacos antipsicóticos** podem ser classificados de acordo com a estrutura química como **fenotiazinas**, **butirofenonas** e um grupo importante com diversas **estruturas atípicas**. As fenotiazinas são ainda subdivididas de acordo com constituintes da cadeia lateral: **alifáticos, piperidina** e **piperazina** (Tab. 14.1).

Embora muito semelhante na sua eficácia terapêutica, as fenotiazinas alifáticas de "baixa potência oral" e piperidina têm um perfil de efeito adverso um pouco diferente daquele dos agentes "de alta potência" que incluem as fenotiazinas piperazina e também tiotixeno e haloperidol.

Os agentes atípicos mais recentes têm estruturas geralmente únicas; alguns estudos têm sugerido que eles podem ter maior eficácia terapêutica no que diz respeito aos sintomas negativos da esquizofrenia. Eles também têm sido documentados com perfis de efeitos adversos. Ensaios clínicos recentes têm posto em causa a segurança de vários dos agentes mais novos. Em resumo, a resposta isolada do paciente a agentes antipsicóticos varia muito e frequentemente determina a seleção do fármaco.

A administração dos agentes antipsicóticos de baixa potência tem mais probabilidade de resultar em **efeitos adversos autonômicos** que incluem **hipotensão ortostática,** causada por **bloqueio de adrenoceptor** α, e **boca seca, retenção urinária e taquicardia resultante de bloqueio de colinorreceptores muscarínicos**. Seu

TABELA 14.1 • Fármacos antipsicóticos representativos (Cadeias laterais)

Fenotiazinas
Clorpromazina, triflupromazina (alifático)
Tioridazina, mesoridazina (piperidina)
Flufenazina, trifluoperazina (piperazina)
Butirofenona
Haloperidol
Atípico
Clozapina
Risperidona
Olanzapina
Quetiapina
Aripiprazol
Ziprasidona

bloqueio de **receptores de histamina H_1 no SNC** resulta em **sedação**. Os agentes de alta potência ainda amplamente utilizados, por exemplo, **haloperidol**, são mais propensos a resultar em efeitos adversos neurológicos. Entre eles estão EEP, **distonia aguda, acatisia** e **síndrome de Parkinson**, que ocorrem relativamente cedo na terapia e são considerados mediados principalmente pelo bloqueio de **receptores de dopamina D_2** na via nigroestriatal da dopamina dos gânglios da base. Uma **discinesia tardia de ocorrência tardia** que frequentemente é irreversível e que pode ser resultado do desenvolvimento lento de supersensibilidade ao receptor de dopamina também nos gânglios basais tem maior ou menor probabilidade de ocorrer com todos os agentes antipsicóticos, exceto clozapina. A **síndrome neuroléptica maligna potencialmente fatal é outro efeito adverso grave de antipsicóticos em pacientes sensíveis** (1%). Além disso, a **hiperprolactinemia**, em mulheres, pode ocorrer como resultado de uma maior liberação de prolactina pela glândula hipófise posterior, devido a bloqueio de fármaco antipsicótico (fenotiazinas, butirofenonas, risperidona) dos receptores D_2 de dopamina da via dopaminérgica tuberoinfundibular, que pode levar a amenorreia, galactorreia, ginecomastia, diminuição da libido e impotência. O ganho de peso também é um provável efeito de muitos desses agentes antipsicóticos.

Os **agentes atípicos** são **menos propensos** do que os agentes convencionais a causar **EEPs** adversos. Como os agentes convencionais, esses também podem causar síndrome neuroléptica maligna potencialmente fatal. Embora a maioria dos agentes atípicos não cause hiperprolactinemia, a risperidona, especificamente, semelhante aos agentes convencionais, pode elevar a prolactina. No entanto, **aumento de massa corpórea** (clozapina, olanzapina, quetiapina), hipotensão arterial e **sedação** não são eventos incomuns. Os antipsicóticos atípicos (exceto aripiprazol e ziprasidona) podem agravar diabetes e hiperlipidemia, além de precipitar o aparecimento dessas doenças. O rastreamento lipídico e diabético de rotina é recomendado para pacientes que tomam esses medicamentos. **Convulsões** (2 a 5%) e **agranulocitose** (risco de 2%, 10% de letalidade) limitam o uso de **clozapina** para pacientes que não respondem a outros agentes. Ambos os agentes convencionais e atípicos também podem causar prolongamento do intervalo QTc no ECG, o que predispõe o paciente a uma arritmia potencialmente fatal (*torsade de pointes*).

Mecanismo de ação

Os fármacos antipsicóticos clinicamente úteis bloqueiam os **receptores D_2** pós-sinápticos de dopamina, embora o grau de bloqueio entre os fármacos varie muito em relação à sua ação em outros neuroreceptores, especialmente receptores 5-hidroxitriptamina 2A ($5\text{-}HT_{2A}$) da serotonina e alguns outros subtipos de receptores de dopamina. O aripiprazol tem um mecanismo exclusivo de ação em que é um agonista parcial de D_2.

Os fármacos antipsicóticos parecem exercer o seu efeito terapêutico, pelo menos em parte, pela **inibição da ação da dopamina nas vias dopaminérgicas mesocorticais e mesolímbicas do SNC**.

Administração

Todos os agentes antipsicóticos podem ser administrados por via oral ou por via parenteral, ou ambas. Formas de ação prolongada, de depósito de antipsicóticos melhoram a adesão do paciente. Os antipsicóticos típicos, decanoato de flufenazina e decanoato de haloperidol, estão disponíveis como preparações de depósito parenterais. Microesferas de risperidona, olanzapina, pamoato e palmitato de paliperidona são formulações de depósito atípicas disponíveis.

Farmacocinética

A maioria dos agentes antipsicóticos é pronta, mas incompletamente absorvida. Eles são muito lipossolúveis e têm duração clínica de ação mais longa do que seria esperado de sua meia-vida plasmática, provavelmente como consequência de sua deposição no tecido adiposo.

A tioridazina, que é biotransformada em mesoridazina, é a exceção à regra de que o metabolismo hepático dos agentes antipsicóticos resulta em metabólitos menos ativos.

O uso concomitante de determinados agentes antipsicóticos com outros fármacos, que também bloqueiam colinorreceptores, pode resultar em disfunção aditiva periférica e do SNC.

QUESTÕES DE COMPREENSÃO

14.1 Um homem de 37 anos de idade com psicose foi tratado com haloperidol. Ele está desenvolvendo sintomas do tipo Parkinson. A síndrome de Parkinson induzida por haloperidol é resultado de uma ação do haloperidol em qual dos seguintes tratos?

   A. Trato mesocortical
   B. Trato mesolímbico
   C. Trato nigrostriatal
   D. Trato tuberoinfundibular

14.2 O efeito terapêutico do haloperidol é mediado, pelo menos em parte, pelo seu bloqueio a qual dos seguintes receptores?

   A. Adrenoceptores α
   B. Receptores D_2 da dopamina
   C. Receptores H_1 da histamina
   D. Receptores muscarínicos

14.3 Comparado com os agentes antipsicóticos fenotiazínicos de baixa potência, o haloperidol tem maior probabilidade de causar qual dos seguintes efeitos adversos?

   A. Acatisia
   B. Hipotensão ortostática
   C. Sedação
   D. Retenção urinária

14.4 Uma mulher de 30 anos de idade é diagnosticada com esquizofrenia. O tratamento está sendo avaliado entre agentes antipsicóticos típicos e convencionais. Uma vantagem dos agentes antipsicóticos atípicos em detrimento dos convencionais é:

   A. Custo mais barato
   B. Menos discinesia tardia
   C. Especificidade para o antagonismo em receptores D_2
   D. Menos probabilidade de causar diabetes

14.5 Um homem de 59 anos de idade, com esquizofrenia e obesidade, apresenta-se para monitoramento de rotina. Ele está, atualmente, sob tratamento com olanzapina, pois desenvolveu discinesia tardia com haloperidol. Esse paciente deve ser rastreado para quais dessas condições devido à sua medicação?

   A. Hemocromatose
   B. Diabetes
   C. Hemólise
   D. Malignidade

RESPOSTAS

14.1 **C.** A síndrome de Parkinson induzida por haloperidol é resultado da inibição dos receptores D_2 da dopamina no trato nigroestriatal do SNC.

14.2 **B.** Fármacos antipsicóticos, como o haloperidol, exercem o seu efeito terapêutico, pelo menos em parte, pela inibição da ação da dopamina em receptores D_2 de dopamina nas vias dopaminérgicas mesolímbicas e mesocorticais do SNC. Um número de efeitos adversos desses fármacos é causado por inibição da ação da dopamina nas vias nigroestriatal e dopaminérgica tuberoinfundibular do SNC; o bloqueio de receptores de histamina, muscarínicos, colinérgicos e adrenérgicos α no SNC e do sistema nervoso periférico também contribuem.

14.3 **A.** O haloperidol apresenta maior probabilidade de causar distonia, acatisia e síndrome de Parkinson, enquanto as fenotiazinas de baixa potência são mais propensas a causar efeitos adversos autonômicos que incluem hipotensão ortostática, sedação e retenção urinária.

14.4 **B.** Embora a discinesia tardia possa ocorrer com agentes atípicos, esse efeito adverso é menos frequente do que com agentes convencionais. Pelo fato de a maioria dos agentes atípicos ainda estarem sob a proteção de patentes, eles são mais caros do que os agentes convencionais mais antigos. Os antipsicóticos atípicos têm diversas ações nos neurorreceptores, incluindo o antagonismo de receptores D_2 e a ação sobre os receptores de serotonina. A exacerbação ou o aparecimento de diabetes é mais frequente com os antipsicóticos atípicos, exceto para o aripiprazol e a ziprasidona.

14.5 **B.** Antipsicóticos atípicos, tais como nesse caso, têm efeitos motores colaterais reduzidos em comparação com os agentes típicos, tais como o haloperidol. No entanto, eles têm sido associados ao agravamento dos parâmetros metabólicos em relação ao açúcar no sangue e de lipídeos no soro.

DICAS DE FARMACOLOGIA

- Os agentes antipsicóticos de baixa potência são mais propensos a causar efeitos adversos autonômicos que incluem hipotensão ortostática como consequência do bloqueio adrenoceptor α, boca seca, retenção urinária e taquicardia resultante de bloqueio de colinorreceptores muscarínicos e sedação (bloqueio do receptor H_1 da histamina).
- Agentes de alta potência, por exemplo, haloperidol, mais provavelmente resultam em EEP, distonia aguda, acatisia e síndrome de Parkinson, mediadas pelo bloqueio dos receptores D_2 de dopamina na via nigroestriatal dos gânglios basais.
- A discinesia tardia de ocorrência tardia frequentemente é irreversível, e é um efeito grave de muitos agentes antipsicóticos.
- Uma síndrome neuroléptica maligna potencialmente fatal é outro efeito adverso grave de agentes antipsicóticos em pacientes sensíveis.
- Hiperprolactinemia pode ocorrer como resultado de uma maior liberação de prolactina a partir da hipófise posterior, como resultado do bloqueio do fármaco antipsicótico de receptores D_2 da dopamina no trato tuberoinfundibular.
- Agranulocitose pode ocorrer em pacientes tratados com clozapina.
- Os antipsicóticos atípicos podem causar síndrome metabólica.

REFERÊNCIAS

Ananth J, Burgoyne KS, Gadasalli R, et al. How do atypical antipsychotics work? *J Psychiatry Neurosci*. 2001;26(5):385–94.

Freedman R. Schizophrenia. *N Engl J Med*. 2003;349(13):1738–49.

Lieberman JA, Stroup TS, McEvoy JP, et al. Effectiveness of antipsychotic drugs in patients with chronic schizophrenia. *N Engl J Med*. 2005;353:1209–23.

Newcomber JW, Haupt DW. The metabolic effects of antipsychotic medications. *Can J Psychiatry*. 2006; 51(8):480.

Thacker GK, Carpenter WT. Advances in schizophrenia. *Nature Med*. 2001;7(6):667–71.

CASO 15

Uma mulher de 30 anos de idade apresenta-se em seu consultório para avaliação de fadiga. Nos últimos dois meses, ela tem se sentido exaurida. Diz que não tem vontade de participar de atividades que anteriormente apreciava, como seus jogos semanais de *softball*. Não tem dormido bem e não tem muito apetite. Ao ser questionada, admite sentir-se triste na maior parte do tempo e chora com frequência. Ela nunca passou por isso antes. Nega qualquer pensamento de querer ferir a si mesma ou a qualquer outra pessoa. Nega qualquer sintoma atual ou anterior de mania. Também nega qualquer alucinação visual/auditiva, paranoia, ilusões ou outros sintomas psicóticos. Afora o fato de ficar com os olhos marejados durante a entrevista, o exame físico é normal. Seus exames de sangue, como hemograma completo e função da tireoide, são normais. Um teste sorológico de gravidez deu negativo. Você a diagnostica com depressão maior e, além de encaminhá-la para aconselhamento, inicia o uso de fluoxetina.

▶ Qual é o mecanismo de ação da fluoxetina?
▶ Quais são os efeitos colaterais mais comuns da fluoxetina?

RESPOSTAS PARA O CASO 15
Agentes antidepressivos

Resumo: Uma mulher de 30 anos de idade com depressão maior recebe prescrição de fluoxetina.

- **Mecanismo de ação da fluoxetina**: Inibição da captação de serotonina (5-hidroxitriptamina, 5-HT) no terminal nervoso pré-juncional.
- **Efeitos colaterais comuns**: Cefaleia, náuseas, agitação, insônia e transtornos sexuais (perda de libido e disfunção erétil).

CORRELAÇÃO CLÍNICA

Os inibidores seletivos da recaptação de serotonina (ISRSs) são os antidepressivos mais frequentemente prescritos. **Eles atuam por meio da inibição da recaptação da serotonina pelo terminal nervoso pré-juncional, possibilitando que mais serotonina interaja com os neurônios pós-juncionais do sistema nervoso central (SNC).** Acredita-se que isso medeie seu efeito terapêutico. Eles têm sido altamente eficazes no tratamento de transtorno depressivo maior e têm um excelente perfil de segurança. Ao contrário dos antidepressivos tricíclicos (ADTs), que têm múltiplos efeitos graves e potencialmente fatais em uma superdose, os ISRSs têm relativamente poucos efeitos tóxicos graves e um potencial muito baixo de fatalidade em uma superdose. Os ISRSs têm vários efeitos colaterais de importância clínica. Eles frequentemente causam cefaleia e efeitos colaterais gastrintestinais (GI), como náuseas. Em alguns casos, agitação, ansiedade e insônia podem ser exacerbadas. Muitos dos efeitos colaterais dos ISRSs tendem a ser temporários e, muitas vezes, podem ser melhorados com a redução da dose. Outro efeito colateral comum dos ISRSs é o **transtorno sexual**. Diminuição da libido e disfunção erétil ocorrem com frequência e geralmente não desaparecem de forma espontânea, enquanto se continua com a terapia com ISRSs, muitas vezes, levando a uma redução da adesão do paciente. Ao diagnosticar e tratar a depressão, é indispensável distinguir entre depressão unipolar e bipolar. Agentes usados para a depressão unipolar (sob a qual a depressão maior se encaixa) podem causar uma exacerbação dos sintomas maníacos se usados isoladamente para depressão maior.

ABORDAGEM À
Farmacologia de fármacos antidepressivos

OBJETIVOS

1. Listar as classes de antidepressivos.
2. Contrastar os mecanismos de ação dos agentes antidepressivos.

3. Comparar os efeitos adversos e a toxicidade dos agentes antidepressivos.
4. Descrever as indicações e as contraindicações para o uso de fármacos antidepressivos.

DEFINIÇÕES

Transtorno depressivo maior: Dificuldade inexplicável, de longo prazo, para lidar com eventos da vida, caracterizada por incapacidade de sentir prazer, sono anormal, diminuição da libido e do apetite, sentimentos de culpa e ideação suicida.

DISCUSSÃO

Classe

Os fármacos utilizados para tratar a depressão são classificados como **ISRSs, inibidores da recaptação de serotonina e noradrenalina (IRSNs), ADTs e tetracíclicos e inibidores da monoaminoxidase (IMAOs)**. Outras condições para as quais alguns antidepressivos são usados incluem transtorno do pânico, transtorno obsessivo-compulsivo (TOC), transtorno afetivo bipolar, dor crônica e enurese.

Os **ISRSs** são os agentes antidepressivos mais amplamente prescritos, porque, ao contrário dos agentes tricíclicos, **produzem menos sedação, têm menos efeitos antimuscarínico**s e são **mais seguros** em uma superdose. No entanto, eles **podem causar transtornos sexuais, disfunção gastrintestinal, cefaleia e estimulação (insônia, tremores e ansiedade)**.

Os ADTs podem causar sedação, tremor, insônia, visão turva, obstipação, hesitação urinária, ganho de massa corporal e transtornos sexuais. Os IMAOs podem causar ganho de massa corporal, transtornos sexuais e do sono. **A bupropiona é contraindicada em pacientes com distúrbios convulsivos (Tab. 15.1)**.

As **interações medicamentosas** dos ATCs incluem efeitos sedativos aditivos com outros sedativos, especialmente álcool. **IMAOs**, ao aumentar os estoques de catecolaminas, sensibilizam os pacientes para agentes simpaticomiméticos de ação indireta, incluindo **tiramina**, que está contida em muitos **alimentos fermentados (vinho tinto ou queijo envelhecido)**. Juntos, IMAOs e agentes simpatomiméticos podem resultar em um **episódio hipertensivo grave** e, por vezes, **fatal**. IMAOs e ISRSs podem interagir causando uma síndrome de serotonina potencialmente **letal**, que inclui tremor, hipertermia, rigidez muscular e colapso cardiovascular. **Todos os agentes antidepressivos atualmente apresentam uma "advertência em tarja preta na caixa" de maior risco de comportamento suicida, sobretudo quando usado em crianças e adolescentes.**

Estrutura

Os ADTs têm um núcleo de três anéis semelhante ao dos agentes antipsicóticos de fenotiazina. Os IMAOs são subclassificados como hidrazidas (fenelzina) ou não hidrazidas (tranilcipromina).

Mecanismo de Ação

A atividade terapêutica da maior parte dos agentes antidepressivos terapêuticos disponíveis é devida, pelo menos em parte, às suas ações sobre a noradrenalina e a serotonina.

Como o nome indica, os ISRSs bloqueiam seletivamente os transportadores pré-juncionais de captação neuronal no SNC, que encerram a neurotransmissão de serotonina, possibilitando, assim, o aumento da atividade nos receptores

TABELA 15.1 • Agentes antidepressivos

Agentes antidepressivos	Efeitos Adversos selecionados
Inibidores Seletivos da Recaptação de Serotonina Citalopram Escitalopram Fluoxetina Fluvoxamina Paroxetina Sertralina	Disfunção sexual, disfunção GI, insônia, tremor, ansiedade
Inibidores Seletivos da Recaptação de Serotonina e Noradrenalina Desvenlafaxina Duloxetina Venlafaxina	Semelhante aos ISRSs, sudorese, tontura, hipertensão
Agentes Tricíclicos Amitriptilina Amoxapina Clomipramina Desipramina Doxepina Imipramina Nortriptilina Protriptilina Trimipramina	Sedação, tremores, visão turva, obstipação, hesitação urinária, ganho de peso e transtornos sexuais
Inibidores da Monoaminoxidase Fenelzina Selegilina transdérmica Tranilcipromina	Ganho de peso, transtornos sexuais, transtornos do sono
Agentes atípicos Bupropiona Maprotilina Mirtazapina Nefazodona Trazodona	*Bupropiona*: estimulação do SNC, convulsões em doses elevadas (até 0,4%) *Maprotilina*: como ADT *Mirtazapina*: sedação, ganho de peso *Nefazodona*: sedação leve, interações medicamentosas, hepatotoxicidade *Trazodona*: sedação, tonturas, hipotensão ortostática, priapismo

de serotonina. Os IRSNs bloqueiam a recaptação tanto da serotonina como da noradrenalina.

Os ADTs também bloqueiam os transportadores pré-juncionais de captação neuronal no SNC que interrompem a neurotransmissão de noradrenalina e serotonina, possibilitando assim o aumento da atividade em seus respectivos receptores. A amoxapina também bloqueia os receptores de dopamina.

Os agentes atípicos têm uma variedade de efeitos farmacodinâmicos. Alguns atuam de maneira semelhante aos ADTs, enquanto outros funcionam como inibidores de determinados subtipos de receptor de serotonina (trazodona, mirtazapina, nefazodona). A mirtazapina também bloqueia o adrenoceptor α_2 pré-juncional, melhorando a neurotransmissão de serotonina e noradrenalina.

Os IMAOs essencialmente se ligam de maneira irreversível à monoaminoxidase e inibem sua atividade (formas A e B). Nova enzima deve ser sintetizada para restaurar a atividade. Como resultado de suas ações, ambos os fármacos evitam o metabolismo pré-juncional de noradrenalina e serotonina, possibilitando, dessa forma, que uma quantidade maior acumule e seja liberada na estimulação nervosa.

As ações neuroquímicas e bioquímicas descritas para os agentes antidepressivos ocorrem logo após a sua administração. No entanto, o efeito terapêutico desses medicamentos pode não ser evidente até várias semanas com a administração continuada. Assim, atenção considerável tem sido dedicada a descobrir a ações neuroquímicas e bioquímicas de longo prazo dos agentes antidepressivos que podem se correlacionar melhor com a sua eficácia clínica.

Os agentes antidepressivos também produzem uma infinidade de efeitos adversos que, dependendo do agente, podem ser causados por bloqueio dos receptores de histamina, adrenoceptores e receptores colinérgicos nos sistemas nervosos periférico e central (ver Discussão, Classe e Tabela 15.1).

Administração

A dosagem, que pode ser por via oral ou parenteral, é determinada empiricamente em relação à resposta terapêutica e à tolerância do paciente aos efeitos adversos. A selegilina transdérmica é o único antidepressivo disponível em uma formulação adesiva.

Farmacocinética

A biotransformação do ISRS fluoxetina resulta em um metabólito ativo, norfluoxetina, que tem uma meia-vida longa. A fluoxetina e paroxetina inibem uma série de enzimas microssomais hepáticas, sobretudo P450 2D6, que podem causar interações medicamentosas clinicamente significativas. A nefazodona inibe o citocromo P450 3A4, o que pode resultar em um aumento dos níveis de outros fármacos que são dependentes dessa via metabólica para a sua inativação.

A monodemetilação pelo fígado dos ADTs das aminas terciárias amitriptilina e imipramina resulta, respectivamente, nos metabólitos ativos nortriptilina e desipramina. A venlafaxina tem um metabólito ativo, O-desmetilvenlafaxina.

QUESTÕES DE COMPREENSÃO

15.1 Um homem de 18 anos de idade é diagnosticado com depressão maior. Ele também tem epilepsia idiopática. Qual dos seguintes agentes é contraindicado para este paciente?
   A. Bupropiona
   B. Fluoxetina
   C. Mirtazapina
   D. Venlafaxina

15.2 Acredita-se que a ação antidepressiva da imipramina seja causada por qual das seguintes opções?
   A. Bloqueio da adrenoceptores α_2 pré-juncionais
   B. Bloqueio de noradrenalina neuronal pré-juncional e transportadores da recaptação de serotonina no SNC
   C. Aumento da quantidade de adrenoceptores α
   D. Inibição da monoaminoxidase

15.3 Um homem de 30 anos de idade está sendo tratado com quimioprofilaxia com isoniazida para uma exposição à TB. Qual dos seguintes agentes antidepressivos inibe as enzimas microssomais hepáticas causando interações medicamentosas clinicamente significativas?
   A. Fluoxetina
   B. Imipramina
   C. Fenelzina
   D. Trazodona

RESPOSTAS

15.1 **A.** A bupropiona provoca convulsões em um número pequeno, mas significativo de pacientes. Esse número é reduzido com a utilização da forma de liberação lenta.

15.2 **B.** Imipramina e outros ADTs bloqueiam noradrenalina neuronal pré-juncional e/ou transportadores da captação de serotonina no SNC. Fenelzina e tranilcipromina inibem a monoaminoxidase. O agente heterocíclico mirtazapina bloqueia os adrenoceptores α_2 pré-juncionais, melhorando a neurotransmissão de serotonina e noradrenalina.

15.3 **A.** O ISRS fluoxetina inibe o citocromo P450 e, portanto, pode elevar significativamente o nível de outros medicamentos biotransformados por essas enzimas hepáticas.

> **DICAS DE FARMACOLOGIA**
> - Os ISRSs são os antidepressivos mais comumente prescritos devido ao seu perfil favorável de efeitos colaterais. No entanto, transtornos sexuais e efeitos gastrintestinais são comuns.
> - ADTs podem levar à toxicidade como resultado de arritmias cardíacas.
> - Os agentes antidepressivos são quase equivalentes em sua ação terapêutica. Contudo, os pacientes individuais podem responder melhor, ou tolerar, a um do que a outro.
> - Doses iniciais pequenas de muitos agentes antidepressivos são geralmente preferidas, pois, com o tempo, pode ocorrer tolerância a alguns dos seus efeitos adversos.
> - A bupropiona é contraindicada em pacientes com distúrbios convulsivos.

REFERÊNCIAS

Ables AZ, Baughman OL. Antidepressants: update on new agents and indications. *Am Fam Physician*. 2003;67(3):547–54.

Fancher T, Kravitz R. In the clinic: depression. *Ann Intern Med*. 2007;146:ITC5

Feighner JP. Mechanism of action of antidepressant medications. *J Clin Psychiatr*. 1999;60(5):4–11.

Kupfer DJ, Frank E, Phillips ML. Major depressive disorder: new clinical, neurobiological, and treatment perspectives. *Lancet*. 2012;379(9820):1045.

Mann JJ. The medical management of depression. *N Engl J Med*. 2005;353:1819–34.

CASO 16

Um homem de 29 anos de idade é levado para o centro de emergência em estupor por embriaguez. Ele é acompanhado por sua esposa, que afirma que ele não tem sido ele mesmo nos últimos meses. De acordo com sua esposa, ele foi avaliado com depressão por seu médico pessoal há cerca de três meses e começou tratamento com ISRS. Respondeu muito bem a essa terapia ao longo dos dois meses subsequentes. Começou a sentir-se tão bem e com tanta energia que parou de tomar a medicação. Ele descobriu que precisava dormir cada vez menos, até o ponto em que atualmente dorme apenas 2 a 3 horas por dia. Tem comprado mercadorias muito caras e atingiu o limite máximo em todos os cartões de crédito. Ele tem sido extremamente romântico e apresentado libido maior do que em qualquer momento anterior. Também começou a beber muito e já desmaiou embriagado mais de uma vez. Seu trabalho foi afetado, e seu chefe disse que ele corria perigo de ser demitido se não melhorasse. Tirando o fato de estar bêbado, o exame físico e os exames de sangue estão normais. Ele foi internado na unidade psiquiátrica com diagnóstico de transtorno bipolar e começou tratamento com lítio.

▶ Qual é o mecanismo de ação do lítio?
▶ Quais são os efeitos colaterais mais comuns do lítio?
▶ O que é o mecanismo de poliúria induzida pelo lítio?

RESPOSTAS PARA O CASO 16
Lítio

Resumo: Um homem de 29 anos de idade é diagnosticado com transtorno bipolar e inicia tratamento com lítio.

- **Mecanismo de ação do lítio**: Não totalmente conhecido, mas pode estar relacionado com a inibição do *turnover* de fosfolipídeos da membrana com redução de segundos mensageiros essenciais, importantes na hiperatividade das catecolaminas, relacionadas a alterações de humor típicas do transtorno bipolar.
- **Efeitos colaterais comuns do lítio**: Náuseas, vômitos, diarreia, tremores, edema, ganho de massa corporal, polidipsia e poliúria.
- **Mecanismo de poliúria induzida por lítio**: Túbulo coletor renal torna-se resistente ao hormônio antidiurético.

CORRELAÇÃO CLÍNICA

O lítio (Li^+) é um tratamento eficaz para o transtorno bipolar. É administrado por via oral, como carbonato de lítio e eliminado quase inteiramente pelos rins. **O lítio tem uma janela terapêutica estreita**. Mesmo em níveis terapêuticos (0,5 a 1,4 mM/L), existem efeitos colaterais frequentes. Esses incluem efeitos colaterais **GI, tremor, edema, polidipsia** e **poliúria**, bem como diabetes insípido e ganho de massa corporal. Pode causar um **aumento benigno da tireoide** e até mesmo **hipotireoidismo** franco (5%). Tem sido associado a malformações congênitas quando utilizado durante a gravidez. O monitoramento frequente dos níveis sanguíneos é fundamental. Há efeitos adversos potencialmente graves em níveis um pouco mais elevados (acima de 2 mM/L). Esses incluem **confusão, tonturas, ataxia** e **vômitos**. Em níveis sanguíneos ainda mais elevados (**acima de 2,5 mM**), os sintomas podem progredir, incluindo **convulsões, colapso circulatório e até mesmo coma**. O lítio também tem interações medicamentosas significativas que podem aumentar seus níveis sanguíneos. A depuração ou a depleção aumentada de sódio, tal como a causada por diuréticos tiazídicos, alguns fármacos anti-inflamatórios não esteroides (AINEs; mas não ácido acetilsalicílico ou acetaminofeno) ou vômitos e diarreia grave, podem conduzir ao aumento da reabsorção renal de lítio, causando, assim, toxicidade.

ABORDAGEM À
Farmacologia do lítio

OBJETIVOS

1. Descrever o mecanismo de ação do lítio.
2. Listar outros agentes farmacológicos utilizados no tratamento da doença bipolar.

DEFINIÇÕES

Transtorno afetivo bipolar (maníaco-depressivo): O transtorno bipolar é caracterizado pela diminuição da necessidade de sono, humor elevado ou irritável, hiperatividade e aumento de comportamentos de risco, alternando de maneira cíclica com sintomas de depressão.

Mania: Um estado de humor anormalmente elevado.

Transtorno depressivo maior: Também denominado depressão unipolar, é caracterizado por humor deprimido, falta generalizada de interesse em atividades, dificuldade de concentração, alterações do sono e da massa corporal, sentimento de inutilidade e ideações suicidas.

DISCUSSÃO

Classe

Além de Li^+, os **fármacos antiepilépticos ácido valproico, carbamazepina e lamotrigina** e os **agentes antipsicóticos atípicos são fármacos de primeira linha para o tratamento da doença bipolar.** Esses agentes são chamados de estabilizadores do humor. Seus perfis de efeitos adversos, quando usados para tratar a depressão maníaca, são, geralmente, mais leves do que os do lítio (ver Caso 18).

Estrutura

O lítio é um cátion pequeno, monovalente, que é semelhante em suas propriedades ao sódio e entra nas células através dos canais de Na^+.

Mecanismo de Ação

O lítio tem uma série de ações que podem apresentar alguma relação com sua atividade terapêutica, incluindo seus efeitos sobre a síntese e a liberação dos neurotransmissores noradrenalina, serotonina e dopamina. O transporte de cátions nos nervos e músculos é afetado pelo lítio. O efeito mais bem estudado do lítio está na cascata de sinalização do segundo mensageiro de fosfoinositida. Ele inibe a enzima fosfatase inositol principal, inositol monofosfatase, com depleção de inositol livre que é necessário para a atividade dos segundos mensageiros trifosfato de inositol (IP_3) e diacilglicerol (DAG), que mediam as ações celulares de colinorreceptores muscarínicos acoplados à proteína, α-adrenérgicos e receptores $5-HT_2$ da serotonina.

Administração

O lítio, como carbonato de lítio, a carbamazepina e o ácido valproico são administrados por via oral. Além disso, o ácido valproico pode ser administrado por via intravenosa.

Farmacocinética

O lítio tem um início de ação terapêutica relativamente lento (efeitos do ácido valproico podem ser obtidos em poucos dias).

Mais de 90% do Li^+ é excretado na urina, mas apenas 20% é depurado. O lítio é ativamente reabsorvido no túbulo proximal em concorrência com e nos mesmos locais do Na^+. A depleção de sódio, como resultado de uma dieta de baixo Na^+, bem como diarreia ou vômitos, e a utilização concomitante de diuréticos, ou mesmo a transpiração, podem levar a um aumento da retenção de Li^+ e à toxicidade.

Pelo fato de a depuração renal do lítio aumentar durante a gravidez e depois diminuir após o parto, o monitoramento cuidadoso das concentrações de lítio é necessário para evitar toxicidade.

QUESTÕES DE COMPREENSÃO

16.1 Um homem de 22 anos de idade é diagnosticado com transtorno de humor bipolar e inicia tratamento com lítio. Acredita-se que a ação terapêutica do Li^+ seja causada pela inibição direta de qual das seguintes opções?
  A. Inositol-monofosfatase
  B. Trifosfato de inositol (IP_3)
  C. Diacilglicerol (DAG)
  D. Colinorreceptores muscarínicos

16.2 A depuração renal de Li^+ pode aumentar com qual das alternativas?
  A. Diarreia
  B. Diuréticos
  C. AINEs
  D. Gravidez

16.3 Qual das seguintes alternativas é o efeito adverso mais provável de Li^+ em doses terapêuticas?
  A. Disfunção GI
  B. Hipertireoidismo
  C. Oliguria
  D. Trombocitopenia

RESPOSTAS

16.1 **A.** Acredita-se que a ação terapêutica do Li^+ seja causada pela inibição direta de inositol-monofosfatase. Seus efeitos sobre IP_3, DAG e colinorreceptores muscarínicos são uma consequência indireta dessa inibição.

16.2 **D.** A depuração renal de Li^+ pode aumentar com a gravidez, o que pode conduzir a uma redução no seu efeito terapêutico. Diarreia, determinados AINEs e diuréticos que resultam em hiponatremia diminuem a depuração renal de Li^+, o que pode causar efeitos adversos mais graves.

16.3 **A.** Disfunção GI, polidipsia (e poliúria) e hipotireoidismo são efeitos adversos de Li^+ que podem ocorrer em doses terapêuticas.

> **DICAS DE FARMACOLOGIA**
>
> ▶ A mensuração das concentrações séricas de lítio são usadas rotineiramente para monitorar de modo cuidadoso o tratamento e avaliar a probabilidade de toxicidade.
> ▶ O lítio está associado ao aumento da tireoide, hipotireoidismo, diabetes insípido, diarreia, náuseas e vômitos; e aumento da massa corporal. Tem sido associado a malformações congênitas quando utilizado durante a gravidez.
> ▶ O lítio tem um início relativamente lento de ação terapêutica e, portanto, medicamentos antipsicóticos ou benzodiazepínicos são usados de forma aguda para acalmar pacientes gravemente agitados com transtorno afetivo bipolar.
> ▶ Os agentes antidepressivos podem precipitar mania e induzir ciclagem mais rápida em alguns pacientes.

REFERÊNCIAS

Griswold KS, Pessar LF. Management of bipolar disorder. *Am Fam Physician*. 2000;62:1343.

Malhi GS, Tanious M, Das P, Berk M. The science and practice of lithium therapy. *Aust N Z J Psychiatry*. 2012;46(3):192.

Manji HK, Potter WZ, Lenox RH. Signal transduction pathways. Molecular targets for lithium's action. *Arch Gen Psychiatry*. 1995;52(7):531–43.

Price LH, Heninger GR. Lithium in the treatment of mood disorders. *N Engl J Med*. 1994;331(9):591–8.

Scherk H, Pajonk FG, Leucht S. Second-generation antipsychotic agents in the treatment of acute mania: a systematic review and meta-analysis of randomized controlled trials. *Arch Gen Psychiatry*. 2007;64(4):442–55.

CASO 17

Um homem de 66 anos de idade vai ao seu consultório para a avaliação de um tremor. Ele notou um tremor de piora progressiva nas mãos nos últimos seis meses. O tremor piora quando ele está descansando e melhora pouco quando tenta pegar um objeto ou está usando as mãos. Também notou que é mais difícil andar quando se levanta. Dá vários passos "arrastados" antes de conseguir chegar ao passo completo. Ele não tem nenhum histórico clínico significativo e toma apenas um comprimido de ácido acetilsalicílico por dia. Durante o exame, você percebe que a face dele é bastante inexpressiva; ele tem um tremor nas mãos do tipo contar moedas em repouso e tem rigidez em roda dentada dos braços. Você o diagnostica com doença de Parkinson e prescreve uma combinação de levodopa (L-dopa) e carbidopa.

- Qual a causa mais comum dos sintomas da doença de Parkinson idiopática?
- Qual é o mecanismo de ação da L-dopa?
- Por que a L-dopa geralmente é administrada em combinação com carbidopa?

RESPOSTAS PARA O CASO 17
Fármacos usados para tratar doença de Parkinson

Resumo: Um homem de 66 anos de idade é diagnosticado com doença de Parkinson idiopática e começa tratamento com L-dopa e carbidopa.

- **Causa dos sintomas da doença de Parkinson idiopática:** Degeneração dos neurônios produtores de dopamina na substância negra.
- **Mecanismo de ação da L-dopa:** A L-dopa é descarboxilada em neurônios pré--juncionais no sistema nervoso central (SNC), restaurando a atividade de dopamina (DA) no corpo estriado.
- **Razão para L-dopa ser administrada com carbidopa:** A carbidopa inibe o metabolismo de dopa-descarboxilase periférico, mas não central, de L-dopa. Assim, pelo fato de uma maior fração entrar no SNC, a dose terapêutica pode ser reduzida e certos efeitos adversos minimizados.

CORRELAÇÃO CLÍNICA

A doença de Parkinson é um distúrbio de movimento progressivo, degenerativo. Os sintomas da doença de Parkinson idiopática são causados pela degeneração de neurônios produtores de dopamina na substância negra. A perda de dopamina provoca um desequilíbrio entre a neurotransmissão dopaminérgica e colinérgica. A dopamina inibe a liberação de ácido gama-aminobutírico (GABA) dos neurônios GABAérgicos no corpo estriado, enquanto a acetilcolina estimula a liberação de GABA a partir desses mesmos neurônios. Neurônios do estriado afetam a atividade motora por meio das vias que levam ao tálamo e ao córtex cerebral e regulam a saída de dopamina por uma alça de retroalimentação. O efeito fisiológico global é reduzir a excitação dos neurônios motores da medula espinal. O efeito clínico é o distúrbio de movimento clássico parkinsoniano. Os sintomas da doença de Parkinson incluem tremor em repouso, bradicinesia, fácies mascarada, perda dos reflexos posturais e rigidez.

A substituição de dopamina pode ajudar a restaurar o equilíbrio da atividade entre a dopamina e a acetilcolina; a depleção de acetilcolina também é eficaz. A dopamina não atravessa a barreira hematencefálica em direção ao SNC, mas a L-dopa, uma precursora da dopamina, pode passar para o SNC onde é descarboxilada em dopamina. A dopamina interage com receptores D_2 da dopamina pós--sináptica, inibindo a atividade dos neurônios GABAérgicos no estriado. A L-dopa, no entanto, é rapidamente convertida em dopamina na periferia por uma enzima descarboxilase. Se administrada de forma isolada, seriam necessárias doses elevadas de L-dopa para proporcionar um efeito clínico benéfico no SNC. **Por esse motivo, a L-dopa é administrada em combinação com carbidopa**, que por si só **não atravessa a barreira hematencefálica** e que **inibe a dopamina descarboxilase periférica, mas não do SNC.** Isso possibilita que níveis terapêuticos de L-dopa entrem no SNC em doses mais baixas do que de outra forma seria necessário. A adição de carbidopa à L-dopa diminui a incidência e a gravidade de efeitos adversos mediados perifericamente que ocorreriam com a L-dopa se utilizada de forma isolada, tais como náuseas, vômitos e hipotensão ortostática.

No entanto, mesmo com a carbidopa, a L-dopa tem muitos efeitos adversos clinicamente importantes. **Discinesias involuntárias** são observadas em até 90% dos pacientes, talvez causada por hipersensibilidade dos receptores da dopamina, e, muitas vezes, limitam o uso dessa terapia. O fim da dose e acinesias *on-off* podem exigir a redução dos intervalos de dosagem ou a utilização de preparações de liberação sustentada. **Os efeitos comportamentais também são comuns, incluindo depressão, insônia, pesadelos, alterações de humor, comportamentos compulsivos e alucinações. Náuseas, vômitos, anorexia e hipotensão ortostática** não são incomuns.

ABORDAGEM À
Farmacologia de fármacos usados para tratar a doença de Parkinson

OBJETIVOS

1. Listar e explicar os mecanismos de ação, os principais efeitos adversos e as contraindicações ao uso da associação de L-dopa e carbidopa no tratamento da doença de Parkinson.
2. Listar outros medicamentos ou classes de medicamentos utilizados para tratar a doença de Parkinson e descrever seus mecanismos de ação, benefícios e efeitos adversos.

DEFINIÇÕES

Tremor: Oscilações rítmicas de uma parte do corpo, geralmente em uma articulação. Na doença de Parkinson, o tremor está presente quando há uma atividade voluntária mínima (tremor em repouso).

Discinesia: Movimentos coreiformes involuntários repetitivos (semelhantes à dança) dos membros, das mãos, do tronco e da língua.

Acinesia: Movimento voluntário reduzido.

Bradicinesia: Movimentos lentos.

Efeito *on-off*: O aparecimento repentino de sintomas parkinsonianos com uma dose terapêutica usual de L-dopa que pode ser resultado da progressão da doença, com perda de terminais nervosos da dopamina no estriado.

DISCUSSÃO

Classe

Além de L-dopa, existem várias outras classes de medicamentos utilizados para tratar a doença de Parkinson, incluindo os **agonistas dopaminérgicos: bromocriptina, pramipexol e ropinirol**; o **IMAO seletivo: selegilina**; os **inibidores de catecol-O-metiltransferase (COMT): entacapona e tolcapona**; o **fármaco antiviral: amantadina**; e **agentes bloqueadores do colinorreceptor muscarínico: benztropina, biperideno, orfenadrina, prociclidina e tri-hexifenidil** (Tab. 17.1).

TABELA 17.1 • Lista seletiva de agentes para Parkinson	
Fármacos para a doença de Parkinson	**Efeitos adversos**
L-dopa	Discinesias, depressão, insônia, pesadelos, alterações de humor, náuseas, vômitos, anorexia, hipotensão ortostática
Agonistas da dopamina Bromocriptina Pramipexol Ropinirol	Como L-dopa
IMAOs	
Selegilina Rasagilina	Insônia, síndrome da serotonina (com meperidina, ISRSs, ADTs)
Inibidores de COMT Entacapona Tolcapone (tolcapona)	Distúrbios gastrintestinais, discinesias, transtornos do sono, coloração laranja da urina, hepatotoxicidade
Amantadina	Inquietação, insônia, alucinações, depressão, livedo reticular
Bloqueadores do colinor-receptor muscarínico Benztropina Biperideno Orfenadrina Prociclidina Tri-hexifenidil	Boca seca, visão turva, midríase, retenção urinária, sonolência, confusão, alucinações

Os **agonistas da dopamina** podem ser usados isoladamente ou como adjuvantes de L-dopa. Utilizados de forma isolada, há menor incidência de discinesia e oscilações da resposta. Com L-dopa/carbidopa, os agonistas da dopamina podem ser usados para compensar o efeito de diminuição de L-dopa que ocorre depois de três a cinco anos de uso. Essa redução na eficácia de L-dopa presumivelmente resulta da destruição progressiva da substância negra e da perda de neurônios dopaminérgicos. Os efeitos adversos, que são menos graves com pramipexol e ropinirol, incluem distúrbios gastrintestinais, hipotensão postural, discinesias e comportamentos compulsivos. Os agonistas da dopamina são contraindicados em pacientes com psicose, que necessitam de bloqueadores dos receptores da dopamina. O pramipexol e ropinirol são preferidos em relação à bromocriptina derivada de *ergot*, devido ao seu perfil de efeitos adversos mais limitado.

A **selegilina**, um **IMAO** que retarda o metabolismo da dopamina por monoaminoxidase B no SNC, é usada principalmente como terapia adjuvante com L-dopa e carbidopa, em geral nas fases posteriores da doença de Parkinson. Seus efeitos adversos são mínimos, insônia é o mais notável. Não deve ser administrada com ADT, ISRS ou o opioide meperidina por causa do desenvolvimento potencial de síndrome serotoninérgica com estimulação do SNC, hipertermia e coma.

A **entacapona**, um **inibidor da COMT**, é utilizada como um adjuvante de L-dopa e carbidopa para **reduzir as oscilações de resposta**. É preferida à tolcapona, que está associada à hepatotoxicidade. Outros efeitos adversos dessa classe de fármacos incluem perturbações gastrintestinais, discinesias aumentadas que podem exigir uma redução na dose de L-dopa, transtornos do sono e uma coloração laranja da urina.

A **amantadina** pode ser benéfica no início da terapia da doença de Parkinson, possivelmente por apenas algumas semanas antes que seus efeitos desapareçam. Também é utilizada como adjuvante para a L-dopa e carbidopa. Os **efeitos adversos** incluem **agitação, insônia, alucinações, depressão** e, entre muitos outros, **livedo reticular** (descoloração da pele).

Os **agentes bloqueadores de colinorreceptores muscarínicos** com alguma seletividade para os colinorreceptores do SNC podem ser utilizados de forma isolada para inicialmente **diminuir tremor e rigidez** (pouco efeito sobre bradicinesia). Seus efeitos adversos são aqueles com frequência descritos para essa classe de agentes e incluem boca seca, visão turva, midríase, retenção urinária, bem como determinados efeitos comportamentais, como sonolência, confusão e alucinações. **Eles devem ser evitados em pacientes com glaucoma de ângulo fechado e hipertrofia prostática** e com outros fármacos que têm propriedades bloqueadoras do colinorreceptor muscarínico.

Estrutura

A bromocriptina é um derivado alcaloide de *ergot* com atividade tanto nos receptores de dopamina D_1 como D_2. O pramipexol e ropinirol são não *ergots* com maior seletividade para receptores D_2 da dopamina.

Mecanismo de Ação

A L-dopa é descarboxilada no estriado em dopamina, que interage com os receptores D_2 de dopamina pós-sinápticos, ativando proteínas G inibitórias (Gi) e inibindo a atividade da adenililciclase nos neurônios GABAérgicos.

A selegilina é um inibidor seletivo da monoaminoxidase B que retarda o metabolismo e prolonga a atividade da dopamina.

A entacapona inibe a atividade periférica da enzima COMT de forma a diminuir o metabolismo de L-dopa, aumentando, assim, sua biodisponibilidade, o transporte para o cérebro e prolongando sua duração de ação. A tolcapona também inibe COMT no SNC, o que reduz o metabolismo da dopamina e prolonga a sua duração de ação.

O mecanismo de ação da amantadina é incerto, mas pode estar relacionado com mudança no metabolismo da dopamina que potencializa sua ação.

Os agentes bloqueadores do colinorreceptor muscarínico inibem a atividade da acetilcolina no estriado, restaurando, assim, algum grau de equilíbrio entre a neurotransmissão dopaminérgica e colinérgica na presença de níveis reduzidos de inibidores de dopamina em pacientes com doença de Parkinson.

Farmacocinética

A absorção de L-dopa é rápida, mas é retardada pelos alimentos e também por determinados aminoácidos que competem para o seu transporte no trato GI e de transporte do sangue para o cérebro. A administração concomitante de carbidopa diminui o metabolismo periférico da L-dopa em até 80%.

QUESTÕES DE COMPREENSÃO

17.1 Um homem de 56 anos de idade é diagnosticado com doença de Parkinson. Carbidopa é prescrita. Esse agente reduz qual das seguintes opções?

A. Atividade de descarboxilase no SNC
B. Dose de L-dopa necessária para alcançar um efeito terapêutico
C. Gravidade das discinesias associadas à L-dopa
D. Tempo para o aparecimento de efeitos terapêuticos da L-dopa

17.2 Qual das alternativas adiante corresponde ao efeito adverso limitante mais comum da L-dopa?

A. Depressão
B. Discinesia
C. Náuseas
D. Hipotensão ortostática

17.3 A entacapona inibe qual das seguintes opções?

A. Receptores D_2 da dopamina
B. COMT
C. Monoaminoxidase B
D. Colinorreceptores muscarínicos

RESPOSTAS

17.1 **B**. A carbidopa, que não penetra no cérebro, reduz a atividade da dopa-descarboxilase periférica, e o metabolismo da L-dopa. O efeito terapêutico da L-dopa pode ser alcançado com uma dose mais baixa do que seria possível sem a carbidopa.

17.2 **B**. O efeito adverso limitante mais comum de L-dopa é discinesia, que pode ocorrer em até 90% dos pacientes. Hipotensão ortostática, depressão e náuseas também são efeitos adversos, mas podem ser mais facilmente tratadas e toleradas pelos pacientes.

17.3 **B**. A entacapona (e tolcapona) inibe a COMT. A selegilina inibe a monoaminoxidase B. Os colinorreceptores muscarínicos são inibidos por biperideno e benzotropina, entre outros. O bloqueio dos receptores D_2 de dopamina exacerbariam os sintomas da doença de Parkinson.

DICAS DE FARMACOLOGIA

▶ L- dopa pode exacerbar os sintomas em pacientes psicóticos.
▶ Na ausência de carbidopa, as doses farmacológicas de piridoxina (vitamina B_6) aumentam o metabolismo periférico da L-dopa e, assim, reduzem o seu efeito terapêutico.
▶ O consentimento do paciente, certificado com assinatura, é necessário para uso de tolcapona, assim como para a avaliação contínua da função hepática.

REFERÊNCIAS

Koller WC, Tolosa E, eds. Current and emerging drug therapies in the management of Parkinson's disease. *Neurology*. 1998;50(suppl 6):51.

Frucht SJ. Parkinson's disease: an update. *Neurologist* 2004;10(4):185–94.

Nutt JG, Wooten GF. Diagnosis and initial management of Parkinson's disease. *N Engl J Med*. 2005;353:1021–7.

CASO 18

Um homem de 18 anos de idade com história clínica de epilepsia desde a infância apresenta-se via ambulância no pronto-socorro (PS) devido a estado de mal epiléptico. Ele foi estabilizado, finalmente, por doses repetidas de lorazepam por via IV. Sua mãe afirma que ele teve história de nascimento sem intercorrências, nenhum traumatismo craniano prévio e RM de crânio negativa no passado. Ele não se trata com antiepiléptico fenitoína. Sua última convulsão foi há três meses e, geralmente, é controlada se toma a medicação regularmente. No PS, o paciente encontra-se confuso, combativo, mas tem exames neurológico e cardiovascular normais. Também não há evidências de qualquer trauma. Seus exames laboratoriais iniciais, incluindo hemograma, painel metabólico abrangente e análise de urina para rastreamento de drogas, são negativos. Seu nível de fenitoína é indetectável. Você administra uma dose IV de fosfenitoína e prescreve a dose oral para tomar em casa.

▶ Qual é o mecanismo de ação da fenitoína?
▶ Quais são os principais efeitos adversos da fenitoína?

RESPOSTAS PARA O CASO 18
Fármacos anticonvulsivantes

Resumo: Um homem de 18 anos de idade apresenta-se com convulsões e recebe fenitoína.

- **Mecanismo de ação da fenitoína**: Bloqueia canais de sódio e inibe a geração de potenciais de ação.
- **Efeitos adversos da fenitoína**: Os efeitos adversos comuns incluem nistagmo, ataxia, confusão, hirsutismo e hiperplasia gengival. Efeitos adversos raros, mas potencialmente fatais, incluem agranulocitose (falência da medula óssea) e síndrome de Stevens-Johnson (erupção fatal com descamação de pele e envolvimento das mucosas) e hepatotoxicidade.

CORRELAÇÃO CLÍNICA

A fenitoína tem sido amplamente utilizada para o tratamento de convulsões tônico-clônicas (grande mal) há mais de 60 anos. É também um fármaco de primeira linha importante usado para tratar crises parciais. Ela funciona por meio da ligação e do prolongamento do estado inativo do canal de Na^+, bloqueando, assim, a condutância de Na^+ dependente do uso e a geração de potenciais de ação. Pode ser administrada por via oral, e a sua meia-vida longa possibilita dosagem uma vez ao dia. A fenitoína é biotransformada no fígado por enzimas microssomais por meio da para-hidroxilação e conjugação de glicuronida. Taxas de absorção oral e biotransformação podem variar significativamente de um paciente para outro. Com doses muito baixas, a eliminação é de primeira ordem; no entanto, mesmo dentro do intervalo terapêutico, as enzimas hepáticas responsáveis pela biotransformação estão próximas da saturação, o que resulta em um aumento na sua meia-vida. Devido a essa incapacidade de atingir o estado de equilíbrio e do **baixo índice terapêutico da fenitoína**, a dosagem desse fármaco deve ser analisada de forma individual e os níveis plasmáticos monitorados rigorosamente. **São efeitos colaterais comuns nistagmo, ataxia, confusão, hirsutismo e hiperplasia gengival** em crianças (até 50%). **Reações idiossincráticas incluem erupções cutâneas**. A sua utilização deve ser evitada, se possível, durante a **gravidez, pois é teratogênica. A fenitoína induz o metabolismo hepático por indução enzimática microssomal** e pode reduzir os níveis plasmáticos de outros fármacos. O nível de fenitoína pode ser aumentado pelo uso de fármacos que inibem o metabolismo hepático. Deve-se tomar cuidado e fazer monitoramento rigoroso dos níveis sanguíneos de fenitoína quando ela é usada em combinação com outros fármacos.

ABORDAGEM À
Farmacologia dos agentes anticonvulsivantes

OBJETIVOS

1. Listar os principais agentes anticonvulsivantes.
2. Descrever o mecanismo de ação dos principais agentes anticonvulsivantes.
3. Listar e discutir os efeitos adversos comuns e as toxicidades dos principais agentes anticonvulsivantes.
4. Listar os usos terapêuticos dos principais agentes anticonvulsivantes.

DEFINIÇÕES

Convulsão: Descarga anormal não recorrente do cérebro.

Epilepsia: Disfunção crônica de convulsões recorrentes.

Índice Terapêutico: Medida da relação (razão) entre a dose necessária para produzir um efeito terapêutico, geralmente expressa como dose eficaz mediana (ED_{50}) e a dose necessária para produzir um efeito indesejado, geralmente expressa como dose tóxica mediana (TD_{50}).

Efeito de primeira passagem: Biotransformação extensa pelo fígado de muitos fármacos administrados por via oral, que podem limitar a biodisponibilidade, de tal forma que uma dose terapêutica eficaz não possa ser alcançada.

DISCUSSÃO

Classe

Várias classes de fármacos estão disponíveis para o tratamento de convulsões (Tab. 18.1). Os mecanismos de ação desses medicamentos são aqueles que inibem os canais de Na^+ dependentes de voltagem, estendendo seu estado inativo (**fenitoína, carbamazepina, oxcarbazepina, lamotrigina**), aqueles que afetam os canais de cálcio do tipo T (**etossuximida**), aqueles que aumentam a neurotransmissão de ácido γ-aminobutírico (GABA) (**benzodiazapínicos, fenobarbital**), fármacos com múltiplos mecanismos de ação (**ácido valproico, topiramato**) e aqueles que têm outros mecanismos de ação (**gabapentina, levetiracetam**).

Além da fenitoína, a **carbamazepina** é outro fármaco anticonvulsivante de primeira linha usado para tratar tanto convulsões parciais como convulsões tônico-clônicas generalizadas. Os níveis séricos de carbamazepina devem ser rigorosa-

TABELA 18.1 • Agentes anticonvulsivantes selecionados e efeitos adversos

Agente selecionado	Efeitos adversos
Inibidores de Canal de Na^+	
Fenitoína	Nistagmo, ataxia, confusão, hirsutismo, hiperplasia gengival em crianças (até 50%), reações idiossincráticas (p. ex., erupções cutâneas), teratogenicidade
Carbamazepina	Sonolência, diplopia, ataxia, distúrbios GIs, cefaleia, tontura, sedação, reações idiossincráticas (erupções cutâneas, anemia aplásica)
Oxcarbazepina	Náuseas, erupções cutâneas, hiponatremia, sedação, cefaleia, tontura, vertigem, ataxia, diplopia
Lamotrigina	Erupção cutânea, náuseas, tonturas, diplopia
Inibidores do canal de cálcio do tipo T	
Etossuximida	Distúrbios GIs
Reforçadores de GABA	
Benzodiazepínicos	Sedação, drogadição, quedas, tolerância
Fenobarbital	Náuseas, erupção cutânea, sedação, letargia, ataxia, tolerância, dependência
Múltiplos mecanismos	
Ácido valproico	Hepatotoxicidade idiossincrática
Topiramato	Perda de peso, transtornos cognitivos
Mecanismos desconhecidos	
Gabapentina	Sonolência, ataxia
Levetiracetam	Fadiga, ansiedade sonolência

mente monitorados, sobretudo no início do tratamento, porque esse fármaco induz enzimas hepáticas responsáveis pelo seu metabolismo, e, portanto, os níveis sanguíneos caem ao longo do tempo. **Sonolência, diplopia e ataxia são efeitos colaterais comuns.** Distúrbios gastrintestinais, cefaleia, tonturas e sedação também não são incomuns (Tab. 18.1). **As reações idiossincráticas incluem erupção cutânea grave** (síndrome de Stevens-Johnson) e raramente **anemia aplásica fatal**. A carbamazepina também é usada de forma terapêutica para tratar transtorno bipolar e neuralgia do trigêmeo. A **oxcarbazepina** foi desenvolvida a partir de carbamazepina para superar os problemas com a indução de enzimas do metabolismo hepático. Os seus efeitos colaterais são semelhantes aos da carbamazepina, exceto o fato de ser mais propensa a produzir hiponatremia significativa. A **lamotrigina** também é comumente usada para o tratamento de convulsões. Os níveis sanguíneos também devem ser monitorados, porque a lamotrigina é influenciada pela presença de enzimas hepáticas de P450. São efeitos colaterais comuns erupções cutâneas, sonolência e náuseas. A lamotrigina também é utilizada no tratamento da depressão bipolar.

A **etosuxemida** somente é utilizada no tratamento de crises de ausência e não é efetiva em outros tipos de convulsões. Os efeitos adversos incluem náuseas e sonolência.

Os benzodiazepínicos são utilizados apenas em casos agudos ou como um adjuvante para a terapia devido ao desenvolvimento de tolerância a esses fármacos. São efeitos colaterais sedação, irritabilidade e quedas. O lorazepam e o diazepam são frequentemente utilizados para tratar convulsões agudas em ambiente hospitalar.

O fenobarbital é um medicamento mais antigo usado no tratamento de convulsões tônico-clônicas parciais e generalizadas. Embora possa ser utilizado em ambiente hospitalar, a sua utilização é limitada pelo seu potencial de dependência e interações medicamentosas.

O **ácido valproico**, como a etossuximida, é utilizado para tratar crises de **ausência** generalizadas. No entanto, por causa do potencial para uma **hepatotoxicidade idiossincrática**, é reservado para tratar pacientes com convulsões tônico-clônicas generalizadas concomitantes. É também utilizado para controlar as convulsões mioclônicas, para o tratamento de transtorno bipolar e para a profilaxia da cefaleia migrainosa. A sua utilização durante a gravidez está associada a um aumento do risco de **defeitos do tubo neural**.

Semelhante à **fenitoína**, o **índice terapêutico para esses medicamentos é baixo**. Assim, os níveis séricos de fármacos devem ser cuidadosamente monitorados.

A utilização de **topiramato** está associada à perda de massa corporal e à cognição diminuída, sendo ambos efeitos relacionados com a dose. A **gabapentina** e o **levetiracetam** são usados como terapia adicional, com a vantagem de que ambos são bem tolerados e não têm interações medicamentosas conhecidas.

Mecanismo de ação

Fenitoína, carbamazepina, oxcarbazepina e lamotrigina partilham um mecanismo de ação comum, a inibição da neurotransmissão através do prolongamento do estado inativo de canais de Na$^+$ dependentes de voltagem.

A **etossuximida** reduz o baixo limiar da corrente de Ca^{2+} do tipo T no tálamo, que parece fornecer atividade de marca-passo responsável pela geração cortical de crises de ausência.

O **ácido valproico** e o **topiramato** têm mais do que um mecanismo de ação, incluindo efeito sobre os canais de Na$^+$, bloqueio dos receptores de NMDA e aumento da atividade do neurotransmissor GABA. Os benzodiazepínicos diazepam e lorazepam potencializam a neurotransmissão de GABA.

Os mecanismos de ação da **gabapentina** e **levetiracetam** não são compreendidos.

Administração

Fenitoína, ácido valproico, benzodiazepínicos e fenobarbital estão disponíveis tanto para administração oral como parenteral (IV). Pelo fato de a fenitoína poder precipitar em seu local de injeção, ela foi substituída por injeção intravenosa pela fosfenitoína mais hidrossolúvel, que só está disponível para administração parenteral.

Carbamazepina, etossuximida, gabapentina, levetiracetam e topiramato estão disponíveis apenas para administração oral. Tanto a fenitoína como a carbamazepina existem também em preparações de liberação prolongada. O ácido valproico é higroscópico e, portanto, está disponível para administração oral como uma cápsula em óleo de milho ou, para uso pediátrico, em xarope. Também está disponível em forma de comprimido com revestimento entérico formulado, como o divalproex de sódio, um composto de 1:1 de ácido valproico e ácido valproico de sódio. Também está disponível para uso parenteral.

Farmacocinética

Pelo fato de as enzimas metabólicas hepáticas da fenitoína tornarem-se saturadas com uma dose baixa, alterações relativamente pequenas na dose podem levar a grandes alterações na concentração de plasma e, portanto, no desenvolvimento de toxicidade.

Com a administração contínua, a carbamazepina induz a síntese de enzimas microsomais hepáticas responsáveis pelo seu próprio metabolismo, resultando em uma substancial diminuição da meia-vida que requer ajuste significativo da dose. Por meio do mesmo mecanismo de indução, a carbamazepina pode também alterar a biotransformação de uma série de outros fármacos. Da mesma forma, há um certo número de fármacos que podem alterar o metabolismo da carbamazepina por indução das enzimas microsomais adequadas. A oxcarbazepina é um anticonvulsivante estreitamente relacionado, que tem menor probabilidade de induzir a síntese da enzima microsomal.

O ácido valproico inibe o seu próprio metabolismo e a biotransformação de outros fármacos, incluindo a fenitoína. Ele desloca a fenitoína de sua ligação com as proteínas plasmáticas.

QUESTÕES DE COMPREENSÃO

18.1 O bloqueio das correntes de cálcio do tipo T é o principal mecanismo de ação para qual dos seguintes fármacos usados para tratar convulsões?
   A. Carbamazepina
   B. Diazepam
   C. Etossuximida
   D. Fenitoína

18.2 Qual dos seguintes fármacos utilizados para tratar convulsões requer ajuste de dose significativo com a administração contínua?
A. Carbamazepina
B. Diazepam
C. Etossuximida
D. Fenitoína

18.3 Para qual dos seguintes fármacos usados para tratar a epilepsia uma pequena alteração na sua biodisponibilidade resulta em um aumento desproporcional dos seus níveis sanguíneos e da toxicidade?
A. Carbamazepina
B. Diazepam
C. Etossuximida
D. Fenitoína

RESPOSTAS

18.1 **C.** A atividade anticonvulsivante da etossuximida, quando usada para tratar crises de ausência, é causada por seu bloqueio de correntes de cálcio do tipo T no tálamo. A carbamazepina e a fenitoína, que não são usadas para tratar crises de ausência, bloqueiam os canais de sódio. O diazepam, que não é um fármaco de primeira linha para crises de ausência, potencializa a neurotransmissão de GABA.

18.2 **A.** A carbamazepina induz a síntese de enzimas microssomais hepáticas responsáveis por sua própria biotransformação, necessitando ajuste da dose significativo com a administração contínua.

18.3 **D.** Uma pequena mudança na biodisponibilidade da fenitoína pode resultar em aumento desproporcional no seu nível sanguíneo, porque as enzimas metabólicas ficam saturadas mesmo em doses terapêuticas.

DICAS DE FARMACOLOGIA

▶ Os fármacos anticonvulsivantes atualmente disponíveis controlam convulsões em cerca de 80% dos pacientes com epilepsia.
▶ Os fármacos anticonvulsivantes aumentam o risco de malformações congênitas, incluindo "síndrome de hidantoína fetal" (fenitoína) e espinha bífida (ácido valproico).
▶ Os níveis de enzimas metabólicas hepáticas são frequentemente alterados por esses fármacos, resultando em baixo índice terapêutico, e, portanto, os níveis sanguíneos de medicamentos anticonvulsivantes devem ser rigorosamente monitorados.

REFERÊNCIAS

French JA. Efficacy and tolerability of the new antiseizure drugs I: treatment of new onset epilepsy. *Neurology*. 2004;62(8):1252–60.

French JA. First-choice drug for newly diagnosed epilepsy. *Lancet*. 2007;369:970.

French JA, Pedley TA. Clinical practice: initial management of epilepsy. *N Engl J Med*. 2008;359:166.

LaRoche SM, Helmers SL. The new antiepileptic drugs: scientific review. *JAMA*. 2004;291:605.

Perucca E. NICE guidance on newer drugs for epilepsy in adults. *BMJ*. 2004;328:1273.

CASO 19

Um homem de 18 anos de idade é levado ao serviço de emergência depois de ter sido encontrado irresponsivo na rua. Ele encontra-se letárgico e não responde a perguntas. Recebeu uma ampola de Dextrose por via intravenosa, sem resultado. Durante o exame, sua frequência cardíaca é de 60 batimentos por minuto e a frequência respiratória é de 8 por minuto e superficial. Suas pupilas estão puntiformes e não reativas. Existem várias marcas de trajeto intravenoso em seus braços bilateralmente. O médico da emergência conclui que o paciente teve uma dosagem excessiva (*overdose*) de drogas.

▶ Qual é o diagnóstico mais provável?
▶ Qual é a medicação mais apropriada para essa condição?
▶ Além de suas ações terapêuticas, quais outros efeitos podem produzir esse medicamento?

RESPOSTAS PARA O CASO 19
Overdose de opioide

Resumo: Um homem de 18 anos de idade, irresponsivo, apresenta-se com pupilas puntiformes, respiração superficial e várias marcas de trajeto intravenoso em seus braços bilateralmente.

- **Diagnóstico mais provável**: *Overdose* de opioides, provavelmente heroína.
- **Medicação mais apropriada para essa condição**: Naloxona.
- **Efeitos adicionais que esse medicamento pode produzir**: Sintomas de abstinência precipitada que podem incluir lacrimejamento, rinorreia, sudorese, pupilas dilatadas, diarreia, cólicas abdominais e tremor.

CORRELAÇÃO CLÍNICA

Os opioides são fármacos com atividade semelhante à morfina que reduzem a dor e induzem **tolerância** e **dependência física**. Determinados indivíduos buscam a euforia obtida a partir da injeção intravenosa de opioides como a heroína. Existem três **receptores** celulares diferentes específicos para opioides: **mu, kappa e delta** (μ, κ, δ), sendo que todos existem como vários subtipos. Esse paciente tem os sinais clássicos de *overdose* de opioides: sonolência, depressão respiratória e miose.

A estimulação do receptor mu resulta em analgesia (supraespinal e espinal), depressão respiratória, euforia e dependência física. O uso contínuo e intenso de opioides pode resultar em tolerância, sendo necessário mais fármaco para obter a mesma sensação eufórica e também para dependência física. A naloxona, um antagonista competitivo de opioides, é utilizada no tratamento da *overdose* de opioides. Sua administração intravenosa conduz a uma reversão quase imediata de todos os efeitos dos opioides.

Em indivíduos que são fisicamente dependentes, a administração de naloxona precipita imediatamente **abstinência de opioides**, que consiste em uma constelação de sinais e sintomas que incluem náuseas e vômitos, dores musculares, lacrimejamento ou rinorreia, diarreia, febre e pupilas dilatadas. Da mesma forma, quando alguém fisicamente dependente de opioides interrompe sua administração, há um desenvolvimento mais lento (horas ou dias) de uma constelação de sintomas de abstinência dos opioides, que inclui **sensibilidade ao tato e à luz, arrepios, hiperatividade autonômica, desconforto GI, dores articulares e musculares, bocejo, salivação, lacrimejamento, micção, defecação e humor deprimido ou ansioso**. Em geral, a dependência física induzida por opioides, com meia-vida curta, tende a resultar em uma abstinência grave rápida, enquanto a dependência física induzida por opioides com meia-vida longa tende a ser associada a um curso menos grave e mais gradual de abstinência. Embora muito desconfortável, a retirada de opioides **geralmente não é ameaçadora da vida**.

O opioide metadona pode ser administrado em uma dose diária em indivíduos fisicamente dependentes de opioides, sobretudo de heroína, como uma "terapia de manutenção" ou para diminuir os sintomas da abstinência de opioides. Apenas especialistas licenciados em adicção podem prescrever a metadona para essa finalidade.

ABORDAGEM À
Farmacologia dos opioides

OBJETIVOS

1. Descrever o mecanismo de ação de opioides como analgésicos.
2. Explicar como os opioides reduzem a dor.
3. Listar os principais agonistas e antagonistas opioides, seus usos terapêuticos e suas propriedades farmacocinéticas importantes.
4. Descrever os efeitos adversos dos opioides.

DEFINIÇÕES

Adicção: Continuação persistente, compulsiva de um comportamento ou uso de uma substância química, apesar de seus efeitos fisiológicos, psicológicos ou sociais adversos.

Tolerância ao fármaco: É a redução da resposta a um fármaco com a sua administração contínua e que pode ser superada pelo aumento da dose. A tolerância celular desenvolve-se para determinados fármacos de uso abusivo que atuam sobre o SNC devido a uma adaptação bioquímica ou homeostática mal compreendida dos neurônios à presença contínua do fármaco. Além de tolerância celular, a tolerância metabólica pode desenvolver-se para os efeitos de alguns medicamentos, porque eles aumentam a síntese de enzimas responsáveis por sua própria biotransformação (álcool, barbitúricos).

Dependência de fármacos: Necessidade contínua de usar um fármaco. A dependência psicológica é o comportamento compulsivo de um usuário para continuar a usar um fármaco, independentemente das consequências pessoais ou clínicas. A incapacidade de obter o fármaco ativa um "desejo incontrolável" que é muito desconfortável. A dependência física ou fisiológica é uma consequência da abstinência de fármacos após o uso crônico do fármaco, que resulta em uma constelação de sinais e sintomas que são frequentemente opostos aos efeitos iniciais do fármaco e aos procurados pelo usuário. A dependência psicológica, em geral, precede a dependência física, mas, dependendo do fármaco, não conduz necessariamente a ela. O desenvolvimento de dependência física, cujo grau varia de forma considerável para diferentes fármacos de uso abusivo, está sempre associado ao desenvolvimento de tolerância, embora a relação exata não esteja clara.

Peptídeos opioides endógenos: Classe de peptídeos endógenos naturais que se ligam a receptores humanos de opioides mu, delta e kappa. Quatro classes desses peptídeos foram descritos: (1) as encefalinas pentapeptídicas (met e leu), (2) as endorfinas (β-endorfina), (3) as dinorfinas (A, B, C), sendo todas proteoliticamente liberadas de moléculas precursoras maiores, e (4) as endomorfinas. Juntos, eles podem modular uma série de funções importantes do corpo (p. ex., dor, reações ao estresse e à ansiedade).

Fasciculação: Contração muscular de grupos contíguos de fibras musculares.
Lacrimejamento: Secreção de lágrimas dos olhos.
Rinorreia: Material semelhante a muco que sai do nariz.

DISCUSSÃO

Classe

A **morfina**, o opioide protótipo, é derivada do ópio, um material bruto obtido a partir da vagem de sementes da planta papoula. A estrutura química da morfina é mostrada na Figura 19.1. Muitos outros derivados da planta do ópio (opiáceos) e outros fármacos com efeitos semelhantes (opioides) têm sido descobertos ou sintetizados. As modificações químicas da estrutura da morfina resultam em alterações significativas na potência e na razão entre efeitos agonistas e antagonistas (Tab. 19.1). No entanto, nenhuma grande melhoria no efeito analgésico dessa classe

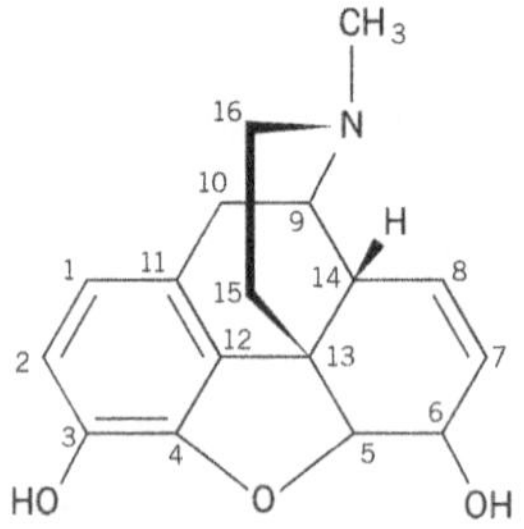

	Posição do Anel			
	3[a]	6[b]	17[c]	Substituição
Morfina	–OH	–OH	–CH_3	Protótipo
Codeína[d]	–OCH_3	–OH	–CH_3	Metilmorfina
Heroína[e]	–$OCOCH_3$	–$OCOCH_3$	–CH_3	Diacetil morfina
Naloxona[f]	–OH	=O	–$CH_2CH=CH_2$	Alil
Tebaína[g]	–OCH_3	–OCH_3	–CH_3	Dimetil morfina

[a]Substituições na posição fenólica C-3 e na posição hidroxila C-6 de morfina.
[b]Modificação do grupo metila no nitrogênio do anel de piperidina (N-17).
[c]Substituição de metila: diminui o efeito de primeira passagem, aumento da absorção oral no cérebro para a morfina.
[d]Substituição de alil: antagonista.
[e]Substituição de dimetila: convulsivante.

Figura 19.1 Relações estrutura-atividade dos opioides.

TABELA 19.1 • Opioides selecionados

Agonistas de opioides fortes	Observações
Morfina (também hidromorfona, oximorfona, heroína)	Ver descrição do caso. Heroína é biotransformada em morfina.
Metadona	As indicações são semelhantes à morfina. Usada para tratar dor difícil de controlar (p. ex., câncer, dor neuropática). Usada como substituta de opioide oral para tratar a dependência de opioides. Sua longa duração de ação e metabolismo lento resultam em abstinência menos grave do que com outros opioides de ação mais curta.
Fentanila (também alfentanila, sufentanila, remifentanila)	Tem duração de ação mais curta do que a morfina. Disponível apenas para uso parenteral. Usada como medicação pré-anestésica e para dor pré e pós-operatória. A fentanila (ou morfina) é utilizada para completar a analgesia e efeitos sedativo-hipnóticos de óxido nitroso e halotano, é igual a "anestesia balanceada." Rápida administração IV de doses elevadas pode causar rigidez muscular do tronco grave, que pode ser revertida pela naloxona. Disponível como adesivo transdérmico e pastilha.
Meperidina	Embora ainda usada na dosagem excessiva, a meperidina pode excitar o SNC (tremores, *delirium* e hiper-reflexia) e causar convulsões como resultado da formação de metabólito N-desmetilado, normeperidina. Com inibidores da MAO, podem causar inquietação grave, agitação, febre e convulsões (síndrome da serotonina). Tem uma atividade anticolinérgica fraca que pode resultar em midríase (não miose) e taquicardia. A meperidina tem efeito fraco ou ausente sobre o reflexo da tosse.
Codeína (também oxicodona, hidrocodona, di-hidrocodeína)	Usada para dor moderada. Tem boa biodisponibilidade por via oral (em comparação com a morfina), 10% convertida à morfina. Provoca pouca depressão respiratória e menos tendência à dependência do que a morfina. Uma dosagem excessiva pode causar convulsões. A codeína e outros agonistas opioides fracos são frequentemente utilizados em combinação com outros analgésicos, tais como o ácido acetilsalicílico ou paracetamol.
Agonistas opioides fracos	**Observações**
Difenoxilato, Loperamida	Usados para o tratamento sintomático da diarreia. A insolubilidade de difenoxilato limita sua absorção através do trato GI. A loperamida não atravessa a barreira hematencefálica. Tendência a dependência ou outros efeitos opioides mediados centralmente é mínima. Para limitar o seu uso parenteral, o difenoxilato está disponível apenas combinado com atropina.
Agonistas e Antagonistas Opoides Mistos/Agonistas Parciais	
Buprenofrina (também pentazocina, nalbufina, butorfanol, dezocina, tramadol)	A buprenorfina é um agonista parcial que se dissocia lentamente do receptor µ-opioide. Suas ações agonistas são resistentes à reversão da naloxona. Ela é usada principalmente para a desintoxicação de heroína. Tem menos tendência à dependência do que a morfina. Em doses mais elevadas, tem atividade antagonista no receptor µ-opioide, que limita sua capacidade para causar depressão respiratória.
Antagonistas opioides	
Naloxona e naltrexona (também nalmefeno)	Antagonistas competitivos nos receptores opioides, o que pode precipitar abstinência de opioides. A naloxona é administrada por via intravenosa devido à má absorção oral. É usada para tratar *overdose* de opioides aguda. Devido à sua curta duração de ação, pode ser necessária múltipla dosagem. A naltrexona é aprovada pela FDA para uso em alcoólicos crônicos para reduzir o desejo incontrolável por álcool.

de opioides foi alcançada; a morfina ainda é um dos opioides mais amplamente utilizados. Os opioides são classificados de diversas maneiras: (1) **potência** do efeito **analgésico** (agentes fortes e fracos), (2) proporção entre **efeitos agonistas e antagonistas** (agonistas puros, agonistas-antagonistas mistos e antagonistas) e (3) **ações** (fármacos analgésicos, antitussígenos e antidiarreicos). A principal aplicação terapêutica para a morfina e outros **opioides fortes** (p. ex., **fentanila, hidromorfona, metadona**) é o manejo da dor moderada a grave (p. ex., a dor associada a traumatismo, queimaduras, câncer, infarto agudo do miocárdio e cólica renal ou biliar). Os **opioides fracos,** como a **codeína** e a **pentazocina,** são usados para tratar a dor leve a moderada. Outros usos terapêuticos importantes incluem o tratamento da **diarreia** (p. ex., **codeína, difenoxilato, loperamida**), dispneia associada a edema pulmonar secundário e insuficiência aguda do ventrículo esquerdo, supressão do reflexo da tosse (codeína) e manutenção e terapia de abstinência para dependência de opioides (**metadona, buprenorfina**). A ação antitussígena (supressor da tosse) e a ação antidiarreica dos opioides são separáveis de sua ação analgésica pelo menos parcialmente. Fármacos separados foram desenvolvidos para explorar esses efeitos.

Os locais de ação opioide incluem áreas do SNC em que **aumentam o limiar de dor** (i.e., diminuem a sensação de dor), incluindo (1) a *medula espinal*, em que os opioides atuam diretamente sobre os **receptores** nos terminais de **neurônios sensoriais aferentes primários** no **corno dorsal da medula espinal** inibindo a liberação de transmissores excitatórios, tais como a **substância P**, (2) o *tálamo*, em que opioides atuam em **vias ascendentes** para **inibir diretamente a transmissão da dor da medula espinal para centros superiores do cérebro** (via trato espino-talâmico e trato espinorreticular), e (3) a área cinzenta periaquedutal do *mesencéfalo* e medula ventral rostral (núcleo da rafe magna), em que os opioides **ativam neurônios** *inibitórios* **descendentes** até a **medula espinal**, impedindo, assim, a transmissão da dor. Os opioides também atuam sobre o córtex cerebral, a amígdala e o hipocampo diminuindo a reatividade emocional à dor (i.e., diminuindo a percepção de dor). Há também efeito inibitório direto dos opioides nas terminações nervosas sensoriais. Além do SNC, os opioides também atuam sobre outros órgãos, incluindo o trato GI e os rins.

Os efeitos observados com mais frequência quando os opioides são utilizados para o alívio da dor são **sedação, náuseas e vômitos e obstipação**. Grandes doses induzem regularmente **depressão respiratória e euforia** ou confusão mental. Os principais efeitos adversos de opioides selecionados são apresentados na Tabela 19.2. A metadona pode causar prolongamento de QTc potencialmente fatal.

A **tolerância** a alguns efeitos dos opioides (Tab. 19.3) ocorre de maneira gradual (dias) com a administração repetida, de modo que uma dose maior é necessária para produzir o mesmo efeito inicial. A tolerância é causada por uma ação direta dos opioides sobre os neurônios (ou seja, tolerância celular), em vez de um aumento da sua biotransformação (tolerância metabólica). A tolerância não ocorre a todos os efeitos dos agonistas de opioides ou à ação de antagonistas (Tab. 19.3). A

TABELA 19.2 • Efeitos adversos dos opioides

Efeito adverso: causa	Observações
A depressão respiratória (principal efeito limitador), causada pela inibição direta do centro respiratório no tronco cerebral, resulta na diminuição da sensibilidade a impulso hipóxico pelo carbono.	Ocorre em doses terapêuticas de morfina. A tolerância desenvolve-se semelhante à tolerância à analgesia. A depressão respiratória geralmente não é um problema clínico sério, exceto em várias circunstâncias especiais em que os opioides podem ser contraindicados: (1) diminuição da reserva respiratória (p. ex., dióxido de carbono, enfisema, doença pulmonar obstrutiva), (2) traumatismo craniano ou tumores do SNC e (3) gravidez (para evitar depressão respiratória fetal). A depressão respiratória é uma consequência grave e potencialmente fatal da overdose de opioides.
Sedação/sonolência	Diminuição da capacidade de concentração. Pacientes ambulatoriais e idosos têm maior risco de acidentes. A disforia paradoxal e o aumento da ansiedade podem ocorrer em crianças e mulheres.
Náuseas (30%), vômitos (10%): causados por estimulação direta do CTZ na área postrema da medula, que ativa o centro do vômito.	Maior probabilidade de ocorrer em pacientes ambulatoriais. Autolimitado com administração contínua devido à posterior inibição direta pela morfina do centro do vômito.
Dependência	Ver Correlação Clínica, Caso 19.
Pneumonia: pode resultar da inibição do reflexo de tosse.	Aumento da probabilidade em pacientes cuja respiração já está seriamente comprometida.
Miose: estimulação do núcleo de Edinger-Westphal do nervo oculomotor (III) resulta na contração do esfincter da pupila com constrição das pupilas (pupilas "puntiformes").	Ocorre em doses terapêuticas. As pupilas não dilatam, mesmo no escuro. As vias parassimpáticas envolvem liberação de ACh no gânglio ciliar; miose pode ser bloqueada por atropina. Sinal de *overdose* de opioides (p. ex., heroína).
Hipotensão: os opioides inibem o centro vasomotor (tonicamente ativo) no tronco cerebral causando alguma vasodilatação arterial e venosa periférica.	Em geral, não é um problema clínico, mas é uma contraindicação relativa para os pacientes em estado de choque ou que têm pressão arterial baixa ou que estão hipovolêmicos (volume de sangue reduzido). Os idosos são particularmente suscetíveis.
Efeitos adversos dos opioides (geralmente extensões de atividade farmacológica)	
Obstipação (movimento fecal atrasado/aumento da absorção de água): o mecanismo é incerto, mas provavelmente devido à ação periférica no sistema nervoso entérico para inibir a liberação de acetilcolina. O efeito é aumentar o tônus GI com uma concomitante diminuição da atividade de propulsão coordenada e motilidade. Os opioides também aumentam o tônus do esfincter anal e diminuem a atenção ao reflexo de defecação.	Uma das principais queixas dos pacientes que recebem opioides para analgesia. Não existe tolerância clinicamente significativa em seres humanos. Os laxantes são usados para tratar (supositórios de óleo mineral/glicerina).
Retenção urinária: os opioides diminuem o débito urinário devido à diminuição do fluxo plasmático renal, possível aumento da liberação de ADH da hipófise, diminuição da contratilidade coordenada dos ureteres e bexiga, aumento do tônus do esfincter uretral e desatenção ao reflexo urinário.	Em geral, não é um problema clínico, exceto em pacientes com aumento da próstata. Pode ser necessário cateterismo. Mais comum em idosos. Aumento do tônus dos ureteres pode resultar em aumento paradoxal de dor. Efeito semelhante pode ocorrer quando os opioides são usados para tratar a dor de cólica biliar.

TABELA 19.3 • Efeitos adversos baseados na tolerância relativa aos opioides	
Substancial	Mínima
Analgesia Depressão respiratória Euforia Sedação Náuseas e vômitos	Obstipação Convulsões (meperidina, codeína) Atividade antagonista (naloxona, naltrexona) Miose

tolerância a um agonista de opioides pode conferir tolerância a outros agonistas de opioides, isto é, tolerância cruzada. No entanto, não existe tolerância cruzada entre agonistas de opioides e outros fármacos não opioides que atuam sobre o SNC, tais como benzodiazepínicos, barbituratos, etanol e estimulantes.

A **depressão respiratória** induzida por opioides pode ser potencializada na presença de agentes sedativo-hipnóticos, agentes antipsicóticos ou agentes antidepressivos. Os opioides, particularmente **meperidina**, podem interagir com inibidores da MAO (tranilcipromina, fenelzina) causando **síndrome da serotonina**.

Estrutura

Os opioides podem ser agonistas totais (p. ex., morfina, heroína) ou agonistas parciais (p. ex., buprenorfina, pentazocina). A morfina é um alcaloide fenantreno com uma estrutura de anel de fenilmetil-piperidina. Substituições químicas simples podem alterar significativamente as suas propriedades farmacológicas (Fig. 19.1).

Mecanismo de Ação

Os agonistas de opioides ligam-se a receptores neurais acoplados à proteína G (**mu, delta, kapa**) **reduzindo a atividade da adenilil-ciclase**, reduzindo a condutância do cálcio pré-sináptico, o que provoca uma diminuição na liberação de neurotransmissor, e melhorando a condutância de potássio pós-sináptica, que provoca uma diminuição na capacidade de resposta das células aos neurotransmissores excitatórios.

Administração

Os opioides são geralmente administrados por via oral, mas alguns semelhantes à morfina também podem ser administrados por via retal ou parenteral.

Administração especializada

Analgesia controlada pelo paciente (ACP): Por infusão (morfina/meperidina/hidromorfona).

Analgesia Regional: A via peridural é favorecida porque produz menos efeitos adversos. Eles também podem ser administrados em espaços intratecais ou subaracnoides. Pode haver depressão respiratória tardia, náuseas e vômitos que podem ser revertidos com naloxona.

Adesivo transdérmico de fentanila: Usado contra a dor crônica.
Pastilha/pirulito bucal de fentanila
Spray nasal de butorfanol
Combinações de narcóticos com paracetamol e AINEs

Farmacocinética

A maioria dos opioides são bem absorvidos. A morfina, administrada por via oral, sofre biotransformação de primeira passagem variável, mas significativa (conjugação de glicuronida) com proporções de potência oral a parenteral baixas (25%). Geralmente é administrada por via parenteral. A codeína e a metadona são bem absorvidas depois de administração oral (cerca de 60%) devido ao limitado metabolismo de primeira passagem.

Todos os opioides são biotransformados pelo fígado. O metabolismo em geral resulta em mais metabólitos polares e com frequência envolve a conjugação do hidroxilo fenólico com ácido glicurônico. A excreção é principalmente através dos rins. Além dos metabólitos inativos, a morfina é conjugada no fígado em morfina-3-glicuronida, que tem propriedades neuroexcitatórias. A morfina também é biotransformada (10%) em morfina-6-glicuronida, que, em níveis elevados, tem potência analgésica maior do que a própria morfina. A codeína e a heroína são biotransformadas em morfina. A heroína também é biotransformada em morfina. A meperidina é biotransformada em normeperidina que provoca convulsões em pacientes em que se acumula. Por esse motivo, o seu uso é desencorajado.

A barreira hematencefálica fetal é facilmente atravessada pelos opioides, e crianças nascidas de mães que receberam (ou autoadministraram) grandes doses de opioides podem ter depressão respiratória grave.

QUESTÕES DE COMPREENSÃO

19.1 Um homem de 25 anos de idade foi submetido à cirurgia de hérnia inguinal. No pós-operatório, ele recebe sulfato de morfina para a dor. A morfina produz analgesia por meio de qual das seguintes ações?

   A. Ativação de adenililciclase neuronal
   B. Aumento da liberação pré-sináptica de neurotransmissores
   C. Redução da condutância de potássio neuronal pós-sináptica
   D. Redução da condutância de cálcio neuronal pré-sináptica

19.2 Qual dos seguintes agonistas de opioides não é biotransformado em um agente ativo com atividade analgésica?

   A. Morfina
   B. Codeína
   C. Heroína
   D. Meperidina

19.3 Prolongamento de QTc é um efeito adverso potencialmente fatal associado a qual opioide?
A. Metadona
B. Hidrocona
C. Fentanila
D. Morfina

RESPOSTAS

19.1 **D.** Os agonistas de opioides ligam-se a receptores acoplados à proteína G reduzindo a atividade da adenilil-ciclase, reduzindo a condutância do cálcio pré-sináptico, o que resulta em uma diminuição na liberação de neurotransmissor, e aumentando a condutância pós-sináptica de potássio, o que resulta na diminuição da capacidade de resposta aos neurotransmissores excitatórios.

19.2 **D.** A meperidina é biotransformada em normeperidina, que pode resultar em convulsões. A morfina é biotransformada em morfina-6-glicuronida. A codeína e a heroína são metabolizadas, em parte, em morfina.

19.3 **A.** Prolongamento de QTc potencialmente fatal é um efeito colateral singular da metadona. O monitoramento do ECG é importante durante a sua utilização terapêutica.

DICAS DE FARMACOLOGIA

▶ A busca por alívio da dor é uma das razões mais comuns para a consulta médica pelo paciente.
▶ O uso abusivo de medicamentos de prescrição é um problema crescente, e as mortes acidentais em decorrência do uso de oxicodona, hidrocodona e morfina, entre outros, estão aumentando.
▶ Convulsões podem ocorrer em pacientes com insuficiência renal devido à ação do metabólito da morfina morfina-3-glicuronida.
▶ O tratamento da dor crônica e dor de câncer com uso de opioides permanece controverso. No entanto, o tratamento da dor aguda ou dor em pacientes com uma doença terminal geralmente é clinicamente necessário.

REFERÊNCIAS

Ferrante FM. Principles of opioid pharmacotherapy: practical implications of basic mechanisms. *J Pain Symptom Manage.* 1996;11(5):265–73.

Julius D, Basbaum AI. Molecular mechanisms of nociception. *Nature.* 2001;413(6852):203–10.

Loeser JD, ed. Bonica's Management of Pain. Philadelphia: Lippincott Williams & Wilkins, 2001.

McCleane G, Smith HS. Opioids for persistent noncancer pain. *Med Clin North Am.* 2007;91(2):177–97.

Turk DC, Wilson HD, Cahana A. Treatment of chronic noncancer pain. *Lancet.* 2011;377:2226.

Von Korff M, Kolodny A, Deyo RA, Chou R. Long-term opioid therapy reconsidered. *Ann Intern Med.* 2011;155:325.

CASO 20

Uma mulher de 22 anos de idade é trazida para o serviço de emergência por ambulância devido a uma tentativa de suicídio. Logo depois de um passeio, ela chamou o namorado dizendo que havia tomado muitas pílulas para dormir. Durante o exame, ela está letárgica, mas geme e move todas as extremidades sob estímulos dolorosos. Sua pressão arterial é de 110/70 mmHg, a frequência cardíaca é de 80 bpm e a saturação de oxigênio é de 99%. Suas pupilas têm tamanho normal e são reativas à luz. Seus reflexos tendíneos profundos estão normais bilateralmente. No local, ela recebeu um bólus intravenoso de dextrose e uma ampola de naloxona sem resposta. Seu namorado, com quem teve uma discussão, trouxe o vidro do medicamento usado, em que se lê "lorazepam."

- Qual é o perigo de uma dosagem excessiva com essa classe de medicamentos?
- Qual é o mecanismo celular de ação dessa classe de medicamentos?
- Que agente farmacológico pode ser usado para tratar essa paciente, e qual é o seu mecanismo de ação?

RESPOSTAS PARA O CASO 20

Benzodiazepínicos

Resumo: Uma mulher de 22 anos de idade é levada para o setor de emergência devido a uma tentativa de suicídio com superdosagem de lorazepam. Ela está hemodinamicamente estável, não tem déficits neurológicos focais, mas encontra-se letárgica. Dextrose intravenosa e naloxona foram administradas sem resposta.

- **Perigo de overdose com essa classe de medicamentos**: O lorazepam é um benzodiazepínico que pertence a uma classe de fármacos conhecidos como sedativo-hipnótica que podem deprimir a atividade do SNC. Uma overdose de um benzodiazepínico, em particular na presença de outro depressor do SNC, como o álcool, pode levar a sedação, hipotensão, depressão respiratória, coma e morte. A superdosagem de benzodiazepínico, sem álcool ou outros agentes depressores, raramente é fatal.
- **Mecanismo celular de ação do lorazepam**: Liga-se a um local distinto do receptor benzodiazepínico no complexo do canal de ácido γ-aminobutírico (GABA)-cloreto aumentando alostericamente a afinidade e a frequência de interações GABA com receptores neuronais $GABA_A$.
- **Fármaco usado para tratar a superdosagem de benzodiazepínicos e seu mecanismo de ação**: O flumazenil é um antagonista competitivo nos receptores benzodiazepínicos. É utilizado clinicamente para reverter os sintomas de superdosagem de benzodiazepínicos.

CORRELAÇÃO CLÍNICA

Essa mulher provavelmente bebeu e, após, ingeriu inúmeros comprimidos de lorazepam, um benzodiazepínico; ela exibe os **sinais clássicos de** *overdose*: **sonolência, confusão e amnésia**. Em geral, uma dose excessiva de benzodiazepínicos não é fatal, o que é uma grande vantagem sobre as classes anteriores de medicamentos utilizados pelas suas propriedades sedativo-hipnóticas, tais como os barbitúricos. Os sintomas de superdosagem de benzodiazepínicos podem incluir **sonolência, confusão, amnésia, hipotensão** e, na ausência de comprometimento da função pulmonar, **depressão respiratória leve**. No entanto, na presença de outros fármacos sedativo-hipnóticos, como o etanol, que é suspeito nesse caso, pode haver **aumento da sedação** e depressão respiratória, que pode resultar em **coma ou até mesmo a morte**.

ABORDAGEM A
Benzodiazepínicos

OBJETIVOS

1. Descrever o mecanismo de ação de benzodiazepínicos.
2. Examinar o uso crônico de benzodiazepínicos.
3. Identificar os sintomas de abstinência dessa classe de fármacos.

DEFINIÇÕES

Complexo receptor $GABA_A$-canal de cloreto: Uma proteína multiunidade que interage com GABA regulando a condutância de cloreto. Essa ação pode ser modificada por meio da interação alostérica de outros substratos, tais como os benzodiazepínicos e os barbituratos.

Interação alostérica: Uma alteração conformacional de uma proteína (complexo de receptor $GABA_A$-canal de cloreto) causada por ligação não competitiva de um substrato (benzodiazepínicos) em um local que não seja o local ativo daquela proteína.

DISCUSSÃO

Os benzodiazepínicos são medicamentos usados para tratar uma variedade de distúrbios, incluindo ansiedade e insônia, bem como convulsões. Eles também são utilizados clinicamente como relaxantes musculares, como medicamentos pré-anestésicos e como agentes amnésicos para procedimentos médicos e cirúrgicos de curta duração (Tab. 20.1).

TABELA 20.1 • Usos clínicos selecionados de benzodiazepínicos
Transtornos de ansiedade
Insônia
Transtornos convulsivos
Estado de mal epiléptico agudo
Administração pré-cirúrgica para reduzir a ansiedade e para efeitos amnésicos
Transtorno espástico ou espasmo muscular
Distúrbio de movimento involuntário (como a síndrome das pernas inquietas)
Desintoxicação de álcool
Condições psiquiátricas (p. ex., mania aguda, distúrbios de controle de impulso)

O uso crônico (semanas) dos benzodiazepínicos pode resultar em **tolerância** (resposta reduzida com administração contínua do fármaco) e **dependência física** com **síndrome de abstinência** identificável, que inclui **ansiedade grave e insônia** e, menos frequentemente, como observado com **abstinência de álcool, tremores, taquicardia, hipertensão, alucinações e convulsões que podem ser ameaçadoras da vida**. A abstinência de benzodiazepínicos de ação mais curta e intermediária ocorre mais rapidamente, e é mais grave do que os fármacos de ação mais longa. Em geral, é controlada com a redução gradual da dosagem do fármaco. Alternativamente, devido ao fenômeno de tolerância cruzada, os benzodiazepínicos com meias-vidas mais curtas ou outros fármacos sedativo-hipnóticos, como o etanol e os barbitúricos, podem ser substituídos por benzodiazepínicos de meias-vidas mais longas (p. ex., diazepam), para estabilizar o paciente e reduzir a gravidade da síndrome de abstinência.

Zolpidem, zaleplona e eszopiclona são estruturalmente diferentes dos benzodiazepínicos, mas têm um mecanismo de ação semelhante. Eles são largamente utilizados para o tratamento de curto prazo da insônia. Têm algumas das outras ações dos benzodiazepínicos e são menos propensos a causar dependência física e abuso do fármaco.

O flumazenil, um inibidor competitivo do local de ligação dos benzodiazepínicos no complexo receptor $GABA_A$-canal de cloreto, rapidamente irá reverter os efeitos dos benzodiazepínicos. Em indivíduos dependentes, pode induzir sintomas de abstinência. É usado para tratar a depressão significativa do SNC devido a superdosagem de benzodiazepínicos como neste caso clínico.

Mecanismo de ação

Assim como os barbitúricos (outra classe de agentes sedativo-hipnóticos), os benzodiazepínicos ligam-se ao **complexo receptor $GABA_A$-canal de cloreto** (Fig. 20.1). No entanto, ao contrário dos barbitúricos, que aumentam a *duração* da abertura do canal de cloreto mediada por GABA, os benzodiazepínicos ligam-se a um local diferente e atuam aumentando a afinidade do complexo por GABA. Isso resulta em **aumento da condutância de cloreto que resulta em hiperpolarização neuronal**. Pelo fato de GABA ser o neurotransmissor inibitório principal do cérebro, sua ação aumentada, facilitada por um benzodiazepínico, levará a uma estimulação neuronal reduzida por neurotransmissores excitatórios. O desfecho, entre outros, é a sedação e a hipnose.

Zolpidem, zaleplona e eszopiclona atuam em um subtipo do receptor de benzodiazepínico (BZ1) e, como os benzodiazepínicos, reduzem a condutância de cloreto no SNC.

O **flumazenil** inibe competitivamente a ação dos benzodiazepínicos nos seus receptores do complexo do receptor de GABA- do canal de cloreto.

Farmacocinética

Os benzodiazepínicos são bem absorvidos a partir do trato GI, embora o clorazepato, um profármaco, seja descarboxilado primeiro no suco gástrico em **metabólito**

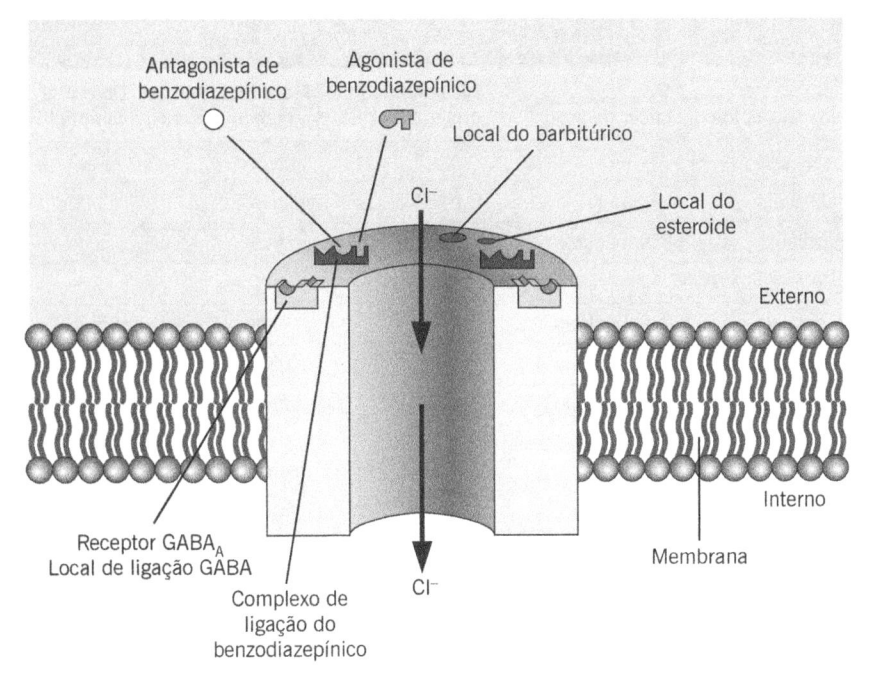

Figura 20.1 Canal de cloreto mostrando receptor benzodiazepínico na membrana celular. (Usado, com permissão, de Toy EC, Klamen DL. Case Files: Psychiatry, 2nd ed. New York: McGraw-Hill, 2007:409)

ativo N-desmetildiazepam de longa ação (> 50 horas). Pelo fato de a solubilidade lipídica dos benzodiazepínicos variar mais do que 50 vezes, há uma variação considerável em seu início de ação (diazepam, midazolam > lorazepam, clonazepam, alprazolam > oxazepam, temazepam).

Na maioria dos casos, a duração da ação dos benzodiazepínicos (Tab. 20.2) está relacionada com a sua biotransformação por *desalquilação* em metabólitos ativos desmetildiazepam de ação prolongada (> 50 horas) (p. ex., diazepam, clordiazepóxido) ou desalquilflurazepam (flurazepam).

Oxidação em metabólitos de ação curta ou intermediária (alprazolam, triazolam).

Conjugação rápida em metabólitos sem atividade intrínseca (p. ex., oxazepam, lorazepam).

A **depuração dos benzodiazepínicos** é **significativamente diminuída nos idosos**, ou em pacientes com **doença hepática**. Assim, essas populações devem, em geral, receber dosagens reduzidas. Os **pacientes idosos** podem também ser suscetíveis à **agitação paradoxal** e à insônia. Os benzodiazepínicos devem **ser evitados durante a gravidez**, porque **recém-nascidos podem desenvolver sintomas de abstinência.**

TABELA 20.2 • Benzodiazepínicos selecionados

Benzodiazepínico	Início de ação	Meia-vida do original (horas)	Meia-vida do metabólito (horas)	Dose oral comparativa
Curta Ação				
Midazolam	Rápido IV	0,5-1	Inativo	Nenhum
Triazolam	Intermediário	1-4	Inativo	0,5 mg
Ação intermediária				
Alprazolam	Intermediário	6-20	Inativo	0,5 mg
Clonazepam	Intermediário	20-40	Inativo	0,25 mg
Lorazepam	Intermediário (VO) rápido (IV)	10-20	Inativo	1 mg
Oxazepam	Lento	10-20	Inativo	15 mg
Temazepan	Lento	10-20	Inativo	30 mg
Ação longa				
Clordizepóxido	Intermediário (VO)	5-30	3-100	10 mg
Diazepam	Rápido (VO, IV)	20-50	3-100	5 mg
Flurazepam	Rápido	Inativo	50-100	30 mg

Fonte: Bosse GM. Benzodiazepines. In: Tintinalli JE, Kelen GD, Stapczynski JS, eds. Emergency Medicine. New York: McGraw-Hill; 2004:1005–57.

QUESTÕES DE COMPREENSÃO

20.1 Um homem de 18 anos de idade está tendo dificuldade para dormir por causa da morte de seu avô. Ele recebe um benzodiazepínico, que faz qual das seguintes opções?

A. Liga-se aos receptores $5HT_1$ da serotonina
B. Liga-se aos receptores $GABA_A$
C. É um antagonista em adrenoceptores α
D. É um antagonista nos receptores dopaminérgicos D_2

20.2 Uma mulher de 22 anos de idade é diagnosticada com transtorno de ansiedade generalizada. Qual das seguintes opções é uma contraindicação para o tratamento dessa paciente com um benzodiazepínico?

A. Tabagismo
B. Transtorno convulsivo
C. Diabetes melito
D. Apneia do sono

20.3 Um homem de 35 anos de idade queixa-se de ver aranhas gigantes no quarto do hospital. Ele está trêmulo e agitado, é hipertenso e admite o consumo exagerado de álcool em casa. Qual das seguintes ações dos benzodiazepínicos é a principal razão para seu uso no tratamento desse paciente?

A. Vasodilatação
B. Hipnose
C. Tolerância cruzada com álcool
D. Elevação do humor

20.4 Um homem de 18 anos de idade é levado ao serviço de emergência com convulsão que durou 15 minutos sem resolução. Após a administração de oxigênio, qual agente farmacológico é o mais apropriado para deter o ataque?

A. Lidocaína
B. Lorazepam
C. Clordiazepóxido
D. Triazolam

RESPOSTAS

20.1 **B.** Benzodiazepínicos ligam-se a receptores $GABA_A$ aumentando o influxo de cloreto e diminuindo a estimulação dos neurônios por neurotransmissores excitatórios.

20.2 **D.** Apneia do sono é uma condição dos tecidos moles relaxados da faringe posterior, que obstrui as vias respiratórias durante o sono. Os membros da família costumam notar ronco alto e episódios de apneia de indivíduos acometidos. Sedativos, álcool e relaxantes musculares são contraindicados nesses pacientes, porque podem ocorrer apneia grave e morte.

20.3 **C.** Pelo fato de haver tolerância cruzada entre eles (ambos interagem com o receptor $GABA_A$), um benzodiazepínico de ação prolongada pode ser utilizado para melhorar os sintomas associados à abstinência de álcool.

20.4 **B.** Um benzodiazepínico de curta ação, como o lorazepam, é geralmente a melhor escolha no quadro agudo para interromper o estado de mal epiléptico. O triazolam é usado como um agente hipnótico.

DICAS DE FARMACOLOGIA

▶ Os benzodiazepínicos ligam-se ao complexo de receptor de $GABA_A$, aumentando o influxo de cloreto, tornando a célula menos excitável. Como o álcool e os barbitúricos também se ligam ao complexo do receptor de $GABA_A$, há tolerância cruzada entre esses agentes.
▶ A dosagem excessiva de benzodiazepínico provoca sedação, hipotensão e depressão respiratória. Álcool e barbitúricos podem potencializar esses efeitos e também levar ao coma e à morte.
▶ A abstinência aguda de benzodiazepínicos pode causar tremor, ansiedade, taquicardia, alucinações e convulsões fatais.
▶ O flumazenil é um inibidor competitivo dos benzodiazepínicos e irá reverter rapidamente os seus efeitos, por vezes induzindo sintomas de abstinência.

REFERÊNCIAS

Longo LP, Johnson B. Addiction: Part I. Benzodiazepines—side effects, abuse risk and alternatives. *Am Fam Physician*. 2000;61(8):2121–8.

Maczaj M. Pharmacological treatment of insomnia. *Drugs*. 1993;45(1):44–55.

Ninan PT. New insights into the diagnosis and pharmacological management of generalized anxiety disorder. Psychopharmacol Bull 2002;36(2):105–22.

Silber MH. Chronic insomnia. *N Engl J Med*. 2005;353(8):803–10.

CASO 21

Uma mulher de 30 anos de idade apresenta-se no consultório para o tratamento de uma unha encravada. Durante as três últimas semanas, ela teve piora progressiva de vermelhidão, inchaço e dor na área ao redor da unha do hálux direito. Ao exame você observa que o canto distal, medial da unha do hálux direito está encravando. A pele na borda medial da unha está vermelha e sensível. Há drenagem purulenta visível. Você prescreve uma semana de cefalexina oral e pede que retorne ao consultório. No acompanhamento, a vermelhidão melhorou bastante e não há mais drenagem. Você corrige cirurgicamente a unha encravada depois de fazer anestesia local com lidocaína a 2% injetada para infiltrar os nervos digitais.

▶ Qual é o mecanismo de ação da lidocaína como agente anestésico?
▶ Por que o tratamento da infecção aumenta a eficácia do anestésico local?

RESPOSTAS PARA O CASO 21
Anestésicos locais

Resumo: Uma mulher de 30 anos de idade com unha encravada infectada recebe lidocaína como anestésico local.

- **Mecanismo de ação da lidocaína**: Liga-se aos canais de sódio controlados por voltagem, que estão localizados principalmente no cone axonal, inibindo, assim, o início de potenciais de ação e bloqueando a transdução do nervo.
- **Razão para o tratamento de uma infecção anterior à utilização do anestésico local**: A infecção e a inflamação diminuem o pH do tecido, reduzindo a difusão do agente no nervo e, assim, a sua eficácia.

CORRELAÇÃO CLÍNICA

Os anestésicos locais produzem perda transitória de sensação em uma região definida do corpo, sem perda de consciência. Eles podem ser utilizados por via tópica, para infiltração, bloqueio de campo, bloqueio regional intravenoso, bloqueio de nervos e para anestesia peridural e raquianestesia. A lidocaína e os anestésicos locais relacionados funcionam pela inativação de canais de Na^+ nas membranas axonais, aumentando o limiar para a excitação axonal. Nervos que levam sinais de dor e de temperatura tendem a carecer de mielinização, o que os torna mais suscetíveis aos efeitos de agentes locais em comparação com os nervos que desempenham funções de propriocepção ou motoras. Alguns anestésicos locais são eficazes topicamente, mas a maioria requer injeção no tecido, em torno dos nervos ou no espaço subaracnoide ou peridural.

A maior parte dos anestésicos locais é de bases fracas, e, portanto, a um pH fisiológico, uma proporção maior está na forma catiônica carregada, que se acredita, seja a forma ativa. No entanto, é a forma não carregada que é importante para a penetração de agentes anestésicos locais em membranas biológicas. Quando o pH do tecido é reduzido por infecção ou inflamação, uma maior parte do anestésico está na forma catiônica. Isso reduz a difusão para o interior do nervo e pode diminuir o efeito anestésico. A lidocaína e os anestésicos relacionados são vasodilatadores.

Os anestésicos locais são frequentemente coadministrados com soluções diluídas de adrenalina, que produz vasoconstrição. Isso retarda a absorção do anestésico, o que prolonga o seu efeito e reduz o risco de toxicidade sistêmica. A administração de adrenalina é contraindicada em áreas supridas por artérias finais, tais como os dígitos, a ponta do nariz e o pênis, pois a vasoconstrição das artérias finais pode resultar em isquemia e necrose do tecido.

ABORDAGEM A
Farmacologia dos anestésicos locais

OBJETIVOS

1. Fazer uma lista dos fármacos usados para anestesia local.
2. Descrever a biotransformação, os efeitos adversos e a toxicidade dos anestésicos locais.

DEFINIÇÕES

Nistagmo: Movimento involuntário rápido dos olhos.
Purulento: Que contém ou consiste em pus.
Propriocepção: Recebimento de estímulos provenientes de órgãos internos.

DISCUSSÃO

Classe

Dependendo de sua estrutura, os anestésicos locais são classificados como **ésteres** ou **amidas** (Tab. 21.1). A escolha do anestésico local depende do procedimento específico e, geralmente, baseia-se na **duração desejada de ação**, que pode ser **curta** (procaína e cloroprocaína), **intermediária** (mepivacaína, lidocaína, prilocaína) ou **longa** (bupivacaína, etidocaína, ropivacaína, tetracaína). A **cocaína**, que tem suas próprias propriedades vasoconstritoras inerentes, é usada principalmente para anestesia local tópica do nariz e da garganta.

TABELA 21.1 • Anestésicos locais (via)	
Ésteres	Amidas
Cocaína*	Bupivacaína**
Benzocaína*	Lidocaína**
Procaína**	Mepivacaína**
Tetracaína**,*	Prilocaína**
Ropivacaína**	

*Tópica; **parenteral.

A aplicação de **níveis muito elevados de anestésicos locais**, particularmente a lidocaína, pode resultar em uma **neurotoxicidade** chamada de irritação radicular transitória. Altos níveis sistêmicos de anestésicos locais, em geral, de **injeção intravascular acidental, podem resultar em efeitos no SNC** que podem incluir sintomas que vão desde distúrbios de tonturas e visuais, **nistagmo** e **espasmos musculares** até **convulsões** tônico-clônicas, **depressão respiratória e morte**. A maioria dos anestésicos locais produz hipotensão e diminuição da condução cardíaca e, em casos raros, colapso cardiovascular. Em contrapartida, a *overdose* de cocaína produz vasoconstrição e hipertensão e pode resultar em arritmias cardíacas. A bupivacaína, que se liga com uma maior duração aos canais de Na^+, é mais cardiotóxica do que outro anestésico local. Os **anestésicos locais tipo éster** são biotransformados em derivados do ácido para-aminobenzoico e podem resultar em **reações alérgicas** em alguns pacientes.

Estrutura

Os anestésicos locais são geralmente constituídos por algum grupo ionizável ligado através de um éster ou de uma amida a um grupo lipofílico.

Administração

Dependendo do fármaco, os anestésicos locais podem ser administrados por via parenteral e por via tópica. A extensão da absorção sistêmica de anestésicos locais injetados a partir do local de administração e, portanto, a duração da sua ação, é modificada por uma série de fatores. Agentes vasoconstritores, como a adrenalina, são usados para diminuir o fluxo sanguíneo local e, assim, prolongar a duração da ação anestésica, e reduzir a toxicidade de anestésicos locais como lidocaína, procaína e mepivacaína. Em analgesia espinal, a clonidina também pode ser utilizada concomitantemente com anestésicos locais aumentando a ativação pela adrenalina de adrenoceptores α_2, o que reduz o disparo do nervo sensorial por inibição da liberação de substância P. A bupivacaína tem uma duração prolongada de ação e pode ser usada para procedimentos mais longos ou quando a adrenalina não é tolerada.

Farmacocinética

Os anestésicos locais tipo éster são biotransformados rapidamente por **colinesterases plasmáticas inespecíficas** e, em geral, têm **meias-vidas mais curtas** do que os anestésicos locais do tipo amida.

Os anestésicos locais do tipo amida são biotransformados com várias velocidades por **enzimas microssomais hepáticas**. Na doença hepática grave, a toxicidade é mais provável. Do mesmo modo, o metabolismo pode ser retardado quando anestésicos locais tipo amida são utilizados com outros fármacos que são biotransformados pelas mesmas enzimas.

QUESTÕES DE COMPREENSÃO

21.1 A ação anestésica local é resultado de bloqueio do movimento de qual dos seguintes canais iônicos?

A. Cálcio
B. Cloreto
C. Potássio
D. Sódio

21.2 Uma mulher de 25 anos de idade está realizando tratamento para uma laceração do antebraço. A anestesia local é usada antes da sutura. Uma reação alérgica pode ocorrer mais provavelmente com qual dos seguintes anestésicos locais?

A. Bupivacaína
B. Lidocaína
C. Mepivacaína
D. Procaína

21.3 Qual dos seguintes agentes é frequentemente combinado com anestésicos locais para impedir a sua distribuição sistêmica a partir do local de injeção?

A. Ácido
B. Dopamina
C. Adrenalina
D. Ácido γ-aminobutírico (GABA)

RESPOSTAS

21.1 **D.** A ação anestésica local é resultado da prevenção do movimento de sódio causado pelo bloqueio do estado inativado dos canais de sódio neuronais.

21.2 **D.** Uma reação alérgica pode ocorrer mais provavelmente com anestésicos locais do tipo éster, como procaína devido à formação metabólica do alérgeno, o ácido para-aminobenzoico.

21.3 **C.** Os anestésicos locais são, muitas vezes, combinados com o vasoconstritor adrenalina para evitar sua distribuição a partir do local da injeção e, assim, prolongar a sua duração de ação e reduzir a toxicidade sistêmica.

DICAS DE FARMACOLOGIA

▶ O uso de uma solução anestésica local saturada com dióxido de carbono ("carbonatação") para aumentar a acidez pode acelerar o início da ação anestésica.
▶ Os anestésicos locais tipo éster são biotransformados de forma rápida por colinesterases plasmáticas não específicas e geralmente têm meias-vidas mais curtas do que anestésicos locais do tipo amida.
▶ Os níveis sistêmicos altos de anestésicos locais, geralmente de injeção acidental intravascular, podem resultar em efeitos sobre o SNC, convulsões tônico-clônicas, depressão respiratória e morte.

REFERÊNCIAS

Achar S, Kundu S. Principles of office anesthesia: part I. Infiltrative anesthesia. *Am Fam Physician* 2002;66:91.

Butterworth JF, Strichartz GR. Molecular mechanisms of local anesthesia: a review. *Anesthesiology* 1990;72(4):711–34.

Smith C. Pharmacology of local anesthetic agents. *Br J Hosp Med* 1994;52(9):455–60.

Stoelting RK. Local anesthetics. In: Pharmacology and Physiology in Anesthetic Practice, 3rd ed. New York: Lippincott-Raven, 1999.

White JL, Durieux ME. Clinical pharmacology of local anesthetics. Anesthesiol Clin North America 2005;23(1):73–84.

CASO 22

Um homem de 35 anos de idade está no local de espera cirúrgica para ser avaliado antes de uma correção de hérnia programada. Ele pergunta ao anestesiologista sobre o tipo de "gás anestésico" que será usado, pois ele lembra que sua mãe desenvolveu problemas graves de fígado em decorrência de anestesia geral para uma histerectomia realizada dois anos antes. O paciente pergunta se o óxido nitroso pode ser usado, porque ele ouviu que era um agente seguro. Para aliviar a ansiedade do paciente, o anestesiologista propõe raquianestesia para a cirurgia.

▶ Qual foi o agente anestésico geral provavelmente utilizado para a mãe do paciente?
▶ Qual é a desvantagem do óxido nitroso como um agente anestésico por inalação?

RESPOSTAS PARA O CASO 22
Agentes anestésicos inalatórios

Resumo: Um homem de 35 anos de idade está no local de espera cirúrgica sendo avaliado antes de uma correção de hérnia programada. A mãe do paciente desenvolveu problemas hepáticos graves em decorrência de anestesia geral. O paciente pergunta se o óxido nitroso pode ser utilizado.

- **Provável agente anestésico inalatório usado para a mãe do paciente:** Um fármaco halogenado, como halotano.
- **Desvantagem de óxido nitroso como agente anestésico inalatório:** Falta de potência anestésica requer que grandes quantidades sejam usadas como um agente único, associadas a náuseas e vômitos pós-operatórios.

CORRELAÇÃO CLÍNICA

Os pacientes, como o descrito no caso, frequentemente ficam nervosos antes da anestesia, pelo medo de não ter anestesia suficiente e sentirem dor, ou sobre "nunca mais acordar." No entanto, isso é altamente improvável, pois a experiência no campo da anestesia e o conhecimento dos agentes anestésicos é melhor hoje do que nunca.

Esse paciente relata uma história de como sua mãe desenvolveu problemas graves de fígado, como resultado de um anestésico geral. A hepatotoxicidade de tipo I branda relacionada com o halotano é benigna, autolimitada e relativamente comum, acometendo até 25% dos indivíduos, e é caracterizada por aumentos transitórios leves das transaminases séricas e por alteração da biotransformação do fármaco no pós-operatório. No entanto, a hepatotoxicidade de tipo II relacionada com halotano está associada à necrose maciça das células do fígado centrilobulares que frequentemente leva à insuficiência hepática fulminante. O paciente tem um quadro clínico de febre, icterícia e um nível sérico macroscopicamente elevado de transaminase que é provavelmente imunomediada. Cerca de 20% do halotano é biotransformado por oxidação em comparação com apenas 2% de enflurano e 0,2% de isoflurano. A hepatotoxicidade induzida por halotano pode resultar de formação anaeróbia de intermediários reativos redutivos durante o metabolismo do halotano, incluindo o ácido trifluoroacético (TFA), que causam danos diretos ao fígado ou iniciam uma resposta imune em indivíduos geneticamente predispostos. A ocorrência de hepatotoxicidade do tipo II após administração de enflurano ou isoflurano é extremamente rara, cerca de 1 em 35.000 indivíduos.

ABORDAGEM À Farmacologia da inalação de agentes anestésicos

OBJETIVOS

1. Listar as características do anestésico geral ideal.
2. Descrever os parâmetros farmacocinéticos de anestésicos inalatórios que influenciam o início e a recuperação da anestesia.
3. Listar as vantagens e as desvantagens dos anestésicos inalatórios comumente utilizados.
4. Listar os anestésicos administrados por via intravenosa comumente usados e os agentes auxiliares utilizados em uma "anestesia balanceada."

DEFINIÇÕES

Concentração alveolar mínima (CAM): Dose de um anestésico inalatório a 1 atmosfera, expressado em termos de tensão alveolar (mmHg), o que produz a imobilidade em 50% dos indivíduos expostos a um estímulo nocivo, como uma incisão padronizada na pele.

Coeficiente de partição de sangue; gás: A solubilidade de um anestésico por inalação no sangue em relação ao ar, a 37 °C.

Segundo efeito de gás: A taxa de aumento de tensão alveolar e influxo de um gás anestésico inalatório pode ser aumentada na presença de concentrações elevadas de outro gás anestésico, geralmente óxido nitroso.

DISCUSSÃO

Classe

Os anestésicos inalatórios, como o nome indica, são administrados por via pulmonar, frequentemente por ventilação assistida. O **anestésico ideal** deve ser capaz de induzir a **inconsciência, analgesia, amnésia, relaxamento muscular, inibição dos reflexos autonômicos e sensoriais**. No entanto, na prática, uma combinação de fármacos ("anestesia balanceada"), incluindo os agentes anestésicos que são administrados por via intravenosa, é usada para proporcionar anestesia satisfatória do que é possível com qualquer agente anestésico isolado e para minimizar os seus efeitos adversos individuais (Tab. 22.1).

A **CAM** de um anestésico por inalação, que é necessária para alcançar concentrações anestésicas eficazes, é normalmente expressa como a fração molar do gás. A fração molar equivale à pressão parcial do anestésico como percentual de pressão total do gás (760 mmHg). Por exemplo:

CAM de Halotano = 5,7 mmHg/760 mmHg × 100 = 0,75%

TABELA 22.1 • Vantagens e efeitos adversos dos anestésicos inalatórios

Agentes Anestésicos*	Vantagens	Efeitos adversos
Óxido nitroso (N_2O, para cirurgia de pequeno porte, utilizado com anestésicos voláteis ou intravenosos)	Indução rápida inodora, mínimos efeitos cardiovasculares	Náuseas e vômitos pós-operatórios depressão respiratória sinérgica com outros fármacos (opioides, benzodiazepínicos)
Desflurano (utilizado para manter a anestesia após a indução com outro agente)	Recuperação rápida, débito cardíaco mantido, coração não é sensibilizado para as catecolaminas, biotransformação mínima para produtos tóxicos	Odor desagradável, irritação do trato respiratório, diminuição da pressão arterial, taquicardia
Sevoflurano	Odor agradável, indução e recuperação muito rápidas	Diminuição do débito cardíaco, diminuição da pressão arterial, taquicardia reflexa
Enflurano	Odor agradável	Diminuição do débito cardíaco, diminuição acentuada da pressão arterial, taquicardia, coração sensibilizado para arritmias induzidas por catecolaminas, depressão da transmissão neuromuscular, possibilidade de indução de convulsões
Isoflurano	Indução e recuperação rápidas e débito cardíaco mantido, coração não é sensibilizado para catecolaminas, preserva a perfusão tecidual, pouca biotransformação para produtos tóxicos	Odor desagradável, diminuição da pressão arterial, taquicardia transitória, depressão da transmissão neuromuscular
Halotano** (usado principalmente em pediatria)	Odor agradável, rápida indução e recuperação	Depressão da função respiratória, diminuição do débito cardíaco, diminuição da pressão arterial, sensibilização do coração para arritmias induzidas por catecolaminas, aumento do fluxo sanguíneo cerebral, com aumento da pressão intracraniana, metabólitos tóxicos que podem causar hepatotoxicidade

*Embora disponível para uso, o anestésico inalatório metoxiflurano é considerado obsoleto devido à insuficiência renal e à nefrotoxicidade potencial.
**Uso está em declínio.

A CAM é um indicador de potência anestésica; quanto **menor a CAM, mais potente** é o fármaco (Tab. 22.2). Ela é usada apenas como referência. Por exemplo, o anestesiologista pode usar tanto múltiplos de CAM do anestésico inalatório ou uma fração de CAM do anestésico inalatório para conseguir anestesia clínica, dependendo se o agente é ou não usado isoladamente (raro para anestésicos voláteis), em combinação, ou com anestésicos administrados por via intravenosa ou agentes pré-anestésicos (Tab. 22.3).

O coeficiente de partição sangue:gás é uma medida da solubilidade do gás no sangue (Tab. 22.2). Os anestésicos devem tornar-se saturados no sangue antes

TABELA 22.2 • Valores de CAM (%)* e coeficientes de partição sangue: gás de agentes anestésicos inalatórios selecionados

Agente anestésico	CAM	Coeficiente de partição
Óxido nitroso	> 100,00**	0,47
Desflurano	6,00	0,42
Sevoflurano	2,00	0,69
Enflurano	1,70	1,80
Isoflurano	1,40	1,40
Halotano	0,75	2,30

*Expresso como porcentagem de gases do pulmão a 1 atmosfera.
**Valores de CAM maiores que 100 indicam que são necessárias as condições hiperbáricas para a produção de anestesia.
CAM = concentração alveolar mínima.

da captação pelo cérebro, o principal alvo para a ação anestésica. Um coeficiente de partição alto indica que o anestésico requer maior concentração de saturação no sangue e indica que uma maior quantidade do fármaco deve ser usada para se conseguir o efeito anestésico.

A maioria dos anestésicos inalados halogenados reduz a resistência vascular periférica, com a possibilidade de taquicardia reflexa. O halotano é uma exceção notável, pois tem ambas as atividades de relaxamento e constrição vascular e bloqueia estimulação simpática reflexa do coração. No entanto, ele sensibiliza o coração a arritmias induzidas por catecolamina.

A **hipertermia maligna** é uma **doença autossômica dominante com risco de vida** que se desenvolve durante ou após a anestesia geral com anestésicos voláteis e relaxantes musculares (p. ex., succinilcolina). Sua incidência é de 1:10.000. Os sintomas incluem estado hipermetabólico de ocorrência rápida de **taquicardia, hipertensão, rigidez muscular grave, hipertermia, acidose e hiperpotassemia**. A base bioquímica da hipertermia maligna é a regulação comprometida de fluxo de cálcio com aumento da concentração intracelular de cálcio no músculo esquelético.

TABELA 22.3 • Anestésicos intravenosos e agentes pré-anestésicos selecionados

Agentes anestésicos	Agentes pré-anestésicos
Barbitúricos (p. ex., tiopental)	Sedativo-hipnóticos
Benzodiazepínicos (p. ex., diazepam, midazolam, lorazepam)	Opioides Relaxantes musculares
Opioides (p. ex., fentanila, sufentanila, alfentanila, remifentanila)	Agentes anticolinérgicos Anestésicos locais
Cetamina	
Propofol	
Etomidato	

O tratamento inclui dantroleno, que impede a liberação de cálcio do retículo sarcoplasmático e medidas de suporte, tais como procedimentos para reduzir a temperatura do corpo e restaurar o equilíbrio eletrolítico.

Estrutura

Com exceção de óxido nitroso, os principais anestésicos inalatórios de uso corrente atualmente são os **hidrocarbonetos halogenados**. Eles são gasosos (óxido nítrico), com pontos de ebulição abaixo da temperatura ambiente ou líquidos voláteis que evaporam à temperatura ambiente até a extensão necessária para alcançar as concentrações anestésicas.

Mecanismo de Ação

O mecanismo de ação dos anestésicos inalatórios não é bem compreendido. Teorias mais antigas com base na solubilidade lipídica desses agentes sugeriram que os efeitos eram interações não específicas com os lipídeos em membranas celulares. Teorias atuais sugerem que os anestésicos interagem diretamente com as proteínas em locais hidrofóbicos de canais iônicos dependentes de ligandos em sinapses neurais que inibem a atividade dos receptores excitatórios (p. ex., ácido N-metil-D-aspártico [NMDA], nicotínico, serotonina 5-HT_3) ou potencializam a atividade dos receptores inibitórios (p. ex., $GABA_A$, glicina).

Farmacocinética

Para obter o efeito anestésico, a concentração necessária de um gás no cérebro depende de inúmeros fatores, incluindo a concentração do anestésico no ar inspirado, a sua **solubilidade** no sangue em relação ao ar, o **gradiente de concentração arteriovenosa**, assim como o **fluxo sanguíneo pulmonar e a frequência de ventilação pulmonar**.

A concentração (em porcentagem) de um anestésico inalado no ar inspirado afeta diretamente a taxa de indução de anestesia por influenciar a taxa de transferência do agente no sangue. Na prática clínica, um anestésico inalado pode ser administrado de início em uma concentração relativamente elevada para acelerar a velocidade de indução, após a qual a concentração no ar inspirado seria reduzida a um nível que mantivesse o estado anestésico.

A solubilidade de um anestésico inalatório no sangue em relação ao ar, a 37 °C, descrito pelo **coeficiente de partição sangue:gás** (Tab. 22-2), é um fator importante na determinação da taxa de aumento da tensão arterial no sangue, o que influencia diretamente a velocidade de equilíbrio com o cérebro e a velocidade de início de ação. Para os anestésicos com baixa solubilidade no sangue, a pressão parcial e, por conseguinte, a tensão arterial, aumenta com rapidez. A pressão parcial e a tensão arterial aumentam lentamente com anestésicos de solubilidade moderada a alta.

Quanto maior a diferença nas concentrações de anestésicos arteriais e venosos, mais tempo demora para que um anestésico inalatório equilibre com o tecido cerebral e induza a anestesia cirúrgica. A diferença nas concentrações anestésicas arteriais e venosas é um reflexo da captação do anestésico pelos tecidos, particularmente músculo, rim, fígado e leito esplâncnico (que, por sua vez, é um reflexo de, entre outros fatores, fluxo de sangue e solubilidade do tecido em relação ao sangue).

O **fluxo sanguíneo pulmonar** também afeta a velocidade de indução da anestesia. Embora contraintuitivo, quanto maior for o fluxo de sangue (e quanto maior for o débito cardíaco), mais lenta é a taxa de aumento da tensão arterial, um efeito que é mais notável para os anestésicos inalados de solubilidade moderada a elevada no sangue. O oposto ocorre com uma diminuição do fluxo sanguíneo, como pode ocorrer durante o choque.

Um aumento na **taxa de ventilação pulmonar** (i.e., ventilação por minuto), por exemplo, por hiperventilação mecânica, aumenta a tensão do gás anestésico e a velocidade de indução, sobretudo para os agentes anestésicos por inalação com solubilidade no sangue moderada a elevada. A depressão da respiração sem ajuda vai ter o efeito oposto.

O **efeito de segundo gás** também pode ser aproveitado para acelerar a velocidade de aumento de tensão alveolar de um gás anestésico para inalação. Normalmente, isso ocorre quando o óxido nitroso é utilizado em combinação com anestésico volátil (halotano ou isoflurano). A difusão alveolar de óxido nitroso aumenta de maneira eficaz a concentração do segundo anestésico, aumentando, assim, também o aumento da tensão alveolar do segundo agente.

Após o término de sua administração, a recuperação da anestesia depende da velocidade de eliminação do anestésico do cérebro, o que pode ser influenciado pelo fluxo sanguíneo pulmonar, pela ventilação pulmonar e pela solubilidade no tecido e solubilidade no sangue do anestésico. A depuração pelos pulmões é a principal via de eliminação de anestésicos inalatórios, talvez com biotransformação desempenhando um papel contribuinte para o halotano.

QUESTÕES DE COMPREENSÃO

22.1 Qual das seguintes opções é a mais importante para alcançar rapidamente uma pressão parcial de um agente anestésico inalatório de alta solubilidade arterial que é suficiente para induzir anestesia?

   A. Uma diminuição da taxa de ventilação pulmonar
   B. Coadministração de dantroleno
   C. Baixa solubilidade sanguínea e tecidual
   D. Baixa CAM

22.2 Um anestésico inalatório com baixa CAM (1,7) apresenta qual das alternativas adiante?

   A. Início rápido de ação
   B. Baixo coeficiente de partição sangue:gás
   C. Baixo coeficiente de partição óleo:gás
   D. Alta potência

22.3 Uma mulher de 34 anos de idade está sendo submetida à anestesia geral para colecistectomia. Após a conclusão do caso, o anestesiologista interrompe a administração do gás e observa que a paciente está se recuperando do agente anestésico muito rapidamente. Quais são as propriedades prováveis desse anestésico por inalação?

A. Associado à diminuição da circulação pulmonar
B. Associado a odor desagradável
C. Alta CAM
D. Alta solubilidade

22.4 Realiza-se o tratamento de hipertermia maligna com a administração de um agente que tem o seguinte mecanismo de ação:
A. Inibição da liberação de cálcio do retículo sarcoplasmático
B. Reversão de relaxamento muscular alcançado com succinilcolina
C. Inibição de Cox-2
D. Alteração de pH celular

RESPOSTAS

22.1 **C.** A pressão parcial alveolar de um anestésico de inalação com baixa solubilidade no sangue e no tecido subirá rapidamente. Sob essas condições, o sangue e o cérebro vão equilibrar, e a anestesia será induzida muito rapidamente. Um anestésico inalatório com baixa CAM vai equilibrar com tecido cerebral muito lentamente. Um aumento, e não uma redução, na taxa de ventilação pulmonar aumenta a tensão gás anestésica e a velocidade de indução, principalmente para agentes anestésicos inalatórios, com solubilidade moderada a alta no sangue. O dantroleno não é um agente anestésico. É utilizado para combater os efeitos da hipertermia maligna.

22.2 **D.** Um agente com baixa CAM é altamente potente, tem coeficiente de partição óleo:gás alto e coeficiente de partição sangue:gás alto, e, em geral, tem início lento de ação.

22.3 **B.** Agentes que têm rápido início de ação e que possibilitam rápida recuperação têm baixa solubilidade. Um desses agentes é o desflurano, que tem odor desagradável.

22.4 **A.** O dantroleno atua sobre os canais de cálcio intracelulares evitando a liberação de cálcio das reservas intracelulares, o que tem o efeito de reduzir a contração do músculo cardíaco.

DICAS DE FARMACOLOGIA

▶ Os anestésicos inalatórios modernos causam uma rápida progressão por meio dos estágios clássicos de Guedel de anestesia (analgesia, perda de consciência, anestesia cirúrgica e depressão respiratória e cardiovascular).
▶ Embora independentemente do sexo e do peso, a CAM pode ser reduzida (potência aumentada) com a idade, hipotermia na gravidez e hipotensão.
▶ A CAM pode aumentar (diminuição da potência) com estimulantes do SNC.

REFERÊNCIAS

Campagna JA, Miller KW, Forman SA. Mechanisms of action of inhaled anesthetics. *N Engl J Med*. 2003;348(21):2110–24.

Wiklund RA, Rosenbaum SH. Anesthesiology. *N Engl J Med*. 1997;337(16):1132–41, 1215–9.

CASO 23

Um homem de 50 anos de idade foi admitido no hospital com apendicite aguda. Ele não tem nenhuma história médica significativa, não toma medicamentos, não fuma e toma bebida alcoólica "às vezes, com os amigos." Ele foi submetido a uma apendicectomia não complicada. No segundo dia de internação, você encontra-o bastante agitado e suado. Sua temperatura, frequência cardíaca e pressão arterial estão elevadas. Pouco tempo depois, ele tem uma convulsão de grande mal. Você suspeita que ele está tendo sintomas de abstinência de abuso crônico de álcool e administra lorazepam por via IV para controle imediato das convulsões e planeja o início de clordiazepóxido oral quando ele estiver mais estável.

- Quais são os efeitos farmacológicos agudos do etanol?
- Quais são os efeitos farmacológicos crônicos do etanol?
- Como o álcool é biotransformado?
- Qual é a base farmacológica para uso de benzodiazepínicos para gerenciar a retirada do álcool?

RESPOSTAS PARA O CASO 23
Fármacos de uso abusivo

Resumo: Um homem de 50 anos de idade está exibindo sinais e sintomas de abstinência alcoólica aguda.

- **Sintomas de toxicidade aguda ao etanol**: Comportamento e julgamento desinibido, fala arrastada, comprometimento da função motora, função mental deprimida e comprometida, depressão respiratória, vasodilatação cutânea, diurese, efeitos colaterais gastrintestinais e contratilidade miocárdica prejudicada.
- **Sintomas de toxicidade crônica do etanol**: Cirrose alcoólica gordurosa, hepatite alcoólica, cirrose, insuficiência hepática, neuropatia periférica, síndrome amnésica do álcool, pancreatite, gastrite, síndrome do alcoolismo fetal, deficiências nutricionais, miocardiopatia, degeneração cerebelar.
- **Metabolismo do álcool**: Oxidado principalmente no fígado, mas também no estômago e em outros órgãos em acetaldeído pela enzima citosólica álcool desidrogenase e por enzimas microssomais hepáticas; o acetaldeído é oxidado em acetato por aldeído-desidrogenase mitocondrial hepática.
- **Benzodiazepínicos na abstinência alcoólica**: Tanto o álcool como os benzodiazepínicos aumentam o efeito de ácido γ-aminobutírico (GABA) sobre os receptores $GABA_A$, resultando em diminuição da excitabilidade geral do cérebro. Essa reatividade cruzada explica por que os benzodiazepínicos de ação relativamente longa (p. ex., lorazepam, clordiazepóxido) podem ser substituídos por álcool em um programa de desintoxicação.

CORRELAÇÃO CLÍNICA

O etanol é o depressor mais utilizado do SNC. É rapidamente absorvido a partir do estômago e do intestino delgado e distribuído na água corporal total. Seu mecanismo de ação exato não é conhecido, mas pode estar relacionado com os seus efeitos geralmente perturbadores sobre as funções das proteínas da membrana celular em todo o corpo, incluindo efeitos sobre as vias de sinalização no SNC. Em doses baixas, é oxidado pela álcool-desidrogenase citoplasmática. Em doses mais elevadas, também é oxidado por enzimas microssomais hepáticas, que podem ser induzidas pelo uso crônico. Essas enzimas são rapidamente saturadas pelas concentrações de álcool alcançadas por uma ou duas doses de bebidas alcoólicas, de modo que a velocidade de biotransformação torna-se independente da concentração de plasma. A tolerância aos efeitos intoxicantes do álcool pode desenvolver-se com o uso crônico. Variações genéticas em aldeído-desidrogenase ocorrem de tal forma que determinados indivíduos apresentam capacidade diminuída para metabolizar o álcool. O metabólito acetaldeído acumula-se nesses indivíduos, causando um rubor típico da pele ao consumir álcool e aumentando a probabilidade de intoxicação alcoólica aguda.

A tolerância cruzada com barbitúricos e benzodiazepínicos também pode desenvolver-se. Devido a esse efeito de tolerância cruzada, os benzodiazepínicos são os agentes usados com mais frequência para o tratamento da abstinência do álcool, uma síndrome potencialmente fatal, em geral observada dois a três dias após a interrupção abrupta do consumo de álcool por um usuário crônico. Um benzodiazepínico de ação prolongada pode ser tomado, e gradualmente reduzido, para mitigar esse efeito. O dissulfiram também é usado em algumas ocasiões para gerenciar o alcoolismo. É um fármaco que inibe a aldeído-desidrogenase, que, na presença de álcool, provoca um acúmulo de acetaldeído, resultando em uma reação altamente aversiva que consiste em rubor, cefaleia, náuseas, vômitos e confusão. A naltrexona, um antagonista opioide, é ainda outro fármaco utilizado para tratar o alcoolismo.

ABORDAGEM À
Farmacologia das drogas de uso abusivo

OBJETIVOS

1. Definir o uso abusivo de drogas, a tolerância a drogas, a dependência de drogas e a adicção.
2. Listar drogas comuns de uso abusivo e suas propriedades.
3. Listar os efeitos adversos das drogas comuns de abuso.
4. Descrever o tratamento farmacológico da adicção ao álcool e nicotina.

DEFINIÇÕES

Uso abusivo de drogas: É o uso não clínico de uma droga tomada para alterar a consciência ou para alterar a imagem do corpo que, muitas vezes, é considerada inaceitável pela sociedade. Não deve ser confundido com o uso indevido de drogas.

Tolerância ao fármaco: Redução da resposta a um fármaco com a sua administração contínua que pode ser superada pelo aumento da dose. A tolerância celular se desenvolve para determinados fármacos de uso abusivo que atuam no SNC devido a uma adaptação bioquímica ou homeostática mal compreendida dos neurônios à presença contínua do fármaco. Ademais, além de uma tolerância celular, uma tolerância metabólica pode desenvolver-se para os efeitos de alguns fármacos, porque eles aumentam a síntese de enzimas responsáveis pelo seu próprio metabolismo (álcool, barbitúricos).

Dependência de drogas: Necessidade contínua do usuário de fazer uso de uma droga. A dependência psicológica é o comportamento compulsivo de um usuário para continuar a usar uma droga, independentemente das consequências pessoais ou clínicas. A incapacidade de obter a droga ativa um "desejo incontrolável", que é muito desconfortável. A dependência física ou fisiológica é uma consequência da abstinência da droga após seu uso crônico que resulta em uma constelação de sinais e sintomas que são muitas vezes opostos aos seus efeitos iniciais e daqueles procurados pelo usuário. A dependência psicológica, em geral, precede a dependência física, mas dependendo da droga, não conduz necessariamente a ela. O desenvolvimento de dependência física, cujo grau varia consideravelmente para diferentes drogas de abuso, está sempre associado ao desenvolvimento de tolerância, embora a relação exata não esteja clara.

Adicção: Termo precariamente definido, impreciso, com pouco significado clínico que indica a presença de dependência psicológica e física.

DISCUSSÃO

Classe

Além do álcool, as principais drogas de uso abusivo são nicotina, maconha (Δ9-tetra-hidrocanabinol) e os estimulantes do SNC, notadamente a cocaína e as anfetaminas e seus derivados (Tab. 23.1).

Três agentes estão aprovados para o tratamento farmacológico do abuso de álcool. O **dissulfiram** inibe a aldeído-desidrogenase aumentando o acúmulo de acetaldeído. A exposição ao álcool na presença desse fármaco causa rubor, cefaleia, palpitações, náuseas/vômitos e diminuição da pressão arterial. Essas reações adversas podem desencorajar o consumo impulsivo de álcool. A **naltrexona** bloqueia o receptor μ-opioide, diminuindo os desejos incontroláveis pelo álcool. Pode ser mais eficaz em pessoas com predisposição genética para a dependência do álcool. A sua utilização é limitada pela toxicidade hepática potencial. Uma preparação de depósito desse fármaco está disponível. O **acamprosato** modula a neurotransmissão do glutamato atuando nos receptores de glutamato metabotrópicos centrais. Embora esse fármaco geralmente seja bem tolerado, a sua eficácia é questionada. Pode ser combinado com naltrexona.

A substituição da nicotina para a cessação do tabagismo está disponível em adesivos, goma, inalador, pastilha e *spray* nasal. O adesivo fornece um suprimento contínuo de nicotina, enquanto as outras vias de administração proporcionam a oportunidade para que o paciente responda aos desejos incontroláveis. O adesivo, a goma e as pastilhas estão disponíveis sem a necessidade de prescrição, enquanto o inalador e o *spray* nasal exigem receita médica. Embora a nicotina seja um vasoconstritor, seu uso na cessação do tabagismo é seguro, mesmo em pacientes com doença cardiovascular. A **vareniclina** é um agonista parcial no colinorreceptor nicotínico. As suas propriedades agonistas parciais reduzem a abstinência de nicotina. Ao ocupar o colinorreceptor nicotínico, impede a ligação da nicotina bloqueando a "recompensa" do tabagismo. A **bupropiona** é um antidepressivo que afeta os sistemas de noradrenalina e dopamina. A sua eficácia na cessação do tabagismo é independente de seus efeitos antidepressivos. Os efeitos colaterais incluem insônia, agitação, e, raramente, convulsões.

TABELA 23.1 • Drogas de uso abusivo

	Nicotina	Maconha	Cocaína/Anfetamina
Via de administração	Fumar	Fumar	Fumar, via oral e IV
Mecanismo de ação	Mimetiza ação de acetilcolina	Interage com receptores canabinoides acoplados a proteína G entre outras ações	Cocaína liga-se ao transportador de captação de dopamina. A anfetamina aumenta liberação de catecolaminas neuronais, incluindo dopamina
Efeitos farmacológicos	Ações estimulantes e ações depressoras do SNC e do sistema cardiovascular	Euforia, riso incontrolável, introspecção, perda do sentido de tempo, sonolência, perda de concentração	Euforia, excitação, aumento do estado de alerta, sensação semelhante a orgasmo
Tolerância e dependência	A tolerância desenvolve-se rapidamente. Forte dependência psicológica Síndrome de abstinência indicativa de dependência física	Questionável; alguma tolerância. Fraca dependência física	Tolerância de desenvolvimento rápido. Síndrome de abstinência caracterizada por aumento de apetite, depressão e exaustão
Usos terapêuticos	Nenhum	Náuseas e vômitos por câncer. Estimulação do apetite na Aids (dronabinol)	Anestesia local (cocaína). ADHD (metifenidato). Narcolepsia (modafinila)
Efeitos adversos	Câncer, doença pulmonar obstrutiva, doença cardiovascular	Bronquite, aumento da frequência de pulso, avermelhamento da conjuntiva Efeitos no sêmen, alteração da libido, redução do tamanho testicular, associação a câncer, paranoia, doença pulmonar devido a aumento do teor de alcatrão e ausência de filtro em comparação com cigarros	Esquizofrenia paranoide. Arterite necrosante específica de anfetamina. Arritmias relacionadas com cocaína, convulsões, depressão respiratória, hipertensão, acidente vascular cerebral, aumento da mortalidade fetal e de anomalias
Tratamento de uso abusivo	Goma de nicotina e adesivo transdérmico	Modificação do comportamento	Agentes antipsicóticos. Agentes antidepressivos

QUESTÕES DE COMPREENSÃO

23.1 O álcool é oxidado por meio de qual das seguintes enzimas?
   A. Acetato-oxidase
   B. Álcool-desidrogenase (ADH)
   C. Descarboxilase
   D. Monoaminoxidase

23.2 Qual das seguintes opções é o efeito adverso mais comum resultante do abuso crônico de etanol?
   A. Cirrose
   B. Vasodilatação cutânea
   C. Julgamento desinibido
   D. Depressão respiratória

23.3 Qual das alternativas adiante é uma droga de abuso que bloqueia o transportador de captação de dopamina?
   A. Álcool
   B. Cocaína
   C. Maconha
   D. Nicotina

RESPOSTAS

23.1 **B.** O álcool é oxidado no fígado, no estômago e em outros órgãos em acetaldeído pela enzima citosólica ADH e pelas enzimas microssomais hepáticas. O acetaldeído é oxidado em acetato por aldeído-desidrogenase mitocondrial hepático.

23.2 **A.** A cirrose hepática é um efeito do uso crônico de álcool. Julgamento desinibido, depressão respiratória e vasodilatação cutânea são efeitos agudos do álcool.

23.3 **B.** A cocaína é uma droga de abuso que se liga ao transportador da captação de dopamina. O etanol pode perturbar de maneira não específica as funções proteicas da membrana celular. A maconha interage com os receptores canabinoides acoplados à proteína G. A nicotina imita a ação da acetilcolina.

> **DICAS DE FARMACOLOGIA**
> - O álcool é uma droga de abuso mais utilizada.
> - *Delirium tremens*, uma síndrome associada à descontinuação abrupta de álcool em um abusador crônico, apresenta uma alta taxa de mortalidade se não for prontamente identificada e tratada.
> - A abstinência de outras drogas de abuso pode provocar sintomas desagradáveis para o paciente, mas raramente é fatal.
> - Em todas as hipóteses de adicção, o aumento das concentrações de dopamina no sistema mesolímbico é considerado o correlato neuroquímico de dependência e adicção.

REFERÊNCIAS

Drugs for Tobacco Dependence. *Medical Letter*. 2008;6(73):61–6.

Anton RF. Naltrexone for the management of alcohol dependence. *N Engl J Med*. 2008;359:715–21.

Cami J, Farre M. Mechanisms of disease: drug addiction. *N Engl J Med*. 2003;349(10):975–86.

Hays JT, Ebbert JO. Varenicline for tobacco dependence. *N Engl J Med*. 2008;359:2018.

Lieber CS. Medical disorders of alcoholism. *N Engl J Med*. 1995;333(16):1058–65.

Saitz R. Unhealthy alcohol use. *N Engl J Med*. 2005;352(6):596–607.

Spanagel R. Alcoholism: a systems approach from molecular physiology to addictive behavior. *Physiol Rev*. 2009;89:649.

Swift RM. Drug therapy for alcohol dependence. *N Engl J Med*. 1999;340(19):1482–90.

Treadwell SD, Robinson TG. Cocaine use and stroke. *Postgrad Med J*. 2007; 83:389.

CASO 24

Uma menina de 8 anos de idade é levada por sua mãe para avaliação de alergias. Todo ano, na primavera, a criança apresenta corrimento nasal, olhos lacrimejantes, pruriginosos e espirros. Ela já foi tratada com difenidramina, mas, na escola, o professor diz que ela apresenta sonolência durante as aulas. Ela não tem outros problemas de saúde e não está em tratamento com nenhuma medicação crônica. O exame é normal. Você diagnostica-a com rinite alérgica sazonal e prescreve fexofenadina.

▶ Qual é o mecanismo de ação dos fármacos anti-histamínicos?
▶ Quais são os efeitos colaterais mais comuns de fármacos anti-histamínicos?
▶ Qual é a base farmacológica que justifica a alteração do tratamento para fexofenadina?

RESPOSTAS PARA O CASO 24
Anti-histamínicos

Resumo: Uma menina de 8 anos de idade que apresenta rinite alérgica sazonal passa a tratar-se com fexofenadina devido à sedação causada pela difenidramina.

- **Mecanismo de ação dos anti-histamínicos**: Antagonista competitivo dos receptores de histamina.
- **Efeitos colaterais comuns**: Sedação, tonturas, náuseas, constipação, diarreia, perda de apetite, efeitos anticolinérgicos: boca e olhos secos, visão turva, retenção urinária.
- **Justificativa para a mudança para a fexofenadina**: Menos penetração no SNC e menos sedação do que os anti-histamínicos mais antigos.

CORRELAÇÃO CLÍNICA

A histamina é encontrada em diversos tecidos em todo o corpo. A maior parte da histamina é armazenada nos mastócitos e basófilos. É liberada principalmente por mastócitos por meio do processo de desgranulação. A desgranulação ocorre quando a imunoglobulina E (IgE) fixa-se nos mastócitos, e existe uma exposição subsequente a um antígeno específico. A ativação do complemento também pode induzir desgranulação. Quando liberada, a histamina torna-se ligada a receptores específicos da histamina ligada à membrana. As utilizações terapêuticas de medicamentos anti-histamínicos envolvem principalmente os subtipos de receptores H_1 e H_2. **Os receptores H_1 estão localizados no cérebro, no coração, nos brônquios, no trato GI e no músculo liso vascular.** Sua ativação aumenta a atividade da fosfolipase C, causando aumentos de diacilglicerol e cálcio intracelular. A ativação de receptores H_1 no cérebro aumenta a vigília. Nos vasos sanguíneos, a ativação provoca vasodilatação e aumento da permeabilidade. Antagonistas do receptor H_1 são inibidores competitivos nesse local receptor. Os antagonistas dos receptores H_1 são frequentemente usados para o tratamento de rinite alérgica e urticária. Alguns são usados como profilaxia para a doença de movimento e como soníferos. Os anti-histamínicos de primeira geração, mais antigos, atravessam a barreira hematencefálica, contribuindo para seu efeito colateral potencialmente limitante do uso de sedação, e também podem ter efeitos anticolinérgicos significativos (boca e olhos secos, visão turva, retenção urinária). Eles devem ser utilizados com precaução em idosos e em combinação com outros medicamentos sedativos, porque os efeitos podem ser aditivos. **Os anti-histamínicos de segunda geração mais recentes têm significativamente menor penetração no SNC e atividade anticolinérgica reduzida.** Isso resulta em uma menor incidência de sedação e em menos efeitos secundários anticolinérgicos. A atividade dos receptores H_2 é acoplada a um aumento da adenosina monofosfato cíclico (AMPc). **A ativação dos receptores H_2 em células parietais gástricas provoca um aumento na produção de ácido gástrico.** Os medicamentos que são antagonistas competitivos de receptores H_2 são utilizados para reduzir a secreção de ácido gástrico. Esses são utilizados clinicamente no tratamento de úlcera péptica, doença do refluxo gastresofágico, azia e síndromes de hipersecreção de ácido.

ABORDAGEM À
Farmacologia da histamina e dos anti-histamínicos

OBJETIVOS

1. Conhecer a síntese e o mecanismo de ação da histamina.
2. Conhecer o mecanismo de ação, os usos e os efeitos adversos dos fármacos anti-histamínicos.
3. Entender a biologia e a farmacologia dos receptores de histamina.

DEFINIÇÕES

Rinite alérgica: Uma reação alérgica mediada por antígeno que provoca congestionamento nasal, espirros, coceira nos olhos e broncoespasmo; também chamada de febre do feno.

DISCUSSÃO

Classe

A histamina, β-aminoetilimidazol, é formada em vários tecidos por descarboxilação do aminoácido L-histidina pela enzima descarboxilase de histidina. Os mastócitos e basófilos são as principais células que contêm histamina na maioria dos tecidos. **A histamina é armazenada nas vesículas em um complexo com a heparina**, e é liberada por um **gatilho imunológico ou após estímulo mecânico ou químico**. Uma vez liberada, a **histamina produz uma série de respostas, incluindo a vasodilatação local, transudação de líquido através de células endoteliais, e estimulação de terminações nervosas, produzindo dor e prurido**. No pulmão, a histamina é um **broncoconstritor**, e essa ação é ampliada em pacientes com asma. A histamina tem ações no trato GI e provoca a **contração do músculo liso**; também é um secretagogo potente para secreção de ácido gástrico, pepsina e fator intrínseco. No cérebro, a histamina atua como um **neurotransmissor**.

As ações da histamina são mediadas por quatro receptores de membrana distintos, que estão **acoplados a proteínas G**. O receptor H_1, localizado em células do músculo liso, endotélio e cérebro, é acoplado a um aumento da liberação de diacilglicerol e Ca^{2+}. O receptor H_2 está localizado em mastócitos da mucosa gástrica, células do sistema imunológico e cérebro, e é acoplado a um aumento de AMPc. Não há farmacologia clínica ainda para receptores H_3 (localizados no cérebro e em neurônios periféricos) ou H_4 (encontrados em eosinófilos e neutrófilos), mas ambos os receptores são alvos para agentes terapêuticos e estão sob investigação intensa. A histamina tem uma variedade de efeitos adversos, e é útil apenas para diagnóstico para avaliar a hiper-reatividade brônquica.

Anti-histamínicos. Compostos que bloqueiam o estado ativo dos receptores de histamina H_1 têm sido usados há anos e são amplamente comercializados, tanto como medicamento com prescrição como de venda livre. O grupo atual de fármacos disponíveis pode ser dividido em **de primeira e segunda geração**. Em geral, os

TABELA 24.1 • Anti-histamínicos atualmente disponíveis

Classe química	Fármaco	Atividade anticol	Comentário
Anti-histamínicos de primeira geração			
Etanolaminas	Difenidramina Doxilamina Carbinoxamina	+++ +++ +++	I Auxiliar do sono
Diaminas etilaminas	Pirilamina Tripelenamina	+ +	
Piperazinas	Ciclizina Meclizina Hidroxizina	++ ++ ++	I Sedativa
Alquilaminas	Clorfeniramina Bronfeniramina	+ +	I
Fenotiazinas	Prometazina Cipro-heptadina	+++ +	I
Anti-histamínicos de segunda geração			
Piperidinas	Fexofenadina Loratadina	Nenhuma Nenhuma	
Piperazinas	Cetirizina Levocetirizina	Nenhuma Nenhuma	
Alquilaminas	Acrivastina	Nenhuma	
Ftalazinonas	Azelastina	Nenhuma	

I = disponíveis em uma preparação de injeção; ANTICOL = anticolinérgico.

fármacos de primeira geração podem atravessar a barreira hematencefálica e têm inúmeros efeitos no cérebro, incluindo sedação e redução de náuseas. A Tabela 24.1 lista alguns antagonistas de H_1 atualmente usados.

Todos esses fármacos bloqueiam a ação dos receptores H_1 e não possuem afinidade significativa para o receptor H_2. No entanto, muitos dos **fármacos de primeira geração** têm **atividade anticolinérgica significativa**, e é responsável por um grau significativo de efeitos centrais. Agentes de segunda geração são menos lipossolúveis e não penetram a barreira hematencefálica e, portanto, têm muito menos efeitos adversos centrais.

A principal utilização de bloqueadores de receptores de H_1 é no tratamento de reações alérgicas. A histamina é liberada por células sensibilizadas por IgE, especialmente mastócitos, e os anti-histamínicos podem reduzir rinite, conjuntivite, espirros e urticária associada a essa reação. Eles são mais eficazes em reações alérgicas agudas com carga relativamente baixa de antígeno, e a eficácia diminui em doenças crônicas. Os anti-histamínicos não são eficazes como monoterapia para asma brônquica. Os anti-histamínicos são comercializados para o tratamento do resfriado comum, mas têm eficácia muito limitada nessa aplicação, e seus efeitos adversos (p. ex., sedação) superam seus benefícios. Alguns dos agentes de primeira geração, especialmente dimenidrinato, meclizina, ciclizina e prometazina, são úteis para a profilaxia da doença do movimento (cinetose) e de vertigem. A **prometazina** é mais potente, a esse respeito, mas tem atividade sedativa pronunciada que limita a sua utilidade. A ação sedativa de alguns anti-histamínicos tem sido explorada na sua utilização como auxiliar de sono.

A **difenidramina** é o anti-histamínico mais comumente usado em preparações para dormir. **O principal efeito adverso dos agentes de primeira geração é a sedação**. A **atividade anticolinérgica** produz efeitos semelhantes aos da atropina, como boca seca, retenção urinária e tosse. Agentes de segunda geração evitam esses efeitos, mas têm efeitos adversos, como cefaleia e dor nas costas, e no trato GI causam náuseas, perda de apetite e constipação ou diarreia. Entre os anti-histamínicos de segunda geração atualmente disponíveis, a **cetirizina** causa a maior incidência de fadiga e sonolência (cerca de 10%); a loratadina e a desloratadina parecem ter a menor incidência desse efeito (aproximadamente 1-3%). A desloratadina é única entre os anti-histamínicos na redução da congestão nasal.

Esses agentes podem produzir efeitos adversos cardiovasculares, tais como hipotensão, bradicardia ou taquicardia e alterações no eletrocardiograma (ECG).

Administração

Todos os fármacos listados na Tabela 24.1 estão disponíveis para uso oral, e alguns dos fármacos de primeira geração estão disponíveis para utilização parenteral. A aplicação tópica de difenidramina é útil no tratamento de reações dermatológicas alérgicas menores. A azelastina é administrada por nebulização.

Farmacocinética

Após a administração oral, os antagonistas H_1 atingem níveis máximos em cerca de 2 a 3 horas e perduram até 6 a 24 horas, dependendo do agente.

Antagonistas do Receptor H_2

A histamina é um potente secretagogo de ácido gástrico, e essa ação é mediada por receptores H_2 de histamina. Cimetidina, ranitidina, nizatidina e famotidina são antagonistas específicos de H_2 e são utilizados para tratar a doença do refluxo gastresofágico e de úlceras pépticas. Os efeitos adversos incluem hipotensão, cefaleia e diarreia. A cimetidina inibe muitas enzimas P450 e, por esse mecanismo, causa as interações medicamentosas.

QUESTÕES DE COMPREENSÃO

24.1 A principal utilização de bloqueadores de receptores de histamina H_1 de segunda geração é o tratamento de qual das seguintes queixas?

A. Tosse associada à gripe
B. Febre do feno
C. Doença do movimento (cinetose)
D. Insônia

24.2 Você examina um homem de 43 anos de idade, motorista de caminhão de longa distância, que se queixa de rinite alérgica grave. Qual dos seguintes medicamentos seria o melhor anti-histamínico para prescrever?

A. Difenidramina
B. Fexofenadina
C. Meclizina
D. Prometazina

24.3 Qual das seguintes afirmações é mais precisa?

A. Os agentes anti-histamínicos usados para rinite alérgica têm atividade antagônica, tanto contra receptores H_1 como H_2.
B. Os agentes anti-histamínicos são geralmente úteis no tratamento da asma.
C. Os anti-histamínicos são preferidos no tratamento de anafilaxia aguda.
D. Os anti-histamínicos de segunda geração têm menos efeitos anticolinérgicos do que os anti-histamínicos de primeira geração.

RESPOSTAS

24.1 **B.** Os anti-histamínicos de primeira geração que causam sedação têm sido utilizados como auxiliares para o sono, e alguns têm efeitos antieméticos.
24.2 **B.** Os outros anti-histamínicos são sedativos.
24.3 **D.** Os anti-histamínicos de segunda geração têm menos efeitos colaterais sedativos e anticolinérgicos do que os de primeira geração.

DICAS DE FARMACOLOGIA

▶ A segunda geração de anti-histamínicos não atravessa a barreira hematencefálica e têm pouco efeito sedativo.
▶ Os anti-histamínicos são de pouco ou nenhum benefício no tratamento do resfriado comum.

REFERÊNCIAS

Brozek JL, Bousquet J, Baena-Cagnani CE, et al., Global Allergy and Asthma European Network; Grading of Recommendations Assessment, Development and Evaluation Working Group. Allergic Rhinitis and Its Impact on Asthma (ARIA) guidelines: 2010 revision. *J Allergy Clin Immunol.* 2010 Sep;126(3):466–76.

De Sutter AI, van Driel ML, Kumar AA, Lesslar O, Skrt A. Oral antihistamine-decongestant-analgesic combinations for the common cold. *Cochrane Database Syst Rev.* 2012 Feb 15;2:CD004976.

Lanier B. Allergic rhinitis: selective comparisons of the pharmaceutical options for management. *Allergy Asthma Proc.* 2007;28:16–9.

CASO 25

Uma mulher de 40 anos de idade apresenta-se para a avaliação de suas cefaleias migrainosas crônicas. Ela relata que aproximadamente uma vez por mês tem uma cefaleia unilateral intensa, associada a náuseas e fotofobia extrema. A cefaleia dura um dia inteiro se não for tratada. Ela tem tido sucesso na redução da gravidade das cefaleias com analgésicos opioides, mas geralmente está muito nauseada para poder tomá-los. Quando consegue tolerá-los, em seguida tem de dormir por várias horas. Perde um dia de trabalho por mês devido às cefaleias. Não tem outra história clínica significativa e não toma medicamentos regularmente. O exame é normal. Você decide prescrever sumatriptana para ela tentar na próxima ocorrência de cefaleia migrainosa.

- Qual receptor é o local de ação da sumatriptana?
- Qual é o mecanismo de ação da sumatriptana?

RESPOSTAS PARA O CASO 25
Agonistas e antagonistas do receptor de serotonina

Resumo: Uma mulher de 40 anos de idade com enxaqueca migrainosa é tratada com sumatriptana.

- **Local receptor de ação da sumatriptana**: Serotonina 5-HT$_{1D}$ e 5-HT$_{1B}$.
- **Mecanismo de ação de sumatriptana**: Ativação do receptor inibe a atividade da adenilciclase e diminui o acúmulo de AMPc que resulta na contração do músculo liso arterial, especialmente na circulação da carótida e craniana.

CORRELAÇÃO CLÍNICA

Cefaleias migrainosas são causas comuns de sintomas graves entre os pacientes e uma das principais causas de ausência/falta ao trabalho e atividades. A sumatriptana é o primeiro fármaco de uma classe de medicamentos agonistas da serotonina (5-HT) para o tratamento de enxaquecas. Vários subtipos de receptores de 5-HT foram identificados. A sumatriptana atua especificamente nos subtipos de receptor 5-HT$_{1D}$ e 5-HT$_{1B}$, que estão acoplados a uma inibição de AMPc. A estimulação desses receptores resulta em vasoconstrição na circulação carotídea que pode opor-se diretamente à vasodilatação e à liberação de peptídeos vasodilatadores que estariam envolvidas na enxaqueca.

Em locais pré-juncionais, a ativação desses receptores resulta em diminuição da transmissão de sinais nociceptivos no nervo trigêmeo. Apesar de ser relativamente específico para a circulação da carótida, pode haver atividade em outros locais vasculares. Doenças cerebrovasculares, vasculares periféricas, arteriais mesentéricas ou das artérias coronárias são todas contraindicações acerca da sua utilização. Doença coronária vasoespástica é também é uma contraindicação.

ABORDAGEM À
Farmacologia dos agonistas e antagonistas do receptor de serotonina

OBJETIVOS

1. Descrever a atividade das diferentes classes de receptores de serotonina.
2. Listar os fármacos que atuam como agonistas da serotonina e descrever seus mecanismos de ação e usos.
3. Listar os fármacos que atuam como antagonistas de serotonina e descrever seus mecanismos de ação e usos terapêuticos.

DEFINIÇÕES

Agonista parcial: Um fármaco que em ocupação plena do receptor produz menos resposta do que um agonista total. Os agonistas parciais podem inibir competitivamente a resposta a um agonista completo, incluindo a resposta fisiológica aos hormônios e neurotransmissores liberados endogenamente.

DISCUSSÃO

Classe

Além das **triptanas** (almotriptana, eletriptana, frovatriptana, naratriptana, rizatriptana, sumatriptana e zolmitriptana), que são fármacos de escolha para o tratamento de cefaleia migrainosa grave, existem alguns agentes clinicamente importantes que são agonistas do receptor de serotonina de ação direta. Os **alcaloides ergot** (ergotamina [protótipo], di-hidroergotamina, ergonovina, metilergonovia) atuam por meio dos mesmos mecanismos das triptanas e são **clinicamente eficazes durante o pródromo de um ataque de enxaqueca**. Diarreia, náuseas, vômitos e sonolência são os seus efeitos adversos mais comuns. O **vasoespasmo prolongado** resultante da estimulação do músculo liso é uma consequência grave da **dosagem excessiva** que pode resultar em **gangrena e amputação de braços, pernas ou dígitos**. Também foi relatado **infarto intestinal**. Eles são **contraindicados** para pacientes com **doença vascular obstrutiva**.

A **cisaprida**, um agonista do receptor de 5-HT_4 foi voluntariamente retirado do mercado dos EUA devido a potenciais **arritmias cardíacas** graves; no entanto, ainda está disponível para uso compassivo. Ela promove a liberação de acetilcolina a partir do plexo mioentérico e pode ser usada no tratamento do refluxo gastresofágico e doença da motilidade.

O uso clínico principal dos **antagonistas dos receptores seletivos da serotonina** é como fármacos de primeira linha para o **tratamento de náuseas e vômitos**, resultante da **estimulação vagal que está associada à cirurgia e à quimioterapia do câncer**. Esses fármacos, incluindo o protótipo de **ondansetrona** (também granisetrona, palonosetrona e dolasetrona), atuam sobre os receptores de 5-HT_3. Seus efeitos adversos mais comuns são **cefaleia e obstipação**. A dolasetrona prolonga o intervalo QT e, portanto, não deve ser administrada em pacientes com essa condição ou com outros fármacos que atuam de modo semelhante.

A **alosetrona** é um antagonista do receptor de 5-HT_3 que é usado para tratar a síndrome do intestino irritável (SII) **com diarreia**. Está aprovado apenas para o tratamento de mulheres, porque a eficácia não foi documentada para os homens. Seu principal efeito adverso é a obstipação, que pode ser grave e requerer descontinuação do uso. A **colite isquêmica** (incidência adversa de cerca de 0,3%) pode ser **fatal** e, portanto, impede o uso de alosetrona exceto para os pacientes que não respondem a outras terapias.

Mecanismo de Ação

Os **alcaloides ergot** (di-hidroergotamina, ergonovina, o protótipo ergotamina e metilergonovina) têm **atividade agonista e agonista parcial da serotonina** (receptores 5-HT_{1D} e receptores 5-HT_{1A}) que, como as triptanas (ver anteriormente), são responsáveis pela sua ação terapêutica. Sua atividade antagonista, agonista e agonista parcial nos receptores adrenérgicos α e receptores de dopamina é responsável por alguns efeitos adversos. A ativação de cisaprida e tegaserode de receptores 5-HT_4 sobre neurônios entéricos promove a liberação de acetilcolina que resulta no aumento da pressão do esfincter esofágico inferior. A ondansetrona e outros antagonistas seletivos de serotonina atuam inibindo náuseas e vômitos por meio do bloqueio periférico de receptores 5-HT_3 em nervos aferentes vagais intestinais e por meio do bloqueio central dos receptores 5-HT_3 no centro do vômito e na zona de gatilho quimiorreceptora.

A alosetrona e a palonosetrona são antagonistas altamente seletivos do receptor 5-HT_3 que atuam perifericamente em neurônios aferentes entéricos e colinérgicos reduzindo a atividade intestinal e dor aferente visceral. Também atuam centralmente nos mesmos receptores inibindo a ativação do nervo aferente do SNC.

Administração

A sumatriptana pode ser administrada por via oral, por injeção subcutânea ou como um *spray* nasal, tornando-a particularmente significativa para o tratamento de pacientes com enxaqueca que apresentam sintomas de náuseas e vômitos. As ergotaminas estão disponíveis para administração oral, retal, sublingual, parenteral e por inalação.

Os antagonistas dos receptores seletivos de serotonina podem ser administrados por via oral ou IV. Eles são mais eficazes contra as náuseas e os vômitos, quando administrados por via IV, antes da administração de fármacos quimioterapêuticos.

Farmacocinética

O tegaserode é precariamente absorvido e deve ser tomado antes das refeições. Doença hepática ou renal grave podem reduzir significativamente a sua depuração. O tartarato de ergotamina pode ser administrado combinado com a cafeína, o que facilita a sua absorção.

QUESTÕES DE COMPREENSÃO

25.1 Uma mulher de 35 anos de idade é diagnosticada com enxaqueca. Ela recebe prescrição de sumatriptana. Qual das seguintes alternativas é um efeito de sumatriptana?

    A. Provoca vasoconstrição na circulação carotídea e craniana.
    B. Aumenta transmissão de sinais nociceptivos no nervo trigeminal.
    C. Aumenta a atividade da adenilil-ciclase.
    D. É um antagonista do subtipo do receptor 5-HT_{1D}.

25.2 Qual das seguintes alternativas é a principal aplicação clínica da ondansetrona?
A. Tratamento compassivo de refluxo gastresofágico e doença de motilidade
B. Depressão maior
C. Enxaqueca
D. Náuseas e vômitos que estão associados à cirurgia e à quimioterapia para o câncer.

25.3 Qual das seguintes opções é uma consequência grave do vasoespasmo prolongado?
A. Alosetrona
B. Cisaprida
C. Ergotamina
D. Ondansetrona

RESPOSTAS

25.1 **A.** A sumatriptana, um agonista do receptor 5-HT_{1D}, inibe a atividade de adenilil-ciclase e diminui o acúmulo de AMPc que resulta na contração do músculo liso arterial, particularmente na circulação carotídea e craniana.

25.2 **D.** A principal aplicação clínica da ondansetrona, um antagonista do receptor de 5-HT_3, é o tratamento de náuseas e vômitos associados à cirurgia e à quimioterapia de câncer. A enxaqueca é tratada com triptanas e alcaloides do ergot. A cisaprida, um agonista do receptor 5-HT_4, é usado apenas de maneira compassiva para tratar refluxo gastresofágico e doença de motilidade.

Os inibidores seletivos da captação da serotonina (ISRSs) atuam bloqueando os transportadores de serotonina e são usados para tratar a depressão maior.

25.3 **C.** Vasoespasmo prolongado causado por estimulação do músculo liso é uma consequência grave de dosagem excessiva de ergotamina. Os efeitos adversos mais comuns da ondansetrona são cefaleia e obstipação. A arritmia cardíaca grave é um efeito adverso grave de cisaprida. O principal efeito adverso da alosetrona, um antagonista do receptor de 5-HT_3, é a obstipação.

DICAS DE FARMACOLOGIA

▶ Pelo fato de a atividade vasoconstritora da ergotamina ser de longa duração, a dose e a frequência da administração devem ser limitadas.
▶ Os agentes alcaloides ergot podem causar vasoconstrição e não devem ser utilizados em pacientes com doenças vasculares oclusivas.
▶ Os efeitos de antagonistas do receptor de serotonina, como a ondansetrona, parecem ser reforçados com a administração concomitante de dexametasona.

REFERÊNCIAS

Tepper SJ, Stillman MJ. What is the best drug-delivery approach for the acute treatment of migraine? *Expert Rev Neurother* 2012, 12(3):253–5.

Shugart C. Management of migraine headache: an overview of current practice. *JAAPA* 2012;25:48–52.

Ramadan NM. Current trends in migraine prophylaxis. Headache 2007;47(suppl 1):S52–7.

CASO 26

Você é chamado para ver uma mulher G_3P_3 de 24 anos de idade que aproximadamente 1 hora atrás passou por um parto normal de uma criança de 3,6 kg. O enfermeiro está preocupado, pois a paciente continua a sangrar mais do que seria esperado, e seu fundo uterino não parece firme. Um breve histórico fornecido pelo enfermeiro revela que a paciente necessitou de ocitocina por via IV para ajudar no trabalho de parto, mas teve um trabalho de parto e parto não complicados. Sua placenta saiu espontaneamente e íntegra. Ela não tem nenhuma história médica significativa. O exame da paciente revela que ela encontra-se confortável e cooperativa, mas está levemente taquicárdica. Seu fundo uterino é pantanoso e indolor à palpação. O exame vaginal não mostra lacerações cervicais ou vaginais, mas existe fluxo constante de sangue a partir do colo ainda dilatado. Você conclui um diagnóstico de hemorragia pós-parto secundária à atonia uterina e solicita injeção intramuscular (IM) imediata de metilergonovina.

▶ Qual é o mecanismo de ação da metilergonovina?
▶ Quais são os efeitos adversos comuns da metilergonovina?

RESPOSTAS PARA O CASO 26
Alcaloides ergot

Resumo: Uma mulher de 24 anos de idade tem hemorragia pós-parto secundária à atonia uterina. Ela recebe injeção IM de metilergonovina.

- **Mecanismo de ação da metilergonovina**: Agonista de adrenoceptor α com atividade no músculo liso uterino, causando contração uterina forte e prolongada.
- **Efeitos colaterais da metilergonovina**: Hipertensão, cefaleias, náuseas, vômitos.

CORRELAÇÃO CLÍNICA

A metilergonovina é um alcaloide amina do ergot com atividade relativamente seletiva no músculo liso uterino. Os alcaloides de ergot são estruturalmente semelhantes à noradrenalina, à dopamina e à serotonina. Eles podem ter efeitos agonistas ou antagonistas sobre α adrenoceptores, receptores de dopamina e receptores de serotonina. A metilergonovina atua principalmente por via de adrenoceptores α e 5-HT_2 causando contração uterina tetânica. Isso proporciona o benefício terapêutico no tratamento de hemorragia pós-parto, devido à atonia uterina. Esse fármaco pode ter outros efeitos mediados por adrenoceptores α, incluindo reações hipertensivas agudas e vasoespasmo. É contraindicado em pacientes com hipertensão não controlada. Outros efeitos colaterais comuns incluem cefaleias, náuseas e vômitos.

ABORDAGEM À
Farmacologia dos alcaloides de ergot

OBJETIVOS

1. Conhecer o mecanismo de ação dos alcaloides de ergot.
2. Conhecer os usos terapêuticos e os efeitos colaterais dos alcaloides de ergot.

DEFINIÇÕES

Hemorragia pós-parto: Sangramento vaginal superior a 500 mL após parto vaginal ou 1.000 mL após parto cesáreo. A etiologia mais comum é a atonia uterina.

Enxaqueca: Distúrbio familiar marcado por cefaleias periódicas, geralmente unilaterais, pulsáteis que começam na infância ou no início da vida adulta e tendem a recorrer com frequência cada vez menor na vida adulta. Existem duas síndromes estreitamente relacionadas que abrangem o que se sabe sobre enxaqueca. Elas são a enxaqueca clássica (enxaqueca com aura) e a enxaqueca comum (enxaqueca sem aura).

DISCUSSÃO

Classe

Os alcaloides de ergot são produzidos pelos fungos *Claviceps purpurea*. Existem duas grandes famílias de ergots: os ergots peptídicos e os ergots amina, sendo que todos contêm o núcleo tetracíclico ergolina. Os ergots peptídeos incluem ergotamina, α-ergocriptina e bromocriptina; os ergots amina incluem o ácido lisérgico, ácido lisérgico dietilamida, ergonovina e metisergida. Os ergots têm ações agonistas, agonistas parciais e antagonistas nos receptores adrenérgicos α e receptores de serotonina, e ações agonistas ou agonistas parciais nos receptores de dopamina centrais.

HEMORRAGIA PÓS-PARTO A **ergonovina** e seu derivado semissintético, metilergonovina, causam **contrações poderosas do músculo liso**; o útero gravídico é em especial sensível a esse fármaco. A hemorragia pós-parto é mais frequentemente tratada com ocitocina. Nos casos em que a ocitocina não é eficaz, a metilergonovina provoca contrações fortes do músculo liso uterino que efetivamente estanca o sangramento. Essa ação parece ser mediada pela atividade agonista nos receptores α_1-adrenérgicos e ação agonista nos receptores 5-HT_2. A metilergonovina pode ser administrada por via oral ou IM; os efeitos são observados em 3 a 5 minutos após a administração por via intramuscular. A administração aguda de metilergonovina tem poucos efeitos colaterais.

CEFALEIA MIGRAINOSA A **di-hidroergotamina é útil no tratamento profilático das enxaquecas**. Ela liga-se com alta afinidade aos receptores $5\text{-HT}_{1D\alpha}$ e $5\text{-HT}_{1D\beta}$. Também se liga com elevada afinidade aos receptores 5-HT_{1A}, 5-HT_{2A} e 5-HT_{2C} da serotonina, receptores da noradrenalina α_{2A}, α_{2B} e α_1 e receptores D_{2L} e D_3 da dopamina. A atividade terapêutica de di-hidroergotamina na enxaqueca é geralmente atribuída ao efeito agonista nos receptores 5-HT_{1D}. Duas teorias correntes têm sido propostas para explicar a eficácia de agonistas de receptores 5-HT_{1D} na enxaqueca. Uma teoria sugere que a ativação dos receptores 5-HT_{1D} localizados na carótida e nos vasos sanguíneos intracranianos, incluindo aqueles em anastomoses arteriovenosas, leva à vasoconstrição, que se correlaciona com o alívio da enxaqueca. A hipótese alternativa sugere que a ativação de receptores 5-HT_{1D} em terminais nervosos sensoriais do sistema trigeminal resulta na inibição da liberação de neuropeptídeos proinflamatórios. Os efeitos adversos incluem distúrbios GI, incluindo diarreia, vômitos e vasospasmo. As triptanas – sumatriptana, rizatriptana, almotriptana e outros – são agonistas seletivos do receptor 5-HT_{1D} e 5-HT_{1B} que também são úteis para o tratamento de cefaleia migrainosa aguda.

A **metisergida** é usada para a **profilaxia** da enxaqueca. Atua como um antagonista de $5\text{-HT}_{2A,C}$ bloqueando a vasoconstrição mediada por 5-HT no músculo liso vascular. É eficaz na prevenção ou na redução da frequência de enxaquecas em aproximadamente 60% dos pacientes. O uso crônico de metisergida é associado à **fibroplasia retroperitoneal e à fibrose subendocárdica**. Por essa razão, são recomendados os períodos livres de fármacos, se for utilizado cronicamente.

ANORMALIDADES ENDÓCRINAS A bromocriptina é muito eficaz na redução dos altos níveis de produção de prolactina, que ocorre com determinados tumores hipofisários. Também tem sido utilizada para suprimir a lactação. A bromocriptina é um agonista potente do receptor de dopamina, e suas ações supressoras de prolactina são mediadas por meio da interação com esse receptor. Os efeitos colaterais estão relacionados com a dose e variam desde náuseas até síndrome semelhante ao Parkinson. A bromocriptina foi associada à toxicidade cardiovascular pós-parto.

QUESTÕES DE COMPREENSÃO

26.1 A metilergonovina é útil no tratamento de hemorragia pós-parto, porque ela faz qual das seguintes opções?

   A. Causa contrações fortes do miométrio
   B. Causa rápida produção de trombina
   C. É um potente vasoconstritor
   D. Estimula a atividade da antitrombina III

26.2 Qual dos medicamentos adiante seria o melhor para reduzir os níveis de prolactina em um paciente com tumor na hipófise?

   A. Bromocriptina
   B. Ergonovina
   C. Ergotamina
   D. Metisergida

26.3 Observa-se que uma mulher de 35 anos de idade tem dispneia ao esforço. A ecocardiografia identifica uma miocardiopatia restritiva com a diminuição da flexibilidade do coração. O cardiologista observa que um dos seus medicamentos pode ser responsável. Qual dos seguintes agentes é mais provavelmente a etiologia?

   A. Bromocriptina
   B. Ergonovina
   C. Ergotamina
   D. Metisergida

RESPOSTAS

26.1 **A.** Embora a metilergonovina cause vasoconstrição, sua ação na hemorragia pós-parto é mediada pela clampagem forçada do miométrio, o que restringe o fluxo de sangue.

26.2 **A.** A bromocriptina é um agonista receptor da dopamina que é utilizado para tratar os adenomas hipofisários secretores de prolactina.

26.3 **D.** A metisergida pode induzir uma fibroelastose do coração, que leva a uma miocardiopatia restritiva.

> **DICAS DE FARMACOLOGIA**
> - ▶ A metisergida é útil para a profilaxia de cefaleias migrainosas, mas não tem nenhum efeito sobre um episódio agudo.
> - ▶ A bromocriptina é um agonista do receptor da dopamina e é usada para tratar os adenomas hipofisários secretores de prolactina.
> - ▶ A metilergonovina é usada para tratar a hemorragia pós-parto causada por atonia uterina e causa a contração do músculo liso uterino.

REFERÊNCIAS

Roura LC, Keith LG. Post-partum haemorrhage: diagnosis, prevention and management. 2009;22: (s2):38–45.

Kelley NE, Tepper DE. Rescue therapy for acute migraine, part 1: triptans, dihydroergotamine, and magnesium. Headache 2012;52:114–28.

Schiff PL. Ergot and its alkaloids. *Am J Pharm Educ* 2006;70:98–108.

CASO 27

Uma mulher G_3P_3 de 24 anos de idade, 90 minutos após ter feito um parto vaginal e ter recebido uma injeção de metilergonovina, continua tendo sangramento pós-parto. Seu útero está mais firme, mas ainda um pouco pantanoso. Sua frequência cardíaca permanece levemente taquicárdica, mas sua pressão arterial aumentou em resposta à metilergonovina. O exame não apresenta alterações em outros aspectos. Agora, você solicita uma injeção IM de carboprost trometamina (prostaglandina $F_{2\alpha}$, [$PGF_{2\alpha}$]).

▶ Qual é a ação terapêutica da $PGF_{2\alpha}$ na hemorragia pós-parto?
▶ Qual é o efeito das PGF no músculo liso vascular?
▶ Qual é o efeito de PGF na musculatura lisa brônquica?

RESPOSTAS PARA O CASO 27
Eicosanoides

Resumo: Uma mulher de 24 anos de idade continuou apresentando hemorragia pós-parto apesar do uso dos alcaloides de ergot.

- **Ação terapêutica da PGF$_{2\alpha}$:** Provoca a contração de músculo liso uterino.
- **Efeito sobre o músculo liso vascular:** Vasodilatação arteriolar e constrição das veias superficiais.
- **Efeito sobre a musculatura lisa brônquica:** Contração do músculo liso.

CORRELAÇÃO CLÍNICA

Os eicosanoides são um grupo grande e variado de autocoides com efeitos na maioria dos tecidos do corpo. Eles são derivados de ácidos eicosanoicos e são sintetizados por todo o corpo. Geralmente, têm meias-vidas plasmáticas curtas (segundos) e são catabolizados, sobretudo no pulmão. Não há nenhum mecanismo de ação comum de eicosanoides. Os receptores de superfície celular específicos medeiam atividades de cada classe de eicosanoides e muitas vias diferentes de segundos mensageiros estão envolvidas. A PGF$_{2\alpha}$ é produzida por meio da via de síntese da prostaglandina H (ciclo-oxigenase). Ela provoca vasodilatação arteriolar, constrição venosa superficial e contração do músculo liso dos brônquios e aumenta a taxa de contração do músculo longitudinal do trato GI. Provoca forte contração do músculo liso uterino no útero grávido. Esse efeito medeia a sua utilização terapêutica principal, o tratamento de hemorragia pós-parto. Devido ao risco de broncoespasmo, o seu uso é contraindicado em pacientes asmáticos. Ela pode causar náuseas, vômitos, diarreia e cólicas, como resultado de seu efeito sobre o trato GI.

ABORDAGEM À
Farmacologia dos eicosanoides

OBJETIVOS

1. Conhecer os caminhos da síntese de eicosanoides.
2. Conhecer as ações de eicosanoides nos tecidos por todo o corpo.
3. Saber as utilizações terapêuticas, os efeitos adversos e as contraindicações ao uso de eicosanoides.

DEFINIÇÕES

Eicosanoides: Metabólitos de ácidos graxos de 20 carbonos.
Prostanoides: Prostaglandinas e tromboxanos.

COX: Ciclo-oxigenase, enzimas limitantes da velocidade (COX-1 e COX-2) na biossíntese de prostaglandina.
HETE: Ácido hidroxieicosatetraenoico.
EET: Ácido epoxieicosatrienoico.

DISCUSSÃO

Classe

Os **eicosanoides** são **metabólitos do ácido graxo** que incluem **prostaglandinas, tromboxanos, HETE e EET**. Essas pequenas moléculas afetam quase todo o sistema fisiológico, incluindo fluxo sanguíneo, sobretudo no rim, diâmetro das vias aéreas, inflamação, ovulação e tônus do músculo liso uterino. Os eicosanoides são metabólitos de ácidos graxos de 20 carbonos, principalmente ácido araquidônico. Um conjunto de substrato de ácido araquidônico é armazenado como parte dos lipídeos na membrana plasmática. A Figura 27.1 descreve as duas vias biossintéticas principais de metabólitos eicosanoicos. A maior parte do ácido araquidônico livre em células é liberado a partir do fosfolipídeo da membrana plasmática através da fosfolipase A_2. Uma pequena quantidade pode ser liberada de fosfatidilinositídeos pela ação da fosfolipase C e lipase diglicerídeo. O ácido araquidônico livre é metabolizado pela isoforma de **ciclo-oxigenase** que produz prostaglandinas e tromboxanos ou por **lipoxigenases** formando **HETE** e **leucotrienos**. Existem duas isoformas de ciclo-oxigenases que catalisam a mesma reação.

A **ciclo-oxigenase do tipo 1 (COX-1)** é amplamente distribuída no **estômago, nos rins e nos tecidos conectivos**. A COX-1 é expressa de maneira constitutiva. A **COX-2** também é expressa em inúmeros tecidos, incluindo **trato GI, rins, ovários e tecidos conectivos**. A expressão de ciclo-oxigenase do tipo 2 (COX-2) basal é muito baixa, mas é altamente induzida por citocinas, fatores de crescimento e fatores do soro. As ciclo-oxigenases realizam duas etapas catalíticas: uma **reação da ciclo-oxigenase que introduz oxigênio** e uma reação de **peroxidase** que produz PGH_2, o **precursor imediato a todas as prostaglandinas e tromboxano**. PGH_2 é ainda metabolizada em prostaglandinas ou tromboxano, dependendo do tecido. **As plaquetas contêm predominantemente tromboxano sintase e produzem tromboxano A_2; células endoteliais** contêm predominantemente **prostaciclina sintase e produzem PGI_2**; outras células contêm **sintases de prostaglandinas** específicas e produzem prostaglandinas A-J.

Os linfócitos e outras células mieloides contêm **lipoxigenases** que convertem PGH_2 em **HETE** ou leucotrienos por meio de intermediário de HETE instável. Os leucócitos expressam tanto 5-lipoxigenase como 12-lipoxigenase e produzem os HETEs correspondentes e leucotrienos. As plaquetas expressam apenas 12-lipoxigenase e produzem 12-HETE.

Duas outras vias metabólicas foram mostradas produzindo outros metabólitos de araquidonato. O araquidonato livre pode ser metabolizado por membros da família P450 em EET, que têm efeitos vasculares e renais potentes. O araquidonato íntegro em um fosfolipídeo pode receber ação de radicais livres produzindo isoprostanos através de uma via não enzimática. Os isoprostanos podem ser importantes na inflamação, mas o seu papel fisiológico ainda está sob investigação. Os eicosanoides têm uma infinidade de efeitos; somente aqueles de relevância farmacológica serão discutidos aqui.

SISTEMA VASCULAR PGE_2 e PGI_2 **(prostaciclina) são vasodilatadores potentes** na maioria dos leitos vasculares. A PGI_2 é cerca de cinco vezes mais potente do que a PGE_2 na redução da pressão arterial. A $PGF_{2\alpha}$, em geral, provoca vasoconstrição,

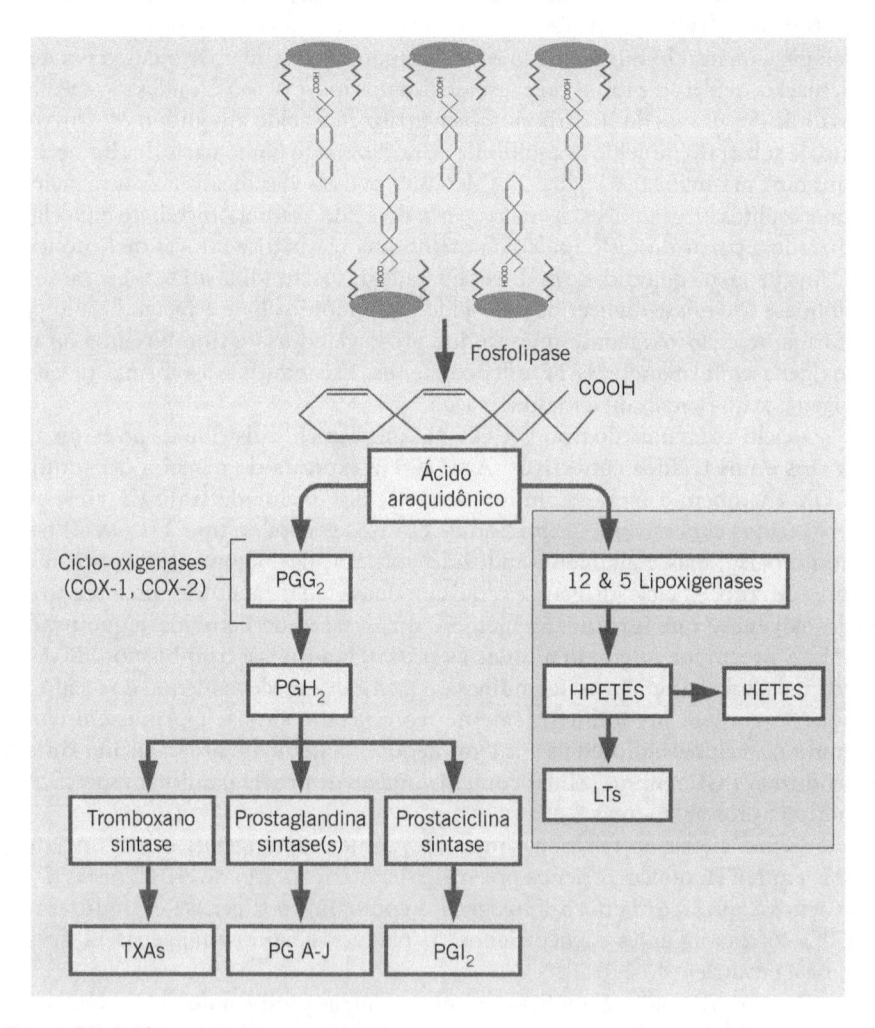

Figura 27.1 Síntese de eicosanoides.

especialmente, em artérias e veias pulmonares e vasocontrai veias superficiais. O **tromboxano A$_2$ é um vasoconstritor potente** e é um mitógeno de células de músculo liso.

OUTROS MÚSCULOS LISOS. As PGEs relaxam a musculatura lisa brônquica e o músculo liso traqueal. A resposta do miométrio é complexa com doses baixas de PGE$_2$ que causam contração e doses mais elevadas que provocam relaxamento. No trato GI, as PGEs relaxam o músculo liso circular, mas o músculo longitudinal é contraído. PGF$_{2\alpha}$, PGD e TXA$_2$ causam broncoconstrição e contração do músculo liso GI.

Secreção gastrintestinal. As PGEs e PGI$_2$ inibem a produção de ácido gástrico e pepsina e aumentam a produção de muco; essas ações são **citoprotetoras** no trato GI superior.

Rins. As prostaglandinas são importantes reguladores locais do fluxo sanguíneo renal. PGE e PGI$_2$ aumentam o fluxo sanguíneo renal e a diurese sem alterar a taxa de filtração glomerular. O TXA$_2$ diminui o fluxo sanguíneo renal e a taxa de filtração glomerular.

Usos farmacológicos de eicosanoides

A PGE$_1$ pode ser usada em recém-nascidos para manter a permeabilidade do ducto arterioso. Os bebês que nascem com determinadas anomalias cardíacas congênitas dependem de um ducto permeável para manter o fluxo sanguíneo pulmonar adequado. A **PGE$_1$** é usada para manter temporariamente a permeabilidade até a cirurgia poder ser realizada. Devido à sua ação vasodilatadora, pode ser injetada no corpo cavernoso do **pênis para induzir ereção**. Esse uso tem sido largamente suplantado pelos **inibidores da fosfodiesterase V, como sildenafila**. Análogos de **PGE$_1$ também foram utilizados para citoproteção de úlceras gástricas e pépticas induzidas por AINEs**. Esse baseia-se na ação protetora mediada pela redução da produção de ácido e pepsina e o aumento da produção de muco produzido por PGE$_1$. PGE$_1$, PGE$_2$ e PGI$_2$ e os seus congêneres também têm sido utilizados para tratar doença vascular oclusiva periférica, tendo sido utilizados para o tratamento da doença de Raynaud e arteriosclerose obliterante. Devido ao seu efeito inibidor da aglutinação de plaquetas e a sua meia-vida curta, a PGI$_2$ pode ser utilizada durante a diálise em vez de heparina, e é um dos poucos tratamentos para a hipertensão arterial pulmonar.

As contrações uterinas são estimuladas por 15-metil-PGF$_{2\alpha}$. Ela pode ser usada para controle de hemorragia pós-parto persistente secundária à atonia uterina refratária a outros fármacos. A 15-metil-PGF$_{2\alpha}$ pode ser utilizada no primeiro e no segundo trimestre para induzir o aborto. Congêneres de PGE$_2$ são utilizados para facilitar o amadurecimento cervical e para a indução do trabalho de parto. A PGE$_2$ é combinada com antiprogestina RU-486 (mifepristona) para induzir o aborto no primeiro trimestre. Os efeitos colaterais geralmente são náuseas e vômitos. Ela é contraindicada em pacientes asmáticos por causa de suas atividades broncoconstritoras.

Estrutura

As prostaglandinas são derivadas pelo metabolismo do ácido araquidônico de ácido graxo de 20 carbonos.

Mecanismo de ação

Há uma série de receptores de membrana específicos, que medeiam a ação das prostaglandinas. Existem quatro receptores de prostaglandina E (EP_1-EP_4), dois receptores de prostaglandina F (FPA e FPB), um receptor da prostaglandina I_2 (IP), dois receptores de tromboxano (TP_α e TP_β) e dois receptores de prostaglandina D (DP e $CRTH_2$). Esses receptores são acoplados a aumentos ou diminuições no AMPc e aumentos de inositol-3 fosfato.

Administração

A maior parte das prostaglandinas ou seus análogos são administrados por instilação local (p. ex., gel ou supositório vaginal ou cervical, injeção peniana) ou infusão contínua. O misoprostol, um análogo de PGE_1, está disponível para administração oral.

Farmacocinética

As prostaglandinas são rapidamente absorvidas e inativadas no pulmão, no fígado e nos rins. Tanto as prostaglandinas naturais como seus análogos têm uma meia-vida muito curta (normalmente alguns segundos a minutos).

QUESTÕES DE COMPREENSÃO

27.1 De qual das seguintes enzimas os leucotrienos precisam para sua biossíntese?
   A. COX-1
   B. COX-2
   C. 5-lipoxigenase
   D. 8-lipoxigenase

27.2 A PGI_2 pode ser utilizada para obter qual das seguintes opções?
   A. Vasoconstrição periférica
   B. Controle do sangramento da artéria uterina
   C. Facilitação da coagulação sanguínea
   D. Tratamento da doença vascular oclusiva

27.3 Uma mulher de 38 anos de idade está tomando ibuprofeno para dismenorreia grave, mas desenvolve dor epigástrica. O médico prescreve uma medicação para prevenir a gastrite. Qual das seguintes alternativas descreve melhor a medicação?

A. Análogo de PGE_1
B. Antagonista de PGE_1
C. Análogo de PGE_2
D. Antagonista de PGE_2
E. Análogo de PGI_2
F. Antagonista de PGI_2

RESPOSTAS

27.1 **C.** A produção de leucotrienos requer 5-lipoxigenase.
27.2 **D.** PGE_2 e PGI_2 são vasodilatadores em todos os leitos vasculares.
27.3 **A.** Análogo de PGE_1, o misoprostol é usado para prevenir a gastrite associada a AINE.

DICAS DE FARMACOLOGIA

▶ PGE_1 e PGI_2 podem ser usadas para produzir vasodilatação relativamente local.
▶ PGE_2 e $PGF_{2\alpha}$ têm usos obstétricos para controlar sangramento uterino e para acelerar o parto.
▶ As contrações uterinas são estimuladas por 15-metil-$PGF_{2\alpha}$. Ela pode ser usada para controlar a hemorragia pós-parto persistente.
▶ O tromboxano é um vasoconstritor potente.

REFERÊNCIAS

Mercier FJ, Van de Velde M. Major obstetric hemorrhage. *Anesthesiol Clin.* 2008,26:53–66.

Gulmwzoglu A, Forna F, Villar J, et al. Prostaglandins for preventing postpartum haemorrhage. *Cochrane Database Syst Rev.* 2007;18:CD00094.

CASO 28

Uma jovem de 16 anos de idade vai ao consultório médico devido a cólicas menstruais. Sua menarca foi aos 13 anos. Sua menstruação dura quatro a cinco dias, e ela tem ciclos de 28 dias. Durante os primeiros dois a três dias de sua menstruação, ela afirma que tem cólicas muito fortes. As cólicas têm ocorrido desde a menarca e parecem ter piorado no último ano. Elas são tão fortes, às vezes, que ela perde suas atividades de rotina. Ela toma paracetamol e pílulas para "cólica menstrual", as quais não necessitam de prescrição, sem alívio adequado. A jovem não tem nenhuma história clínica significativa, não toma medicamentos regularmente e não é sexualmente ativa. O exame é normal. Você avalia o problema como dismenorreia primária e prescreve diclofenaco para ser usado quando necessário.

▸ Quais são os efeitos terapêuticos dos fármacos anti-inflamatórios não esteroides (AINEs)?
▸ Qual é o mecanismo de ação anti-inflamatória dos AINEs?

RESPOSTAS PARA O CASO 28
Fármacos anti-inflamatórios não esteroides

Resumo: Uma jovem de 16 anos de idade com dismenorreia recebe prescrição de diclofenaco.

- **Efeitos dos AINEs**: Anti-inflamatório, analgésico e antipirético.
- **Mecanismo de ação**: Efeito anti-inflamatório que resulta, principalmente, de inibição de ciclo-oxigenase 1 e/ou ciclo-oxigenase 2; também pode envolver a interferência com outros mediadores da inflamação, modulação da função de células T, estabilização das membranas lisossômicas e inibição de quimiotaxia.

CORRELAÇÃO CLÍNICA

Os AINEs são amplamente utilizados para condições agudas e crônicas que causam dor, lesão, inflamação ou febre. Eles são acessíveis com e sem prescrição. O efeito anti-inflamatório é resultado da inibição da ciclo-oxigenase (COX), que converte o ácido araquidônico em prostaglandinas. Existem dois subtipos principais de enzima COX, com o subtipo COX-2 mediando principalmente as respostas à dor e à inflamação em tecidos por todo o corpo. A COX-1 tem atividade significativa na produção de prostaglandinas que parecem proteger o revestimento da mucosa GI. **O ácido acetilsalicílico inativa irreversivelmente, tanto a COX-1 como a COX-2,** enquanto **todos os outros AINEs são inibidores reversíveis de uma ou de ambas as enzimas**. Acredita-se que o efeito analgésico desses medicamentos esteja relacionado com a inibição da produção periférica de prostaglandina e também a inibição central da transmissão de estímulos de dor. Acredita-se que o efeito antipirético envolve a inibição da produção induzida por IL-1 e IL-6 de prostaglandinas no hipotálamo afetando o sistema de termorregulação, resultando em vasodilatação e aumento da perda de calor. Os AINEs são biotransformados no fígado e excretados pelos rins. Eles exibem sensibilidade cruzada uns com os outros e com o ácido acetilsalicílico. Todos os AINEs podem causar episódios de insuficiência renal aguda e síndrome nefrótica não relacionados com a dose. Eles devem ser usados com precaução em pacientes com insuficiência renal ou em pacientes que estão tomando outros agentes potencialmente nefrotóxicos. O ácido acetilsalicílico e os AINEs que inibem não seletivamente tanto a COX-1 como a COX-2, em geral, produzem distúrbios GIs e ulceração. Eles são contraindicados em pessoas com úlcera péptica conhecida. Novos agentes com maior seletividade para inibição de COX-2 têm menos efeitos colaterais GIs e podem reduzir, mas não eliminar a taxa de úlceras gástricas relacionadas com AINEs. Todos os AINEs podem aumentar o risco de doenças cardiovasculares.

ABORDAGEM À
Farmacologia dos AINEs

OBJETIVOS
1. Conhecer o mecanismo de ação do ácido acetilsalicílico e outros AINEs.
2. Conhecer os usos terapêuticos de AINEs.
3. Conhecer os efeitos adversos, a toxicidade e as contraindicações para o uso de AINEs.

DEFINIÇÕES

Inflamação: Resposta local à lesão celular caracterizada por dilatação capilar, infiltração leucocitária, vermelhidão, calor, dor e inchaço.

Polipose adenomatosa familiar (PAF): Doença genética que leva a crescimentos anormais no colo.

DISCUSSÃO

Classe

(Ver Caso 27 sobre eicosanoides para uma descrição da biossíntese das prostaglandinas e dos leucotrienos). Os AINEs estão entre os fármacos mais amplamente utilizados e estão disponíveis em várias formulações, tanto isentos de prescrição como com prescrição. Eles são muito utilizados para alívio da dor, febre e para reduzir a inflamação. Há mais de 23 AINEs disponíveis, e eles representam inúmeras classes estruturais. A Tabela 28.1 resume essa classe de medicamentos. Eles são todos pequenos compostos ácidos. Todos são ativos por via oral, com algumas diferenças farmacológicas, mas todos eles compartilham o seguinte:

Atividade analgésica. Eficaz contra a dor de intensidade baixa a moderada. Efeitos máximos mais baixos em comparação com os opioides, mas nenhuma propensão ao SNC.

TABELA 28.1 • Classes de AINEs				
Ácidos Carboxílicos			**Pirazolonas**	**Oxicans**
Salicilatos	Ácidos acéticos	Ácidos propiônicos	Fenilbutazona	Piroxicam
Ácido acetilsalicílico	Indometacina	Ibuprofeno	Apazona	Meloxicam
Ácido salicílico	Diclofenaco	Naproxeno		
	Sulindaco	Cetoprofeno		
	Tolmetina	Pranoprofeno		
		Miroprofeno		

Atividade anti-inflamatória. É a sua aplicação clínica principal. Eles fornecem apenas alívio sintomático.

Atividade antipirética. Atua alterando o ponto de ajuste hipotalâmico.

Ulceração gástrica e intestinal. Dois mecanismos incluem a irritação local causada por um fármaco ácido particulado e a inibição das prostaglandinas, que exercem um efeito citoprotetor.

ÁCIDOS CARBOXÍLICOS Os **salicilatos, ácido acetilsalicílico e salicilato de sódio** foram usados por centenas de anos por suas propriedades analgésicas. O **ácido acetilsalicílico atua para inibir de maneira covalente e irreversível, tanto a COX-1 como a COX-2.** A COX-1 se torna acetilada em uma serina no local ativo de ciclo-oxigenase, tornando a enzima inativa. A COX-2 também é covalentemente modificada, mas em um resíduo de serina diferente. Isso também elimina a atividade da ciclo-oxigenase e altera a COX-2 produzindo 15-HETE. O 15-HETE pode ser posteriormente metabolizado em um composto **anti-inflamatório** potente, 15-epi-lipoxina A_4. Parte da atividade anti-inflamatória do ácido acetilsalicílico pode ser mediada por esse metabólito. A inibição da atividade da ciclo-oxigenase de ambas as isoformas de COX diminui a produção de prostaglandina e de tromboxano, mas não afeta a produção de eicosanoides através da via da lipoxigenase. O salicilato de sódio e magnésio não possui o grupo acetilo, que modifica as COXs e são agentes anti-inflamatórios muito mais fracos. Seu mecanismo de ação pode ser o de reduzir a produção de radicais livres que é necessária para ativar as COXs.

O ácido acetilsalicílico pode ser utilizado para reduzir dor, temperatura e inflamação. As propriedades anti-inflamatórias o tornam útil em artrite reumatoide (AR), febre reumática e outras doenças que produzem dores nas articulações.

Os **efeitos adversos do ácido acetilsalicílico estão relacionados com a dose.** Em **doses baixas**, a maior parte dos efeitos adversos está restrita ao **trato GI, geralmente gastrite.** Em doses **mais elevadas,** os pacientes apresentam **"salicilismo", zumbidos, vômitos e vertigem**. A dosagem excessiva de ácido acetilsalicílico afeta diretamente a medula e **deprime a respiração.**

ÁCIDOS ACÉTICO E PROPIÔNICO **Indometacina, ibuprofeno, diclofenaco e naproxeno** são outros AINEs importantes. Embora eles reduzam a produção de prostaglandina por meio da **inibição de COX-1 e COX-2,** o mecanismo dessa inibição é diferente daquele do ácido acetilsalicílico. Esses fármacos são **inibidores reversíveis** da enzima e parecem atuar por interferência na **ligação do araquidonato.** Todos foram aprovados para doenças reumáticas, osteoartrite, dor musculoesquelética localizada, dismenorreia e cefaleia. Todos são facilmente absorvidos do trato GI. A indometacina e o diclofenaco são os mais potentes na inibição de COX. **A indometacina também tem a maior incidência (35-50%) de efeitos adversos, geralmente GI.** Descobriu-se que a **indometacina** produz **ulceração do trato GI superior.** Naproxeno e ibuprofeno também estão associados a efeitos adversos GIs frequentes, mas são menos graves e mais bem tolerados. **Todos os AINEs podem produzir toxicidades renais que incluem insuficiência renal aguda.**

INIBIDORES DE COX-2 ESPECÍFICOS Esforço considerável foi dedicado ao desenvolvimento de fármacos que **especificamente inibem a COX-2** em relação à

COX-1. Em teoria, tais fármacos seriam eficazes para o **tratamento de estados inflamatórios, e teriam menos efeitos adversos**, sobretudo no trato GI, pois a COX-1 ainda seria capaz de proporcionar citoproteção. Dois ensaios clínicos apoiam essa noção, mas esses fármacos continuam produzindo efeitos adversos no trato GI.

O celecoxibe é o único inibidor específico da COX-2 disponível no mercado dos EUA. Rofecoxibe e valdecoxibe foram retirados do mercado devido a um **aumento no risco de doenças cardiovasculares e de apoplexia.** Uma metanálise subsequente de diversos estudos levou à conclusão de que a administração crônica de qualquer AINE aumenta o risco de IAM e acidente vascular cerebral. Todos os AINEs agora levam uma tarja preta alertando para esse efeito. O celecoxibe é útil no tratamento de osteoartrite, artrite reumatóide, espondilite anquilosante, dismenorreia, dor aguda e dor provocada pela enxaqueca. **O celecoxibe é aprovado para o tratamento de polipose adenomatosa familiar.** Os efeitos adversos são reduzidos com inibidores específicos da COX-2, mas ainda há efeitos colaterais significativos. Casos raros de sangramento estomacal e intestinal graves foram relatados. Hepatotoxicidade e insuficiência renal aguda também ocorreram. Os efeitos colaterais menos graves incluem dispepsia, diarreia, edema periférico e tonturas.

OUTROS AGENTES O paracetamol é um analgésico **não anti-inflamatório**. É quase tão eficaz na redução da febre e como analgésico quanto o ácido acetilsalicílico, mas lhe falta atividade anti-inflamatória e não inibe a agregação de plaquetas. Foi considerado relativamente seguro na gravidez, mas estudos sugeriram um risco aumentado de asma e criptorquidismo em crianças de mães tratadas. A toxicidade mais importante do paracetamol é a hepatotoxicidade. Ela é causada pela biotransformação do medicamento em N-acetil-p-benzoquinonaimina (NAPB), que, em geral, é **eliminado por conjugação hepática com glutationa**. Níveis tóxicos de paracetamol depletam glutationa, e a NAPB acumula em níveis tóxicos. Outros efeitos adversos incluem erupções cutâneas e dispepsia leve.

QUESTÕES DE COMPREENSÃO

28.1 Um homem de 54 anos de idade pergunta sobre a maneira de reduzir o risco de infarto do miocárdio. Qual dos seguintes medicamentos é o mais eficaz na redução do risco de infarto do miocárdio?

A. Paracetamol
B. Ácido acetilsalicílico
C. Celecoxibe
D. Ibuprofeno

28.2 Qual das seguintes alternativas é a vantagem de inibidores específicos da ciclo-oxigenase-2 (COX-2)?

A. Diminuição dos efeitos colaterais GIs
B. Diminuição da atividade vasoconstritora
C. Aumento da atividade anti-inflamatória
D. Aumento da inibição da agregação plaquetária

28.3 Uma mulher de 26 anos de idade toma uma grande quantidade de paracetamol em uma tentativa de suicídio. No setor de emergência, determinou-se que ela tomou o suficiente para ser potencialmente prejudicial. Qual dos seguintes tratamentos é o melhor para essa paciente?

A. Gliconato de cálcio
B. IgG contra paracetamol
C. N-acetilcisteína
D. Penicilamina

RESPOSTAS

28.1 **B.** Ácido acetilsalicílico. Pelo fato de o ácido acetilsalicílico inibir irreversivelmente a COX, ele efetivamente elimina a produção de tromboxano pelas plaquetas. Pode fazer isso em doses baixas que não prejudiquem a produção de PGI_2 benéfica por células endoteliais.

28.2 **A.** Em teoria, a inibição da COX-2 reduziria inflamação e dor, deixando as ações citoprotetoras de COX-1 intactas. No entanto, as duas enzimas parecem se sobrepor em suas funções em um grau considerável.

28.3 **C.** O excesso de paracetamol é biotransformado no fígado através do sistema de oxidase de função mista de P450 em um metabolito tóxico, NAPB, que tem uma meia-vida muito curta e é rapidamente conjugado com glutationa, um doador de sulfidrilo, e retirado do sistema. Sob condições de formação de NAPB excessiva ou estoques reduzidos de glutationa, o NAPB é livre para se ligar covalentemente a proteínas vitais e bicamada lipídica dos hepatócitos, o que resulta em morte hepatocelular e subsequente necrose hepática centrolobular. O antídoto para a intoxicação por paracetamol é **N-acetil-L-cisteína** (NAC), que evita a formação e acúmulo de NAPB, aumenta os estoques de glutationa, combina diretamente com NAPB como um substituto da glutationa e aumenta a conjugação de sulfato.

REFERÊNCIAS

Bombardier C, Laine L, Reicin A, et al. Comparison of upper gastrointestinal toxicity of rofecoxib and naproxen in patients with rheumatoid arthritis. VIGOR study group. *N Engl J Med* 2000;343:1520–28.

Silverstein FE, Faich G, Goldstein JL, et al. Gastrointestinal toxicity with celecoxib vs nonsteroidal anti-inflammatory drugs for osteoarthritis and rheumatoid arthritis: the CLASS study: a randomized controlled trial. Celecoxib long-term arthritis safety study. *JAMA* 2000;284:1247–55.

Trelle S, Reichenbach S, Wandel S, et al. Cardiovascular safety of nonsteroidal anti-inflammatory drugs: network meta-analysis. *BMJ* 2011;342:7086–7097.

Schjerning Olsen AM, Fosbol EL, Lindhardsen J, et al. Duration of treatment with nonsteroidal antiinflammatory drugs and impact on risk of death and recurrent myocardial infarction in patients with prior myocardial infarction: a nationwide cohort study. *Circulation* 2011;123:2226–35.

CASO 29

Um homem de 58 anos de idade apresenta-se para o acompanhamento de gota. Ele teve vários episódios de artrite gotosa, principalmente no hálux. Cada episódio tem sido tratado com sucesso com medicamentos anti-inflamatórios orais. Ele não toma nenhuma medicação de forma regular, e atualmente seu exame é normal. Os estudos de laboratório após seu último episódio apresentaram um nível elevado de ácido úrico e função renal normal. A coleta de urina de 24 horas mostrou excreção normal do ácido úrico. Você prescreve alopurinol para ser tomado diariamente, em um esforço para reduzir o nível de ácido úrico do paciente e prevenir episódios de gota recorrentes.

▶ Que medicamentos são utilizados para o tratamento da gota aguda?
▶ Que medicamentos são utilizados para o tratamento da gota crônica?
▶ Qual é o mecanismo de ação do alopurinol?

RESPOSTAS PARA O CASO 29
Medicamentos usados para tratar gota

Resumo: Um homem de 58 anos de idade com hiperuricemia e gota recorrente recebe prescrição de alopurinol.

- **Fármacos para o tratamento da gota aguda:** Agentes anti-inflamatórios não esteroides (AINEs), colchicina, corticosteroides, pegloticase.
- **Fármacos para o tratamento da gota recorrente:** Probenecida, sulfinpirazona, alopurinol, febuxostate.
- **Mecanismo de ação de alopurinol:** Inibição da xantinoxidase, uma enzima que converte hipoxantina em xantina e xantina em ácido úrico.

CORRELAÇÃO CLÍNICA

O **alopurinol** é um medicamento usado na prática clínica para **diminuir a produção de ácido úrico**. O ácido úrico é o produto final do metabolismo da purina. **A enzima xantinoxidase converte hipoxantina em xantina e xantina em ácido úrico**. O alopurinol e o seu metabólito, aloxantina, inibem a síntese de ácido úrico pela inibição da xantinoxidase. O alopurinol pode precipitar gota aguda quando a terapia é iniciada. A colchicina pode ser coadministrada durante a primeira semana de terapia de alopurinol para tentar reduzir o risco de um episódio de gota aguda. Seus efeitos colaterais principais são distúrbios GIs e erupção cutânea. Há uma reação de hipersensibilidade muito rara, mas potencialmente fatal que pode causar febre, supressão da medula óssea, disfunção hepática e insuficiência renal.

ABORDAGEM A
Medicamentos para gota

OBJETIVOS

1. Conhecer os principais fármacos utilizados para a gota e os seus mecanismos de ação.
2. Conhecer os efeitos adversos e as contraindicações para seu uso.

DEFINIÇÕES

Profilático: Prevenção de uma doença ou um evento adverso.

Gota: Condição de depósitos dolorosos de cristais de urato nas articulações e em outras partes do corpo, como o pavilhão auricular.

DISCUSSÃO

Classe

Alopurinol e febuxostate são fármacos profiláticos que reduzem a biossíntese do ácido úrico. Desse modo, os **níveis séricos de ácido úrico são normalmente reduzidos** e a formação de **tofos inflamatórios nas articulações é reduzida**. As evidências mostram que manter o ácido úrico menor que 6 a 6,5 pode reduzir futuros ataques. O febuxostate é mais potente, menos alergênico e mais específico do que o alopurinol, que inibe as enzimas na biossíntese de purina-pirimidina outras, além da xantinoxidase. Esses fármacos proporcionam uma **terapia útil de longo prazo** para pacientes com artrite gotosa crônica, mas não deve ser utilizado durante um ataque agudo. O alopurinol também é indicado para o **tratamento da hiperuricemia secundária a discrasias do sangue, especialmente durante a quimioterapia do câncer** e para a profilaxia tanto de ácido úrico como da formação de cálculos renais de oxalato de cálcio, que é normalmente associada a hiperuricemia. O alopurinol é útil em pacientes com **cálculos renais recorrentes**, com comprometimento renal ou aqueles que não respondem a probenecida. Os pacientes tratados com alopurinol devem ter secreção renal adequada de ácido úrico. **Os efeitos adversos incluem diarreia, náuseas e vômitos, e reação alérgica cutânea em 3% dos pacientes.** No início do uso de alopurinol, o ácido úrico é mobilizado a partir de tecidos e articulações, o que pode **precipitar um ataque gotoso agudo**.

Estrutura

O alopurinol é um análogo estrutural de xantina, e febuxostate é um ácido carboxílico tiazólico inibidor não competitivo da enzima.

Mecanismo de Ação

O alopurinol e o febuxostate inibem a xantinoxidase (Fig. 29.1) e reduzem a biossíntese de urato afetando duas etapas na conversão das purinas em ácido úrico. Esses fármacos também aumentam o reaproveitamento de xantina e hipoxantina por meio de hipoxantina-guanina-fosforribosiltransferase (HGPRT) aumentando o ácido nucleico e a síntese de nucleotídeos. Isso provoca uma retroalimentação negativa que diminui a biossíntese original da purina. Essas ações reduzem o ácido úrico no soro e na urina. A xantinoxidase é responsável pela inativação de azatioprina e 6-mercaptopurina e pela ativação de 5-fluorouracil. A inibição da enzima por alopurinol ou febuxostate pode aumentar a toxicidade do primeiro e diminuir a eficácia do último.

Administração

Alopurinol e febuxostate têm boa biodisponibilidade oral, mas é diminuída pelos alimentos.

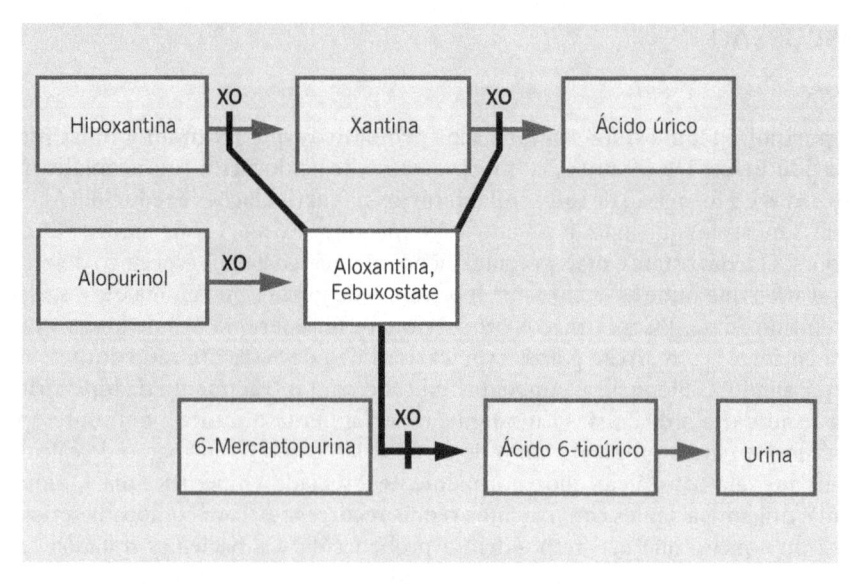

Figura 29.1 Via do ácido úrico. XO = xantinoxidase, que é bloqueada pelo alopurinol e febuxostate.

Farmacocinética

A redução significativa da concentração sérica de ácido úrico geralmente requer dois a três dias, e a redução de urato sérico para níveis normais pode demorar uma a três semanas. O alopurinol tem uma meia-vida de 1 a 3 horas, e a meia-vida do seu metabólito ativo aloxantina é 12 a 30 horas, possibilitando uma dosagem diária. Aproximadamente 80% do alopurinol é eliminado pelos rins como aloxantina e o restante é eliminado nas fezes. O febuxostate tem uma meia-vida de 5 a 8 horas e é eliminado principalmente pelo fígado.

Outros fármacos usados para tratar gota

Os inibidores da xantinoxidase são úteis no tratamento de gota em pacientes com níveis normais de excreção de ácido úrico. Naqueles pacientes com gota secundária à excreção renal comprometida de ácido úrico (ver Caso 8), **probenecida** ou **sulfinpirazona** são mais eficazes. Esses **fármacos bloqueiam a reabsorção renal de ácido úrico e, assim, aumentam a excreção. A dor associada a ataques agudos de gota é geralmente tratada com AINEs ou colchicina.** Praticamente todos os AINEs foram usados com sucesso para tratar a dor associada à gota, mas **indometacina e sulindaco continuam sendo os mais utilizados. O ácido acetilsalicílico não deve ser usado para tratar a gota porque compromete a excreção renal de ácido úrico.** A **colchicina** é particularmente eficaz no tratamento da gota. Ela se **liga a microtúbulos** e impede o movimento celular. Isso prejudica a mobilidade de leucócitos, que desempenham um papel importante no processo inflamatório. A colchicina também diminui a produção de leucotrienos B_4. Os efeitos adversos mais comuns da colchicina são GIs com náuseas, vômitos e diarreia e, raramente, depressão da medula óssea. Em pacientes com gota refratária que não responde aos fármacos anteriores, **pegloticase tem sido eficaz**. A **pegloticase** é uma uricase recombinante (que não é expressa no ser humano) administrada por infusão a cada duas semanas. Pode reduzir urato sérico em horas.

QUESTÕES DE COMPREENSÃO

29.1 Um homem de 48 anos de idade é diagnosticado com gota. Alopurinol é útil no tratamento de gota devido a qual das seguintes propriedades?

A. Aumento do catabolismo de ácido úrico
B. Aumento da degradação do ácido úrico
C. Diminuição da produção de ácido úrico
D. Aumento da excreção renal de ácido úrico

29.2 A colchicina é especialmente útil no tratamento de um ataque agudo de gota porque atinge qual das seguintes opções?

A. Diminui a deposição de ácido úrico
B. É um agente anti-inflamatório potente
C. Prejudica a migração de leucócitos
D. Aumenta a solubilidade do ácido úrico

29.3 Um homem de 44 anos de idade sofre de artrite gotosa recorrente. Seu nível de ácido úrico está elevado, e você prescreve alopurinol. Na primeira semana de uso do alopurinol, ele desenvolve um episódio doloroso que "parece com gota." Qual das seguintes explicações é a mais adequada?

A. O paciente é resistente ao alopurinol e deve usar outro medicamento
B. O paciente provavelmente tem uma síndrome de artrite produzida por alopurinol e deve fazer levantamento de anticorpo antinuclear (ANA)
C. O paciente provavelmente desenvolveu gota aguda como resultado da mobilização do urato das articulações e dos tecidos
D. Isso provavelmente representa uma interação medicamentosa, e assim o alopurinol deve ser interrompido

29.4 Um paciente de 61 anos de idade tem cinco a seis ataques gotosos dolorosos a cada ano, apesar de ser tratado com febuxostate. Ele é altamente alérgico à probenecida. Qual dos seguintes tratamentos seria o mais adequado para esse paciente?

A. AINEs em doses máximas
B. Pegloticase
C. Sulfinpirazona
D. Alopurinol

RESPOSTAS

29.1 **C.** O mecanismo de ação de alopurinol é o de diminuir a produção de ácido úrico.
29.2 **C.** O comprometimento da migração de leucócitos reduz a inflamação associada a um ataque gotoso.
29.3 **C.** O paciente provavelmente desenvolveu um episódio agudo de gota, como resultado da mobilização de urato de articulações e tecidos, um fenômeno geralmente observado com iniciação de alopurinol.
29.4 **B.** Pegloticase é uma uricase recombinante suína, que metaboliza urato em alantoína hidrossolúvel. É altamente eficaz em pacientes refratários.

> ### DICAS DE FARMACOLOGIA
> ▶ Alopurinol e febuxostate podem precipitar um ataque gotoso agudo. A terapia inicial deve ser combinada com um AINE ou colchicina para evitar esse efeito.
> ▶ O ácido úrico é o produto final do metabolismo da purina.
> ▶ Alopurinol e febuxostate reduzem a produção de ácido úrico por meio da inibição da enzima xantinoxidase, que converte hipoxantina em xantina e xantina em ácido úrico.

REFERÊNCIAS

Jordan KM. Up-to-date management of gout. *Curr Opin Rheumatol.* 2012;24:145–51.

Hamburger M, Baraf HS, Adamson TC, et al. 2011 recommendations for the diagnosis and management of gout and hyperuricemia. *Phys Sportsmed.* 2011;39:98–123.

CASO 30

Uma mulher de 40 anos de idade sem história clínica pregressa conhecida, além de suspeita de artrite reumatoide (AR), apresenta-se para a avaliação de sua dor. A paciente relata rigidez matinal, edema e sensibilidade das articulações das mãos, dos ombros e dos joelhos por mais de seis meses. Também relata fadiga e uma história familiar materna de AR. Trouxe seus prontuários antigos que mostram critérios laboratoriais e clínicos suficientes para o diagnóstico de AR. Não tem sido acompanhada por seu médico de cuidados primários ou seu reumatologista e vem tentando autotratar-se com ibuprofeno e paracetamol, os quais não necessitam de prescrição. Durante o exame, apresenta sinovite de ambas as mãos, punhos, ombros e joelhos. Ela tem algumas alterações iniciais da AR, como desvio ulnar dos dedos das mãos, e alguns nódulos reumatoides em seus braços. Com base na história e no exame você diagnostica uma exacerbação aguda da AR. Você também explica para ela que a doença em geral não está sendo adequadamente tratada. Assim, você começa um tratamento com prednisona oral e metotrexato.

▶ Qual é o mecanismo de supressão da imunidade mediada por glicocorticoides?
▶ Qual é o mecanismo de ação do metotrexato?

RESPOSTAS PARA O CASO 30
Agentes usados para tratar a artrite reumatoide

Resumo: Uma mulher de 40 anos de idade, com agravamento da artrite reumatoide (AR) recebe prescrição de corticosteroides e metotrexato.

- **Mecanismo de supressão imunológica por glicocorticoides:** Interferência no ciclo celular das células linfoides ativadas e ativação da apoptose em algumas linhas linfoides.
- **Mecanismo de ação do metotrexato:** Inibição da síntese de ácido desoxirribonucleico (DNA) pela inibição de di-hidrofolato redutase. Inibe a replicação e a função de células T e, possivelmente, células B.

CORRELAÇÃO CLÍNICA

A AR é uma doença autoimune em que o sistema imunológico do corpo ataca sua própria sinóvia. Isso provoca rigidez nas articulações, edema e, se não controlada, destruição articular e desfiguração. Vários agentes imunossupressores têm sido utilizados com sucesso no tratamento da AR. Os glicocorticoides são usados tanto por seus efeitos anti-inflamatórios como pelos imunossupressores. Acredita-se que interferem no ciclo celular de células linfoides ativadas e podem ativar a apoptose em algumas linhas linfoides. A sua utilização de longo prazo é limitada por vários efeitos secundários e toxicidade, incluindo indução de uma síndrome cushingoide, intolerância à glicose e redução na densidade óssea. O metotrexato é um fármaco quimioterapêutico de câncer que tem também efeitos imunossupressores. Ele é um análogo do ácido fólico que interfere na síntese de DNA por inibição da enzima di-hidrofolato redutase. Seu efeito imunossupressor é mediado através da sua inibição da replicação e da função de linfócitos T e, possivelmente, B. O metotrexato pode causar hepatotoxicidade, supressão da medula óssea e efeitos colaterais GIs.

ABORDAGEM À
Farmacologia de agentes utilizados na AR

OBJETIVOS

1. Conhecer os agentes utilizados para a AR e seus mecanismos de ação.
2. Conhecer os efeitos tóxicos e os efeitos adversos dos agentes usados para a AR.

DEFINIÇÕES

Artrite reumatoide: Doença crônica que se caracteriza principalmente por dor, rigidez, inflamação, inchaço e, por vezes, destruição das articulações.

Osteoartrite: Artrite caracterizada por alterações degenerativas e, por vezes, hipertróficas no osso e na cartilagem de uma ou mais articulações e um desgaste progressivo em direção às superfícies articulares opostas com consequente distorção da posição articular geralmente sem enrijecimento dos ossos.

DISCUSSÃO

Classe

A **artrite reumatoide** é causada por uma **resposta imunológica inadequada** que resulta em **inflamação crônica nas articulações e em torno delas**. O processo inflamatório crônico inclui a produção de uma série de **citocinas e de mediadores inflamatórios** que causam a **destruição da cartilagem na articulação**. O tratamento farmacológico da AR inclui o **tratamento da dor aguda, o tratamento da inflamação e a inibição do sistema imunológico**.

Os **glicocorticoides,** tais como prednisolona ou cortisona, são agentes anti-inflamatórios potentes e são também **imunossupressores**. Podem ser administrados por via oral ou ser injetados em uma área afetada. Os fármacos com um **grupo 11-ceto** no núcleo esteroide (cortisona ou prednisona) são convertidos para o grupo **11-hidroxila** no fígado (resultando cortisol e prednisolona). Outros corticosteroides sintéticos são dexametasona, betametasona e triancinolona. Várias substituições químicas nesses fármacos diminuem a inativação de primeira passagem pelo fígado, reduzem a ligação a proteínas plasmáticas, tais como globulina ligadora de corticosteroides (CBG), e aumentam a afinidade do fármaco com seu receptor. As ações dos glicocorticoides são mediadas por um **receptor nuclear específico**, o **receptor de glicocorticoides (RG)**. A ativação do receptor ocorre na ligação do fármaco, o que acaba por conduzir ao aumento ou à diminuição da transcrição de genes específicos. A **ação anti-inflamatória dos glicocorticoides** é resultado, em parte, da **indução de anexina-1 (também conhecida como macrocortina)**, que é um **inibidor específico da fosfolipase A_2, e inibe a transmigração dos leucócitos**. Isso **diminui a produção de prostaglandinas e do processo inflamatório**. Além disso, a produção de uma série de citocinas, incluindo IL-1, IL-2, IL-6 e TNF-α, é diminuída pelos glicocorticoides. Isso é causado, em parte, pela indução de apoptose em linfócitos e leucócitos. Assim, as ações anti-inflamatórias e imunossupressoras dos glicocorticoides estão intimamente ligadas. Os glicocorticoides são inibidores potentes da imunidade mediada pelas células, mas tem pouco efeito sobre a imunidade humoral.

Os glicocorticoides são úteis no tratamento de inflamação em AR, bursite, lúpus eritematoso, síndrome nefrótica e colite ulcerativa. São também utilizados no tratamento de reações de hipersensibilidade e reações alérgicas e para reduzir a rejeição de enxerto ou órgão.

Os uso de **glicocorticoides** é limitado por um certo número de **efeitos adversos**. A maioria desses efeitos adversos é previsível como efeitos fisiológicos exagerados. **Supressão de interferência do eixo hipófise-suprarrenal, hiperglicemia, aumento do metabolismo de proteínas, metabolismo da gordura alterado e aumento da retenção de sal (um efeito mineralocorticoide)** são observados com frequência. **Osteoporose e úlceras pépticas** podem ser induzidas por glicocorticoides e aumento da susceptibilidade a **infecções**, e **má cicatrização da ferida** também ocorre.

O **metotrexato** é um **análogo de ácido fólico que inibe a di-hidrofolato redutase**. Essa enzima é responsável pela produção de cofatores de tetra-hidrofolato necessários para biossíntese de purina e timidilato. A inibição da enzima conduz a comprometimento da síntese de DNA, que tem maior impacto nas células que se dividem rapidamente. O metotrexato é **imunossupressor,** e essa atividade levou ao seu uso em AR, psoríase e outras doenças autoimunes. A sua utilização como um **agente anticâncer** inclui leucemia linfoblástica aguda infantil, linfoma e sarcoma osteogênico. Efeitos adversos graves associados ao metotrexato incluem **mielossupressão**, que produz leucopenia grave, aplasia de medula óssea e trombocitopenia. **Efeitos GIs** são comuns com náuseas e vômitos, bem como feridas ou úlceras na boca. Hepatotoxicidade, incluindo elevações agudas nos níveis de transaminases, fibrose e cirrose, tem sido relatada. Efeitos pulmonares incluem uma tosse não produtiva e pneumonia. O metotrexato é um teratogênico contraindicado durante a gravidez.

Abordagens mais específicas da doença no tratamento de AR têm levado ao desenvolvimento de fármacos antirreumáticos modificadores da doença (**FARMDs**).

Evidências recentes sustentam um papel central do **fator de necrose tumoral alfa** (TNF-α) na patogenia da AR. **O TNF-α parece responsável por grande parte da lesão tecidual na doença.** Com base nessas observações, duas novas classes de fármacos foram desenvolvidas e que visam especificamente à via de TNF. Uma classe de fármacos é de **anticorpos específicos para TNF-α humano.** Esses anticorpos interagem com o TNF-α e bloqueiam sua capacidade de interagir com os receptores de TNF-α. O **infliximabe** é um anticorpo quimérico que contém uma região humana constante e regiões murinas variáveis. É administrado por infusão cerca de uma vez a cada oito semanas. O infliximabe também é indicado na doença de Crohn luminal e com formação de fístulas. O **adalimumabe** é um anticorpo anti-TNF-α totalmente humano semelhante, autoinjetado duas vezes por semana. O **etanercepte** é uma proteína de fusão criada por meio da combinação da parte de ligação ao ligando do receptor de TNF-α humano com a porção Fc de IgG. A proteína atua ligando o TNF-α e bloqueia a associação do TNF ao seu receptor. É autoinjetada quatro vezes por semana. Esses fármacos comprovaram ser muito eficazes em pacientes com AR, e a progressão da doença foi significativamente diminuída e até mesmo revertida em alguns casos. O TNF-α também desempenha um papel importante nas respostas imunes do corpo, especialmente para agentes infecciosos.

Um dos **efeitos adversos mais graves observados com as preparações de anticorpos anti-TNF são infecções graves, como a tuberculose.** Esses fármacos não devem ser administrados em pacientes que tenham qualquer sinal de infecção. Um risco aumentado de neoplasia maligna também foi relatado em pacientes tratados com os anticorpos anti-TNF. **Problemas neurológicos**, incluindo tonturas, perturbações visuais e fraqueza periférica, também foram relatados. O perfil de efeitos adversos do etanercepte é semelhante com infecções graves, transtornos neurológicos e uma alta frequência, 20 a 30%, de reações no local da injeção.

Anacinra, outro FARMD, é uma proteína recombinante que imita a ação de IL-1Ra, um antagonista natural do receptor de IL-1. Esse fármaco reduz a degradação da cartilagem e a reabsorção óssea provocada por IL-1 na AR. O **rituximabe** é um anticorpo monoclonal contra CD-20, que é expresso principalmente nas células B. Ele está aprovado para utilização em linfomas e leucemias e AR. **Tocilizumabe** é um anticorpo do receptor anti-IL-6 (IL-6R). O IL-6 é uma citocina proinflamatória importante, e a sua inibição é eficaz em AR.

OUTROS AGENTES UTILIZADOS PARA TRATAR AR A **azatioprina** é um **agente citotóxico que suprime a atividade de células T** em uma extensão maior do que a atividade de células B. É ativa por via oral e biotransformada em mercaptopurina, a qual também é **imunossupressora**. É utilizada isoladamente ou em combinação com corticosteroides no tratamento de AR e outras doenças autoimunes, como o lúpus eritematoso. Os efeitos adversos incluem supressão da medula óssea, leucopenia e, menos frequentemente, anemia. A **hidroxicloroquina** é um antimalárico que reduz a inflamação e a progressão da AR. Vários mecanismos têm sido propostos para explicar essa atividade, incluindo a inibição dos receptores *toll-like*, como TLR9, aumentando a expressão de anexina A5, e diminuindo a função lisossômica. Náuseas e vômitos são efeitos adversos comuns, e uma retinopatia destrutiva é encontrada raramente. A **ciclofosfamida é um agente de alquilação** desenvolvido como um fármaco anticancerígeno. Ela **suprime a função das células B** mais do que a função das células T. Tem sido usada para tratar uma série de doenças autoimunes, incluindo granulomatose de Wegener, AR e síndrome nefrótica em crianças. Seus usos anticâncer incluem linfoma não Hodgkin e linfoma de Burkitt. Mielossupressão, náuseas, vômitos e alopecia são reações adversas comuns.

Os **sais de ouro** têm sido utilizados para tratar pacientes com AR progressiva que não obtiveram alívio com os AINEs. O uso de sais de ouro diminuiu com a introdução dos FARMDs discutidos anteriormente. O ouro tem uma **alta afinidade para o enxofre**, e a maioria das preparações contém ouro ligado a um átomo de enxofre.

Aurotioglicose, aurotiomalato de sódio e auranofina contêm um átomo de ouro ligado a uma porção de enxofre. Preparações de ouro são injetadas por via IM e atingem o pico de concentrações em duas a seis horas. O ouro acumula-se em órgãos que são ricos em fagócitos e nos lisossomas de células sinoviais. **Os sais de ouro diminuem a migração e a atividade dos macrófagos**, mas seu mecanismo de ação exato é incerto. Os sais de ouro não têm atividade anti-inflamatória. Os **efeitos adversos mais comuns** de sais de ouro são **lesões de pele e ulceração nas membranas mucosas**. O comprometimento da **função renal** e **discrasias sanguíneas** também são observados em cerca de 10% dos pacientes tratados com sais de ouro.

QUESTÕES DE COMPREENSÃO

30.1 O infliximabe é eficaz na AR porque faz qual das seguintes opções?
   A. Liga-se ao TNF-α e sequestra-o de receptores
   B. É um agonista do receptor de TNF-α
   C. É um antagonista do receptor de TNF-α
   D. É um agente anti-inflamatório específico da sinóvia

30.2 O efeito imunossupressor de metotrexato é resultado da sua inibição de qual das alternativas adiante?

A. Di-hidrofolato redutase
B. Migração de leucócitos
C. Função do microtúbulo
D. Fosfolipase A_2

30.3 Uma mulher de 55 anos de idade está em tratamento para AR. Sua doença tornou-se muito pior, e um novo medicamento é adicionado. Após seis meses, ela observa suores noturnos, perda de peso, tosse crônica e uma radiografia de tórax que indica uma lesão escavada. Qual dos seguintes medicamentos mais provavelmente foi prescrito para AR?
A. Sais de ouro
B. Infliximabe
C. Metotrexato
D. Naprosyn

RESPOSTAS

30.1 **A.** Os anticorpos anti-TNF-α ligam-se a TNF-α e impedem sua associação aos receptores. Eles não são antagonistas dos receptores diretos.

30.2 **A.** O metotrexato inibe a di-hidrofolato redutase, o que prejudica as células que se dividem rapidamente, tais como linfócitos e leucócitos.

30.3 **B.** Os agentes de imunoglobulina anti-TNF-α são geralmente bem tolerados e modificam o processo de doença de AR; no entanto, eles tendem a predispor o paciente a infecções, especialmente a tuberculose. O paciente em questão tem uma apresentação clínica típica de tuberculose. O diagnóstico seria confirmado por cultura de escarro e esfregaço acidorresistente, e começou a terapia com múltiplos fármacos antituberculose.

DICAS DE FARMACOLOGIA

▶ Os FARMDs, com a melhor evidência para os agentes anti-TNF-α, interrompem a progressão da AR e podem induzir a remissão.
▶ O metotrexato é um análogo de ácido fólico que inibe a di-hidrofolato redutase e atua como um agente imunossupressor.
▶ Os agentes glicocorticoides atuam como agentes imunossupressores e agentes anti-inflamatórios, mas têm inúmeros efeitos adversos.

REFERÊNCIAS

Singh JA, Christensen R, Wells GA, et al. A network meta-analysis of randomized controlled trials of biologics for rheumatoid arthritis: a Cochrane overview. *CMAJ* 2009;181:787–96.

Graudal N, Jürgens G. Similar effects of disease-modifying antirheumatic drugs, glucocorticoids, and biologic agents on radiographic progression in rheumatoid arthritis: meta-analysis of 70 randomized placebo-controlled or drug-controlled studies, including 112 comparisons. *Arthritis Rheum* 2010;62:2852–63.

CASO 31

Uma mulher de 67 anos de idade está em tratamento com quimioterapia contra câncer metastático de ovário. Ela está no seu quarto ciclo de um esquema de múltiplos fármacos, incluindo cisplatina e doxorrubicina. Desenvolveu náuseas e vômitos, entre outros efeitos colaterais. Você decide prescrever medicação com ondansetrona intravenosa (IV) antes de sua próxima dose de quimioterapia e fornecer ondansetrona oral para uso em casa também.

▶ Qual é o mecanismo de ação da ondansetrona?
▶ Quais são os efeitos colaterais mais comuns associados à ondansetrona?

RESPOSTAS PARA O CASO 31
Antieméticos

Resumo: Uma mulher de 67 anos de idade tem náuseas e vômitos induzidos por quimioterapia e recebe prescrição para ondansetrona.

- **Mecanismo de ação da ondansetrona**: Antagonista do receptor da serotonina ($5\text{-}HT_3$) no SNC e no trato GI.
- **Efeitos colaterais da ondansetrona**: Cefaleia, diarreia, tonturas, agitação.

CORRELAÇÃO CLÍNICA

Náuseas e vômitos são efeitos colaterais frequentes da quimioterapia. O controle desses sintomas é um adjuvante importante à quimioterapia. Vários fármacos com mecanismos variados de ação estão disponíveis. O sistema receptor da serotonina ($5\text{-}HT_3$) no SNC e no trato GI é como um gatilho maior de náuseas e vômitos induzidos por quimioterapia. A ondansetrona e a granisetrona são antagonistas específicos do receptor $5\text{-}HT_3$ são amplamente utilizados para o tratamento desse problema. A granisetrona tem afinidade maior ao receptor, ação mais longa e é mais potente do que a ondansetrona. Ambos os fármacos podem ser administrados por via intravenosa ou por via oral. A metoclopramida, que é principalmente um antagonista da dopamina, também irá antagonizar o receptor $5\text{-}HT_3$, quando administrada em doses elevadas. A metoclopramida também bloqueia receptores na zona de gatilho quimiorreceptora (ZGQ) no cérebro, que contribuem para as náuseas. A metoclopramida sensibiliza o trato GI para a atividade de acetilcolina (ACh), o que aumenta a motilidade GI e o esvaziamento gástrico. Ela é um pouco menos eficaz para vômitos induzidos por quimioterapia do que a ondansetrona ou a granisetrona e tem o potencial para efeitos colaterais extrapiramidais que são observados com os agonistas da dopamina.

ABORDAGEM À
Farmacologia de agentes antieméticos

OBJETIVOS

1. Listar os usos terapêuticos de medicamentos antieméticos.
2. Descrever o mecanismo de ação dos medicamentos antieméticos.
3. Descrever os efeitos adversos dos medicamentos antieméticos.

DEFINIÇÕES

Êmese: Vômitos, um reflexo complexo que resulta no esvaziamento forçado do conteúdo do estômago através da boca e algumas vezes do nariz.

DISCUSSÃO

Classe

O **vômito** é um **reflexo complexo** controlado pelo **centro do vômito** na **formação reticular lateral do bulbo**. O centro do vômito tem **cinco aferentes primários** (Fig. 31.1):

1. A **ZGQ** está localizada no exterior da barreira hematencefálica e é exposta a produtos químicos emetogênicos carregados pelo sangue e pelo líquido cerebrospinal. Os receptores primários associados a êmese são dopamina D_2, 5-HT_3, neuroquinina-1 (NK_1, substância P) e os receptores de opioides.
2. O **aparelho vestibular** está localizado na orelha interna, enviando aferentes pertencentes ao movimento. Os receptores primários são a histamina H_1 e colinorreceptores muscarínicos.
3. A **faringe**, através do nervo vago, envia aferentes do reflexo de vômito.
4. Os **aferentes entéricos surgem** a partir do trato GI. Os receptores 5-HT_3 desempenham um papel importante nesses sinais.
5. Os **aferentes do córtex cerebral** com informações como estresse, previsão, transtornos psiquiátricos.

A terapia antiemética atual bloqueia um ou mais desses aferentes reduzindo a atividade no centro do vômito.

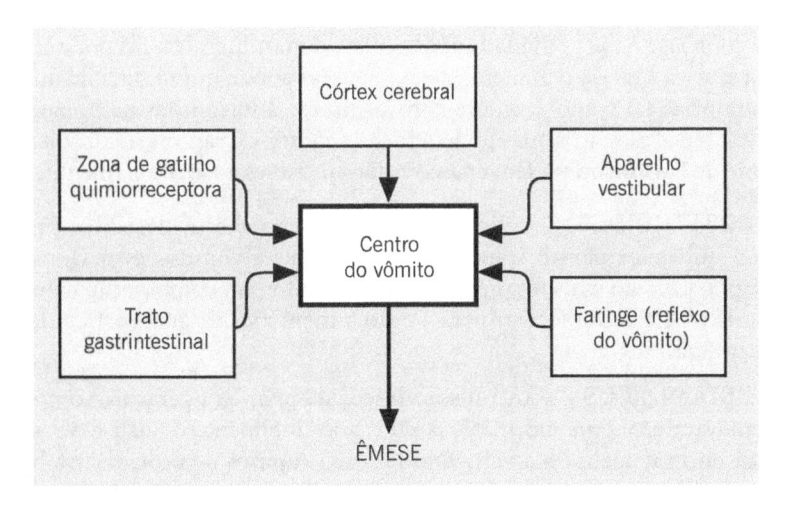

Figura 31.1 Componentes aferentes primários para o centro do vômito.

ANTAGONISTAS DA SEROTONINA 5-HT$_3$ Os antagonistas seletivos de 5-HT$_3$ são antieméticos potentes para os sinais emetogênicos que surgem no trato GI e de ZGQ. Esses agentes são especialmente úteis para náuseas de **fármacos quimioterápicos** e para vômitos induzidos **no pós-operatório ou pós-radiação**. Os antagonistas de 5-HT$_3$ não são úteis para enjoo ou náuseas de vertigem. Quatro fármacos estão disponíveis atualmente: **ondansetrona, granisetrona, palonosetrona e dolasetrona**. Eles são administrados intravenosamente; ondansetrona e dolasetrona também podem ser administrados por via oral. Eles são mais eficazes se administrados 30 minutos antes da quimioterapia ou da radioterapia. Os agentes orais podem ser administrados uma ou duas vezes por dia. Os antagonistas do 5-HT$_3$ têm sido associados a prolongamento do intervalo QT.

Os antagonistas do receptor NK$_1$, aprepitanto e fosaprepitanto, evidenciaram uma melhora significativa no tratamento de pacientes submetidos à quimioterapia altamente emética. Os antagonistas de NK$_1$ são eficazes como agentes únicos e têm sido combinados com antagonistas de 5 HT$_3$ ou dexametasona. O tratamento combinado é a primeira escolha contra náuseas e vômitos induzidos por câncer.

ANTAGONISTAS DA DOPAMINA O **droperidol** é uma butirofenona antipsicótica que tem ações antieméticas significativas. As suas propriedades antieméticas são mediadas pelo **bloqueio dos receptores de dopamina na ZGQ e no centro do vômito**. O **droperidol tem sido associado a um** risco de prolongamento do intervalo QT, taquicardia ventricular e *torsade de pointes*. **Fenotiazinas, como prometazina e proclorperazina, bloqueiam a dopamina, a histamina e os receptores muscarínicos** nas mesmas regiões. Todos são úteis para o tratamento de náuseas e vômitos pós-operatórios, mas são muito sedativos.

Efeitos extrapiramidais e hipotensão foram relatados.

A **metoclopramida é um agente procinético** que também tem ações antieméticas com base na sua **atividade antagonista dopaminérgica**. Ela pode ser administrada por via oral ou parenteral contra náuseas após a quimioterapia ou náusea pós-operatória. Tal como acontece com os outros antagonistas da dopamina, os efeitos colaterais são raros, mas podem incluir **efeitos extrapiramidais: distonias e síndrome de Parkinson** podem aparecer dias ou meses após o tratamento.

CORTICOSTEROIDES Os **glicocorticoides**, como dexametasona e prednisolona, são utilizados para o tratamento de náuseas e vômitos associados à **quimioterapia**. Eles são mais frequentemente utilizados em combinação com outros antieméticos. A base molecular para a ação antiemética de glicocorticoides não é compreendida.

ANTI-HISTAMÍNICOS Os **anti-histamínicos de primeira geração**, como ciclizina, difenidramina e dimenidrinato, são úteis no tratamento de náuseas associadas à doença do movimento e à vertigem. Eles são **capazes de atravessar a barreira hematencefálica**, e a sua ação é mais suscetível de diminuir aferentes do aparelho vestibular. O efeito adverso mais comum desses agentes é a sedação.

FÁRMACOS ANTICOLINÉRGICOS A **escopolamina** é o fármaco mais eficaz para tratar náuseas associadas à **doença de movimento ou à vertigem**. Não é eficaz contra a náusea da quimioterapia. É administrada por meio de um **adesivo transdérmico** que libera o fármaco a uma taxa uniforme por até 72 horas. Ao evitar os níveis de pico associados à administração oral, a incidência de efeitos colaterais também é reduzida. A **escopolamina reduz aferentes do aparelho vestibular e diminui a excitabilidade dos receptores labirínticos**. Os efeitos colaterais, típicos dos antimuscarínicos, incluem **boca seca, visão turva e sonolência**. Não deve ser usada em pacientes com glaucoma ou hipertrofia prostática.

OUTROS AGENTES USADOS COMO ANTIEMÉTICOS Os **benzodiazepínicos**, como lorazepam ou diazepam, podem ser usados **antes da quimio ou radioterapia** para reduzir a frequência e a gravidade de vômitos antecipatórios que ocorrem em pacientes que se submetem a múltiplas sessões de terapia antineoplásica. O **dronabinol** é um Δ^9-tetra-hidrocanabinol, a substância ativa principal da maconha. É ativo por via oral que tem sido utilizado para estimular o apetite e como antiemético. O mecanismo dessas atividades não é conhecido. Administra-se com frequência juntamente com uma fenotiazina, que reduz os efeitos adversos de ambos os fármacos, enquanto produz um efeito antiemético sinérgico. Os efeitos adversos incluem euforia, sedação, boca seca e alucinações.

QUESTÕES DE COMPREENSÃO

31.1 Uma mulher de 56 anos de idade tem náuseas devido à quimioterapia contra o câncer de mama. O droperidol é eficaz na redução das náuseas porque bloqueia qual das seguintes opções?

   A. Receptores de ACh na periferia
   B. Receptores de dopamina na ZGQ
   C. Receptores de glicocorticoides na ZGQ no centro do vômito
   D. Receptores 5-HT_2 na ZGQ

31.2 Um paciente submetido à quimioterapia com cisplatina tem náusea grave. Qual dos seguintes fármacos seria o mais adequado para usar nesse paciente?

   A. Ciclizina
   B. Naloxona
   C. Ondansetrona
   D. Escopolamina

31.3 Um pescador usa um adesivo transdérmico de escopolamina para controlar as náuseas associadas com o fato de estar em um barco. Qual é o efeito colateral mais provável que ele vai apresentar?

   A. Reação distônica aguda
   B. Euforia
   C. Sedação
   D. Tremor

RESPOSTAS

31.1 **B.** O droperidol é um antagonista do receptor de dopamina que diminui a atividade da ZGQ. É eficaz na redução da náusea associada à quimio ou à radioterapia.

31.2 **C.** A ondansetrona é um antagonista do receptor de serotonina 5-HT$_3$ com menos efeitos colaterais e maior eficácia do que os outros fármacos no tratamento de pacientes em quimioterapia.

31.3 **C.** A sedação é o efeito colateral mais comum associado a adesivos de escopolamina como resultado da estimulação do colinorreceptor muscarínico.

REFERÊNCIAS

Lohr L. Chemotherapy-induced nausea and vomiting. *Cancer J.* 2008;14:85–93.

Urba S. Radiation-induced nausea and vomiting. *J Natl Compr Canc Netw.* 2007;5:60–5.

CASO 32

Uma mulher de 58 anos de idade, com história de 20 anos de diabetes melito tipo II mal controlada, procura acompanhamento de rotina. Ela teve várias complicações do diabetes, incluindo retinopatia e neuropatia periférica. Queixa-se de passar vários meses sentindo que seu estômago está cheio depois de comer muito pouco. Ela frequentemente tem náuseas e inchaço. Está em tratamento com uma combinação de insulina protamina regular e neutra Hagedorn (NPH) para o seu diabetes, uma enzima conversora de angiotensina (ECA) para a sua pressão arterial e uma estatina para seus lipídeos. O exame hoje é normal. Um exame radiográfico do esvaziamento gástrico mostra um tempo de esvaziamento gástrico prolongado. Você diagnostica-a com gastroparesia diabética e prescreve metoclopramida.

▶ Qual é o mecanismo de ação da metoclopramida para gastroparesia?
▶ Quais são alguns dos efeitos colaterais comuns da metoclopramida?

RESPOSTAS PARA O CASO 32
Agentes procinéticos

Resumo: Uma mulher de 58 anos de idade apresenta-se com gastroparesia diabética e recebe prescrição de metoclopramida.

- **Mecanismo de ação da metoclopramida:** Antagonista do receptor D_2 da dopamina no trato GI.
- **Efeitos colaterais comuns:** Sedação, efeitos colaterais extrapiramidais, secreção de prolactina aumentada.

CORRELAÇÃO CLÍNICA

A metoclopramida, administrada por via oral ou parentérica, funciona como um agente procinético no trato GI. No trato GI, a dopamina atua inibindo a estimulação de ACh do músculo liso. Como antagonista do receptor D_2 da dopamina, a metoclopramida possibilita um maior efeito estimulador de ACh. Também pode promover a liberação de ACh. O efeito de aumento de ACh nos receptores muscarínicos resulta em aumento da pressão do esfíncter esofágico inferior e aumento do esvaziamento gástrico. Os receptores $5\text{-}HT_4$ da serotonina também aumentam a motilidade do trato GI superior por efeitos diretos, bem como aumentam a liberação de ACh. Muitos agonistas de $5\text{-}HT_4$ estão disponíveis em outros países. A grelina, produzida pelo estômago, tem efeitos importantes sobre a motilidade GI. Como a motilina, um hormônio liberado pelas células endócrinas no duodeno, a grelina induz as contrações da fome no estado de jejum e atua de forma pós-prandial acelerando o esvaziamento gástrico. Agonistas da grelina estão em ensaios clínicos de última fase para o tratamento de gastroparesia. A gastroparesia diabética é uma complicação comum (~10%) do diabetes mal controlado, principalmente em diabéticos com neuropatia periférica. Está associada à lesão do nervo vago. Nessa situação, a metoclopramida pode promover o esvaziamento do estômago e ajudar a aliviar os sintomas. A metoclopramida pode ser administrada por via oral ou parenteral e a sua meia-vida é de 5 a 6 horas. Também é utilizada clinicamente em combinação com antiácidos no tratamento da doença de refluxo gastresofágico (DRGE). A metoclopramida também tem ações centrais. O bloqueio do receptor D_2 da dopamina na ZGQ no SNC é a base para a utilização clínica de metoclopramida para o tratamento de náuseas e vômitos. Agitação, ansiedade, insônia são efeitos adversos comuns da metoclopramida e, tal como outros antagonistas do receptor D_2 da dopamina, como o haloperidol, a metoclopramida, em doses elevadas, pode provocar efeitos colaterais extrapiramidais e discinesia tardia. Também pode provocar o aumento da secreção de prolactina, que pode resultar em galactorreia, disfunção menstrual, ginecomastia e disfunção sexual. Outros fármacos procinéticos são eritromicina, que estimula receptores da motilina e pode ser administrada por via oral ou IV contra a gastroparesia refratária; cisaprida, um agonista do receptor 5-HT_4 que somente está disponível para uso compassivo, devido à sua cardiotoxicidade; e domperidona (não disponível nos EUA), que também é um antagonista do receptor D_2, mas que atua apenas perifericamente e, portanto, tem poucos efeitos adversos neurais.

DEFINIÇÕES

Gastroparesia: Paralisia leve do revestimento muscular do estômago.

QUESTÕES DE COMPREENSÃO

32.1 A metoclopramida é qual das seguintes opções?
   A. Antagonista de adrenoceptor α_1
   B. Antagonista do receptor D_2 da dopamina
   C. Antagonista do colinorreceptor muscarínico
   D. Agonista do receptor 5-HT_4 da serotonina

32.2 Qual dos seguintes efeitos adversos a metoclopramida mais provavelmente apresenta?
   A. Alucinações
   B. Hiperatividade
   C. Hipertireoidismo
   D. Discinesia tardia

32.3 A metoclopramida atua para alcançar qual das seguintes opções?
   A. Aumentar o esvaziamento gástrico
   B. Diminuir o trânsito através do intestino delgado
   C. Diminuir a pressão do esfíncter esofágico
   D. Estimular vômitos

RESPOSTAS

32.1 **B**. A metoclopramida é um antagonista do receptor D_2 da dopamina.
32.2 **D**. Os efeitos adversos da metoclopramida são insônia, discinesia tardia e disfunção sexual, bem como efeitos secundários extrapiramidais semelhantes aos do haloperidol e efeitos endócrinos relacionados com o aumento da secreção de prolactina (galactorreia, disfunção menstrual, ginecomastia).
32.3 **A**. A metoclopramida acelera o esvaziamento gástrico, aumenta a pressão do esfíncter inferior do esôfago e inibe o vômito.

> ### DICAS DE FARMACOLOGIA
>
> ▶ A metoclopramida atua como um agente procinético no trato GI, na qualidade de um antagonista da dopamina.
> ▶ Os efeitos colaterais comuns da metoclopramida são inquietação e ansiedade. Além disso, como outros antagonistas do receptor D_2 da dopamina, como haloperidol, a metoclopramida pode causar efeitos secundários extrapiramidais e discinesia tardia.
> ▶ A metoclopramida aumenta a secreção de prolactina, que pode resultar em galactorreia e irregularidades menstruais.

REFERÊNCIAS

Farmer AD, Kadirkamanathan SS, Aziz Q. Diabetic gastroparesis: pathophysiology, evaluation and management. *Br J Hosp Med (Lond)*. 2012;73:451–6.

Hejazi RA, McCallum RW, Sarosiek I. Prokinetics in diabetic gastroparesis. *Curr Gastroenterol Rep*. 2012;14:297–305.

Tonini M, Cipollina L, Poluzzi E, et al. Review article: clinical implications of enteric and central D_2 receptor blockade by antidopaminergic gastrointestinal prokinetics. *Aliment Pharmacol Ther*. 2004;19(4):379–90.

CASO 33

Uma mulher de 48 anos de idade apresenta-se para avaliação de dor abdominal. Ela relata que sente dor abdominal superior direita depois de comer. Fica pior se ela comer alimentos gordurosos ou frituras. Tentou utilizar antiácidos que não necessitam de prescrição, mas não obteve alívio. Não apresenta história clínica significativa, não passou por cirurgias e não toma medicamentos regularmente. Tanto a mãe como uma irmã mais velha tiveram de remover a vesícula. Ao exame, ela é moderadamente obesa, mas seu exame é normal em outros aspectos. O raio X abdominal é normal. O ultrassom de abdome revela vários pequenos cálculos biliares. Você diagnostica-a com colelitíase e recomenda avaliação cirúrgica. Ela quer evitar ao máximo a cirurgia, então, você prescreve ursodiol.

▶ Qual é o mecanismo de ação do ursodiol?
▶ Quanto tempo leva para se observar o efeito completo desse medicamento?
▶ Que efeito tem o ursodiol sobre os níveis de colesterol da lipoproteína de baixa densidade (LDL)?

RESPOSTAS PARA O CASO 33
Fármacos usados para dissolver cálculos biliares

Resumo: Uma mulher de 48 anos de idade apresenta-se com colelitíase. Ela não deseja a cirurgia, e ursodiol é prescrito.

- **Mecanismo de ação do ursodiol**: Reduz a secreção de colesterol na bile.
- **Período necessário para ver todos os seus efeitos**: Meses ou anos.
- **Efeito sobre os níveis de colesterol LDL**: Sem alterações.

CORRELAÇÃO CLÍNICA

Os cálculos biliares são uma causa comum de dor abdominal. Muitas vezes consistem em uma elevada proporção de colesterol, que é excretado do fígado para a bile. A bile é absorvida na vesícula biliar, onde o colesterol pode precipitar-se em cálculos. O ursodiol é o ácido ursodesoxicólico, um ácido biliar. Ele reduz a secreção de colesterol na bile com pouca alteração na secreção de ácido biliar. É utilizado em um esforço para dissolver os cálculos biliares de colesterol em pacientes que não querem a cirurgia ou que não são candidatos cirúrgicos. O pleno efeito desse medicamento pode levar de alguns meses a anos. Também é utilizado como adjuvante para litotripsia por ondas de choque de cálculos biliares. Nesse tratamento, as ondas sonoras são usadas para quebrar os cálculos biliares em pequenos fragmentos. O ursodiol pode então ser usado para tentar dissolver os fragmentos. Cálculos biliares radiopacos, que contêm cálcio, não são efetivamente dissolvidos com ursodiol. É administrado por via oral, e os seus efeitos colaterais são principalmente GIs, sendo náuseas e diarreia comuns. O ursodiol não altera os níveis de colesterol LDL no sangue.

ABORDAGEM À
Farmacologia dos agentes utilizados para dissolver cálculos biliares

OBJETIVOS

1. Conhecer os fármacos utilizados para dissolver cálculos biliares e seu mecanismo de ação.
2. Conhecer as vias de administração e os efeitos colaterais desses fármacos.

DEFINIÇÕES

Colelitíase: Presença de cálculos na vesícula biliar ou no ducto biliar comum, ou o processo de formação desses cálculos.

Colecistite: Inflamação da vesícula biliar.

Litotripsia: Redução de cálculos biliares, por meio de ondas sonoras, em partículas pequenas que podem ser excretadas da vesícula biliar.

DISCUSSÃO

Classe

Os cálculos biliares são uma das principais causas de morbidade e mortalidade, e a remoção cirúrgica da vesícula biliar está entre cirurgias GIs mais comuns. Embora a remoção cirúrgica seja o tratamento preferido, outros tratamentos, incluindo **litotripsia com ultrassom** ou **dissolução farmacológica**, são opções terapêuticas em pacientes que não podem ser submetidos à cirurgia. Os cálculos podem ser transportados para o duodeno e bloquear a saída do ducto pancreático, causando pancreatite. Os cálculos biliares podem ser radiotranslucentes, evidenciando um cálculo com alto teor de colesterol, ou **radiopacos, indicando um cálculo com teor significativo de mineral** (geralmente **cálcio**). O ácido ursodesoxicólico (**ursodiol**) é um **ácido biliar de ocorrência natural que é um componente menor da bile**. Ele tem sido usado **com sucesso para tratar cálculos translucentes** relativamente **pequenos**, sobretudo aqueles dentro do ducto biliar comum. Ele diminui a síntese de bile e reduz a concentração de colesterol na bile. O **ursodiol solubiliza o colesterol por formação de micelas de ácido biliar** e dispersa os cristais líquidos de colesterol em um ambiente aquoso. Essas ações **causarão a dissolução lenta do cálculo biliar**. A dissolução completa ocorre em aproximadamente 30% dos pacientes com cálculos de menos de 20 mm de diâmetro. Além disso, diminui a cólica biliar que está associada a cálculos biliares em alguns pacientes. A administração profilática de ursodiol causou uma redução acentuada na incidência de cálculos biliares após a cirurgia cardíaca. Abordagens mais antigas para a dissolução farmacológica de cálculos biliares empregavam solventes orgânicos, tais como o éter metil-*terc*-butílico (MTBE), ou monoglicerídeos, tais como mono-octanoína. Embora uma rápida dissolução dos cálculos biliares pudesse ser alcançada, o vazamento dos materiais solventes para o lúmen do intestino foi associado a efeitos adversos graves, e essas abordagens têm sido largamente descontinuadas. **Os efeitos adversos do ursodiol são menores, em geral, desconforto GI e diarreia leve.** Pelo fato de a supersaturação de bile com colesterol ser um fator-chave para a formação de cálculos de colesterol, o fármaco hipolipemiante ezetimibe (ver Caso 13) reduz a concentração de colesterol no plasma e na bile pela inibição da secreção de colesterol e pode ser útil na redução do tamanho e da ocorrência de cálculos biliares.

Estrutura

O ursodiol é derivado de 7-hidroxicolesterol, e é um componente que ocorre naturalmente na bile.

Administração

O ursodiol é administrado por via oral, duas ou três vezes por dia, e a completa dissolução de cálculos pode necessitar de um ano. A eficácia do tratamento deve ser monitorada por ultrassom de diagnóstico.

QUESTÕES DE COMPREENSÃO

33.1 O ursodiol reduz o tamanho dos cálculos biliares do ducto biliar comum por meio de qual dos seguintes mecanismos?

A. Quelação de Ca^{2+} para fora do cálculo
B. Redução da síntese de bile
C. Aumento do teor de colesterol na bile
D. Dissolução lenta do colesterol a partir do cálculo

33.2 Uma mulher de 35 anos de idade é diagnosticada com colelitíase. Ela opta pela terapia clínica com ursodiol. A dissolução completa de um cálculo biliar por ursodiol em geral requer quanto tempo?

A. Várias horas
B. Semanas
C. Meses a anos
D. Vários anos

33.3 O ursodiol tem sido útil no tratamento de qual das seguintes condições?

A. Colestase da gravidez
B. Cirrose
C. Diabetes melito
D. Pancreatite decorrente de traumatismo

RESPOSTAS

33.1 **D.** O ursodiol é um detergente que provoca a lenta dissolução dos cálculos biliares que são ricos em colesterol. Isso diminui a quantidade de colesterol na bile, bem como a síntese de ácido biliar total.

33.2 **C.** O tratamento com ursodiol normalmente leva de meses a um ano para atingir a dissolução de um cálculo biliar típico.

33.3 **A.** O ácido ursodesoxicólico foi usado com sucesso para tratar os sintomas de prurido associados a colestase de gravidez, uma doença considerada causada pelo acúmulo de sais biliares.

> **DICAS DE FARMACOLOGIA**
> - O ursodiol é a melhor terapia não cirúrgica para cálculos biliares radiotranslucentes pequenos em pacientes que não são candidatos à cirurgia.
> - O ácido ursodesoxicólico foi também utilizado para tratar a colestase da gravidez.

REFERÊNCIAS

Portincasa P, Ciaula AD, Bonfrate L, Wang DQ. Therapy of gallstone disease: what it was, what it is, what it will be. *World J Gastrointest Pharmacol Ther.* 2012;3:7–20.

Di Ciaula A, Wang DQ, Wang HH, Bonfrate L, Portincasa P. Targets for current pharmacologic therapy in cholesterol gallstone disease. *Gastroenterol Clin North Am.* 2010;39:245–64.

Tuncer I, Harman M, Colak Y, Arslan I, Turkdogan MK. Effect of ursodeoxycholic acid alone and ursodeoxycholic acid plus domperidone on radiolucent gallstones and gallbladder contractility in humans. *Gastroenterol Res Pract.* 2012;159438.

CASO 34

Uma mulher de 45 anos de idade apresenta inchaço e "gás" depois de beber leite. Seus sintomas geralmente começam cerca de duas horas após a ingestão da maioria dos produtos lácteos, embora ela tenha descoberto que o iogurte com culturas ativas não a incomoda muito. Esses sintomas foram piorando ao longo dos últimos anos. Ela aprendeu a evitar os produtos lácteos, tanto quanto possível, mas gostaria de ser capaz de beber leite ou tomar sorvete ocasionalmente. Não tem nenhuma história clínica significativa, não toma medições regularmente e seu exame é normal. Você diagnostica-a com intolerância à lactose e sugere uma tentativa de uso de lactase quando planejar ingerir produtos lácteos.

▶ Qual é a causa da intolerância à lactose?
▶ Qual é o mecanismo de ação da lactase?

RESPOSTAS PARA O CASO 34
Substituições enzimáticas

Resumo: Uma mulher de 45 anos de idade com intolerância à lactose recebe prescrição de lactase.

- **Causa da intolerância à lactose:** Produção insuficiente de lactase por células de borda em escova do intestino delgado.
- **Mecanismo de ação da lactase:** Hidrolisa lactose em glicose e galactose.

CORRELAÇÃO CLÍNICA

A intolerância à lactose é uma condição digestiva muito comum em que existe uma subprodução da enzima lactase natural através da borda em escova do intestino delgado. A lactase hidrolisa a lactose nos açúcares glicose e galactose, que podem, então, ser transportados a partir do lúmen do intestino delgado através das membranas celulares. A deficiência ou a ausência de lactase resulta em lactose restante no lúmen intestinal. A presença desse dissacarídeo não digerido vai osmoticamente atrair líquidos para o lúmen intestinal. À medida que passa mais para o trato GI, a lactose será metabolizada pelas bactérias do colo, o que produz gás intestinal. A combinação do aumento da quantidade de líquido e de gás no intestino contribui para os sintomas de intolerância à lactose. A maioria das pessoas com intolerância à lactose aprende a evitar alimentos que contenham lactose. Os níveis baixos de produção de lactase endógena nesses indivíduos podem ser complementados por lactase administrada por via oral com as refeições que contenham produtos lácteos. Isso muitas vezes reduz, mas não alivia completamente, os sintomas de gases, flatulência e diarreia que podem ocorrer.

ABORDAGEM À
Farmacologia de substituições enzimáticas

OBJETIVOS

1. Conhecer as condições para as quais a substituição de enzimas digestivas pode ser usada.
2. Conhecer as enzimas digestivas específicas que podem ser substituídas e os efeitos terapêuticos de substituição enzimática.

DEFINIÇÕES

Pancreatina: Preparação de, principalmente, amilase, lipase e proteases.

Pancrelipase: Uma preparação que é, principalmente, de lipase que também contém amilase e proteases.

Doença de Gaucher: Doença de depósito lisossômico mais comum causada por uma deficiência em **glicosilceramidase**.

Doença de Fabry-Anderson: Deficiência genética de α **galactosidase A**.

DISCUSSÃO

Classe

As enzimas digestivas hidrolisam os triglicerídeos em ácidos graxos e glicerol, os peptídeos e as proteínas em aminoácidos e os carboidratos em açúcares simples. A reposição enzimática é usada em pacientes com uma ausência congênita de atividade enzimática, como resultado de mutação em enzimas específicas que inclui insuficiência pancreática exócrina, doença de depósito lisossômico ou doença de armazenamento de glicogênio tipo 2. Além disso, as insuficiências secundárias a outras doenças que causam secreções exócrinas pancreáticas deficientes, como em casos de **fibrose cística, pancreatite crônica, pós-pancreatectomia, obstrução ductal pancreática e pós-gastrectomia**, podem ser tratadas com substituição enzimática. Mais de 90% da função pancreática devem ser perdidos antes que efeitos clinicamente significativos na digestão sejam aparentes: esteatorreia (de má absorção de gordura) e má absorção de proteínas. A **sacarase** é expressada na borda em escova do intestino delgado, principalmente no duodeno e no jejuno distal. Ela converte sacarose em glicose e frutose. **Isomaltase** e **maltase** hidrolisam isomaltose e maltose, respectivamente, em duas moléculas de glicose. A **lactase** (α-galactosidase) é, em geral, expressa em enterócitos das vilosidades do intestino delgado. Decompõe lactose em monossacarídeos glicose e galactose.

PREPARAÇÕES DE ENZIMAS PANCREÁTICAS Quatro **preparações** aprovadas pela FDA de **pancrelipase (uma combinação de lipase, protease e amilase) estão** atualmente disponíveis. Esses são **preparados a partir de pâncreas de suíno**, mas eles não são bioequivalentes e não são necessariamente intercambiáveis. Esses agentes podem impedir a má absorção dos distúrbios anteriormente mencionados e a paliação da dor na pancreatite crônica. Reposições enzimas pancreáticas orais são bem toleradas, mas podem causar distúrbios GIs, como náuseas e diarreia; reações alérgicas às preparações porcinas também foram relatadas. Doses muito altas podem causar hiperuricemia e hiperuricosúria, raramente colonopatia fibrosante. As reposições de enzimas pancreáticas são administradas por via oral antes de uma refeição ou lanche. Estão disponíveis em cápsulas com revestimento entérico ou cápsulas não revestidas.

PREPARAÇÕES ENZIMÁTICAS DO INTESTINO DELGADO Mais de 15% dos **adultos são intolerantes à lactose**, como resultado de deficiência de enzima lactase. Essa deficiência leva à **distribuição de lactose para o colo**, em que osmoticamente

retém água e é fermentada, produzindo **sensações de inchaço**, desconforto e gases intestinais. As preparações de lactase para reposição enzimática são preparadas a partir da levedura *Kluyveromyces lactis*. **A lactase é administrada por via oral**, em geral tomada imediatamente antes da ingestão de produtos lácteos. A dosagem pode ser aumentada até que se obtenham resultados satisfatórios. Poucos efeitos adversos são relatados além do desconforto GI leve.

A **deficiência de sacarase-isomaltase congênita (DSIC) é uma doença autossômica crônica** com níveis altamente variáveis de atividade enzimática. A DSIC é com frequência caracterizada pela deficiência quase completa da atividade de sacarase, reduções menos graves em atividade de isomaltase e maltase e atividade normal de lactase. Na ausência de atividade de sucarase, a sacarose não hidrolisada e o amido não são absorvidos no intestino delgado, causando retenção osmótica de água, fezes soltas e as manifestações típicas de má absorção.

A sacrosidase é derivada da levedura de padeiro (*Saccharomyces cerevisiae*). Ela foi aprovada para uso na DSIC e é eficaz na melhora da absorção de carboidratos e no alívio de sequelas GIs. É administrada por via oral, imediatamente antes da ingestão de alimentos. Os efeitos adversos são raros com um caso de hipersensibilidade relatado até o momento. Além de substituir as enzimas do sistema digestivo, a reposição enzimática tem sido útil para corrigir as **deficiências genéticas nas enzimas lisossomais**. A **doença de Anderson-Fabry** é uma **doença de depósito lisossômico ligada ao cromossomo X** que resulta de uma deficiência em **α-galactosidase A**. Essa enzima hidrolisa globotriaosilceramida em galactose e lactosilceramida. Em pacientes com deficiência enzimática, a globotriaosilceramida acumula-se e é depositada no endotélio vascular, em células musculares lisas, células glomerulares renais e epiteliais, células do miocárdio e fibrócitos valvulares e neurônios. Isso resulta em dor intensa, como resultado de dano de neurônios pequenos, bem como miocardiopatia e comprometimento e insuficiência renal. A doença pode ser **tratada com agalsidase α**, que é um α-galactosidase A recombinante, produzido *in vitro* em células de fibroblastos. Uma enzima de reposição semelhante é agalsidase β, que é uma proteína recombinante idêntica produzida em uma linha celular de ovário de *hamster* chinês de engenharia genética. Ambos os fármacos são administrados por via intravenosa, duas vezes por semana, e ambos os medicamentos reduzem os depósitos globotriaosilceramida e melhoram a função do órgão. Ambos os fármacos são bem tolerados.

A **mucopolissacaridose** (MPS) é uma doença de depósito lisossômico causada por uma deficiência em qualquer uma das 11 enzimas que degradam glicosaminoglicanos. Esses levam à degradação em tecidos conectivos e elementos do sangue. Atualmente, existem reposições enzimáticas para o déficit enzimático subjacente na MPS I, II e VI. **A doença de armazenamento de glicogênio tipo II (doença de Pompe)** é causada por uma mutação no ácido alfa-glicosidase, que leva ao acúmulo de glicogênio no coração, em músculos esqueléticos, nervos e fígado. Alglucosidase alfa está disponível para uso por via IV para tratar a doença, a um custo de aproximadamente 300 mil dólares/ano.

QUESTÕES DE COMPREENSÃO

34.1 Um paciente de 17 anos de idade chega ao consultório queixando-se de que cada vez que bebe um copo de leite sente dor GI e cólicas. Qual das seguintes opções seria a escolha mais adequada para o tratamento de sua condição?
   A. Ácido acetilsalicílico
   B. Lactase
   C. Niacina
   D. Sacarase

34.2 Um paciente de 9 anos de idade cuja queixa principal é uma dor aguda nos braços e nas pernas é examinado no hospital. Depois de um estudo cuidadoso, você faz o diagnóstico de doença de Anderson-Fabry. Qual dos tratamentos adiante seria o mais adequado para esse paciente?
   A. α-galactosidase A
   B. Alta dose de glicocorticoides
   C. Indometacina
   D. Sacrosidase

34.3 Um homem de 45 anos de idade desenvolveu pancreatite crônica como resultado de uso abusivo de álcool e foi diagnosticado com insuficiência pancreática. Qual das seguintes circunstâncias contraindica o uso de reposição de enzimas pancreáticas nesse paciente?
   A. Alergia a ovos
   B. Alergia à carne de porco
   C. Diabetes melito
   D. Pseudogota

RESPOSTAS

34.1 **B.** Esse caso de intolerância à lactose seria tratado com lactase antes do consumo de produtos lácteos.
34.2 **A.** A doença de Anderson-Fabry pode ser tratada com sucesso com α-galactosidase A.
34.3 **B.** Todas as reposições de enzimas pancreáticas são porcinas e, portanto, alergia aos produtos de carne de porco é uma contraindicação.

> **DICAS DE FARMACOLOGIA**
>
> ▶ A terapia de reposição enzimática é eficaz no tratamento de deficiências enzimáticas genéticas específicas e deficiências enzimáticas adquiridas e está associada a poucos efeitos adversos.
> ▶ A deficiência de lactase é um problema comum, e é abordada evitando-se produtos que contêm lactose ou tomando lactase por via oral antes da ingestão de lactase.
> ▶ Todas as preparações de enzimas pancreáticas, atualmente, são preparadas a partir de pâncreas porcino.

REFERÊNCIAS

Schaefer RM, Tylki-Szymanska A, Hilz MJ. Enzyme replacement therapy for Fabry disease: a systematic review of available evidence. *Drugs* 2009;69:2179–205.

Kalnins D, Wilschanski M. Maintenance of nutritional status in patients with cystic fibrosis: new and emerging therapies. *Drug Des Devel Ther*. 2012;6:151–61.

Domínguez-Muñoz JE. Pancreatic enzyme replacement therapy for pancreatic exocrine insufficiency: when is it indicated, what is the goal and how to do it? *Adv Med Sci*. 2011;56:1–5.

CASO 35

Um homem de 48 anos de idade apresenta-se ao médico para a avaliação de azia. Ele relata uma sensação de queimação no peito depois de comer. É pior quando come alimentos picantes ou molho de tomate. Ele, às vezes, é despertado à noite com esses sintomas. Tentou antiácidos que não necessitam de prescrição e bloqueadores H_2 de histamina e obteve alívio parcial. Não faz uso regular de medicamentos. Seu exame é normal. Uma série de radiografias gastrintestinais (GI) superiores revelam refluxo gastresofágico. Juntamente com uma dieta adequada e recomendações de modificação do estilo de vida, você prescreve omeprazol.

▶ Qual é o mecanismo de ação do omeprazol?
▶ Qual é o mecanismo de ação dos medicamentos antiácidos?
▶ Qual é o mecanismo de ação dos antagonistas de receptores de histamina H_2?

RESPOSTAS PARA O CASO 35
Agentes para distúrbios do trato GI superior

Resumo: Um homem de 48 anos de idade com doença de refluxo gastresofágico (DRGE) recebe prescrição de omeprazol.

- **Mecanismo de ação do omeprazol:** Inibição irreversível da bomba de prótons de H^+, K^+-ATPase nas células parietais, reduzindo o transporte de ácido da célula para o lúmen.
- **Mecanismo de ação dos antiácidos:** Bases fracas que neutralizam diretamente o ácido gástrico e reduzem a atividade da pepsina.
- **Mecanismo de ação de antagonistas do receptor de histamina H_2:** Antagonistas competitivos da histamina no receptor da histamina H_2 de célula parietal.

CORRELAÇÃO CLÍNICA

A DRGE, uma causa comum de azia recorrente e dispepsia, é causada pelo ácido gástrico que irrita a mucosa do esôfago. Pode ser tratada por vários medicamentos. Os medicamentos antiácidos, amplamente disponíveis sem prescrição, geralmente, contêm hidróxido de alumínio, hidróxido de magnésio, carbonato de cálcio ou algumas dessas combinações. Eles são bases fracas que neutralizam parcialmente o ácido gástrico. Os antagonistas do receptor de histamina H_2, disponíveis sem necessidade de prescrição ou com exigência de prescrição, antagonizam competitivamente o efeito da histamina (liberada a partir das células da mucosa gástrica semelhantes à enterocromafina [ECL]) no receptor de histamina H_2 em células parietais gástricas. O omeprazol foi o primeiro medicamento de uma classe conhecida como inibidores da bomba de prótons (IBPs). Os IBPs inibem de maneira direta e **irreversível** a ação de H^+, K^+-ATPase, que transporta H^+ das células parietais gástricas para o lúmen do estômago, reduzindo, assim, tanto a liberação basal como a estimulada de ácido gástrico. Os IBPs são utilizados para o tratamento de DRGE refratária, para condições de hipersecreção, tais como a síndrome de Zollinger-Ellison, para a doença de úlcera péptica e como parte do esquema de tratamento (em combinação com antibióticos) contra as infecções por *Helicobacter pylori*. *H. pylori* é a causa mais comum de úlcera péptica não induzida por fármacos.

ABORDAGEM À
Farmacologia de agentes para distúrbios do trato GI superior

OBJETIVOS

1. Listar os antiácidos e descrever seus mecanismos de ação, usos terapêuticos e efeitos adversos.
2. Listar os antagonistas dos receptores de histamina H_2 e os IBPs que inibem a produção de ácido gástrico e descrever seus mecanismos de ação, usos terapêuticos e efeitos adversos.
3. Listar os fármacos usados terapeuticamente para promover a defesa do trato GI dos efeitos do ácido e descrever seus mecanismos de ação, usos terapêuticos e efeitos adversos.

DEFINIÇÕES

Profármacos: Compostos inativos que são biotransformados no corpo para fármacos terapeuticamente ativos.

Bomba de prótons: Uma proteína de membrana integral que pode mover H^+ através de uma membrana celular, mitocôndria ou outra organela. É responsável pela acidificação do lúmen gástrico.

DISCUSSÃO

Classe

Os fármacos usados no **tratamento de doenças acidopépticas** (Tab. 35.1) **reduzem a acidez gástrica** (antiácidos, antagonistas do receptor de histamina H_2 e IBPs) ou **promovem a defesa da mucosa GI** (sucralfato, subsalicilato de bismuto e o análogo de prostaglandina, misoprostol).

As **preparações de antiácido** disponíveis são usadas principalmente para tratar azia e dispepsia. Quando administrados concomitantemente com outros medicamentos, os antiácidos podem reduzir a absorção por meio de ligação direta ou, como resultado de um aumento do pH gástrico, alterando sua dissolução ou solubilidade.

Os **antagonistas dos receptores H_2 de histamina** disponíveis são usados para tratar dispepsia, DRGE, úlcera péptica, gastrite e gastrite induzida pelo estresse.

Os **IBPs são geralmente considerados fármacos de primeira linha** para o tratamento da doença acidopéptica como resultado da sua eficácia superior e perfil de segurança. Eles são significativamente mais eficazes na redução da secreção de ácido do que os antagonistas do receptor de H_2. Todos são profármacos que devem

TABELA 35.1 • Medicamentos para úlceras pépticas	
Antiácidos	Efeitos adversos
Bicarbonato de sódio	Timpanismo, eructação, alcalose metabólica, como resultado da absorção de álcalis não reagidos, em doses elevadas, e retenção de líquido causada pela absorção de cloreto de sódio, que pode comprometer pacientes com insuficiência cardíaca e hipertensão. Hipercalcemia em doses elevadas quando administrado com os produtos lácteos contendo cálcio.
Carbonato de cálcio	Timpanismo, eructação, alcalose metabólica, hipercalcemia.
Hidróxido de magnésio	Diarreia osmótica de magnésio não absorvido.
Hidróxido de alumínio	Obstipação decorrente de alumínio não absorvido.
Antagonista do receptor de histamina H_2	Efeitos Adversos
Cimetidina (protótipo) Ranitidina, Famotidina, Nizatidina	Leve diarreia ou obstipação, cefaleia, mialgia. Confusão, alucinações e excitação, especialmente cimetidina, quando administrado por via IV para idosos ou pacientes com doença renal ou hepática.
Inibidores da Bomba de Prótons	Efeitos Adversos
Omeprazol (protótipo) Esomeprazol, Lansoprazol, Pantoprazol, Rabeprazol	Uso de longo prazo associado a osteoporose e aumento do risco de fraturas. Uso de longo prazo também associado a hipomagnesemia. Em pacientes com *H. pylori*, o uso crônico também é associado a gastrite atrófica e hiperplasia. Cefaleia e diarreia são efeitos adversos menores.
Agentes de Proteção GI	Efeitos Adversos
Sucralfato	Obstipação como consequência do sal de alumínio. Pode fixar outros medicamentos limitando sua absorção (fenitoína, anticorpos quinolina).
Subsalicilato de bismuto	Fezes pretas e escurecimento da língua.
Misoprostol	Não aprovado para tratamento de úlcera em mulheres grávidas, embora possa ser utilizado para a indução do trabalho de parto, como um agente de amadurecimento cervical durante a gravidez.

ser convertidos para as formas ativas do espaço canalicular. O alívio dos sintomas demora de um a quatro dias. Os IBPs disponíveis são também utilizados para **tratar dispepsia, DRGE, úlcera péptica e gastrite induzida pelo estresse, bem como gastrinomas**. Para o tratamento da úlcera péptica causada por *H. pylori*, os IBPs são utilizados em um esquema de múltiplos fármacos, que inclui os antibióticos **claritromicina e amoxicilina e/ou metronidazol**.

O uso de **sucralfato** tem, na sua maior parte, sido suplantado por outros fármacos para o tratamento de distúrbios do trato GI superior. Ele ainda é usado clinicamente para tratar gastrite relacionada ao estresse.

O **misoprostol** é utilizado para **tratar úlcera péptica induzida por fármaco anti-inflamatório não esteroide (AINE)**.

O **subsalicilato de bismuto** está disponível como fármaco que não necessita de prescrição, e é usado para tratar **dispepsia, diarreia aguda**, e, como um agente de segunda escolha em combinação de múltiplos fármacos, **infecção por *H. pylori*** em que se acredita que iniba o crescimento do microrganismo.

Estrutura

Os IBPs são benzimidazois substituídos. Assemelham-se a antagonistas do receptor de histamina H_2, mas tem um mecanismo de ação diferente. O sucralfato é um sal complexo de sulfato de sacarose e hidróxido de alumínio. O misoprostol é um análogo de prostaglandina E_1 (PGE_1). O subsalicilato de bismuto é uma combinação de bismuto e salicilato.

Mecanismo de ação

Os antiácidos são bases fracas que neutralizam diretamente o ácido clorídrico gástrico formando sal e água e diminuindo a ação da pepsina. Eles também podem estimular a produção de prostaglandinas e, consequentemente, aumentar a defesa da mucosa GI. Os antagonistas dos receptores de histamina H_2 são antagonistas competitivos altamente específicos e seletivos de histamina que se ligam aos receptores de histamina H_2 da célula parietal gástrica. Assim, eles evitam a ativação de adenililciclase e o acúmulo de AMPc, que mediam a liberação de ácido no lúmen gástrico. A secreção de ácido de células parietais induzida pela gastrina e acetilcolina dos secretagogos, que atuam em sinergia com a histamina, também é inibida por antagonistas de receptores de histamina H_2, embora indiretamente. Os IBPs inibem irreversivelmente a bomba de prótons de H^+, K^+-ATPase nas células parietais, reduzindo, assim, o transporte de ácido a partir da célula para o lúmen do estômago.

O sucralfato, na sua forma viscosa, pode ligar-se a proteínas com carga positiva revestindo células epiteliais e formando uma barreira física no trato GI, que protege a superfície luminal e quaisquer úlceras já formadas dos efeitos deletérios do ácido gástrico e da pepsina.

O misoprostol, um **análogo de PGE_1**, estimula a secreção de bicarbonato e muco e o fluxo sanguíneo da mucosa, resultando em melhor neutralização e proteção contra o ácido secretado. Também se liga aos receptores de prostaglandina da célula parietal inibindo modestamente a secreção de ácido induzida pelo secretagogo.

O subsalicilato de bismuto, assim como sucralfato, reveste células epiteliais formando uma barreira física no trato GI e protegendo-a contra os efeitos deletérios do ácido gástrico e da pepsina. Ele também pode estimular secreção de bicarbonato e PGE_2.

Administração

Todos os antiácidos, antagonistas do receptor de histamina H_2, IBPs, sucralfato, misoprostol e subsalicilato de bismuto podem ser administrados por via oral. Os IBPs pantoprazol, esomeprazol (pediátrico) e os antagonistas do receptor H_2 da histamina (cimetidina, famotidina, ranitidina) estão disponíveis para utilização parenteral.

Como preparações de venda livre, hidróxido de magnésio, que pode causar diarreia, e hidróxido de alumínio, que pode causar obstipação, geralmente são administrados em combinação para equilibrar os seus efeitos sobre o trato GI.

Os IBPs são profármacos inativos, acidolábeis, que são administrados em preparações acidorresistentes com revestimento entérico, para protegê-los da destruição no estômago. No ambiente ácido do estômago, o sucralfato forma um gel viscoso.

Farmacocinética

A capacidade neutralizante do ácido de preparações de antiácido disponíveis varia consideravelmente, sendo muito influenciada pela sua taxa de dissolução, sua solubilidade em água e a taxa de esvaziamento gástrico, entre outros fatores. O bicarbonato de sódio e o carbonato de cálcio reagem mais rapidamente com HCl produzindo CO_2 e água do que o hidróxido de magnésio ou alumínio e, portanto, podem causar timpanismo e eructação.

Os antagonistas do receptor de histamina H_2 são absorvidos rapidamente; no entanto, cimetidina, ranitidina e famotidina tem uma biodisponibilidade de apenas 50%. Suas depurações podem ser reduzidas em idosos e pela disfunção renal e hepática. A cimetidina inibe a atividade de várias enzimas hepáticas do citocromo P450 que podem prolongar a duração de ação de uma série de outros fármacos.

A biodisponibilidade do IBP é significativamente diminuída pelo alimento. Como a inibição máxima de H^+, K^+-ATPase ocorre quando bombas de prótons estão secretando ativamente ácido, os IBPs são mais bem administrados cerca de uma hora antes das refeições. Após a dissolução da cápsula de IBP com revestimento entérico no intestino, o profármaco lipofílico difunde para o ambiente acídico da célula parietal, onde se torna protonado e altamente concentrado, e onde é, então, convertido em um cátion de sulfenamida reativo que se liga irreversivelmente e inativa H^+, K^+-ATPase da célula parietal por meio de uma ligação covalente de dissulfureto. Embora sua meia-vida sérica seja curta (2 a 4 horas), a inibição de IBP da bomba de prótons dura até 24 horas, enquanto a síntese de novo H^+, K^+-ATPase ocorre. Os IBPs são biotransformados por enzimas microssomais hepáticas de P450; no entanto, não foram documentadas interações medicamentosas clinicamente significativas. O **sucralfato é muito insolúvel** e, por conseguinte, **atua localmente** com pouca absorção sistêmica a partir do trato GI.

O misoprostol é rapidamente absorvido e biotransformado em um agente ativo que tem uma meia-vida sérica curta e curta duração de ação e, portanto, deve ser administrado três a quatro vezes por dia.

O subsalicilato de bismuto é rapidamente dissociado no estômago em bismuto, o qual é eliminado nas fezes, e salicilato, o qual é absorvido de forma sistêmica.

QUESTÕES DE COMPREENSÃO

35.1 Qual dos seguintes efeitos adversos é o mais comum do omeprazol?
   A. Fezes pretas
   B. Obstipação
   C. Cefaleia
   D. Náuseas

35.2 A ranitidina inibe qual das seguintes opções?
   A. Ligação de gastrina a células parietais
   B. Ligação da histamina a células parietais
   C. H^+, K^+-ATPase
   D. Receptores de prostaglandina de células parietais

35.3 Qual das seguintes alternativas é verdadeira sobre a cimetidina?
   A. É um análogo de prostaglandina da PGE_1.
   B. É um profármaco.
   C. Está associada a confusão e alucinações em pacientes idosos.
   D. Reduz a duração da ação de outros fármacos.

RESPOSTAS

35.1 **D.** O efeito adverso mais comum do omeprazol é a náusea. A diarreia, não a obstipação, é outro efeito adverso comum. Fezes pretas são associadas ao uso de subsalicilato de bismuto.

35.2 **B.** A ranitidina é um antagonista do receptor de histamina H_2 que inibe a ligação da histamina a células parietais e reduz a secreção de ácido. Indiretamente, inibe a secreção sinergística de ácido estimulada pela gastrina ligando-se aos receptores de gastrina da célula parietal. Os IBPs inibem células parietais de H^+, K^+-ATPase.

35.3 **C.** A cimetidina é um antagonista do receptor de histamina H_2 que exclusivamente causa confusão e alucinações, particularmente em pacientes idosos. Também inibe as enzimas microssomais hepáticas aumentando, não diminuindo, a duração de ação de outros fármacos. Os IBPs são profármacos.

> ### DICAS DE FARMACOLOGIA
>
> ▶ Os antagonistas do receptor H_2 da histamina atravessam a barreira hematencefálica e a placenta, são secretados no leite materno e, portanto, devem ser usados com cautela durante a gravidez e em mulheres lactantes.
> ▶ Três a quatro dias após a administração do IBP são necessários para alcançar uma inibição máxima da secreção de ácido (até 98%). Da mesma maneira, três a quatro dias são necessários para a secreção de ácido voltar ao normal após a descontinuação da terapia.
> ▶ Os IBPs são considerados fármacos de primeira linha para úlcera péptica e DRGE.

REFERÊNCIAS

Altan E, Blondeau K, Pauwels A, Farré R, Tack J. Evolving pharmacological approaches in gastroesophageal reflux disease. *Expert Opin Emerg Drugs.* 2012, Jul 27.

Lacy BE, Talley NJ, Locke GR 3rd, Bouras EP, DiBaise JK, El-Serag HB, Abraham BP, Howden CW, Moayyedi P, Prather C. Review article: current treatment options and management of functional dyspepsia. *Aliment Pharmacol Ther.* 2012;36:3–15.

CASO 36

Um homem de 22 anos de idade apresenta-se para a avaliação de dor abdominal e diarreia. Ele afirma que há cerca de um mês teve piora progressiva de dores em cólica. Teve diarreia aquosa e notou sangue misturado com as fezes. Perdeu cerca de 2,3 kg. Tentou medicamentos antidiarreicos que não necessitam de prescrição e não obteve alívio. Não faz uso de medicação regularmente e não tem história clínica significativa. O exame do abdome revela que ele está distendido e tem ruídos intestinais hiperativos. É difusamente sensível sem massas palpáveis. O exame de toque retal é muito doloroso e revela fezes aquosas heme-positivas. Um hemograma mostra anemia ferropriva e velocidade de hemossedimentação acentuadamente elevada. Uma sigmoidoscopia no consultório revela alterações compatíveis com colite ulcerativa. Você o inicia em um curso curto de corticosteroides e pretende colocá-lo em tratamento com sulfassalazina de longo prazo.

- Qual é o mecanismo de ação da sulfassalazina?
- A sulfassalazina não pode ser usada por pessoas alérgicas a qual classe de antibióticos?

RESPOSTAS PARA O CASO 36
Agentes para distúrbios do trato GI inferior

Resumo: Um homem de 22 anos de idade com colite ulcerativa inicia um curso curto de corticosteroides e sulfassalazina de longo prazo.

- **Mecanismo de ação da sulfassalazina:** Componente do ácido 5- aminossalicílico (5-ASA) de sulfassalazina inibe a produção de leucotrieno e prostaglandina no colo.
- **A sulfassalazina não pode ser usada por pessoas alérgicas a:** Sulfonamidas.

CORRELAÇÃO CLÍNICA

A sulfassalazina é usada para obter e manter a remissão em pessoas com doença intestinal inflamatória (DII: colite ulcerativa e doença de Crohn). Ela é composta por dois componentes de 5-ASA ligado por uma ligação AZO (N = N) a sulfapiridina. A ligação AZO limita a absorção GI do composto parental inativo. No entanto, no íleo terminal e no colo, as bactérias degradam sulfassalazina nos seus dois componentes. O 5-ASA é o componente anti-inflamatório ativo. Acredita-se que seu mecanismo de ação, embora não seja inteiramente conhecido, envolva a inibição da produção de leucotrienos e prostaglandinas inflamatórias no colo. Sua atividade é interrompida por acetilação hepática. A sulfapiridina, que também é acetilada, não parece desempenhar um papel ativo na redução da inflamação no colo. A sulfapiridina medeia a reação cruzada alérgica com medicamentos de sulfonamida. O 5-ASA também pode ser administrado como mesalamina, balsalazida e olsalazina, que não têm um componente sulfa.

Sulfasalazina, balsalazida e olsalazina são administradas por via oral. A mesalamina tem formulações orais, supositórios e enema. Os muitos efeitos adversos da sulfassalazina são causados principalmente por sulfapiridina, que não é bem tolerada. Os efeitos adversos são mais comuns nos acetiladores lentos e incluem desconforto GI grave com náuseas, cefaleia, mialgia, supressão da medula óssea, possível oligospermia que é reversível, e uma hipersensibilidade com inúmeras sequelas graves atendente.

ABORDAGEM À
Farmacologia de agentes que atuam no trato GI inferior

OBJETIVOS

1. Listar fármacos utilizados como agentes antidiarreicos e descrever seus mecanismos de ação, usos terapêuticos e efeitos adversos.

2. Listar fármacos utilizados, como laxantes e descrever seus mecanismos de ação e efeitos adversos.
3. Listar fármacos utilizados para tratar a síndrome do intestino irritável (SII) e doença inflamatória intestinal (DII).

DEFINIÇÕES:

Colite ulcerativa: Doença inflamatória da mucosa GI que está localizada no intestino grosso.

Doença de Crohn: Doença inflamatória do trato GI que pode ocorrer em qualquer lugar da boca até o ânus.

Síndrome do intestino irritável (SII): Dor abdominal recorrente com os movimentos intestinais alterados (obstipação ou diarreia), entre outros sintomas, causada por alterações na função motora e sensorial. Isso é, muitas vezes, um diagnóstico de exclusão.

Doença inflamatória intestinal (DII): Condição com sintomas de inflamação GI crônica. Inclui componentes de aumento da permeabilidade da mucosa, inflamação e hipersensibilidade visceral.

DISCUSSÃO

Classe

Os fármacos utilizados no **tratamento agudo de diarreia de gravidade leve a moderada** (Tab. 36.1) também podem ser usados para o controle da **diarreia crônica** resultante de **DII e SII** (Tab. 36.2). Quando a obstipação é predominante, laxantes, especialmente laxativos osmóticos (p. ex., óxido de magnésio), são utilizados como amolecedores de fezes (Tab. 36.1).

A **octreotida**, um análogo da somatostatina, é usada principalmente para tratar a diarreia decorrente de **tumores GI, aids, síndrome do intestino curto, vagotomia e síndrome de dumping**.

Em doses baixas (50 µg por via subcutânea), a octreotida é utilizada para estimular a motilidade intestinal em pacientes com condições de conduzir à obstrução intestinal ou ao crescimento excessivo de bactérias.

OPIOIDES O uso prolongado de altas doses de **difenoxilato pode resultar em dependência de opioides**.

CAULIM-PECTINA Quando administrados concomitantemente (com 2 horas de intervalo entre um e outro), **caulins e pectinas podem ligar outros fármacos no trato GI e reduzir a sua absorção**.

FÁRMACOS À BASE DE RECEPTOR DE SEROTONINA A **alosetrona** é um antagonista de 5-HT_3 para SII grave com diarreia predominante apenas em mulheres. Ela foi retirada do mercado, mas reintroduzida com diretrizes de uso estritas. O te-

TABELA 36.1 • Agentes antidiarreicos	
Antidiarreicos selecionados	Laxantes selecionados
Agonistas opioides Loperamida Difenoxilato	Laxantes formadores de massa Preparações com psílio Metilcelulose Policarbofila de cálcio
Caulim	Laxantes osmóticos Citrato de magnésio Fosfato de sódio Sulfato de magnésio Sorbitol Lactulose PEG
Pectina	Amolecedores de fezes Docusato Glicerina Óleo mineral
Resinas metilcelulose Colestiramina Colestipol	Laxativos estimulantes (pouco utilizados) Aloé, sena, cáscara, óleo de rícino
Subsalicilato de bismuto	

PEG = polietilenoglicol.

gaserode é um agonista 5-HT_4 para SII com obstipação predominante; foi retirado do mercado devido a complicações cardiovasculares, mas pode ser administrado para uso compassivo com diretrizes rígidas.

RESINAS DE METILCELULOSE A **colestiramina** e o **colestipol** podem causar **timpanismo** e **obstipação** e, em alguns pacientes, podem resultar em uma absorção insuficiente de gordura. Assim como caulim-pectina, o uso de **octreotida** pode resultar em obstipação e dor abdominal.

A formação de cálculos biliares resultante da diminuição da contratilidade da vesícula biliar e o desenvolvimento de hiperglicemia, e, algumas vezes, de hipoglicemia, como consequência de um desequilíbrio nas secreções de insulina, glucagons e hormônio do crescimento também pode ocorrer com terapia com octreotida. **As secreções pancreáticas reduzidas podem resultar em esteatorreia e deficiência de vitaminas solúveis em gordura.**

FÁRMACOS ANTI-TNF-α Infliximabe, adalimumabe e certolizumabe são atualmente usados para a terapia de indução e manutenção em pacientes que têm colite ulcerativa (CU) grave ou moderadamente ativa ou doença de Crohn com uma resposta inadequada aos aminossalicilatos ou corticosteroides. Outros fármacos anti-TNF-α e terapias biológicas estão sob avaliação em ensaios clínicos quanto sua eficácia na DII.

CASOS CLÍNICOS EM FARMACOLOGIA 259

TABELA 36.2 • Fármacos usados para tratar distúrbios intestinais	
Fármacos usados para tratar SII	**Fármacos usados para tratar DII**
*Alosetrona	*Aminossalicilatos* Sulfassalazina Balsalazida Olsalazina Mesalamina
Antiespasmódicos Antagonistas do canal de cálcio, agentes anticolinérgicos, antagonistas do receptor opioide	*Glicocorticoides*
Antidepressivos tricíclicos Nortriptilina	*Análogos da purina* Azatioprina 6-mercaptopurina
	Metotrexato
	Fármacos anti-TNF-α Infliximabe Certolizumabe Adalimumabe

*Requer certificação do médico e protocolo de consentimento.
SII = síndrome do intestino irritável; DII = doença intestinal inflamatória.

LAXANTES FORMADORES DE VOLUME E OSMÓTICOS Os laxantes formadores de volume e osmóticos (exceto polietilenoglicol [PEG]) podem causar flatulências e distensão abdominal. Os laxantes osmóticos podem resultar em desequilíbrio eletrolítico e devem ser usados com cautela em pacientes com insuficiência renal ou disfunção cardíaca. O PEG é usado para limpar o colo antes da endoscopia. Se aspirado, o óleo mineral pode provocar pneumonia lipídica grave e, quando utilizado cronicamente, pode resultar na absorção reduzida da vitamina lipossolúvel.

Estrutura

O caulim é um silicato de alumínio e magnésio hidratado de ocorrência natural, enquanto a pectina é derivada de maçãs. A octreotida é um octapeptídeo mais estável, biologicamente ativo do peptídeo de 14 aminoácidos regulatório somatostatina.

O PEG é um açúcar osmoticamente ativo.

Mecanismo de ação

O **caulim** e a **pectina absorvem líquidos**, bem como as **bactérias** e outros agentes tóxicos no trato GI.

Os **opioides loperamida** e **difenoxilato inibem** a liberação de **acetilcolina** dos nervos colinérgicos na submucosa e no complexo mioentérico, interrompendo a motilidade colônica coordenada e aumentando a absorção de água e o tempo de trânsito através do trato GI.

A **colestiramina** e o **colestipol ligam o excesso de sais biliares que causam a diarreia** os quais podem se acumular na doença de Crohn ou a partir de ressecção do íleo terminal, em que os sais biliares são normalmente absorvidos.

A **octreotida**, tal como a somatostatina, **inibe a liberação de inúmeros hormônios GI** (p. ex., gastrina, colecistocinina, serotonina), que resulta na diminuição da secreção do líquido intestinal e, dependendo da dose subcutânea, motilidade aumentada (50 µg) ou diminuída (100-250 µg) entre muitos outros efeitos, incluindo a redução das secreções pancreáticas.

Os **laxantes que formam volume**, os quais não são absorvidos do trato GI, absorvem água formando um gel ou aumentando a fluidez das fezes que distende o colo e induz o peristaltismo. Os laxativos osmóticos, que também não são absorvidos do trato GI, aumentam a fluidez das fezes. Os laxantes aumentam a penetração de água e lipídeos no material fecal compactado (docusato, glicerina) ou revestem (óleo mineral) evitando a perda de água.

Administração

A loperamida, administrada por via oral, é um agonista opioide que não necessita de prescrição. O difenoxilato é administrado por via oral em combinação com doses baixas de atropina (que também pode contribuir para a atividade antidiarreica da preparação), para impedir a sua autoadministração como fármaco de uso abusivo.

A octreotida pode ser administrada por via intravenosa ou subcutânea e em uma formulação de depósito subcutânea. Todos os laxantes são administrados por via oral, exceto a glicerina, que é administrada por via retal, como supositório. O PEG é administrado com solução salina isotônica balanceada para evitar o desenvolvimento de líquido intravascular ou desequilíbrio eletrolítico.

Todos os anti-TNF-α são administrados por infusão ou injeção.

Farmacocinética

Preparações comerciais de caulim e pectina não são absorvidas do trato GI. A loperamida não atravessa a barreira hematencefálica e, portanto, não tem nenhuma atividade analgésica ou, mais importante, não tem potencial para abuso, o que limita a utilização de outros opioides como agentes antidiarreicos.

O difenoxilato, embora muito insolúvel, penetra no SNC, e, portanto, o seu uso contínuo pode resultar na dependência de opioides.

A octreotida tem meia-vida sérica de 90 minutos, em comparação com a somatostatina, que tem meia-vida no soro de cerca de 3 minutos. A sua duração de ação pode ser estendida até 12 horas por via subcutânea e até um mês utilizando uma formulação de depósito.

O sorbitol e a lactulose são metabolizados pelas bactérias do colo.

QUESTÕES DE COMPREENSÃO

36.1 Qual dos seguintes fármacos atravessa a barreira hematencefálica?
   A. Difenoxilato
   B. Caulim
   C. Loperamida
   D. Metilcelulose

36.2 Qual dos seguintes fármacos inibe a liberação de acetilcolina dos nervos colinérgicos na submucosa e no complexo mioentérico?
   A. Colestiramina
   B. Docusato
   C. Loperamida
   D. Pectina

36.3 Qual dos seguintes fármacos apresenta reação cruzada alérgica com antibiótico?
   A. Difenoxilato
   B. Octreotida
   C. Psílio
   D. Sulfassalazina

RESPOSTAS

36.1 **A.** O difenoxilato pode atravessar a barreira hematencefálica e causar dependência. A metilcelulose e o caulim não são absorvidos do trato GI. A loperamida não atravessa a barreira hematencefálica.

36.2 **C.** O opioide loperamida inibe a liberação de acetilcolina dos nervos colinérgicos na submucosa e no complexo mioentérico interrompendo a motilidade coordenada do colo e aumentando a absorção de água e o tempo de trânsito através do trato GI. A pectina absorve líquidos no trato GI. Os laxantes, como docusato, aumentam a penetração de água e lipídeos no material fecal compactado.

36.3 **D.** A sulfassalazina é composta por 5-ASA e sulfapiridina. A sulfapiridina, que não parece desempenhar papel ativo na redução da inflamação no colo, media uma reação cruzada alérgica com medicamentos sulfonamidas.

DICAS DE FARMACOLOGIA

▶ Os fármacos antidiarreicos não devem ser usados para tratar pacientes com sangue nas fezes ou febre alta devido ao aumento do risco de agravamento da condição subjacente.
▶ A colestiramina e o colestipol ligam o excesso de sais biliares que causam diarreia.
▶ A SII é um diagnóstico de exclusão e requer uma avaliação clínica completa.
▶ Muitos laxantes são comumente usados em demasia pelo público leigo.

REFERÊNCIAS

Gionchetti P, Calabrese C, Tambasco R, Brugnera R, Straforini G, Liguori G, Fornarini GS, Riso D, Campieri M, Rizzello F. Role of conventional therapies in the era of biological treatment in Crohn's disease. *World J Gastroenterol.* 2011;17:1797–806.

Nanda K, Moss AC. Update on the management of ulcerative colitis: treatment and maintenance approaches focused on MMX(®) mesalamine. *Clin Pharmacol.* 2012;4:41–50.

Juckett G, Trivedi R. Evaluation of chronic diarrhea. *Am Fam Physician.* 2011;84:1119–26.

CASO 37

Um menino de 8 anos de idade é levado ao consultório devido a uma tosse crônica. A mãe diz que ele tosse com frequência ao longo do dia e também apresenta os sintomas duas ou três noites por mês. Isso tem sido um problema há cerca de um ano, mas parece piorar na primavera e no outono. Ele também tosse mais quando está andando de bicicleta ou jogando futebol. Foi tratado duas vezes no ano passado contra "bronquite", com antibióticos e antitussígenos, mas nunca parece melhorar completamente. Seu exame é normal, exceto para os pulmões, que revelam sibilo à expiração. Você diagnostica-o com asma e prescreve um inalador de salbutamol.

▶ Qual é o mecanismo de ação do salbutamol?
▶ Quais são os efeitos colaterais mais comuns do salbutamol?
▶ Que medicamentos podem ser usados para fornecer controle em longo prazo dos sintomas de asma?

RESPOSTAS PARA O CASO 37
Agentes usados no tratamento de asma

Resumo: Um menino de 8 anos de idade com asma recebe prescrição de inalador de salbutamol.

- **Mecanismo de ação do salbutamol**: Agonista de adrenorreceptor β_2 na musculatura lisa brônquica provoca relaxamento da musculatura lisa, inibe a liberação de mediadores dos mastócitos e estimula a depuração mucociliar.
- **Efeitos colaterais mais comuns do salbutamol**: Tremor da musculatura esquelética, taquicardia e tosse.
- **Medicamentos para o controle em longo prazo da asma**: Corticosteroides inalados, agonista de adrenorreceptor β_2 de ação prolongada, cromolina ou nedocromil; agentes de segunda linha incluem a teofilina oral, inibidores de leucotrienos ou corticosteroides sistêmicos.

CORRELAÇÃO CLÍNICA

A asma é uma doença de inflamação crônica das vias respiratórias. Essa inflamação pode causar episódios de sibilo, tosse, falta de ar, que são reversíveis espontaneamente ou com tratamento. A inflamação também pode aumentar a reatividade brônquica a determinados estímulos, tais como alérgenos, agentes infecciosos ou exercício, o que pode desencadear broncoespasmo e sintomas. Agonistas de adrenorreceptores β_2 inalatórios (β-agonistas) são amplamente utilizados para tratar os episódios broncoespásticos agudos. Eles atuam relaxando o músculo liso brônquico por meio de uma redução mediada por monofosfato de adenosina cíclico (AMPc) em concentrações de cálcio intracelular, resultando no relaxamento. O aumento de AMPc também reduz a liberação de mediadores de mastócitos nas vias respiratórias. O uso frequente desses agentes pode resultar em uma taquifilaxia. Os pacientes que necessitam de doses frequentes com β-agonistas inalados também devem ser tratados com medicações para reduzir a frequência de eventos broncoespásticos. Esses incluem os corticosteroides inalados, β-agonistas de ação prolongada, cromolina ou nedocromil e metilxantinas orais, corticosteroides ou modificadores de leucotrienos. Os β-agonistas inalados comumente causam tremor, taquicardia e tosse.

ABORDAGEM À
Farmacologia de fármacos usados para tratar asma

OBJETIVOS

1. Compreender os medicamentos utilizados no tratamento de asma, seus mecanismos de ação e efeitos adversos.
2. Conhecer a diferença entre os tratamentos sintomáticos de ação curta e as terapias preventivas de ação prolongada.
3. Listar os mediadores da inflamação das vias respiratórias envolvidos na asma.

DEFINIÇÕES

Broncoconstrição: Constrição das passagens do ar brônquicas, como resultado de um aumento do tônus em células do músculo liso das vias respiratórias.

Taquifilaxia: Redução da resposta a um fármaco com doses repetidas.

DISCUSSÃO

Classe

A **asma** é caracterizada por **episódios agudos de broncoconstrição** causados pela **inflamação das vias aéreas subjacentes**. Um achado comum em pacientes asmáticos é o **aumento da capacidade de resposta dos brônquios e traqueia aos estímulos endógenos ou exógenos,** que resulta na **contração inadequada do músculo liso das vias respiratórias,** e a produção de **muco espesso viscoso** e espessamento de mucosa decorrente de edema e infiltração celular. A asma normalmente ocorre com uma **resposta de fase precoce,** que dura cerca de 1 a 2 horas e é desencadeada por autocoides e por mediadores inflamatórios, tais como **histamina, leucotrienos** e **prostaglandinas**. Os mastócitos sensibilizados por imunoglobulina E (IgE-sensibilizados) desempenham um papel-chave na resposta de fase precoce. A **resposta de fase tardia,** que ocorre 2 a 8 horas mais tarde, é mediada por citocinas de linfócitos auxiliares T tipo 2 (Th2), incluindo fator de estimulação de colônias de granulócitos-macrófagos (GM-LCE) e as interleucinas 4, 5, 9, e 13. Esses mediadores atraem e ativam eosinófilos e aumentam a produção de IgE pelas células B. Isso leva à broncoconstrição crônica, produção contínua de muco e infiltração celular que tipificam a inflamação subjacente na asma.

Atualmente, existem **seis classes de fármacos** usados para combater a asma: **agonistas dos adrenorreceptores, antagonistas da acetilcolina, glicocorticoides, modificadores dos leucotrienos, cromonas** e **anticorpos monoclonais anti-IgE.** O National Asthma Education and Prevention Program revisou suas diretrizes do ano de 1997 sobre o tratamento de asma, conforme ilustrado na Tabela 37.1.

TABELA 37.1 • Recomendações para tratamento farmacológico de asma em adultos e crianças com mais de 5 anos de idade		
Gravidade da asma	Frequência dos sintomas	Medicamentos
Leve intermitente	< 2 dias/semana, < 2 noites/mês	Nenhuma terapia regular; agonistas β_2 de curta ação, conforme necessário para alívio dos sintomas.
Leve persistente	> 2 por semana, mas < uma vez por dia > 2 noites/mês	Baixas doses de glicocorticoides inalatórios. Alternar: cromolina, nedocromil, modificador de leucotrieno, ou teofilina de liberação controlada.
Moderada persistente	Diariamente, > 1 noite/semana	Dose baixa a média de glicocorticoides e agonistas β_2 inalatórios de ação prolongada. Alternar: modificador de leucotrienos ou teofilina.
Grave persistente	Contínua durante o dia, frequente durante a noite	Altas doses de glicocorticoides e agonista β_2 de ação prolongada inalado e (se necessário) glicocorticoides sistêmicos. Considere omalizumabe para alérgicos.

A recomendação para alívio rápido em todos os pacientes, independentemente da gravidade é dois a quatro *puffs** de um **agonista β_2 inalado de curta ação uma a três vezes por ocorrência**. O uso de agonistas β_2 de ação curta mais de duas vezes por semana pode indicar a necessidade de iniciar a terapia de longo prazo. Os fármacos de ação curta β_2 seletivos para uso na asma incluem salbutamol, levalbuterol, terbutalina, metaproterenol e pirbuterol. Esses agentes ligam-se especificamente ao receptor β_2-adrenérgico e evitam os efeitos cardiovasculares da ativação β_1. A ativação de receptores β_2 provoca broncodilatação. O início da ação ocorre em poucos minutos e dura 4 a 6 horas. O salbutamol e a terbutalina podem ser administrados por via oral; a terbutalina está disponível para injeção subcutânea para tratamento de emergência. Poucos efeitos colaterais da utilização de curto prazo de agonistas β_2 foram relatados. Com o uso regular, esses agentes podem causar hipopotassemia transitória, que se manifesta como cãibras musculares. O uso excessivo das preparações orais pode resultar em efeitos cardiovasculares, tais como taquicardia.

Agonistas β_2 inalatórios de longa ação, tais como o salmeterol e o formoterol, têm meia-vida muito mais longa (até 12 horas). Esses fármacos estão disponíveis em inaladores dosimetrados que produzem menos efeitos colaterais do que a administração sistêmica. O uso de agentes de ação longa causa o mesmo relaxamento nos músculos lisos da via respiratória e também parece diminuir a liberação de mediadores de mastócitos e linfócitos. Os agentes de ação prolongada não devem

---

* N. de R.T. esguichos, borrifadas.

ser utilizados para reverter um ataque agudo. Os agonistas β_2 de ação longa podem induzir tolerância ao salbutamol, limitando assim a sua eficácia nas exacerbações agudas, o que possivelmente aumenta a mortalidade. O FDA usa uma tarja preta para essa classe de fármacos, que cita um aumento do risco de exacerbação de asma e morte relacionada com a asma. Esses fármacos não devem ser prescritos como monoterapia.

Os **glicocorticoides** são um tratamento importante para a **asma persistente leve e mais grave**. São **anti-inflamatórios potentes** que reduzem a produção de mediadores inflamatórios, causam apoptose de leucócitos e diminuem a permeabilidade vascular. Eles **não provocam relaxamento do músculo liso brônquico**. São utilizados para o tratamento profilático da asma; não têm qualquer efeito significativo sobre o evento agudo. Os glicocorticoides administrados por **inalação** fornecem uma concentração elevada de fármaco, onde necessário, e **minimizam a quantidade na circulação sistêmica**. No entanto, uma parte do fármaco é ingerida durante a inalação e uma parte é absorvida na circulação sistêmica através do pulmão. Os efeitos adversos são atribuíveis a efeitos locais dos glicocorticoides ou ao fármaco que entra na circulação sistêmica. Esses incluem **candidíase oral, aumento da perda de cálcio dos ossos**, e, raramente, **supressão** do **eixo hipotálamo-hipófise-suprarrenal**. O **uso sistêmico de glicocorticoides** é recomendado em pacientes com **asma persistente grave** (ver Tab. 37.1).

Os **leucotrienos (LT)** B_4, C_4, e D_4 desempenham um papel importante na patogenia da asma. LTB_4 é um potente quimioatrator de neutrófilos, e LTC_4 e LTD_4 estão envolvidos na broncoconstrição e no excesso de produção de muco das vias respiratórias. Esses mediadores são derivados do ácido araquidônico por meio da enzima 5-lipoxigenase. Duas classes de fármacos foram desenvolvidas e interferem nos leucotrienos. A **zileutona** é um **inibidor de 5-lipoxigenase** e, assim, **diminui a biossíntese de leucotrienos**. **Zafirlucaste** e **montelucaste** são **antagonistas de receptores de Cis-LT1 específicos, competitivos**. O receptor de Cis-LT1 é responsável por **mediar a atividade broncoconstritora de todos os leucotrienos**. As duas classes de fármacos são igualmente **eficazes no tratamento de asma persistente leve a moderada** e parecem ser **tão eficazes quanto uma dose baixa de glicocorticoides inalatórios**. Todos os modificadores de leucotrienos são administrados por via oral; os antagonistas do receptor podem ser tomados uma ou duas vezes por dia. A zileutona é tomada quatro vezes por dia e está associada à **toxicidade do fígado**; portanto, **recomenda-se o monitoramento das enzimas hepáticas**.

As **metilxantinas** incluem teofilina, teobromina e cafeína; a teofilina é usada como **fármaco de segunda linha para o tratamento da asma**. Originalmente, acreditava-se que a teofilina atuava por meio da **inibição da fosfodiesterase de nucleotídeos cíclicos**, aumentando o **AMPc intracelular e o monofosfato de guanosina cíclico (GMPc)**. A teofilina também é um **antagonista dos receptores de adenosina**, e esse mecanismo de ação pode ser especialmente importante na asma devido à **ativação dos receptores de adenosina pulmonares na broncoconstrição**. No entanto, o mecanismo preciso de ação de teofilina no pulmão permanece controverso. A teofilina produz **broncodilatação** e melhora o controle de longo prazo da asma. Ela está disponível para administração oral, como supositório, e para uso parenteral. Os níveis plasmáticos de teofilina mostram considerável variabilidade entre os pacientes, e o fármaco tem uma **janela terapêutica estreita**; os níveis sanguíneos precisam ser monitorados. Os bebês e recém-nascidos têm as taxas mais lentas de depuração.

As **cromonas, cromolina e nedocromil** são fármacos únicos utilizados para a **profilaxia** da **asma persistente leve a moderada**. Uma variedade de mecanismos de ação tem sido proposta para esses agentes, incluindo a inibição da liberação de mediadores a partir de mastócitos e supressão da ativação dos leucócitos. Atualmente, acredita-se que esses diversos efeitos são mediados por meio da **inibição de vários canais de cloro que são responsáveis por secreção e ativação celular**. Eles não têm **nenhum efeito sobre o tônus do músculo liso das vias respiratórias** e são **ineficazes para reverter o broncoespasmo**; assim, eles são de fato para a prevenção. Ambos são administrados por inalação e são eficazes na redução, tanto da asma causada por antígeno como na por exercício. Eles são pouco absorvidos na circulação sistêmica e têm efeitos adversos leves, incluindo irritação da garganta, tosse e congestão nasal. Reações adversas mais graves, incluindo anafilaxia, anemia e infiltração pulmonar, são raras.

Os **antagonistas do colinorreceptor muscarínico de acetilcolina inalados** têm uso no tratamento de asma, mas têm sido superados por outros fármacos. Os antagonistas muscarínicos podem bloquear de maneira eficaz a broncoconstrição e o aumento da secreção de muco que ocorre em resposta a uma descarga vagal. O **brometo de ipratrópio** é um **derivado de amônio quaternário de atropina** que pode ser administrado por inalação e é **pouco absorvido na circulação sistêmica**. O brometo de ipratrópio provoca graus variáveis de **broncodilatação** em pacientes; isso pode refletir o grau variável com que a estimulação parassimpática contribui para a asma em pacientes individuais. O brometo de ipratrópio é útil em pacientes que não respondem ou não toleram agonistas do receptor β_2 e nos casos de doença pulmonar obstrutiva crônica. Além disso, o brometo de ipratrópio aumenta a atividade broncodilatadora do salbutamol no tratamento de crises agudas graves.

A IgE ligada aos mastócitos desempenha papel importante na asma induzida por antígenos. O **omalizumabe**, um **anticorpo monoclonal que alveja a IgE circulante** e evita a sua interação com os mastócitos, está aprovado para o tratamento de asma, especialmente em pacientes cujas alergias exacerbam a asma. Diminuindo a quantidade de anticorpos de IgE disponíveis para ligarem mastócitos, a ligação cruzada de IgE é menos provável, e, subsequentemente, a liberação dos mastócitos desses mediadores é diminuída. Em ensaios clínicos, o **omalizumabe reduziu significativamente os níveis de IgE** e a magnitude, tanto das respostas precoces como das tardias ao antígeno. O **omalizumabe é indicado para adultos e crianças com mais de 12 anos com asma persistente moderada a grave** que têm **teste cutâneo positivo ou reatividade *in vitro* a aeroalérgeno perene** e cujos **sintomas são inadequadamente controlados com corticosteroides inalados**. Está disponível apenas como injeção subcutânea. Os **eventos adversos mais frequentes são reação no local da injeção, infecções virais, infecção do trato respiratório superior (20%), sinusite, cefaleia e faringite**. Esses eventos são observados em taxas similares em pacientes tratados com omalizumabe e pacientes-controle. Os efeitos adversos mais graves incluem malignidade (0,5%) e anafilaxia.

Administração

Tanto para os corticoides inalatórios como para os agonistas β_2 inalatórios, a distribuição (oferta*) da medicação é essencial. Quando se utiliza um inalador dosimetrado (IDM), o uso de um espaçador aumentará significativamente a quantidade de medicamento ofertada. Muitos ensaios mostraram que o uso de um espaçador associado a um inalador é igual ou melhor do que um nebulizador para a distribuição.

QUESTÕES DE COMPREENSÃO

37.1 O zileutona é eficaz no tratamento de asma porque realiza qual das seguintes opções?

   A. Antagoniza os receptores de leucotrienos.
   B. Inibe a ciclo-oxigenase.
   C. Inibe a 5-lipoxigenase.
   D. Inibe a desgranulação dos mastócitos.

37.2 Uma jovem de 19 anos de idade tem uma história de asma há 10 anos e queixa-se de um início agudo de sibilância. Qual dos seguintes fármacos seria o melhor para o tratamento de uma crise aguda de asma?

   A. Salbutamol inalado
   B. Salbutamol oral
   C. Dexametasona oral
   D. Salmeterol oral

37.3 Uma mulher de 21 anos de idade com asma moderadamente grave, sob tratamento com três fármacos, apresentou testes de função hepática elevados, os quais se presume que sejam causados por uma de suas medicações. Que fármaco está causando esse efeito adverso?

   A. Agente cromona
   B. Antagonista do receptor do leucotrieno
   C. Inibidor de lipoxigenase
   D. Metilxantinas

37.4 Um homem de 25 anos de idade tem broncoespasmo induzido por esforço, especialmente no tempo frio. Ele toma sua medicação 15 minutos antes do exercício previsto, o que ajuda a evitar a crise de asma, mas não produz broncodilatação. Que fármaco ele toma?

   A. Inalador de agonista β
   B. Agente cromona
   C. Inalador de glicocorticoide
   D. Inibidor de IgE

---

* N. de R.T. A quantidade de fármacos que alcança o local de ação nos bronquíolos.

37.5 Uma jovem de 16 anos com asma persistente grave é tratada com vários medicamentos. Está tomando as medicações conforme as instruções, mas um dos medicamentos está causando taquicardia, náuseas e nervosismo. Ela foi informada sobre a necessidade de medir os níveis séricos dessa medicação. Que medicação é a fonte dos efeitos secundários indesejáveis?
A. Inalador anticolinérgico
B. Antagonista do receptor de leucotrieno
C. Inibidor de lipoxigenase
D. Metilxantinas

RESPOSTAS

37.1 **C.** A zileutona diminui a produção de leucotrienos por meio da inibição da 5-lipoxigenase.

37.2 **A.** O salbutamol inalado promove a terapia de ação mais rápida e mais localizada para a crise aguda.

37.3 **C.** A **zileutona** é um inibidor de 5-lipoxigenase e, assim, diminui a biossíntese de leucotrienos; está associada à toxicidade do fígado.

37.4 **B.** As cromonas são agentes profiláticos, especialmente úteis contra o broncoespasmo induzido pelo exercício ou frio.

37.5 **D.** Os agentes metilxantina têm baixo índice terapêutico e muitas vezes podem causar efeitos adversos.

DICAS DE FARMACOLOGIA

▶ Os corticosteroides inalatórios são o tratamento de escolha para o manejo de longo prazo da asma persistente.
▶ O uso de agonistas β_2 de curta ação mais do que duas vezes por semana indica controle inadequado, e deve ser considerado um tratamento de longo prazo.
▶ O agonista β_2 de ação prolongada deve sempre ser utilizado juntamente com um corticosteroide inalado.

REFERÊNCIAS

Drazen JM, O'Byrne PM. Risks of long-acting beta-agonists in achieving asthma control. *N Engl J Med.* 2009;360:1671.

Lim KG. Management of persistent symptoms in patients with asthma. *Mayo Clin Proc.* 2002;77:1333-8.

Panettieri RA, In the Clinic. Asthma. *Ann Internal Med.* 2007;146:ITC6-16.

Ressel GW, Centers for Disease Control and Prevention, National Asthma Education and Prevention Program. NAEPP updates guidelines for the diagnosis and management of asthma. *Am Fam Physician.* 2003;68:169-70.

Salpeter SR, Wall AJ, Buckley NS. Long-acting beta-agonists with and without inhaled corticosteroids and catastrophic asthma events. *Am J Med.* 2010; 123:322.

CASO 38

Uma mulher de 32 anos de idade chega ao consultório durante a primavera reclamando de espirros e congestão. Ela apresenta esses sintomas todo ano. O nariz escorre constantemente, os olhos lacrimejam e coçam, e ela espirra. Só obtem algum alívio com anti-histamínicos orais. Ela pergunta se há mais alguma coisa que possa fazer contra as alergias. Ao exame, apresenta conjuntiva vermelha, irritada com drenagem clara dos olhos e mudança da cor periorbital ("olho roxo alérgico"). A mucosa nasal encontra-se pantanosa e parece congestionada. Você concorda com o diagnóstico de rinite alérgica sazonal e prescreve um *spray* nasal de corticosteroide para ser usado juntamente com o anti-histamínico oral.

▶ Quanto tempo é necessário para se observar o efeito completo dos esteroides nasais?
▶ Quais são os efeitos colaterais mais comuns dos esteroides nasais?

RESPOSTAS PARA O CASO 38
Rinite e medicamentos para a tosse

Resumo: Uma mulher de 32 anos de idade com rinite alérgica sazonal recebe prescrição de medicação esteroide nasal para tomar juntamente com seu anti-histamínico.

- **Período de tempo até efeito máximo de esteroides nasais**: Uma a duas semanas.
- **Efeitos colaterais comuns**: Ardência nasal, irritação na garganta, sangramento no nariz.

CORRELAÇÃO CLÍNICA

O mecanismo de ação dos esteroides nasais para rinite alérgica não é totalmente conhecido; no entanto, ele reduz a inflamação alérgica por infrarregulação da transcrição e atividade de citocinas. Os corticosteroides têm uma ampla gama de atividade em muitos mediadores inflamatórios, incluindo a histamina, as citocinas e os leucotrienos, e tipos de células, tais como mastócitos, eosinófilos e macrófagos, que são envolvidas em sintomas alérgicos. Os esteroides nasais são eficazes na redução do congestionamento, rinite e espirros associados a alergias sazonais e ambientais. Eles exigem tratamento por até duas semanas antes de obter o benefício máximo. Por esse motivo, recomenda-se que sejam usados no dia a dia, não conforme necessário. Os efeitos adversos dos esteroides nasais são principalmente resultado de efeitos locais, porque em grande parte não são absorvidos sistemicamente. Esses efeitos incluem ardência e sangramento nasais e irritação da garganta.

Os antagonistas da histamina (receptor de H_1) também são amplamente utilizados contra a rinite alérgica e podem ser usados em combinação com medicamentos esteroides nasais. Os anti-histamínicos isoladamente são menos eficazes do que os esteroides nasais. Os receptores H_1 são ligados à membrana e acoplados a proteínas G. Sua ativação leva ao aumento da atividade da fosfolipase C, com aumentos de diacilglicerol e Ca^{2+} intracelular cujo efeito geral no vaso sanguíneo é vasodilatação e aumento da permeabilidade, o que contribui clinicamente para o inchaço da mucosa e a congestão observados na rinite alérgica. Os antagonistas do receptor H_1, portanto, provocam vasoconstrição e diminuição da permeabilidade, desse modo, diminuindo esses sintomas.

> ABORDAGEM À
> Farmacologia de fármacos usados
> para tratamento de rinite e tosse

OBJETIVOS

1. Compreender as características da rinite e da tosse.
2. Listar os fármacos usados contra rinite, seus mecanismos de ação e efeitos adversos.
3. Conhecer os fármacos usados para tratar a tosse, seus mecanismos de ação e efeitos adversos.

DEFINIÇÕES

Rinite: Inflamação das membranas mucosas do nariz.

Conjuntivite alérgica: Doença inflamatória da conjuntiva secundária a um estímulo alérgico. Os sintomas comuns incluem olhos irritados, vermelhos e lacrimejamento.

DISCUSSÃO

Classe

A **rinite** é causada por **aumento da produção de muco, vasodilatação e aumento do acúmulo de líquido nos espaços das mucosas.** Os **mediadores inflamatórios,** que incluem **histamina, leucotrienos, interleucinas, prostaglandinas e cininas,** são responsáveis por esses efeitos. O aumento da produção desses mediadores pode ser provocado por resposta alérgica, infecção bacteriana ou viral.

A rinite alérgica atinge 20% da população adulta e até 40% das crianças. **A marca da rinite alérgica é uma resposta inflamatória mediada por IgE.** Anti-histamínicos, anticolinérgicos, corticosteroides intranasais e cromonas podem ser úteis no tratamento de rinite alérgica.

Ambos os **bloqueadores dos receptores de histamina H_1 de primeira e de segunda geração** (ver Caso 24) são úteis no tratamento da **rinite alérgica aguda,** mas os seus benefícios de longo prazo são questionáveis. Demonstrou-se que os agentes de primeira geração, incluindo difenidramina, ciclizina e clorfeniramina, reduzem espirros, congestão nasal e coceira nasal. Agentes de segunda geração, incluindo fexofenadina, cetirizina e loratadina, têm eficácia comparável e significativamente menos efeitos adversos, tais como sedação e boca seca. Os anti-histamínicos de segunda geração reduzem de maneira eficaz todos os sintomas de rinite alérgica sazonal em crianças, mas as dosagens devem ser reduzidas de forma adequada. Após a administração oral, os efeitos são observados com os anti-histamínicos em 1 a

2 horas. Os efeitos adversos mais comuns observados com os agentes de segunda geração são cefaleia, dor nas costas e tosse.

Os **corticosteroides inalados nasais**, tais como beclometasona, budesonida, flunisolida, fluticasona e acetonido de triamcinolona, são **úteis para o controle de longo prazo da rinite alérgica**. Essa **via de administração reduz os efeitos adversos frequentes associados à administração sistêmica de corticosteroides**. Os corticosteroides são anti-inflamatórios potentes e reduzem tanto a produção de mediadores inflamatórios (citocinas, leucotrienos e prostaglandinas) como componentes celulares (mastócitos, eosinófilos, basófilos, linfócitos, macrófagos e neutrófilos). Os principais efeitos adversos observados com os corticosteroides inalados são **faringite e aumento do risco de infecções do trato respiratório superior**.

As **cromonas**, cromolina e nedocromil, também têm sido usadas para tratar a rinite alérgica. Esses agentes são administrados por inalação e são pouco absorvidos na circulação sistêmica. A sua ação principal é reduzir a atividade de um número de canais de cloro que são importantes na liberação de mediadores como a histamina. Os principais efeitos adversos são broncoespasmo, tosse e congestão nasal (que pode ser grave); efeitos adversos menos frequentes incluem anafilaxia, tonturas e anemia.

Os **descongestionantes nasais** são agonistas do adrenorreceptor α que **reduzem o desconforto da rinite alérgica** e, em menor extensão, a congestão associada à gripe ou resfriado comum, ao diminuir o volume da mucosa nasal e **causar vasoconstrição de vasos de capacitância nas passagens nasais**. O agente adrenérgico α mais comum usado como descongestionante é a **pseudoefedrina** (um estereoisômero de efedrina), que atua diretamente sobre **adrenorreceptores** α_1. Devido ao potencial de conversão da pseudoefedrina em metanfetamina, ela está sendo substituída pela fenilefrina de efeito ligeiramente menor. A efedrina tem sido amplamente descontinuada como descongestionante porque tem efeitos significativos no SNC. Uma das principais limitações no uso desses agentes é a hiperemia de rebote e a piora dos sintomas, que muitas vezes ocorrem com o uso crônico ou após a descontinuação. A **oximetazolina** é um agonista adrenérgico inalado que pode ser usado por não mais que três dias para aliviar a congestão nasal. Descongestionantes nasais devem ser usados com precaução em pacientes com hipertensão.

O antagonista do receptor de leucotrienos, **montelucaste**, é um agente oral que também é eficaz no tratamento de rinite alérgica.

TOSSE E ANTITUSSÍGENOS A tosse é produzida pelo reflexo da tosse, que está integrado no centro da tosse no bulbo. O estímulo inicial para a tosse surge nos brônquios, em que a irritação provoca broncoconstrição. Os receptores de estiramento na traqueia e na árvore brônquica monitoram o estado dessa broncoconstrição e enviam aferentes vagais para o centro da tosse, que desencadeia o reflexo da tosse. Agentes que têm atividade antitussígena atuam tanto para aliviar a broncoconstrição ou reduzir a atividade do centro da tosse.

A **codeína** e a **hidrocodona** são **congêneres de opioides** utilizados como antitussígenos. A supressão da tosse ocorre em doses mais baixas do que o exigido para analgesia. O mecanismo exato da atividade antitussígena dos opioides não está claro porque isômeros desprovidos de ligação aos receptores clássicos ainda exibem atividade antitussígena. Tanto a codeína como a hidrocodona estão disponíveis como xaropes para administração oral.

O dextrometorfano é o isômero D do análogo da codeína metorfano. É o antitussígeno mais comumente prescrito. Não tem nenhuma propriedade analgésica ou de adicção e não atua por meio dos receptores opioides clássicos. Os locais de ligação para dextrometorfano foram identificados em preparações de membrana de várias partes do cérebro, mas ainda não está claro se eles mediam as suas ações antitussígenas.

Tem-se demonstrado que os **agonistas β-adrenérgicos** reduzem a tosse sem ter quaisquer efeitos significativos centrais. Essa **ação é provavelmente mediada dentro dos brônquios** e reduz sinais vagais aferentes para o centro da tosse.

O **benzonoato** é um congênere da tetracaína que atua perifericamente como anestésico em receptores de estiramento respiratórios atingindo seus efeitos antitussígenos. A **guaifenesina** é um expectorante que estimula as secreções das vias respiratórias, reduzindo a viscosidade do muco.

QUESTÕES DE COMPREENSÃO

38.1 A pseudoefedrina é utilizada para tratar a congestão nasal devido a qual das seguintes opções?
   A. É um agonista α_1-adrenérgico
   B. É um agonista α_2-adrenérgico
   C. Inibe leucotrienos
   D. Inibe a produção de IgE

38.2 Um homem de 34 anos de idade queixa-se de congestão nasal e "nariz escorrendo". Qual das seguintes alternativas corresponde ao melhor para tratamento de longo prazo de um paciente com rinite alérgica?
   A. Difenidramina
   B. Glicocorticoides inalados
   C. Glicocorticoides orais
   D. Pseudoefedrina oral

38.3 Um homem de 24 anos está tomando dois medicamentos para controlar os sintomas da rinite alérgica. Observa-se que tem uma pressão sanguínea de 150/70 mmHg. O médico observa que um dos medicamentos pode ser responsável pela hipertensão de início recente. Qual das seguintes alternativas é a etiologia mais provável?
   A. Cromona inalatória
   B. Glicocorticoide inalatório
   C. Difenidramina oral
   D. Pseudoefedrina oral

RESPOSTAS

38.1 **A.** Hoje, a pseudoefedrina é o fármaco mais comumente usado como descongestionante. É de ação direta α_1 simpatomimética.

38.2 **B.** Os glicocorticoides sistêmicos causam muitos efeitos adversos; a pseudoefedrina atua primariamente apenas na congestão nasal; a difenidramina não é útil para o tratamento de longo prazo.

38.3 **D.** A pseudoefedrina tem atividade no receptor α_1-adrenérgico, causando vasoconstrição à mucosa nasal. A hipertensão pode também ser observada em alguns momentos.

DICAS DE FARMACOLOGIA

▶ A marca da rinite alérgica é uma resposta inflamatória mediada por IgE.
▶ Os anti-histamínicos são úteis para o tratamento de sintomas de rinite aguda, mas o seu benefício de longo prazo é questionável.
▶ A pseudoefedrina tem atividade no receptor α_1-adrenérgico, causando vasoconstrição à mucosa nasal.

REFERÊNCIAS

Gentile DA, Friday GA. Management of allergic rhinitis: Antihistamines and decongestants. *Immunol Allergy Clin North Am.* 2000;20:355.

Morice AH, Fontana GA, Sovijarvi AR, et al. The diagnosis and management of chronic cough. *Eur Respir J.* 2004;24:481.

Nayak A, Langdon RB. Montelukast in the treatment of allergic rhinitis: an evidence-based review. *Drugs.* 2007;67:887.

Ressel GW, Agency for Healthcare Research and Quality. AHRQ (agency for healthcare research and quality) releases review of treatments for allergic and nonallergic rhinitis. *Am Fam Physician.* 2002;66:2164, 2167.

Seth D, Secord E, Kamat D. Allergic rhinitis. *Clin Pediatr* (Phila) 2007;46:401–7.

Simmons FE. Advances in H_1-antihistamines. *N Engl J Med.* 2004;351:2203.

Storms WW. Pharmacological approaches to daytime and nighttime symptoms of allergic rhinitis. *J Allergy Clin Immunol.* 2004;114:S146.

CASO 39

Um homem de 67 anos de idade queixa-se de dor em seu quadril direito nas últimas semanas. Ele não sofreu nenhuma lesão na área e descreve a dor como uma "dor de osso" que não irradia. A revisão dos sistemas é positiva apenas para alguma fraqueza do fluxo urinário e para o fato de ter que se levantar duas vezes por noite para ir ao banheiro. Seu exame físico geral é normal. O exame do quadril é normal com amplitude completa de movimento e sem sensibilidade. O exame da próstata revela que está firme, aumentada e nodular. Os exames de sangue mostram antígeno prostático específico (PSA) acentuadamente elevado, e a biópsia da próstata mostra carcinoma. A cintilografia óssea confirma a presença de doença metastática no quadril direito. Juntamente com outras terapias adjuvantes, toma-se a decisão de iniciar acetato de leuprolida na forma de depósito.

▶ O acetato de leuprolida é um análogo de qual hormônio hipotalâmico?
▶ Qual é o mecanismo de ação do acetato de leuprolida?
▶ Que hormônios hipofisários são afetados pelo acetato de leuprolida e como eles são afetados?

RESPOSTAS PARA O CASO 39
Fármacos que atuam sobre o hipotálamo e a glândula hipófise

Resumo: Um homem de 67 anos de idade com câncer de próstata metastático vai receber acetato de leuprolida na forma de depósito.

- **O acetato de leuprolida é um análogo de que hormônio hipotalâmico**: Hormônio liberador de gonadotrofinas (GnRH).
- **Mecanismo de ação do acetato de leuprolida**: A administração crônica do análogo de GnRH resulta na redução do número de receptores de GnRH na hipófise (infrarregulação), com resultantes reduções na produção de gonadotrofina hipofisária.
- **Hormônios hipofisários afetados**: É reduzida a produção de hormônio luteinizante (LH) e de hormônio foliculoestimulante (FSH).

CORRELAÇÃO CLÍNICA

O eixo hipotalâmico-hipofisário-gonadal é um exemplo clássico de um sistema de retroalimentação de estimulação hormonal negativa. O hipotálamo produz GnRH, que se liga a receptores específicos em células gonadotróficas hipofisárias. Essas células então produzem LH e FSH, que atuam sobre as gônadas. LH e FSH regulam o ciclo menstrual feminino pelos seus efeitos sobre os folículos dos ovários e da produção ovariana de estrogênio e progesterona. Nos homens, LH e FSH regulam a espermatogênese e a produção de testosterona nos testículos. Estrogênio, progesterona e testosterona funcionam como sinais de retroalimentação para a produção hipotalâmica de GnRH. O acetato de leuprolida é um análogo sintético de 9 aminoácidos de GnRH. Quando administrado inicialmente, acetato de leuprolida resulta em aumentos de LH, FSH e produção de esteroides gonadais devido a sua ação como um agonista de GnRH. No entanto, com a administração crônica, há uma redução do número de receptores de GnRH nas células gonadotróficas hipofisárias. Isso provoca redução na produção de LH ou FSH e uma consequente redução na produção de hormônio gonadal. Nas mulheres, esse efeito pode ser benéfico em condições tais como a endometriose, quando o estrogênio estimula o crescimento e a atividade do tecido endometrial ectópico, o que provoca sintomas. O efeito nos homens é diminuir a produção de testosterona para níveis próximos da castração. Pelo fato de o câncer de próstata ser muitas vezes dependente da testosterona, o acetato de leuprolida pode ser usado como um tratamento contra o câncer de próstata naqueles que não são candidatos à cirurgia, não desejam a cirurgia ou têm doença metastática. O acetato de leuprolida tem de ser administrado por via parenteral e tem uma forma de depósito que é ativa durante até três meses. Comumente, causa efeitos colaterais de "menopausa", tais como ondas de calor, como resultado da redução na produção hormonal gonadal. Outros fármacos antiandrogênicos, como abiraterona, que bloqueia a conversão de pregnenolona em androgênios inibindo CYP17, podem ser utilizados em associação com leuprolida ou como agentes terapêuticos únicos.

CASOS CLÍNICOS EM FARMACOLOGIA 279

ABORDAGEM À
Farmacologia de fármacos neuroendócrinos

OBJETIVOS

1. Compreender os receptores e os segundos mensageiros envolvidos no sistema endócrino.
2. Compreender o eixo hipotálamo-hipófise e seu sistema de retroalimentação.
3. Conhecer os fármacos usados como agonistas e antagonistas no eixo hipotálamo-hipófise, seus usos terapêuticos, mecanismos de ação e efeitos adversos.

DEFINIÇÕES

Câncer de próstata: Neoplasia maligna comum em homens que pode ser restrito à glândula ou sofrer metástase para os linfonodos pélvicos ou o osso.

Terapia hormonal: Várias doenças malignas são sensíveis a hormônios, e, assim, medicações que atuam como agonistas ou antagonistas são utilizados para a terapia.

DISCUSSÃO

Classe de agentes

O **sistema hipotalâmico-hipofisário final** é uma via clássica de retroalimentação negativa (Fig. 39.1). Os vários passos nessa via reguladora, tanto regulação positiva quanto negativa, fornecem vários alvos para intervenção farmacológica. O **hipotálamo** secreta alguns **fatores de liberação**, incluindo **GnRH, hormônio liberador de corticotropina (CRH), hormônio liberador de tireotrofina (TRH) e hormônio liberador do crescimento (GHRH)**, que têm importância clínica.

Esses fatores neuroendócrinos são secretados pelo hipotálamo na circulação portal hipotalâmica-hipofisária, atuam sobre tipos de células cognatas na hipófise e causam um aumento na secreção de hormônios hipofisários específicos. Por exemplo, **GnRH** produz aumento de síntese e liberação de **gonadotropinas, LH e FSH**. Essa ação é mediada por um **receptor acoplado à proteína G com sete domínios transmembranares** específicos que liga GnRH em células chamadas de gonadotropos.

O **FSH** atua no **ovário** causando o **desenvolvimento e a maturação folicular**; o **LH** provoca um aumento na produção de **estradiol** e é necessário para a manutenção do **corpo lúteo**. O **pico de LH** na metade do ciclo menstrual induz a **ovulação**. Nos homens, o **FSH é necessário para a espermatogênese**, e o **LH provoca um aumento na produção de testosterona**. As ações das duas gonadotrofinas também são mediadas por receptores acoplados à proteína G específicos no ovário e nos testículos.

O 17β-estradiol e a testosterona são liberados na circulação, e esses hormônios sexuais têm efeitos em muitos tecidos. Predominantemente, **estradiol em mu-

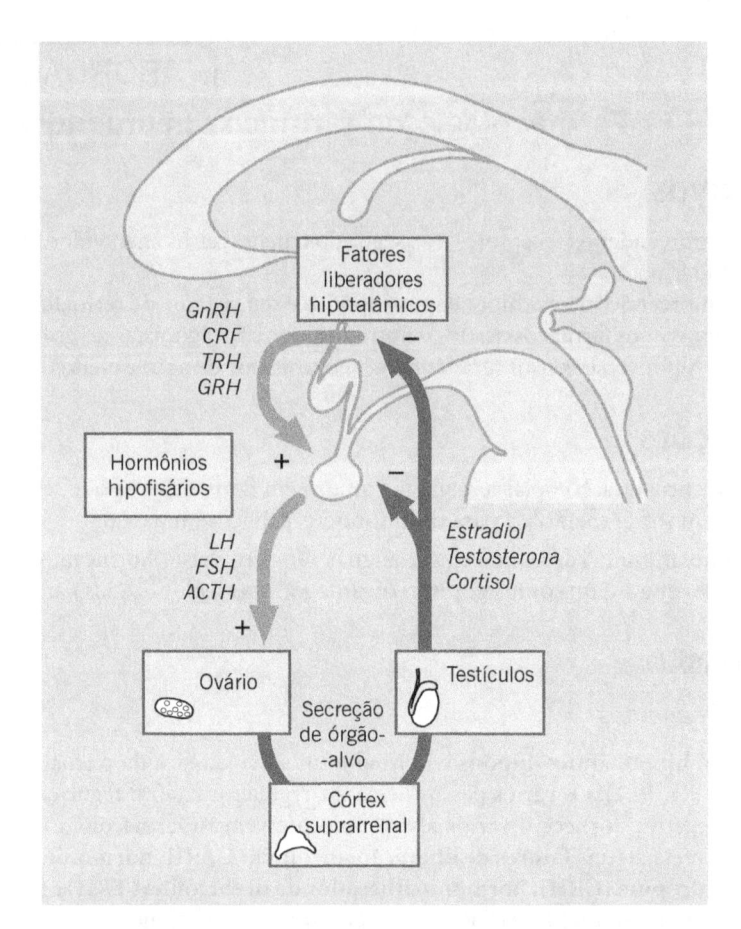

Figura 39.1 Interação entre hipotálamo, hipófise, gônadas. GnRH = hormônio liberador de gonadotrofina; CRH = hormônio liberador de corticotropina; TRH = hormônio liberador de tireotropina; GHRH = hormônio liberador do hormônio do crescimento; LH = hormônio luteinizante, FSH = hormônio foliculoestimulante, ACTH = hormônio adrenocorticotrófico.

lheres e **testosterona e estradiol em homens** (produzido por conversão periférica da testosterona em estradiol) atuam sobre o hipotálamo e na hipófise diminuindo a produção do hormônio de liberação e as gonadotrofinas, respectivamente. Isso fecha o ciclo de retroalimentação negativa. Como em todos os tecidos-alvo, os receptores de estrogênio e testosterona na hipófise e no hipotálamo são receptores nucleares que modulam a transcrição de genes alvo.

O **córtex suprarrenal** é regulado de maneira semelhante. O **fator de liberação de corticotropina (CRF)** é liberado **a partir do hipotálamo**, e isso provoca a síntese e a liberação do **hormônio adrenocorticotrófico (ACTH) pela hipófise**. O **ACTH atua sobre o córtex suprarrenal** e provoca um aumento na síntese de **cortisol na zona fasciculada** e dos **androgênios suprarrenais na zona reticular**.

A secreção do **hormônio do crescimento pela hipófise** é regulada de uma maneira diferente. A secreção do hormônio do crescimento é estimulada pelo **hormônio hipotalâmico GHRH e é inibida pela somatostatina**. A somatostatina atua em vários tecidos além da hipófise; ela inibe a liberação de glucagon e insulina do pâncreas e inibe a secreção de uma série de peptídeos intestinais. A secreção de **prolactina** a partir da hipófise também é controlada por **fatores reguladores positivos e negativos**. O mais importante farmacologicamente é a **atividade do fator inibidor de prolactina (FIP) de agonistas da dopamina**.

ABORDAGEM A
Usos farmacológicos de peptídeos e análogos hipotalâmicos

Acetato de leuprolida e acetato de gonadorelina são peptídeos sintéticos análogos de GnRH administrados por injeção subcutânea, como um implante de longa ação, ou por infusão intravenosa. O acetato de nafarelina é um análogo peptídico comparável que pode ser administrado por *spray* nasal. A frequência de administração é crítica para o objetivo terapêutico. A **administração aguda ou pulsátil de análogos de GnRH aumenta** a produção de **LH e FSH** pela hipófise. Usado desse modo, os análogos de GnRH são úteis para estimular espermatogênese e produção de testosterona nos homens e para induzir a ovulação ou tratar amenorreia hipotalâmica primária em mulheres. A **administração crônica**, por exemplo, injeções diárias ou a utilização de preparações de depósito, **diminui** a produção de FSH e LH pela hipófise. Isso é causado por uma **depressão no número de receptores de GnRH nos gonadotrofos**. A administração crônica de leuprolida pode ser usada para alcançar o bloqueio máximo de androgênio (BMA), o qual **reduz a produção de testosterona pelos testículos** que é **terapeuticamente equivalente a orquiectomia**. Nos homens, isso é útil para controlar a hiperproliferação dependente de androgênio como em **câncer de próstata avançado e hiperplasia prostática**. Nas mulheres, a leuprolida crônica conduz à produção acentuadamente reduzida de estrogênio, o que é útil no tratamento de uma série de doenças hiperproliferativas dependentes de estrogênio. Essas incluem **endometriose, doença dos ovários policísticos e leiomiomas uterinos**. A leuprolida crônica também tem sido usada para tratar o hirsutismo em mulheres. O principal efeito adverso nas mulheres é uma menopausa química com sintomas vasomotores e potencial para osteoporose. Nos homens, a leuprolida tem sido associada ao fenômeno de exacerbação, aumento do crescimento do câncer como resultado do aumento transitório na produção de testosterona no início da terapia. Outros efeitos adversos nos homens incluem ondas de calor, ginecomastia e atrofia testicular. Uma nova classe de antagonistas GnRH puros, incluindo cetrorrelix e ganirrelix, foram aprovados para o tratamento da infertilidade. Esses agentes não causam a atividade agonista inicial observada com a leuprolida. A sua principal vantagem é a redução no número de dias necessário para o tratamento medicamentoso para fertilidade por ciclo a partir de várias semanas (i.e., três semanas) até vários dias. Esses fármacos ainda não estão aprovados para uso nos homens.

A **somatostatina** é única entre os peptídeos hipotalâmicos devido à sua ampla atividade *inibidora* sobre a secreção e a proliferação celular. A **octreotida** é um ciclopeptídeo de 8 aminoácidos com atividade agonista de somatostatina potente. Sua ação para diminuir a secreção de serotonina, gastrina, peptídeo intestinal vasoativo, secretina, motilina e polipeptídeo pancreático a torna útil no tratamento de estados de hipersecreção, como VIPomas, pancreatite crônica e diarreia aquosa a partir de uma série de causas que incluem a aids. Seus usos antiproliferativos incluem câncer colorretal, leucemia e retinopatia diabética. Está sob ensaios clínicos para doenças malignas adicionais. Também tem sido utilizada para tratar a hipertensão portal aguda. Foi aprovada para uso no tratamento da acromegalia. Os efeitos adversos incluem náuseas, cólicas e aumento da formação de cálculos biliares.

Outros peptídeos hipotalâmicos são usados principalmente como agentes de diagnóstico. O **GHRH** é um peptídeo de 40 aminoácidos que pode ser administrado por via intravenosa para a avaliação diagnóstica da deficiência de hormônio de crescimento idiopática. Da mesma maneira, a administração por via IV de **TRH** é útil no diagnóstico diferencial das doenças da tireoide. O **CRH** é um polipeptídeo de 41 aminoácidos encontrado no hipotálamo e no intestino. O CRH é utilizado em casos de deficiência de ACTH para fazer distinção entre a doença hipotálamo--hipófise ou suprarrenal primária.

A atividade de **FIP** de **bromocriptina** ou **levodopa** pode ser usada para tratar estados de excesso de prolactina, como em alguns casos de amenorreia, galactorreia e tumores que secretam prolactina.

QUESTÕES DE COMPREENSÃO

39.1 Qual das seguintes opções melhor descreve a ação de somatostatina?

   A. Inibição da liberação do hormônio do crescimento
   B. Inibição da liberação de prolactina
   C. Estimulação da liberação de insulina
   D. Estimulação da liberação de LH

39.2 Nas primeiras duas semanas após uma única injeção de leuprolida em um homem, qual das reações adiante poderia ser esperada?

   A. Diminuição da produção de LH
   B. Diminuição da produção de testosterona
   C. Aumento de receptores de LH
   D. Aumento da produção de testosterona

39.3 Uma mulher de 22 anos de idade tem endometriose grave com dismenorreia. Ela é tratada com acetato de leuprolida de depósito. Uma semana após a primeira injeção, observa um aumento significativo na dismenorreia. Qual é a explicação?
A. Efeito direto de leuprolida nos implantes do endométrio
B. Exacerbação provável com o aumento do efeito de gonadotropina antes de infrarregulação dos receptores
C. Efeito placebo provável
D. Resistência de sua endometriose a leuprolida e provável necessidade de um outro agente

RESPOSTAS

39.1 **A.** A somatostatina é um regulador importante do hormônio do crescimento, e seu efeito é inibitório da liberação de hormônio do crescimento.
39.2 **D.** A leuprolida aguda aumentará o FSH/LH e a produção de esteroides sexuais e tem pouco efeito sobre o número de receptores.
39.3 **B.** A resposta inicial de análogo de GnRH é um aumento de FSH e de estrogênio, conduzindo a uma exacerbação da endometriose. A partir daí, há uma infrarregulação dos receptores de GnRH da hipófise, levando a uma diminuição de FSH e estrogênio.

DICAS DE FARMACOLOGIA

▶ A frequência de administração de leuprolida determina o seu efeito.
▶ A administração aguda aumentará FSH/LH e esteroides sexuais e a administração crônica diminuirá FSH/LH e esteroides sexuais.
▶ A administração de leuprolida crônica leva ao bloqueio de androgênio em homens, o que é útil no tratamento de cânceres dependentes de hormônios, tais como o carcinoma prostático.

REFERÊNCIAS

Higano CS, Crawford ED. New and emerging agents for the treatment of castration-resistant prostate cancer. *Urol Oncol.* 2011;29(6 Suppl):S1-8.

Bousquet C, Lasfargues C, Chalabi M, Billah SM, Susini C, Vezzosi D, Caron P, Pyronnet S. Clinical review: current scientific rationale for the use of somatostatin analogs and mTOR inhibitors in neuroendocrine tumor therapy. *J Clin Endocrinol Metab.* 2012;97:727–37.

CASO 40

Uma mulher de 28 anos de idade apresenta avaliação de infertilidade. Ela e o marido tentam engravidar sem sucesso há um ano. Ela nunca engravidou. Tem uma história de ciclos menstruais irregulares, que foram tratados com pílulas anticoncepcionais orais por cinco anos. Não tomou contraceptivos nos últimos três anos. Não tem outra história clínica, não toma nenhum medicamento e não há história familiar de infertilidade. Ela não fuma nem bebe álcool. Seus exames físicos e ginecológicos de rotina são normais. Os exames de sangue também foram normais. Os gráficos de temperatura basal do corpo que ela traz consigo não mostram elevação da temperatura na metade do ciclo, e os exames domésticos de previsão de ovulação na urina foram todos negativos. O marido já consultou o médico, apresentou exame normal e espermograma normal. Ela é diagnosticada com infertilidade secundária à anovulação e começou o tratamento com citrato de clomifeno.

▶ Qual é o mecanismo de ação do clomifeno?
▶ Como o clomifeno induz a ovulação?

RESPOSTAS PARA O CASO 40
Fármacos ativos no sistema reprodutivo gonadal

Resumo: Uma mulher de 28 anos de idade com infertilidade e anovulação é tratada com citrato de clomifeno.

- **Mecanismo de ação de clomifeno**: Agonista parcial fraco do receptor de estrogênio na maioria dos tecidos.
- **Mecanismo de indução da ovulação**: Inibição de retroalimentação de estrogênio no hipotálamo e hipófise, com consequente aumento do FSH, o que induz a produção de folículo nos ovários e ovulação.

CORRELAÇÃO CLÍNICA

O ciclo menstrual é regulado pelo eixo hipotálamo-hipófise-ovário. O GnRH produzido no hipotálamo estimula os hormônios hipofisários FSH e LH, que induzem a maturação dos folículos e a liberação de óvulos dos ovários. Estrogênio e progesterona produzidos nos ovários criam uma alça de retroalimentação no hipotálamo e na hipófise. O clomifeno é um antagonista competitivo do receptor do estrogênio. É utilizado para o tratamento da infertilidade em mulheres que têm ciclos menstruais anovulatórios. Antagonizando os receptores de estrogênio na glândula hipófise, o clomifeno interrompe a retroalimentação negativa normal na liberação de FSH. Os níveis elevados de FSH, em seguida, ajudam a induzir o desenvolvimento de folículos nos ovários. Riscos potenciais da utilização de clomifeno incluem a estimulação de vários folículos e a liberação de múltiplos óvulos, com gravidez múltipla resultante. Ele também pode causar aumento ovariano. O efeito antiestrogênico pode precipitar ondas de calor e sangramento uterino anormal.

ABORDAGEM À
Farmacologia de esteroides gonadais e seus antagonistas

OBJETIVOS

1. Compreender as estruturas, os mecanismos de ação e os efeitos dos hormônios gonadais naturais.
2. Conhecer os usos terapêuticos e os efeitos adversos dos estrogênios, progesteronas e androgênios.
3. Listar os tipos, os usos e os efeitos adversos dos contraceptivos hormonais.
4. Descrever os fármacos usados como antiestrogênicos, antiprogestinas e antiandrogênicos, seus usos terapêuticos, mecanismos de ação e efeitos adversos.

DEFINIÇÕES

Receptor nuclear: Superfamília de moléculas receptoras que são ativadas por hormônios esteroides, derivados de ácidos graxos ou produtos de metabolismo, como os ácidos biliares. Atuam alterando a taxa de transcrição de genes-alvo específicos.

ERE: Elemento de resposta ao estrogênio. Um motivo de sequência de DNA que liga os receptores de estrogênio. A sequência de consenso é GGTCANNNTGACC.

RP: Elemento de resposta à progesterona. Um motivo de sequência de DNA que interage com os receptores de progesterona A ou progesterona B.

MSRE: Modulador seletivo do receptor de estrogênio. Um grupo de fármacos que apresenta atividade específica agonista ou antagonista do estrogênio.

DISCUSSÃO

Classe

ESTROGÊNIOS E PROGESTINAS As **gonadotrofinas** e os **esteroides sexuais** compreendem diversos fármacos que têm uma série de usos, incluindo **infertilidade, contracepção, reposição hormonal, osteoporose e câncer**. Os **antagonistas** que atuam dentro do sistema também têm usos no tratamento de **cânceres hormônio-dependentes e como abortivos**. O ciclo menstrual é controlado por um sistema de retroalimentação complexo entre o hipotálamo, a hipófise e os ovários (ver Caso 39). LH e FSH são liberados da hipófise em estimulação por GnRH liberado pelo hipotálamo. **O GnRH é liberado a partir do hipotálamo de maneira pulsátil sob o controle do "gerador de pulso" em neurônios do núcleo arqueado**. Na fase de proliferação do ciclo menstrual, o gerador de impulsos provoca a liberação de GnRH, a uma taxa de cerca de um impulso por hora e, como consequência, a **liberação de LH e FSH** da hipófise é igualmente **pulsátil. A liberação intermitente de GnRH é a chave para controlar o ciclo menstrual**, pois a infusão contínua de GnRH resulta na cessação da liberação das gonadotrofinas hipofisárias, estrogênio e progesterona, e produz a amenorreia. O FSH atua sobre o folículo de Graaf provocando a maturação dos óvulos e a secreção de estrogênio. À medida que os níveis de estrogênio aumentam, a produção de LH e FSH é inibida devido à retroalimentação negativa que diminui a *amplitude* do pulso de GnRH; a liberação de FSH também é diminuída pela inibina que é liberada pelo ovário. No meio do ciclo, alterações na capacidade de resposta da hipófise a gonadotrofinas ocorrem, e o padrão de retroalimentação negativa é substituída por um período de retroalimentação positiva quando o estradiol provoca aumento na liberação de LH e FSH. Essa alteração na capacidade de resposta da hipófise requer níveis de estradiol no soro superiores a 150 pg/mL durante 36 horas. A retroalimentação positiva provoca um pulso de LH e FSH no meio do ciclo, que provoca a ovulação. Após a ovulação, o corpo lúteo é capaz de secretar progesterona durante sua vida útil de 14 dias, se a gravidez não ocorrer. A progesterona diminui a frequência do gerador de pulso hipotalâmico e inibe a liberação de LH e FSH pela hipófise. Uma causa frequente de infertilidade é uma ruptura nos padrões regulatórios de retroalimentação complexas que resultam em anovulação.

O **ovário produz uma série de estrogênios;** os mais importantes são **17β-estradiol e estrona**. O 17β-estradiol e a estrona são hormônios esteroides clássicos que contêm uma estrutura de quatro anéis e 18 átomos de carbono. A **progesterona** também é um esteroide clássico composto de **21 átomos de carbono**.

Os efeitos do estrogênio e da progesterona são mediados por **receptores nucleares específicos do hormônio**. Existem **dois tipos de receptores de estrogênio**, denominados RE_α e RE_β. A maioria dos tecidos expressa mais RE_α, mas a quantidade relativa dos dois receptores é dependente de tecido e células. O papel preciso que cada um desses receptores desempenha na mediação dos vários efeitos dos estrogênios não é claro. O 17β-estradiol tem mais afinidade com os REs; a estrona liga-se a ambos os receptores com uma afinidade mais baixa do que o estradiol. RE_α e RE_β são receptores nucleares que residem no interior do núcleo ligados aos promotores de genes-alvo em elementos de resposta de estrogênio, mesmo na ausência de ligando. Na ligação de um estrogênio, ocorre uma alteração conformacional no receptor de tal forma que são recrutadas proteínas adicionais para o receptor. Essas proteínas, chamadas de coativadoras, são capazes de aumentar a taxa de transcrição de genes-alvo dependentes de estrogênio. Há também duas formas do receptor de progesterona denominadas RPA e RPB . Essas duas isoformas são derivadas de um único gene por utilização diferencial de dois promotores dentro do gene do receptor de progesterona. O RPB humano contém 164 aminoácidos adicionais no terminal amino da proteína madura; o restante do RPB é idêntico ao RPA. Ambos os receptores residem no núcleo ligado aos RPs e ativam a expressão de genes de uma maneira semelhante aos REs, mas os genes-alvo são diferentes, como resultado de diferenças na sequência de ERE em relação ao RP. Na maioria das circunstâncias, RPA inibe a ação do RPB (e também de outros receptores nucleares, tais como RE_α e RE_β). Assim, a amplitude dos efeitos desencadeados pela progesterona depende da relação das duas isoformas.

Estrogênios e progesterona têm uma variedade de usos farmacológicos incluindo contracepção oral, terapia de reposição hormonal (TRH) na menopausa, tratamento de osteoporose e para fracasso do desenvolvimento ovariano.

CONTRACEPTIVOS ORAIS Os **contraceptivos orais combinados** contêm **estrogênios sintéticos**, mais comumente **etinilestradiol**, e uma **progestina** (p. ex., noretindrona ou norgestrel). Ao longo dos últimos anos, as doses de estrogênio em combinação com contraceptivos orais têm diminuído, e a proporção de estrogênio para progestina evoluiu de uma relação fixa (monofásica) para esquemas bifásicos e trifásicos com relações variáveis que tentam imitar mais estreitamente a relação durante o ciclo menstrual normal. **O principal mecanismo de ação dos contraceptivos orais é a prevenção da ovulação.** Não há aumento de LH na metade do ciclo, e os níveis de estrogênio endógeno são reduzidos. Os contraceptivos orais também alteram o transporte do óvulo até a tuba uterina; aumentam a viscosidade do muco produzido pelo colo do útero, o que prejudica a entrada do esperma; e criam um ambiente endometrial menos favorável para a implantação. Várias preparações estão disponíveis para a dosagem contínua durante 84 ou 365 dias, o que reduz o número de períodos de sangramento por ano.

Os **contraceptivos apenas de progestina podem ser administrados como uma dose oral diária**, uma **injeção de depósito** (acetato de medroxiprogesterona) ou como um **implante** de **progestina** (L-norgestrel). Sua eficácia aproxima-se da combinação de contraceptivos orais, e tanto a injeção de depósito como os implantes têm a vantagem de uma ação de longa duração (14 semanas para a injeção, 5 anos para os implantes). As progestinas isoladamente inibem a ovulação, cerca de 70% do tempo, mas a sua eficácia é aumentada pelos efeitos sobre o endométrio e a produção de muco cervical.

Vários esquemas contraceptivos de emergência ("do dia seguinte") têm sido utilizados de forma eficaz para evitar a gravidez, se usados dentro de 72 horas após o coito. O esquema mais comum consiste em 2 pílulas anticoncepcionais orais combinadas, contendo 50 µg de etinilestradiol e 500 µg de norgestrel ou levonorgestrel, imediatamente em 2 até 12 horas. Um esquema alternativo (Plano B) inclui 2 doses de 750 µg de L-norgestrel durante um dia; Plano B, uma etapa é uma dose de 1,5 mg de L-norgestrel.

TERAPIA DE REPOSIÇÃO HORMONAL O declínio na produção de estrogênios que ocorre durante e após a menopausa está associado a **taxas aumentadas de perda de massa óssea** que podem resultar em **osteoporose** franca, **sintomas vasomotores**, tais como ondas de calor e suores noturnos, secura vaginal e afinamento e atrofia genitais. Todos esses sintomas podem ser **aliviados por estrogênios**, mas uma avaliação cuidadosa da relação risco-benefício para um determinado paciente é essencial. A preparação de estrogênio oral mais comumente prescrita para o tratamento pós-menopausa é uma mistura complexa de estrogênios naturais (estrogênios conjugados equinos, Premarin) em massa, sobretudo sulfato de estrona e estrogênios equilina, e isso geralmente é combinado com acetato de medroxiprogesterona para evitar estimulação estrogênica do endométrio sem oposição. Outros esquemas de TRH ou de terapia de reposição de estrogênio (TRE) incluem estrogênios orais esterificados, estradiol micronizado e administração transdérmica de estradiol.

OUTROS USOS DE ESTROGÊNIOS E PROGESTINAS Os estrogênios podem ser usados para tratar condições de produção hormonal inadequada como no **hipogonadismo primário**. Esse tratamento geralmente é iniciado precocemente (idades entre 11 a 13 anos) para facilitar o desenvolvimento dos órgãos sexuais secundários e para estimular o crescimento máximo.

Os estrogênios são também úteis no tratamento da **dismenorreia intratável** em que a inibição da ovulação pode ser de valor terapêutico. Doses relativamente elevadas de estrogênios foram utilizadas para suprimir a produção ovariana de androgênios. Ambas as abordagens terapêuticas dependem de inibição da liberação de gonadotrofina por retroalimentação negativa mediada por estrogênio.

As combinações de estrogênio/progesterona, como nos contraceptivos orais, também podem ser usadas para reduzir a acne, regular os ciclos menstruais, diminuir o fluxo menstrual e para prevenir ou melhorar a enxaqueca menstrual. O estrogênio por via IV também é utilizado em ginecologia contra menorragia sintomática no quadro agudo.

EFEITOS ADVERSOS DE ESTROGÊNIOS E PROGESTINAS A maioria dos efeitos adversos associados aos estrogênios e às progestinas são de extensões de suas ações fisiológicas. A **hemorragia uterina** é o efeito adverso mais comum associado ao uso de estradiol. O **aumento do risco de câncer** causado pelo uso de estrogênio e progesterona continua sendo uma preocupação significativa. O **tratamento com estrogênio** tem sido bem documentado por causar um aumento aproximado de três vezes no risco de **câncer endometrial**. A adição de uma progestina ao esquema de tratamento essencialmente elimina esse risco aumentado. Vários ensaios clínicos muito extensos que examinaram o uso de estrogênios para o tratamento de mulheres na pós-menopausa têm indicado que existe **risco aumentado de câncer de mama com estrogênio** mais o tratamento com progesterona, e outros estudos sugerem que é a progestina que provavelmente é responsável por esse efeito. O número absoluto de cânceres de mama que podem ser atribuíveis à TRH era muito baixo e parece estar restrito a uma coorte de 60 a 69 anos de idade. Esses estudos também mostram que os estrogênios *diminuem* o risco de câncer de endométrio, ovário e colo. O efeito geral dos estrogênios e progestinas sobre o câncer ainda não foi resolvido.

Apesar de melhorar os níveis séricos de lipídeos (redução do colesterol de lipoproteína de baixa densidade [LDL] e aumento da lipoproteína de alta densidade [HDL]), e apesar de uma história de evidências anedóticas, os dados acumulam-se sobre o fato de que **a TRH mais comum (Premarin ou Prempro) não reduz o risco de doença cardiovascular em pessoas idosas (entre 60 e 69 anos)**. A interpretação desses dados foi vigorosamente debatida, mas agora parece que a TRH pode ser protetora em mulheres em uma coorte de 50 a 59 anos que não experimentaram um período longo sem estrogênio. Os estrogênios realmente aumentam o risco de acidente vascular cerebral; o mecanismo subjacente a esse aumento do risco é desconhecido, mas pode envolver o aumento da coagulabilidade que está associada ao tratamento com estrogênios. Os estrogênios aumentam a síntese de fibrina e dos fatores de coagulação II, VII, VIII, IX e X e diminuem a concentração de antitrombina III. Além disso, há um aumento na atividade do inibidor do ativador do plasminogênio. Essas alterações todas contribuem para uma tendência aumentada à formação de coágulos de sangue. Esse mecanismo também pode participar do aumento do risco de demência em mulheres pós-menopáusicas tratadas com estrogênios. Deve notar-se que esses efeitos adversos graves foram documentados apenas com Premarin ou Premarin mais progesterona a uma dose fixa, e não se sabe ao certo se outros esquemas de dosagem ou outras preparações de estrogênio causam efeitos adversos semelhantes. Efeitos adversos menos graves de estrogênios incluem náuseas, vômitos e edema periférico. Algumas mulheres queixam-se de enxaqueca grave quando tomam estrogênios.

ANTIESTROGÊNIOS E MSRE O **fulvestrante** é um **antiestrogênio puro** que **antagoniza** a ação do estrogênio em todos os tecidos examinados. O clomifeno é um agonista parcial que consiste em dois isômeros, *cis*-clomifeno e *trans*-clomifeno. O *cis*-clomifeno é um agonista fraco de estrogênio, enquanto *trans*-clomifeno é um antagonista potente de estrogênio. **O clomifeno liga-se tanto a RE$_\alpha$ como a RE$_\beta$ e bloqueia a ativação do estrogênio desses receptores**. A principal ação farmacológica do clomifeno é **bloquear a retroalimentação negativa mediada pelo estrogênio na hipófise**. Isso aumenta a amplitude de pulsos de LH e FSH e induz a ovulação em mulheres com amenorreia, síndrome de Stein-Leventhal e hemorragia disfuncional com ciclos anovulatórios. Ele realmente aumenta o número de óvulos liberados, aumentando as chances de geminação.

O **fulvestranto** é um derivado 7α-alquilamida de estradiol que se liga tanto a RE$_\alpha$ como a RE$_\beta$. É administrado como uma injeção de depósito. A ação predominante de fulvestranto é aumentar a degradação de RE$_\alpha$ enquanto se tem pouco efeito sobre RE$_\beta$. Essa alteração na proporção de RE$_\alpha$/RE$_\beta$ pode explicar a sua utilidade em mulheres com câncer de mama resistente ao tamoxifeno. **Os efeitos adversos dos antiestrogênios incluem ondas de calor, aumento do ovário e náuseas**.

Os **MSREs**, tamoxifeno, raloxifeno e toremifeno, são uma classe de compostos que exibem uma variedade de atividades agonistas a antagonistas de um modo específico do tecido. Por exemplo, o tamoxifeno é um antagonista do receptor de estrogênio na mama, mas é um agonista de estrogênio fraco no endométrio. A base para a especificidade desse tecido é uma combinação de alterações conformacionais induzidas pelo fármaco no receptor e o complemento de coativadores expressos em um determinado tipo de célula. Como mencionado anteriormente, quando o estradiol se liga a um RE, ocorre uma mudança conformacional e facilita a interação entre proteínas coativadoras e RE. Os MSREs também se ligam ao RE, mas induzem uma conformação que é diferente da causada pelo estradiol. A configuração do receptor determina que coativador pode se ligar ao receptor; se uma célula não expressa um coactivador que pode se ligar ao receptor, então; o efeito de ligação do fármaco será de antagonismo nesse tipo de célula. Se a célula expressar um coativador que reconhece uma determinada configuração, então, o fármaco terá atividade agonista (ou agonista parcial).

O **tamoxifeno** é um trifeniletileno, está estruturalmente relacionado com dietilestilbestrol e se liga tanto a RE$_\alpha$ como RE$_\beta$. Ele atua como um **antagonista de estrogênio na mama e no cérebro**, mas tem **fraca atividade agonista de estrogênio no útero e no osso**. Tem ação mista no fígado, diminuindo o colesterol LDL e o colesterol total, mas sem qualquer efeito sobre os triglicerídeos. **O tamoxifeno é altamente eficaz no tratamento de câncer de mama em tumores positivos para RE**. Tem-se demonstrado de maneira consistente que o tamoxifeno aumenta a sobrevida sem doença e a sobrevida global; o tratamento por cinco anos reduziu a recorrência do câncer em cerca de 50% e morte em cerca de 30%. É aprovado para a prevenção primária do câncer de mama em mulheres com alto risco, de forma a causar uma diminuição de 50% na incidência de câncer de mama invasivo e uma redução de 50% do câncer de mama não invasivo. Devido ao desenvolvimento de tumores resistentes a fármacos, o tratamento deve durar não mais que cinco anos. Os efeitos adversos do tamoxifeno incluem ondas de calor, náuseas e sangramento vaginal.

O **toremifeno** também é um trifeniletileno com uma substituição de cloro. É também utilizado para tratamento e profilaxia do câncer da mama.

O **raloxifeno** é um composto não esteroidal poli-hidroxilado com um núcleo benzotiofeno. Liga-se com elevada afinidade, tanto a RE_α como RE_β. É um **agonista de estrogênio nos ossos**, em que exerce um efeito antirreabsorção. Ele reduz o colesterol total e o colesterol LDL. O raloxifeno **não têm atividade agonista no útero**. Seu **principal uso é a prevenção da osteoporose** em mulheres na pós-menopausa. Os efeitos adversos incluem **ondas de calor, trombose venosa profunda** e cãibras nas extremidades inferiores.

Os **inibidores de aromatase** incluem exemestano, anastrazol e letrozol. Esses agentes atuam por redução da conversão periférica de precursores como androstenodiona e testosterona em estrogênios. Eles diminuem significativamente os níveis séricos de estradiol e constituem uma alternativa ao tamoxifeno em mulheres na pós-menopausa com câncer de mama positivo para o receptor.

ANTIPROGESTINAS A **mifepristona** (RU-486) é um esteroide 19-nor que tem tanto efeitos antiprogestacionais como antiglicocorticoides. Ela é usada mais comumente como um **abortivo no primeiro trimestre** da gravidez. Uma única dose oral de mifepristona combinada com um supositório vaginal contendo prostaglandina E_1 é eficaz na interrupção da gravidez em aproximadamente 95% dos casos, se utilizado nas primeiras sete semanas de gestação. Os efeitos adversos incluem náuseas, vômitos e cólicas abdominais.

ANDRÓGENIOS E ANTIANDRÓGENIOS A **testosterona** produzida pelos testículos é o principal androgênio no ser humano. Em muitos tecidos periféricos, a testosterona é convertida em di-hidrotestosterona pela enzima 5-redutase. A maior parte da testosterona circulante é ligada no plasma, a globulina de ligação a esteroides sexuais (SSBG). A produção testicular de testosterona é regulada por LH liberado da hipófise de uma maneira similar à do estrogênio, como descrito anteriormente. A testosterona tem duas ações fisiológicas. Como agente anabólico, promove o crescimento ósseo linear, o desenvolvimento da genitália interna e aumenta a massa muscular. Como androgênico, é responsável pelo desenvolvimento das características sexuais secundárias masculinas. A **di-hidrotestosterona** (DHT) é responsável pelo desenvolvimento da genitália externa e pelo crescimento do folículo piloso durante a puberdade. A testosterona ou a di-hidrotestosterona se liga com alta afinidade ao receptor de androgênio (RA), outro membro da família de receptores nucleares de fatores de transcrição.

Existem duas classes químicas distintas de androgênios: **testosterona e seus ésteres** e os **androgênios 17-alquila**. Os ésteres de testosterona incluem enantato de testosterona, cipionato de testosterona e undecanoato de testosterona. Os androgênios 17-alquil incluem metiltestosterona, oxandrolona, danazol e estanozolol. A testosterona e os seus ésteres são administrados como injeções de depósito por meio de adesivo transdérmico ou como um gel. Os androgênios 17-alquil são ativos por via oral.

A **principal utilização dos androgênios é o tratamento de hipogonadismo masculino**, tanto em adultos como em rapazes pré-púberes que produzem pequenas quantidades de testosterona. A utilização em adultos tem sido relatada por aumentar a libido, reduzir a senescência e reduzir a taxa de reabsorção do osso. Os **principais efeitos adversos da testosterona** e seus ésteres são causados pelas **ações androgênicas**, que são especialmente evidentes em mulheres e crianças pré-púberes. Nas mulheres, esses efeitos adversos incluem hirsutismo, acne, amenorreia e um espessamento das pregas vocais. Em **crianças, os androgênios podem causar fechamento prematuro das epífises**. Nos homens, os androgênios podem produzir azoospermia, diminuição do tamanho dos testículos e hiperplasia prostática. Os principais efeitos adversos dos androgênios 17-alquil incluem masculinização e também hepatotoxicidade grave. Pode ocorrer icterícia que é reversível com a descontinuação do fármaco.

ANTIANDROGÊNIOS O crescimento anormal da próstata geralmente é dependente da estimulação androgênica. Essa estimulação hormonal pode ser reduzida por orquidectomia ou doses elevadas de estrogênios, mas nenhum desses tratamentos pode ser indesejável. A **orquiectomia química** pode ser realizada com um inibidor da síntese de GnRH, como **leuprolida,** ou com **antiandrogênios**.

Finasterida e dutasterida são derivados de esteroides que inibem competitivamente 5α-redutase tipo II. Pelo fato de o **crescimento da próstata ser dependente de DHT**, e **não de testosterona**, o bloqueio da enzima pode reduzir a estimulação da glândula. Em ensaios clínicos, a finasterida diminuiu a incidência de cânceres de próstata, mas pode ter levado a tumores mais agressivos. A **abiraterona** é um potente inibidor da CYP17 e, assim, bloqueia o metabolismo de pregnenolona a androgênios. É eficaz no tratamento do câncer de próstata metastático resistente à castração. **Bicalutamida e nilutamida são antiandrogênios moderadamente potentes** que antagonizam o receptor de androgênio (RA). Esses fármacos, em geral, são combinados com um análogo do GnRH, tal como a leuprolida para diminuir LH e subsequentemente a produção de testosterona. A **flutamida é um antagonista de RA** que bloqueia a ação de testosterona em órgãos-alvo. Tem sido usada no tratamento de carcinoma prostático.

QUESTÕES DE COMPREENSÃO

40.1 O clomifeno atua induzindo a ovulação por meio de qual dos seguintes mecanismos?

A. Diminuição da retroalimentação negativa mediada por RE na hipófise
B. Aumento da ação de RE_α no hipotálamo
C. Aumento da ação de RE_α no ovário
D. Aumento da quantidade de RE_α

40.2 A progesterona é adicionada aos estrogênios na TRH para se obter qual dos seguintes efeitos?

A. Diminuir a ação do estrogênio na mama
B. Diminuir a ocorrência de cânceres de endométrio
C. Aumentar a eficácia dos estrogênios
D. Inibir a reabsorção óssea

40.3 Uma mulher de 55 anos de idade está tomando tamoxifeno para ajudar no tratamento do câncer de mama. Ela também se queixa de sangramento vaginal. Questiona-se esse sangramento, pois o medicamento bloqueia o efeito do estrogênio no corpo. Qual das seguintes alternativas corresponde a melhor explicação?

A. Tem efeito agonista do estrogênio da mama e do útero, conduzindo assim a hiperplasia do endométrio.
B. É um antagonista de estrogênio na mama e no útero, levando à perda de células endometriais.
C. Tem um efeito antagonista sobre a mama, mas um efeito agonista sobre o útero.
D. Não tem nenhum efeito sobre o útero, e o sangramento vaginal é causado por outra complicação.

RESPOSTAS

40.1 **A.** O clomifeno diminui a retroalimentação negativa do estradiol na hipófise e isso aumenta a amplitude do pulso de LH, que é responsável pela ovulação.
40.2 **B.** As progestinas são adicionadas a esquemas de TRH para diminuir o risco de câncer endometrial.
40.3 **C.** O tamoxifeno tem efeito antagonista do estrogênio sobre a mama, mas um efeito agonista fraco sobre o útero, conduzindo a hiperplasia do endométrio em algumas mulheres. O câncer endometrial é observado em alguns pacientes.

DICAS DE FARMACOLOGIA

▶ O clomifeno é o fármaco de escolha para o tratamento da infertilidade, como resultado de anovulação em mulheres com um eixo hipotalâmico-hipofisário- ovariano íntegro.
▶ Os MSREs são antagonistas do estrogênio de tecidos específicos que têm usos no tratamento contra o câncer da mama e osteoporose.
▶ Os antiandrogênios são usados para combater cânceres dependentes de androgênio, como o carcinoma de próstata.

REFERÊNCIAS

Alhilli MM, Long HJ, Podratz KC, Bakkum-Gamez JN. Aromatase inhibitors in the treatment of recurrent ovarian granulosa cell tumors: brief report and review of the literature. *J Obstet Gynaecol Res.* 2012 Jan;38(1):340–4.

Murphy CC, Bartholomew LK, Carpentier MY, Bluethmann SM, Vernon SW. Adherence to adjuvant hormonal therapy among breast cancer survivors in clinical practice: a systematic review. *Breast Cancer Res Treat.* 2012 Jul;134(2):459–78.

Rossouw JE, Prentice RL, Manson JE, et al. Postmenopausal hormone therapy and risk of cardiovascular disease by age and years since menopause. *JAMA* 2007;297:1465–77.

CASO 41

Um homem de 45 anos de idade apresenta-se para avaliação de aumento de massa corporal. Ele notou um ganho de peso de 9 kg nos últimos meses sem ter feito qualquer alteração em sua dieta ou nível de atividade. Começou a desenvolver "estrias" em seu abdome também. Sua esposa notou que até mesmo o seu rosto parece ter engordado. A revisão dos sistemas é significativa para queixas de fadiga, múltiplas infecções respiratórias do trato superior recentes, bem como o desenvolvimento de acne facial. Não tem nenhuma história médica significativa e não toma medicamentos. Há uma história familiar de diabetes e hipertensão. Ao exame, sua pressão arterial está elevada em 165/95 mmHg, mas seus outros sinais vitais estão normais. Seu rosto é pletórico, e ele tem uma pequena corcunda gordurosa desenvolvendo na parte superior das costas. O abdome está obeso, mas mole e indolor, sem massas ou líquido. O exame da pele é notável para acne facial moderada e várias estrias violáceas no abdome. Os exames de sangue mostram um nível elevado de glicose de 150 mg/dL, eletrólitos e função renal estão normais. Seus testes de função da tireoide são normais. Você suspeita de doença de Cushing idiopática e solicita exame de supressão de dexametasona para ajudar na confirmação do diagnóstico.

▶ Qual hormônio hipofisário estimula a liberação de esteroides adrenocorticais?
▶ Qual é o principal glicocorticoide produzido nas glândulas suprarrenais?
▶ Qual é o principal mineralocorticoide produzido nas glândulas suprarrenais?
▶ Qual é o principal efeito dos mineralocorticoides?

RESPOSTAS PARA O CASO 41
Córtex suprarrenal

Resumo: Um homem de 45 anos de idade tem doença de Cushing.

- **Estímulo hormonal hipofisário de produção de esteroides adrenocorticais:** hormônio adenocortotrofico (ACTH).
- **Glicocorticoide suprarrenal primário:** Cortisol.
- **Mineralocorticoide suprarrenal primário:** Aldosterona.
- **Principais efeitos mineralocorticoides:** Regular o equilíbrio de sal e água no rim, promover a retenção de sódio e perda de potássio.

CORRELAÇÃO CLÍNICA

A doença de Cushing é causada por tumores secretores de ACTH na glândula hipófise. A produção contínua de ACTH interrompe a produção circadiana normal de ACTH e anula a retroalimentação de esteroides suprarrenais no hipotálamo e na hipófise, resultando na produção de esteroides adrenocorticais excessivos. Os glicocorticoides afetam a maioria dos órgãos e dos tecidos do corpo. Os seus efeitos são mediados por receptores de glicocorticoides intracelulares específicos que modulam as taxas de transcrição de genes específicos e resultam em aumentos ou diminuições de proteínas específicas. O principal glicocorticoide produzido nas glândulas suprarrenais é o cortisol (hidrocortisona). Os glicocorticoides têm inúmeros efeitos fisiológicos, incluindo estimulação da gliconeogênese, aumento da lipólise, redução da captação de glicose em células de gordura e redistribuição de gordura corporal. Esses efeitos causam alguns dos sinais e sintomas da doença de Cushing, que incluem intolerância à glicose ou diabetes evidente, aumento da massa corporal e da obesidade no tronco. Os glicocorticoides têm também efeitos anti-imunes, que incluem diminuição de linfócitos, monócitos, eosinófilos e basófilos circulantes, aumentos em neutrófilos circulantes e atrofia do tecido linfoide. O excesso de produção de glicocorticoides pode, portanto, levar à supressão do sistema imunológico e infecções recorrentes. Sob condições fisiológicas normais, esteroides adrenocorticais vão exercer uma retroalimentação negativa sobre a liberação de ACTH a partir da hipófise. A liberação de ACTH, e produção subsequente de cortisol, pode ser suprimida ainda mais pela administração de esteroides sintéticos, tais como a dexametasona. O ACTH, que é continuamente produzido por um tumor, não será suprimido por esse mecanismo de retroalimentação. Isso formula a base para o teste de supressão de dexametasona, em que uma dose de dexametasona é administrada e subsequente produção de cortisol é medida. Normalmente, a administração de dexametasona causaria uma redução de cortisol circulante. Na doença de Cushing, a medição do cortisol permanecerá em níveis normais ou até mesmo elevados.

ABORDAGEM À
Farmacologia dos glicocorticoides

OBJETIVOS
1. Compreender a regulação fisiológica do eixo hipotálamo-hipófise-suprarrenal.
2. Listar os esteroides adrenocorticais naturais e sintéticos, suas ações, usos terapêuticos e efeitos adversos.
3. Conhecer os efeitos dos glicocorticoides e mineralocorticoides.
4. Entender os antagonistas adrenocorticais, seu mecanismo de ação, usos e efeitos adversos.

DEFINIÇÕES

Glicocorticoides: Nos humanos, o glicocorticoide mais importante é o cortisol. Esses hormônios regulam carboidratos, proteínas e metabolismo de lipídeos.

Mineralocorticoides: Nos humanos, a aldosterona é o mineralocorticoide mais importante.

Aldosterona: Regula homeostase de Na^+ e K^+.

DISCUSSÃO

Classe

O controle da secreção de glicocorticoides pela glândula suprarrenal é regulado por uma via de retroalimentação negativa clássica que inclui hipotálamo, hipófise e córtex suprarrenal (ver Caso 39). **O neuropeptídeo hormônio liberador de corticotrofina (CRH) é um peptídeo de 41 aminoácidos produzido no hipotálamo que é secretado com um ritmo circadiano.** A secreção também pode ser aumentada por estresse fisiológico ou psicológico. **O CRH atua na hipófise estimulando a liberação de ACTH.** O ACTH liberado da hipófise é transportado na circulação sistêmica para o **córtex suprarrenal**, em que atua de modo a estimular a **zona fasciculada e reticular aumentando a biossíntese do cortisol e androgênios fracos**, tais como **androstenediona**, respectivamente. Atua também na **zona glomerulosa** estimulando ligeiramente a produção de **aldosterona**. O ACTH é um hormônio trófico verdadeiro: é necessário para a sobrevida de células do córtex suprarrenal, embora esse efeito seja um pouco menos pronunciado na zona glomerular. O cortisol secretado pelo córtex suprarrenal é extensamente ligado à globulina de ligação ao cortisol (GLC) no plasma.

OS GLICOCORTICOIDES naturais e sintéticos desempenham um papel diverso no **metabolismo**, no **catabolismo** e na **imunidade**. Tanto o cortisol, o glicocorticoide natural, como muitos glicocorticoides sintéticos são utilizados terapeuticamente (Tab. 41.1). Os glicocorticoides sintéticos reduziram a atividade mineralocorticoide e, em geral, aumentaram a potência em relação ao cortisol. Os glicocorticoides têm uma infinidade de usos terapêuticos. Eles são agentes **anti-inflamatórios potentes** porque **estimulam a anexina A1**. A anexina A1 tem um certo número de ações anti-inflamatórias, incluindo inibição da produção de citocinas, inibição da produção de prostaglandinas e inibição de células imunes. Ao contrário de fármacos anti-inflamatórios não esteroides (AINEs), eles **inibem leucócitos e macrófagos que contribuem fortemente para a inflamação**. Os glicocorticoides são utilizados para tratar inflamação das articulações e dos ossos, doença inflamatória do intestino, asma brônquica (terapia de primeira linha) e dermatite. As inflamações sistêmicas, como nos casos de lúpus eritematoso, artrite reumatoide e síndrome da angústia respiratória aguda, também são tratadas com glicocorticoides. Os glicocorticoides são agentes imunossupressores poderosos e são utilizados isoladamente ou em conjunto com outros agentes imunossupressores para suprimir a rejeição de órgãos após transplante e para reduzir a gravidade de reações alérgicas, incluindo dermatite de contato, doença do soro e rinite alérgica. Outros usos incluem a prevenção da síndrome da angústia respiratória em crianças (por indução de surfactante), a prevenção da síndrome nefrótica e em doses elevadas para diminuir o edema cerebral. A insuficiência suprarrenal aguda ou congênita é tratada com glicocorticoides. Finalmente, os glicocorticoides são úteis no diagnóstico como no teste de supressão de dexametasona descrito anteriormente.

Embora eles sejam agentes altamente eficazes, o **perfil de efeitos adversos** de glicocorticoides limita a sua utilização, em geral, para períodos curtos (cerca de duas semanas). O **uso crônico de glicocorticoides,** além dessa duração, produz **supressão suprarrenal** e pode causar síndrome de Cushing iatrogênica. As sequelas metabólicas da **síndrome de Cushing** incluem **redistribuição de gordura (giba de búfalo e fácies de lua cheia), hiperglicemia** e **elevações na secreção de insulina levando a diabetes franca**. A degradação de proteínas continuada pode causar **miopatia, perda de massa muscular** e **afinamento da pele**, que se torna propensa a

TABELA 41.1 • Agentes adrenocorticais comumente utilizados				
Agente (mg)	Dose equivalente	Glicocorticoide Potência	Mineralocorticoide Potência	Anti-inflamatório Potência
Cortisol	20	100	1	1
Prednisona	5	100	0,4	4
Metilprednisolona	4	100	0,1	4
Triancinolona	4	100	0,1	5
Dexametasona	0,75	100	0,05	30
Fludrocortisona	2	100	250	10

contusões e estrias. A **imunossupressão** causa suscetibilidade à infecção e à má cicatrização de feridas. As **úlceras pépticas** e a **osteoporose** são outras consequências potenciais do uso de glicocorticoides. A **supressão suprarrenal** ocorre com utilização crônica de glicocorticoides, como resultado da supressão contínua da produção de ACTH pela hipófise. A ausência do hormônio trófico leva à atrofia suprarrenal e à incapacidade de responder ao estresse, o que pode ser fatal. Os efeitos adversos neurológicos incluem **hipomania, psicose aguda e depressão**. Em doses suficientes, todos os glicocorticoides têm alguma atividade mineralocorticoide que pode levar ao **desequilíbrio eletrolítico** e à **retenção de água**.

MINERALOCORTICOIDES A **aldosterona** é o mineralocorticoide de ocorrência natural. É secretado pela **zona glomerulosa do córtex suprarrenal**. A secreção de aldosterona é **aumentada por angiotensina II e K$^+$**, especialmente quando o Na$^+$ sérico é baixo. A ação fisiológica da aldosterona é **aumentar a reabsorção de Na$^+$** no túbulo convoluto distal e túbulo coletor cortical através do canal de Na$^+$ sensível à amilorida. À medida que o Na$^+$ é reabsorvido, é secretado K$^+$ ou H$^+$ é secretado na urina, e água é retida. A aldosterona também causa reabsorção de Na$^+$ nas glândulas salivares e sudoríparas e na mucosa do trato GI. A aldosterona não é útil por via oral devido ao efeito de primeira passagem pelo fígado cerca de 100%. A **fludrocortisona** (Tab. 41.1) tem atividade de glicocorticoide, bem como de mineralocorticoide. Uma alternativa para a fludrocortisona é a **desoxicorticosterona** (**DOC**), que é um mineralocorticoide potente.

Estrutura

Os glicocorticoides sintéticos são todos análogos de cortisol de ocorrência natural. Várias modificações do núcleo esteroide têm efeitos farmacocinéticos importantes para aumentar a potência de glicocorticoide em relação à potência do mineralocorticoide, para reduzir o efeito de primeira passagem e aumentar a meia-vida e para diminuir a ligação à GLC. A aldosterona tem uma estrutura de epóxido característica do anel "D" que impede a sua inativação.

Mecanismo de Ação

Tanto os **glicocorticoides** como os **mineralocorticoides** ligam-se aos **receptores nucleares específicos dentro de células-alvo**. O receptor de glicocorticoides (RG) é um estado inativo no citoplasma das células-alvo ligadas a uma variedade de proteínas de choque térmico, especialmente HSP 90. Ao ligar a um glicocorticoide, as proteínas de choque térmico dissociam, o RG forma um homodímero e **transloca-se para o núcleo** e se liga à **região do promotor de genes-alvo específicos**. Por meio do processo de recrutamento coativador ou correpressor, a transcrição de genes-alvo específicos é aumentada ou diminuída. O receptor de mineralocorticoide (RM) é expresso no rim, nas glândulas salivares e no trato GI. Ele liga-se com elevada afinidade à aldosterona, mas também liga-se ao cortisol com quase a mesma afinidade. O RM ligado ao cortisol é mantido em um estado inativo pelo NADH produzido pela enzima 11β-HSD2.

Administração

Os glicocorticoides podem ser administrados por via oral, por injeção, por inalação (especialmente para uso na asma), por via retal e tópica. Os pacientes que tomam glicocorticoides por mais de duas semanas devem interromper o tratamento com o fármaco lenta e gradualmente, de modo que a função suprarrenal possa ser restaurada. Quando usado por menos de 10 a 14 dias, os glicocorticoides sistêmicos causam supressão suprarrenal insignificante e a redução gradual não é necessária.

Farmacocinética

A meia-vida e a duração da ação dos glicocorticoides dependem da via de administração e do agente em particular. Em geral, os efeitos dos glicocorticoides são observados em um período de 4 a 6 horas. A maioria dos corticosteroides é biotransformada no fígado, em esterol cetonas ou hidróxidos e eliminada pelo rim.

ANTAGONISTAS DE GLICOCORTICOIDES E MINERALOCORTICOIDES

Existem algumas circunstâncias clínicas, tais como tumores suprarrenais inoperáveis, antes da cirurgia e para uso em diagnóstico, em que a **inibição da ação glicocorticoide** é desejável. A **metirapona** é um **inibidor específico de 11-hidroxilação** e pode, assim, inibir a **síntese de corticosterona e cortisol**. Na presença de função hipofisária normal, há um **aumento compensatório na produção de 11-desoxicortisol. A metirapona também é útil na avaliação da função renal.** Após a administração da metirapona, 17-hidroxiesteroides urinários, metabólitos da síntese de glicocorticoides suprarrenais, em geral, dobram caso as suprarrenais estiverem funcionando normalmente. **A metirapona crônica pode causar hirsutismo, náuseas, sedação e erupção cutânea.**

A **aminogluteamida** bloqueia a conversão de colesterol em pregnenolona. Isso **inibe a síntese de todos os esteroides hormonalmente ativos**. Tem sido usada para reduzir os níveis de glicocorticoides em pacientes com síndrome de Cushing, devido a tumores suprarrenais ou a produção ectópica de ACTH excessiva. Também tem sido utilizada para tratar câncer de mama e câncer de próstata estrogênio-dependente. Os efeitos adversos são comuns e incluem desconforto GI e transtornos neurológicos.

O **cetoconazol** é um **fármaco antifúngico**; em altas doses ele **bloqueia várias enzimas de maneira inespecífica, especialmente enzimas de P450** que estão envolvidas na esteroidogênese suprarrenal e gonadal. É o inibidor mais eficaz da biossíntese de hormônio esteroide em pacientes com doença de Cushing. **Os efeitos adversos incluem disfunção hepática com aumento de transaminases e insuficiência hepática.**

A **mifepristona (RU-486)** é um esteroide 19-nor que é potente antagonista tanto dos receptores de glicocorticoides como de progesterona. Ela tem sido usada para reduzir a atividade de glicocorticoides em pacientes com a produção de ACTH ectópica ou carcinoma suprarrenal. O principal uso de mifepristona é como antiprogestativo (Caso 40), como abortivo quando combinada com prostaglandina E_1.

Dois antagonistas mineralocorticoides estão disponíveis, espironolactona e eplerenona. A espironolactona antagoniza o mineralocorticoide e o receptor de androgênio (RA). Ela é usada para combater a hipertensão (ver Caso 12), geralmente, em combinação com um tiazídico ou um diurético de alça. Pode ser utilizada em diagnóstico para restaurar os níveis de potássio ao normal em pacientes com hipopotassemia secundária a hiperaldosteronismo. Com base na sua **atividade antiandrogênica**, foi **utilizada para tratar o hirsutismo em mulheres**. Os efeitos adversos incluem **hiperpotassemia, sedação, arritmias cardíacas, ginecomastia, sedação, cefaleia e desconforto GI.**

A **eplerenona** é um **antagonista específico do receptor de aldosterona de nova geração**. Foi aprovada para uso em casos de **insuficiência cardíaca congestiva**, após **infarto do miocárdio e hipertensão**. Evita a atividade antiandrogênica da espironolactona. Os **efeitos adversos** incluem **hiperpotassemia**, tonturas, tosse e fadiga.

QUESTÕES DE COMPREENSÃO

41.1 Qual das seguintes opções descreve mais adequadamente protocolos apropriados para a retirada de glicocorticoides de um paciente que vem tomando grandes doses por seis meses?

   A. Manter a dose de glicocorticoides e adicionar metirapona
   B. Manter a dose de glicocorticoides e adicionar espironolactona
   C. Começar um esquema de dosagem em dias alternados de glicocorticoides
   D. Reduzir lentamente a dose de glicocorticoides durante uma a duas semanas

41.2 Um paciente com dor no ombro intensa resultante de inflamação não está respondendo ao tratamento com naproxeno. Você opta por começar um curso de tratamento com dexametasona oral. Qual é a base que justifica maior eficácia do glicocorticoide como um agente anti-inflamatório?

   A. Os glicocorticoides inibem, tanto a produção de prostaglandina como as de células inflamatórias
   B. Os glicocorticoides são os inibidores mais potentes da ciclo-oxigenase do que o naproxeno
   C. Os glicocorticoides inibem a síntese tanto de COX-1 como de COX-2
   D. Os glicocorticoides reduzirão o edema na área inflamada

41.3 Uma mulher de 32 anos de idade recebe prescrição de um comprimido para excesso de pelos na face e nos braços. Ela observa que tem de ir ao banheiro à noite com mais frequência. Qual é a explicação mais provável para a noctúria?

   A. Efeito de diabetes insípido da medicação
   B. Carga osmótica para o rim a partir do sistema de administração de medicamentos
   C. Efeito do túbulo renal distal da medicação
   D. Efeito hiperglicêmico da medicação

RESPOSTAS

41.1 **D.** O uso prolongado de glicocorticoides resulta em supressão suprarrenal e atrofia. É necessário que seu uso seja descontinuado lentamente para que as glândulas suprarrenais possam recuperar-se.

41.2 **A.** Os glicocorticoides reduzem a produção de prostaglandina como os AINEs e eles também inibem a maior parte das células que estão envolvidas no processo inflamatório.

41.3 **C.** O medicamento é, provavelmente, a espironolactona, o qual é um inibidor competitivo de androgênios no nível do receptor, e também um efeito antimineralocorticoide no túbulo distal, inibindo a reabsorção de água livre. Como tal, é um agente diurético poupador de potássio.

REFERÊNCIAS

Tritos NA, Biller BM. Advances in medical therapies for Cushing's syndrome. *Discov Med*. 2012 Feb;13(69):171–9.

Graudal N, Jürgens G. Similar effects of disease-modifying antirheumatic drugs, glucocorticoids, and biologic agents on radiographic progression in rheumatoid arthritis: meta-analysis of 70 randomized placebo-controlled or drug-controlled studies, including 112 comparisons. *Arthritis Rheum*. 2010;62:2852–63.

CASO 42

Uma mulher de 44 anos de idade apresenta-se no consultório devido à fadiga. Ela sente-se vagarosa há meses e acha que pode estar anêmica. Começou a tomar comprimidos de ferro, mas não está se sentindo melhor. Tem dormido bem e não se sente deprimida. Percebeu certo afinamento dos cabelos e sente como se sua pele estivesse seca. Toma um multivitamínico e suplemento férrico, mas não outros medicamentos. Fumou um maço de cigarros por dia durante cerca de 20 anos, bebe álcool ocasionalmente e não faz exercícios. Sua mãe toma algum tipo de pílula para tireoide e tem diabetes. Ao exame, a pressão arterial e o pulso estão normais. Seu cabelo está fino, mas não há regiões focais de alopecia ou cicatrizes do couro cabeludo. Sua pele é difusamente seca. Sua glândula tireoide é difusamente aumentada à palpação, é indolor e não tem nódulos. O restante de seu exame é normal. Os exames laboratoriais apresentam hemograma completo, glicose e eletrólitos normais. O nível do hormônio estimulante da tireoide (TSH) é elevado, e o nível de T_4 é reduzido. Você a diagnostica com hipotireoidismo e inicia um tratamento com levotiroxina sódica oral.

- O que é a levotiroxina sódica?
- Como a tri-iodotironina (T_3) é produzida no corpo?
- Qual é o mecanismo de ação dos hormônios da tireoide?

RESPOSTAS PARA O CASO 42
Hormônios tireoidianos

Resumo: Uma mulher de 44 anos de idade é diagnosticada com hipotireoidismo e é tratada com levotiroxina.

- **Levotiroxina sódica:** Sal sódico sintético de tiroxina (T_4).
- **Derivação de T_3 no corpo:** Cerca de 75% de desiodinação de T_4; também produzido pelo acoplamento de monoiodotirosina (MIT) e di-iodotirosina (DIT).
- **Mecanismo de ação dos hormônios da tireoide:** Ligam-se aos receptores no núcleo das células-alvo e alteram a velocidade de síntese de ácidos de ribonucleoproteínas mensageiros específicos (RNAm), aumentando a produção de determinadas proteínas, incluindo Na^+, K^+-ATPase.

CORRELAÇÃO CLÍNICA

Hormônios da tireoide têm efeitos de grande alcance de tecidos em todo o corpo. Eles estão envolvidos principalmente na regulação do metabolismo. O eixo hipotálamo-hipófise-tireoide regula a liberação de hormônio ativo da tireoide por meio de uma alça de retroalimentação. O hormônio liberador de tireotrofina (TRH) é produzido no hipotálamo e estimula a liberação de TSH da hipófise anterior. O TSH liga-se aos receptores de membrana na tireoide e estimula a produção e a liberação de T_4 e T_3 através de um sistema mediado por monofosfato de adenosina cíclico (AMPc). A síntese de T_4 excede T_3 em cerca de quatro vezes; a maior parte da T_3 circulante vem da desiodinação periférica de T_4. T_4 e T_3 são quase totalmente ligadas às proteínas, principalmente a globulina ligadora de tiroxina (TBG) e albumina. O hormônio da tireoide não ligado liga-se aos receptores localizados nos núcleos das células-alvo. Isso altera a transcrição de RNAm específicos, que levam ao aumento da produção de proteínas, incluindo Na^+, K^+-ATPase. Isso resulta em um aumento geral de ATP e consumo de oxigênio, elevando a taxa metabólica. O hipotireoidismo ocorre quando há produção e liberação inadequadas de hormônio da tireoide para atender às demandas metabólicas do organismo. No hipotireoidismo primário, a glândula tireoide é incapaz de sintetizar quantidades adequadas de hormônio da tireoide. A hipófise libera quantidades crescentes de TSH para tentar estimular a produção, levando aos achados laboratoriais característicos de baixos níveis circulantes de hormônios da tireoide com um TSH elevado. O hipertireoidismo primário é diagnosticado pela presença de níveis elevados de hormônio da tireoide e um nível suprimido de TSH. O hipotireoidismo é mais frequentemente tratado pela administração oral de T_4 sintético sob a forma de levotiroxina sódica. Isso substitui tanto T_4 como, por desiodinação, T_3.

ABORDAGEM À
Farmacologia de fármacos para tireoide

OBJETIVOS

1. Listar os hormônios envolvidos no eixo hipotálamo-hipófise-tireoide e na síntese de hormônios da tireoide.
2. Conhecer as ações dos hormônios da tireoide.
3. Listar as preparações de hormônio da tireoide, seus usos terapêuticos, ações e efeitos adversos.
4. Descrever os fármacos antitireoidianos, seus mecanismos de ação, usos terapêuticos e efeitos adversos.

DEFINIÇÕES

Mixedema: Edema não compressível da pele e do tecido mole que ocorre em pacientes com hipotireoidismo. O coma mixedematoso é uma complicação extrema de hipotireoidismo em que os pacientes apresentam múltiplas anormalidades de órgãos e deterioração mental progressiva. A manifestação cardeal de coma mixedematoso é uma deterioração do estado mental do paciente, mesmo sem coma.

Tireotoxicose: Hipertireoidismo.

DISCUSSÃO

Classe

AGONISTAS DA TIREOIDE Os hormônios da tireoide são necessários para o desenvolvimento ideal, o crescimento e a manutenção da função de praticamente todos os tecidos do corpo. Hipotireoidismo ou hipertireoidismo levam a sintomas indesejáveis que têm de ser tratados. A glândula tireoide produz tiroxina (T_4) tri-iodotironina (T_3). A ingestão dietética adequada de **iodeto** (I^-) **é essencial** para manter a biossíntese normal dos hormônios da tireoide. **O iodeto é transportado para a célula tireóidea por um simportador de sódio-iodeto (NIS)** e, em seguida, transportado através da **membrana plasmática apical** para o **coloide** da glândula tireoide. Dentro do coloide, o **iodeto é oxidado em iodo pela peroxidase da tireoide**. O processo chamado de organificação envolve a iodação de resíduos de tirosina da tireoglobulina da proteína coloidal formando **MIT** e **DIT**. O acoplamento das duas moléculas de DIT forma T_4 e o acoplamento de uma molécula de MIT e uma molécula de DIT forma T_3. Sob circunstâncias normais e iodeto suficiente, a proporção de T_4 em relação a T_3 é de 4:1. A T_3 pode também ser formada por meio da remoção de uma molécula de iodeto a partir de T_4 pela ação de 5'-desiodinase, que se encontra presente no interior da glândula da tireoide e nos tecidos periféricos.

A **tireoglobulina iodada sofre endocitose na borda apical** e, em seguida, é extensamente degradada dentro das células da tireoide por proteólise, antes da secreção de T_4 e T_3. Embora T_3 seja produzida pela tireoide, **cerca de 80% dos níveis circulantes de T_3 são produzidos pela ação da 5'-desiodinase na periferia,** sobretudo no **fígado**. De forma alternativa, T_4 pode ser *degradada* pela ação de desiodinase para reverter T_3, que é um metabólito inativo. Normalmente, cerca de 40% de T_4 é convertido em T_3, 38% é convertido em rT_3 e o restante é degradado por outras vias, em geral hepáticas. Mais de 99% de T_4 e T_3 são ligados no plasma à TBG; T_4 liga-se à TBG muito mais avidamente. **Apenas o hormônio não ligado "livre" exerce efeitos fisiológicos.**

A secreção dos hormônios da tireoide é regulada por uma **alça de retroalimentação negativa hipotálamo-hipófise-tireoide clássica.** O TRH é produzido dentro do hipotálamo. Atua sobre **tireotrófos na hipófise causando a liberação de tireotropina (TSH)**, que por sua vez estimula todos os passos na **biossíntese e na secreção de hormônios da tireoide.** Os níveis circulantes de hormônio da tireoide diminuem a quantidade de TRH liberado a partir do hipotálamo, completando a alça de retroalimentação. Somatostatina e dopamina reduzem a liberação de TSH.

O hormônio da tireoide é crucial para o desenvolvimento normal do cérebro. A ausência de função hormonal da tireoide normal nos primeiros meses do bebê leva a cretinismo irreversível. O hormônio da tireoide induz a proteína básica de mielina, e o hipotireoidismo leva à diminuição da produção dessa proteína e à mielinização neuronal defeituosa. Os hormônios da tireoide têm um importante efeito sobre o consumo de oxigênio em muitos tecidos incluindo coração, músculo esquelético, rins e fígado; cérebro, gônadas e baço não são afetados. Esse efeito calorigênico é importante para a termogênese normal. Os hormônios tireoidianos também aumentam a lipólise.

O hormônio da tireoide tem ações diretas sobre o coração e o sistema vascular. O hipertireoidismo leva à taquicardia, ao aumento do volume sistólico, ao aumento da pressão de pulso e à diminuição da resistência vascular. O hipotireoidismo leva à bradicardia e ao oposto dos efeitos anteriormente descritos. Os hormônios da tireoide aumentam a conversão do colesterol em bile e aumentam a captação de LDL pelo fígado e, assim, diminuem as concentrações plasmáticas de colesterol.

O hipotireoidismo pode ser tratado de maneira eficaz por reposição hormonal. As causas mais comuns do hipotireoidismo incluem a **destruição autoimune** da glândula tireoide (**doença de Hashimoto**), **hipotireoidismo congênito** ou **comprometimento da função da hipófise ou hipotálamo.** Os hormônios tireoidianos são indicados para tratamento e profilaxia do bócio por suprimir o crescimento anormal da glândula tireoide. Também são úteis no tratamento de cânceres da tireoide dependentes de TSH. Os efeitos adversos de hormônios da tireoide são um estado de hipertireoidismo com aumento da calorigênese e demanda de oxigênio, taquicardia e aumento da carga de trabalho cardíaco.

Estrutura

As preparações sintéticas de T_4 (levotiroxina), T_3 (liotironina) e uma mistura de 4:1 de T_4/T_3 (liotrix) são preferíveis em relação às preparações de tireoide dessecadas preparadas a partir de animais que são mais variáveis na atividade biológica.

Mecanismo de Ação

As ações dos hormônios tireoidianos são mediadas por receptores nucleares que atuam aumentando ou diminuindo a transcrição de genes-alvo. Existem três receptores principais de hormônios tireoideos: $TR\beta_1$, $TR\beta_2$ e $TR\alpha_1$. Embora $TR\beta_1$ e $TR\alpha_1$ sejam expressos em praticamente todos os tecidos, $TR\beta_2$ é expresso exclusivamente na hipófise anterior. Esses receptores ligam-se à T_3 no núcleo. A T_4 pode ligar-se aos receptores, mas com afinidade muito menor e com muito menor, se algum efeito na transcrição. Na ausência de ligando os receptores de tireoide são ligados aos promotores de genes-alvo, e, em alguns casos, o receptor de não ligando exerce uma inibição potente de transcrição basal. A ligação de T_3 a TR resulta em recrutamento de coativadores, desinibição subsequente e aumento das taxas de transcrição. Todas as preparações de hormônio da tireoide citadas podem ser administradas por via oral. A levotiroxina e a liotironina também estão disponíveis para administração parenteral. As doses são individualizadas e monitoradas dosando a concentração de TSH circulante.

Farmacocinética

A T_4 tem uma meia-vida muito longa (7 dias), em grande parte devido a sua extensa ligação à TBG. A meia-vida de T_4 é alongada para 9 a 10 dias no hipotireoidismo e diminuída para 3 a 4 dias no hipertireoidismo. Os hormônios tireoidianos são degradados principalmente pelo fígado e excretados na bile.

ANTAGONISTAS DA TIREOIDE O hipertireoidismo pode ser tratado com agentes que **diminuem a biossíntese dos hormônios da tireoide** ou **destroem** a **glândula tireoide com isótopos radioativos** de hormônios da tireoide ou com cirurgia. As **tioamidas, metimazol e propiltiouracil (PTU)**, são os principais fármacos para tratamento de hipertireoidismo. Esses fármacos atuam **inibindo a peroxidação de iodeto e a organificação de tireoglobulina**. O **PTU** também atua **inibindo a reação de acoplamento que forma MIT e DIT**. O PTU é preferível ao metimazol em mulheres em idade fértil. Embora as complicações na gravidez sejam raras para ambos os agentes, o PTU teve melhor perfil de segurança de longo prazo do que o metimazol. O metimazol oferece a vantagem de uma dosagem menos frequente.

Os efeitos adversos das **tioamidas** incluem **erupção maculopapular, e menos comumente, artralgias, erupções cutâneas, hepatotoxicidade, icterícia e uma síndrome semelhante ao lúpus**. A **agranulocitose** potencialmente fatal ocorreu com a sua utilização.

Historicamente, os iodetos eram os principais agentes antitireoidianos. Grandes doses orais de iodeto inibem a organificação e a secreção de hormônios da tireoide. **O iodeto é útil no tratamento de tireotoxicose aguda (tempestade da tireoide)** e para reduzir o tamanho, a vascularização e a fragilidade de uma tireoide hiperplásica no pré-operatório. A maioria dos pacientes vai escapar dos efeitos de bloqueio de iodeto em duas a oito semanas.

Ânions monovalentes, como perclorato (ClO_4^-), tiocianato (SCN^-) e pertecnetato (TCO_4^-), são inibidores competitivos do mecanismo de transporte de iodeto, mas raramente usados em comparação com tioamidas devido aos efeitos adversos.

O **iodo radioativo 131** é aprisionado de forma rápida e concentrado no coloide da glândula tireoide exatamente como acontece com o ^{127}I estável. A radiação é quase exclusivamente distribuída para as células do parênquima da tireoide e conduz a uma destruição de parte ou de toda a glândula depende da dose. Em muitas circunstâncias, é considerado o tratamento de escolha contra o hipertireoidismo crônico. Não deve ser usado em gestantes devido a sua ação sobre a tireoide do feto.

QUESTÕES DE COMPREENSÃO

42.1 Uma mulher apresenta-se no consultório com tireoide aumentada e você suspeita de bócio adenomatoso simples. O TSH sérico está elevado. Qual dos seguintes tratamentos seria o mais adequado para essa condição?
   A. Infusão IV de TSH
   B. Levotiroxina
   C. Propiltiouracil
   D. Ablação da tireoide com ^{131}I

42.2 O mecanismo pelo qual o tiocianato reduz a síntese de hormônios da tireoide é pela inibição de qual das seguintes opções?
   A. Oxidação de iodo
   B. Transporte de iodo
   C. Biossíntese de TSH
   D. TRβ

42.3 Um homem de 33 anos de idade apresenta taquicardia, intolerância ao calor, perda de peso e uma glândula tireoide aumentada. Qual dos seguintes tratamentos é o mais provável para esse paciente?
   A. Corticoterapia de longo prazo
   B. Terapia com propranolol
   C. Iodo radioativo
   D. Ressecção cirúrgica

RESPOSTAS

42.1 **B.** O hipotireoidismo é uma indicação para a reposição de hormônio tireoidiano.
42.2 **B.** Os ânions, como perclorato e tiocianato, inibem o transporte de iodeto em células da tireoide.
42.3 **C.** Esse paciente provavelmente tem doença de Graves, a causa mais comum de hipertireoidismo nos EUA, geralmente apresentando um bócio indolor e sintomas de hipertireoidismo. O tratamento de escolha é o iodo radioativo. O propanolol vai ajudar com os sintomas de taquicardia, mas não com o processo de doença subjacente.

REFERÊNCIAS

Almandoz JP, Gharib H. Hypothyroidism: etiology, diagnosis, and management. *Med Clin North Am.* 2012;96:203–21.

Hegedüs L. Treatment of Graves' hyperthyroidism: evidence-based and emerging modalities. *Endocrinol Metab Clin North Am.* 2009;38:355–71

Nayak B, Burman K. Thyrotoxicosis and thyroid storm. *Endocrinol Metab Clin North Am* 2006;35:663–86.

CASO 43

Um menino de 12 anos de idade é levado ao consultório por seus pais devido à dor abdominal no dia anterior. Antes disso, os pais observaram que ele estava bebendo muita água e indo ao banheiro com frequência. Ele disse que sua boca estava muito seca e estava com muita sede. Até um ou dois dias antes, estava comendo mais do que o habitual, mas estava perdendo peso. Não tem nenhuma história médica significativa e a história da família é normal. Ao exame, ele parece moderadamente doente, e sua pressão arterial está normal, mas com taquicardia. Suas membranas mucosas estão secas. Seu abdome encontra-se difusamente sensível, mas sem rebote ou guarda. Um exame de urina com fita revela a presença de cetonas grandes e glicose. A medição de glicose de uma gota de sangue obtida por punção digital é acentuadamente elevada a 550 mg/dL. Você interna o paciente imediatamente devido ao diagnóstico recente de diabetes melito tipo I em cetoacidose e inicia uma infusão de líquidos por via IV e insulina regular.

▶ Qual é a estrutura da insulina humana natural?
▶ Qual é o efeito que a insulina tem no potássio?
▶ Qual é o efeito da estimulação α-adrenérgica sobre a secreção de insulina?
▶ Qual é o efeito de estimulação β-adrenérgica sobre a secreção de insulina?

RESPOSTAS PARA O CASO 43
Pâncreas e homeostase da glicose

Resumo: Uma criança de 12 anos de idade com diagnóstico recente de diabetes melito tipo I tem cetoacidose.

- **Estrutura da insulina humana**: Polipeptídeo de 51 aminoácidos que consiste em duas cadeias ligadas por duas pontes de dissulfureto.
- **Efeito da insulina sobre o potássio**: Promove captação celular de K^+.
- **Efeito da estimulação α-adrenérgica**: Inibição da secreção de insulina.
- **Efeito de estimulação β-adrenérgica**: Aumento da secreção de insulina.

CORRELAÇÃO CLÍNICA

A insulina é um polipeptídeo de 51 aminoácidos que é produzido nas células pancreáticas β e armazenado como um complexo com o Zn^{2+}. O principal estímulo para a liberação de insulina é a glicose, mas aminoácidos, ácidos graxos e corpos cetônicos podem estimular sua liberação. O glucagon e a somatostatina também modulam a sua secreção. A estimulação α-adrenérgica é um mecanismo inibitório predominante, enquanto a estimulação β-adrenérgica aumenta a sua liberação. A insulina atua ligando-se a receptores específicos da membrana que têm uma atividade de tirosinacinase. A tirosina no receptor torna-se fosforilada e o fosforreceptor, por sua vez, fosforila inúmeros substratos intracelulares que levam a um aumento da captação de glicose. No tecido muscular e adiposo, o transporte de glicose é mediado pelo recrutamento de moléculas de transporte de hexoses (GLUT-4) para a membrana plasmática. Entre suas ações, a insulina aumenta o transporte de glicose, a síntese e a deposição de glicogênio, lipogênese e síntese de proteínas. Ela diminui a lipólise intracelular e gliconeogênese hepática. A insulina também estimula o acúmulo de potássio celular. O diabetes melito tipo I é uma doença em que as células pancreáticas β não produzem quantidades adequadas de insulina. A insulina deve, então, ser suplementada. As preparações de insulina atualmente utilizadas são todas de insulina humana produzida por técnicas de ácido desoxirribonucleico (DNA) recombinante. Há preparações de insulina de ação curta, intermediária e prolongada disponíveis. Os derivados de insulina mais amplamente utilizados devem ser administrados por injeção, em geral exigindo 1 a 4 injeções subcutâneas por dia ou infusão subcutânea contínua com uma bomba de insulina. A insulina regular também pode ser administrada por via IV em caso de cetoacidose diabética. Um derivado de insulina estava disponível para utilização por inalação, mas foi retirado do mercado devido à ausência de demanda, à necessidade de doses elevadas e à necessidade de monitoramento da função pulmonar recorrente. Outra insulina inalada será introduzida em breve. As injeções de insulina também são usadas em casos de diabetes tipo II, nos quais não se alcança controle adequado com agentes orais. O risco mais significativo da terapia com insulina é a indução de hipoglicemia. A hipoglicemia pode produzir taquicardia, sudorese e confusão. Em casos graves, a hipoglicemia pode evoluir para coma, convulsões ou até mesmo a morte.

ABORDAGEM À
Farmacologia da insulina e hipoglicemiantes orais

OBJETIVOS

1. Listar a estrutura e a função da insulina endógena.
2. Conhecer as características, os usos terapêuticos e os efeitos adversos das preparações de insulina.
3. Compreender os mecanismos de ação, os usos e os efeitos adversos dos agentes orais hipoglicemiantes.
4. Compreender os mecanismos de ação, os usos e os efeitos adversos dos agentes usados para elevar os níveis de açúcar no sangue.

DEFINIÇÕES

Diabetes tipo I: Historicamente denominado diabetes de início juvenil ou diabetes melito insulino-dependente (DMID), é uma condição hiperglicêmica causada pela produção insuficiente de insulina por células β do pâncreas. **Diabetes tipo II**: Uma condição de hiperglicemia causada pela resistência a níveis circulantes de insulina. Também chamado diabetes melito não insulino-dependente (DMNID). Embora o DMNID comece como resistência à insulina, subsequentemente os pacientes podem necessitar de insulina para controlar o açúcar no sangue. Em seguida, esses pacientes podem perder toda a sua função das células β pancreáticas e a capacidade de produzir insulina e, portanto, tornarem-se dependentes de insulina. A incidência dessa doença está aumentando acentuadamente nos EUA e é especialmente prevalente na comunidade hispânica.

DISCUSSÃO

Classe

A insulina é secretada pelas células B do pâncreas. As ilhotas de Langerhans no pâncreas são feitas de quatro tipos de células; cada uma secreta um polipeptídeo distinto. As **células B (ou β) secretam insulina, as células A (ou α) secretam glucagon, as células D (ou δ) secretam somatostatina** e as células PP ou F secretam o polipeptídeo pancreático. **A insulina humana compreende duas cadeias, as cadeias A e B**, que são produzidas pela formação de **um intrapeptídeo e duas ligações de dissulfureto interpeptídeo** de um precursor de 110 aminoácidos chamado de **preproinsulina**. Esse precursor é clivado dentro do retículo endoplasmático e complexo de Golgi formando insulina madura e C-peptídeos. A secreção de insulina é um processo fortemente regulado que, em geral, mantém uma concentração estável de glicose no plasma, tanto nos períodos pós-prandial como nos períodos de jejum. **A glicose é o estímulo mais importante para a secreção de insulina em humanos.** A secreção de insulina também é estimulada por polipeptídeo inibitório 1 gastrintestinal, peptídeo 1 semelhante a glucagon, gastrina, secretina, colecistocinina, polipeptídeo intestinal vasoativo, peptídeo liberador de gastrina e enteroglucagon. O estímulo neural via catecolaminas também regula a secreção de insulina como indicado anteriormente. **A glicose entra no pâncreas através de um transportador específico, GLUT-2, e é rapidamente fosforilada por glicocinase.** A glicocinase é considerada o sensor de glicose dentro da célula B e a sua atividade, em última análise, conduz a um aumento de Ca^{2+} intracelular no interior da célula B, e isso provoca secreção de insulina. A insulina promove a captação de carboidratos, proteínas e gorduras na maioria dos tecidos. Ela influencia o metabolismo, estimulando biossíntese de proteínas e ácidos graxos livres e inibe a liberação de ácidos graxos a partir de células adiposas. A insulina estimula a produção de glicogênio e triglicerídeos. **A insulina é a base para o tratamento de praticamente todos os diabéticos do tipo I** e muitos diabéticos do tipo II. Existem vários tipos principais disponíveis, que diferem em seu início e duração de ação (Tab. 43.1).

O **objetivo da terapia de insulina é controlar os níveis de glicose no plasma tão fortemente quanto possível.** A maioria das sequelas de diabetes, tais como **retinopatia, dano renal e neuropatia**, é causada pela **condição hiperglicêmica**, e não pela ausência de insulina. Os esquemas atuais, geralmente, usam uma preparação de ação intermediária ou prolongada complementada com injeções de preparações de ação curta ou rápida para atender às necessidades pós-prandiais. Misturas pré-preparadas de diferentes tipos de insulina também estão disponíveis. Um pó de insulina para inalação está em ensaios clínicos para utilização em pacientes com diabetes tipo I e diabetes melito tipo II. A insulina inalada utiliza um dispositivo semelhante a um inalador para asma com dosagem fixa de insulina para uso antes das refeições. O efeito adverso mais comum de administração de insulina é a **hipoglicemia**.

Estrutura

A insulina humana derivada por tecnologia recombinante em bactérias ou leveduras suplantou o uso de insulinas bovinas ou porcinas.

TABELA 43.1 • Preparações de insulina

Agente	Tempo para Início	Tempo para pico de concentração plasmática (SC)	Duração de ação (Horas)
Ação rápida (lispro, asparto, glulisina)	5-15 minutos	60-90 minutos	2-3
Ação curta (insulina regular)	30 minutos	2-4 horas	5-8
Insulina NPH	1-2 horas	4-9 horas	8-16
Insulina detemir de longa ação	1-3 horas	6-8	6-24 (dose--dependente)
Insulina glargina de longa ação	1-3 horas	Pico não pronunciado	24+

Mecanismo de Ação

Todas as atividades da insulina são mediadas pelo receptor de insulina, que é expresso na maioria dos tipos de tecidos. O receptor de insulina é constituído por uma subunidade α extracelular, que forma o local de ligação da insulina, e uma subunidade β transmembrana, que possui atividade de tirosinacinase. O receptor de insulina maduro é um dímero composto por duas subunidades α e duas subunidades β. A insulina liga seu receptor em intervalo picomolar dentro de uma bolsa de ligação formada pelas duas subunidades α. A ligação produz alterações conformacionais no receptor que ativam a atividade da tirosinacinase intrínseca, que resulta em autofosforilação de uma subunidade β pela outra. Essa autofosforilação aumenta a atividade de tirosinacinase do receptor em relação a outros substratos, especialmente o substrato 1 do receptor de insulina das proteínas de ancoramento (IRS- 1) e IRS-2. A fosforilação de IRS-1 e IRS-2 resulta em mais fosforilação a jusante e ativação de MAP cinase e fosfatidilinositol-3-cinase. Essa rede de fosforilação conduz finalmente à translocação de transportadores de glicose, especialmente GLUT-4, para a membrana plasmática. Isso resulta em um aumento no transporte de glicose para o músculo e o tecido adiposo. A fosforilação de diferentes substratos nessa via da insulina também aumenta a síntese de glicogênio, a lipogênese, a síntese de proteínas e a ativação de fatores de transcrição que mediam os efeitos sobre o crescimento e a divisão celular.

Administração

A maioria das preparações disponíveis atualmente é injetada por via subcutânea ou distribuída por infusão contínua. A insulina glargina **não pode** ser misturada com outras insulinas devido à precipitação. A insulina solúvel de ação curta é a única forma que deve ser administrada por via IV.

Agentes hipoglicemiantes orais

Os agentes hipoglicemiantes orais aumentam a secreção de insulina pelo pâncreas ou alteram a sensibilidade dos tecidos à insulina. Esses agentes são normalmente utilizados para controlar a hiperglicemia em pacientes com diabetes tipo II (Tab. 43.2).

Sulfonilureias

As **sulfonilureias** atuam **aumentando a liberação de insulina pelo pâncreas**. As **sulfonilureias de primeira geração** incluem tolbutamida, clorpropamida, tolazamida e aceto-hexamida. Os **agentes de segunda geração** incluem gliburida, glipizida, gliclazida, glimepirida, que são consideravelmente **mais potentes** do que os agentes anteriores. Todos são **arilsulfonilureias substituídas** com diferentes substituições no anel de benzeno e em um resíduo de nitrogênio da porção de ureia. As sulfonilureias são usadas para controlar os níveis de glicose dos diabéticos tipo II que não conseguem atingir o controle adequado apenas com a dieta. Uma limitação na utilização dos sulfonilureias é falha secundária, isto é, a incapacidade de manter níveis de glicose com a utilização crônica. **Os efeitos adversos das sulfonilureias incluem hipoglicemia, náuseas e vômitos, anemia e reações dermatológicas.**

MECANISMO DE AÇÃO As sulfonilureias ligam-se a um receptor de sulfonilureia de alta afinidade em células B que inibe um canal de efluxo de K⁺. Isso leva a **despolarização da célula com um aumento da entrada de Ca²⁺** por meio de canais de Ca²⁺ dependentes da voltagem. O aumento de Ca²⁺ intracelular causa um aumento na secreção de insulina. As sulfonilureias **também estimulam a liberação de somatostatina pancreática,** o que pode reduzir a secreção de glucagon.

TABELA 43.2 • Agentes comuns para diabetes

Medicação	Mecanismo de ação/Indicações	Considerações especiais	Redução de HbA1c
Insulina	Produção de insulina suplementar do próprio paciente	Deve verificar glicemia frequentemente para monitorar a terapia e prevenir complicações	Ilimitado
Sulfonilureia	Aumenta a produção de insulina do paciente, atua nas células B pancreáticas	Pode causar hipoglicemia, pode acumular na insuficiência renal e causar hipoglicemia prolongada. Melhor para pacientes jovens com glicemia de jejum < 300 mg/dL	1,5%
Biguanida Metformina	Aumenta a captação de glicose pelos músculos, diminui a gliconeogênese no fígado, diminui a resistência à insulina	Em pacientes com insuficiência renal, ou disfunção hepática, pode causar acidose láctica	1,5%
Inibidores de α- glicosidase: acarbose, miglitol	Inibe a degradação de carboidratos complexos no trato GI	Podem causar desconforto GI e devem ser tomados 3x/dia com as refeições. Hepatotoxicidade dose-dependente	0,5-0,7%
Tiazoladinedionas Pioglitazona	Promove captação de glicose no músculo esquelético, diminui a resistência à insulina	Hepatotoxicidade, edema. Contraindicada em insuficiência cardíaca classe III/IV. Pode causar ganho significativo da massa corporal	1-1,5 %
Incretinas: Exenatida	Aumenta a liberação de insulina e diminui a produção de glucagon	Pode causar reações de hipersensibilidade. Náuseas, perda de massa corporal	0,5-1%
Inibidor da DPP-4: Sitaglipina, Saxagliptina. Lingaglipina	Diminuem a degradação das incretinas	Sintomas gripais, coriza, dor de garganta. Podem ocorrer devido à inibição da degradação de citocinas	0,5-0,7%
Meglitinidas: Repaglinida, Nateglinida	Não sulfonilureias – mas funcionam de maneira semelhante – início de ação rápido. Monoterapia ou em combinação com metformina	Atenção em idosos, insuficiência renal ou hepática. Deve dosar 3x/dia com as refeições	0,5-1%

ADMINISTRAÇÃO Todas as sulfonilureias são administrados por via oral.

FARMACOCINÉTICA As sulfonilureias de primeira geração têm meias-vidas relativamente longas: clorpropamida é de 32 horas, tolazamida é de 7 horas e tolbutamida é de 5 horas.

Os agentes de segunda geração tendem a ter meias-vidas mais curtas (aproximadamente 4 horas), o que os torna menos propensos a causar hipoglicemia. As sulfonilureias aumentam a taxa em que ocorrerá falha das células beta.

Outros secretagogos da insulina

Dois secretagogos de insulina relativamente novos, repaglinida e nateglinida, são aprovados para uso em **diabéticos tipo II**. Ambos atuam por meio da **diminuição da atividade dos canais de K$^+$, tal como descrito para as sulfonilureias**. Isso aumenta a liberação de insulina. Quimicamente, a **repaglinida** é uma **meglitinida**, e a **nateglinida** é um **derivado de D-fenilalanina**. Ambos têm meia-vida de cerca de 1 a 1,5 horas e início muito rápido de ação que os torna adequados para **controlar o aumento pós-prandial dos níveis de glicose no plasma**. Eles devem ser tomados cerca de 10 minutos antes de uma refeição. São metabolizados no rim e devem ser usados com cautela em pacientes com insuficiência renal. Ambos os fármacos podem causar hipoglicemia, mas nateglinida tem a menor incidência desse efeito adverso.

Sensibilizadores de Insulina

TIAZOLIDINEDIONAS Uma **característica do diabetes tipo II é a resistência à insulina**. O hormônio está presente em concentrações plasmáticas significativas, mas é ineficaz na redução da glicose plasmática. As **tiazolidinedionas** (**TZDs**) atuam **aumentando a sensibilidade dos tecidos à insulina**. As TZDs parecem **aumentar a captação de glicose no tecido adiposo e nos tecidos musculares**. Duas TZDs estão aprovadas para uso: **pioglitazona e rosiglitazona**. Os efeitos das TZDs são mediados por uma atividade agonista no receptor γ ativado por proliferador peroxissomal (PPAR-γ). Os PPARs são membros da família de receptores nucleares que estão presentes no núcleo de células presas aos promotores de genes-alvo. Os PPARs ligam-se a um grupo bastante diversificado de ligantes, incluindo fibratos e TZDs. Existem três membros de receptores PPAR: PPARα, PPARβ e PPARγ; o último membro medeia os efeitos das TZDs. As TZDs são eficazes em cerca de 70% dos diabéticos tipo II. Alteram os níveis de lipídeos no plasma, reduzindo triglicerídeos, lipoproteína de alta densidade (HDL) e colesterol da lipoproteína de baixa densidade (LDL). Devem ser evitadas na ICC de estágio III ou superior.

BIGUANIDAS A **metformina reduz os níveis de glicose no plasma na ausência de células β funcionantes**; ela não aumenta a secreção de insulina, mas **diminui a resistência à insulina**, aumentando a captação de glicose e diminuindo a produção de glicose. Essas ações são mediadas por meio do aumento da atividade da AMP cinase. É útil em pacientes com diabetes tipo II e **não causa ganho de peso** nem provoca hipoglicemia, como fazem as sulfonilureias. As biguanidas são frequentemente usadas em combinação com TZDs ou secretagogos de insulina quando a monoterapia não forneceu um controle glicêmico adequado.

Os efeitos adversos mais comuns são diarreia, vômitos, náuseas e dor abdominal. As biguanidas são **eliminadas pelos rins** e **são contraindicadas em pacientes com doença renal.** O uso de metformina é contraindicado em homens com creatinina sérica superior a 1,5 e em mulheres com creatinina sérica superior a 1,4.

ANÁLOGOS DE POLIPEPTÍDEOS A pramlintida é um análogo sintético de amilina, que é produzida pelo pâncreas em conjunto com a insulina. Ela diminui a hiperglicemia pós-prandial e melhora o controle da glicose quando administrada com insulina. É injetada por via subcutânea e está aprovada para o tratamento de ambos os tipos de diabetes.

A **exenatida** é um análogo sintético do polipeptídeo 1 tipo glucagon (GLP-1), originariamente isolada a partir da saliva do monstro de Gila, e é classificada como uma "incretina mimética". As incretinas incluem o GLP-1 e o polipeptídeo insulinotrópico dependente de glicose (GIP) e são potentes estimuladores da liberação de insulina e inibidores da liberação de glucagon. A exenatida imita o aumento da secreção de insulina dependente de glicose e outras ações hipoglicemiantes de incretinas. Vários ensaios clínicos têm demonstrado a eficácia da exenatida, seja com metformina ou em combinação com metformina e uma sulfonilureia. A exenatida tem sido associada a perda de massa corporal, saciedade precoce, em parte, devido ao seu efeito colateral de náuseas.

INIBIDORES DE DPP-4 Os potencializadores endógenos da liberação de insulina, tais como o GLP-1 e o GIP, são inativados por dipeptidil peptidase 4 (DPP-4). Os inibidores de DPP-4 bloqueiam essa inativação e, assim, aumentam a secreção de insulina. Os efeitos adversos incluem cefaleia, náuseas, hipersensibilidade e reações cutâneas. A DPP-4 metaboliza algumas quimiocinas, e a inibição dessa peptidase pode atuar aumentando as células inflamatórias e pode ser a causa de corrimento nasal e dor de garganta observados com esses fármacos. A meia-vida desses fármacos é de 8 a 18 horas, e eles são administrados oralmente uma vez por dia.

OUTROS INIBIDORES DA ENZIMA Os **monossacarídeos,** tais como a **glicose** e a **frutose,** podem ser absorvidos através do intestino e na circulação portal. Os dissacarídeos complexos, amidos e dissacarídeos que compreendem uma porcentagem significativa de carboidratos ingeridos devem ser degradados em monossacarídeos, antes de poderem ser absorvidos. A α-amilase e a α-glicosidase são os principais responsáveis por essa hidrólise de carboidratos mais complexos. **Os inibidores de α-glicosidase, como a acarbose e o miglitol, inibem a degradação intestinal de carboidratos complexos.** A **acarbose** inibe as α-glicosidases, sacarase, maltase, glicoamilase e dextranase. Inibe fracamente α-amilase. O **miglitol** é 5 a 6 vezes mais potente do que a acarbose e inibe a mesma α-glicosidase, assim como isomaltase e β-glicosidases (responsáveis pela hidrólise de lactose). A inibição dessas enzimas digestivas reduz a absorção pós-prandial de carboidratos complexos e, assim, reduz os níveis de glicose no plasma. Eles são aprovados para o tratamento do diabetes tipo

II, como monoterapia ou em combinação com uma sulfonilureia, se for necessário o efeito hipoglicêmico adicional. **Os efeitos adversos incluem flatulência, diarreia e dores abdominais**, provavelmente causados pelo aumento dos carboidratos no intestino delgado e no colo distal. Inibidores de α-glicosidase impedem a progressão de um estado pré-diabético em novos casos de diabetes de tipo II, e isso pode tornar-se uma nova indicação para esses medicamentos.

AGENTES QUE AUMENTAM A GLICOSE PLASMÁTICA O **glucagon** é útil para o **tratamento de emergência de hipoglicemia grave** quando a **inconsciência impede a administração oral de nutrientes e a glicose por via IV não está disponível**. O glucagon se liga a receptores específicos no fígado, que aumentam o AMPc e promovem o catabolismo de glicogênio em glicose. O glucagon tem de ser administrado por via parenteral.

QUESTÕES DE COMPREENSÃO

43.1 Qual das opções corresponde ao objetivo da terapêutica com insulina?
   A. Controlar a glicose sérica tão rigorosamente quanto possível
   B. Controlar a biossíntese de triglicerídeos
   C. Manter estoques adequados de glicogênio hepático
   D. Manter homeostase sérica de K^+

43.2 As tiazolidinedionas (TZD) são úteis no tratamento de diabetes do tipo II, uma vez que elas têm quais dos seguintes efeitos?
   A. Diminuem a degradação de insulina
   B. Aumentam a liberação de insulina
   C. Aumentam o uso da glicose
   D. Aumentam a captação de glicose nas células musculares

43.3 Um homem de 42 anos de idade é diagnosticado com diabetes melito. Ele tentou dieta e exercícios e não obteve sucesso. Um agente de segunda geração sulfonilureia é prescrito. Qual dos seguintes efeitos colaterais tem mais probabilidade de ocorrer?
   A. Agranulocitose
   B. Hipoglicemia
   C. Acidose láctica
   D. Miosite

43.4 Uma mulher de 45 anos de idade com história pregressa de diabetes melito tipo II apresenta-se para acompanhamento de rotina. Seus açúcares no sangue em jejum estão controlados na faixa de 80 a 100 mg/dL. No entanto, seu laudo laboratorial de hemoglobina A1c encontra-se elevado a 8,5. Você presume que ela precisa de um melhor controle da glicose das refeições. Ela já está sob tratamento com uma biguanida oral e sulfonilureia oral. Qual dos seguintes agentes ajudaria com o controle de glicose prandial ou das refeições sem persistir em seu sistema para causar hipoglicemia mais tarde?

A. Insulina detemir
B. Insulina NPH
C. Repaglinida
D. Insulina aspártica

RESPOSTAS

43.1 **A.** O objetivo no tratamento do diabetes é o controle rigoroso de glicemia para evitar as complicações da hiperglicemia.

43.2 **D.** As TZDs são sensibilizadores de insulina, não alteram a secreção de insulina ou degradação, mas atuam aumentando a captação de glicose no tecido adiposo e muscular.

43.3 **B.** Em geral, o efeito adverso mais comum dos agentes contra diabetes é a hipoglicemia.

43.4 **D.** A insulina aspártica é uma insulina de ação rápida ideal para o controle da glicose das refeições, pois seu início ocorre em 5 a 15 minutos, e a duração é, em média, de 2 a 3 horas. NPH e insulina detemir têm maior duração de ação e podem ser associados a sulfonilureia e insulina glargina oral, causando hipoglicemia mais tarde. A repaglinida é uma opção justa, no entanto, em geral, pacientes sob tratamento com sulfonilureias não devem estar em tratamento com repaglinida ou nateglinida, pois eles têm mecanismos de ação semelhantes.

DICAS DE FARMACOLOGIA

▶ O objetivo no tratamento do diabetes é o controle glicêmico rigoroso para evitar complicações micro e macrovasculares.
▶ A insulina humana recombinante é preferível à insulina bovina ou porcina.
▶ As biguanidas, como a metformina, são eliminadas pelos rins e são contraindicadas em pacientes com doença renal.
▶ O glucagon é útil para o tratamento de emergência de hipoglicemia grave quando a inconsciência impede a administração oral de nutrientes e a glicose IV está indisponível.

REFERÊNCIAS

Cornell S, Dorsey VJ. Diabetes pharmacotherapy in 2012: considerations in medication selection. *Postgrad Med*. 2012;124:84–94.

Jendle J, Martin SA, Milicevic Z. Insulin and GLP-1 analog combinations in type 2 diabetes mellitus: a critical review. *Expert Opin Investig Drugs*. 2012 Oct;21(10):1463-74. Epub 2012 Jul 16.

Tricco AC, Ivers NM, Grimshaw JM, Moher D, Turner L, Galipeau J, Halperin I, Vachon B, Ramsay T, Manns B, Tonelli M, Shojania K. Effectiveness of quality improvement strategies on the management of diabetes: a systematic review and meta-analysis. *Lancet*. 2012;379:2252–61.

CASO 44

Uma mulher de 66 anos de idade apresenta-se para uma consulta anual de manutenção da saúde. Em geral, sente-se bem e não tem queixas específicas. Toma hidroclorotiazida contra hipertensão, levotiroxina sódica contra o hipotireoidismo e um multivitamínico. Entrou na menopausa aos 48 anos e nunca fez terapia de reposição hormonal. É ex-fumante, fumava 30 pacotes por ano, e parou de fumar há 20 anos. Ocasionalmente bebe um copo de vinho no jantar e caminha três ou quatro vezes por semana. Ao exame, você percebe que sua altura está 2,5 cm menor do que há três anos. Seus sinais vitais estão normais. Ela tem cifoescoliose proeminente da coluna vertebral. O exame é normal em outros aspectos. O exame de sangue revela níveis normais de eletrólitos, função renal, hemograma, cálcio e hormônio estimulante da tireoide (TSH). Você solicita um teste de densidade óssea, que mostra uma redução significativa da densidade na coluna e nos quadris. Você a diagnostica com osteoporose e inicia tratamento com alendronato de sódio.

▶ Qual é o mecanismo de ação do hormônio da paratireoide (PTH) no osso e no rim?
▶ Qual é o mecanismo de ação do alendronato de sódio?

RESPOSTAS PARA O CASO 44
Agentes que afetam a homeostase do cálcio

Resumo: Uma mulher de 66 anos de idade com osteoporose é tratada com alendronato.

- **Mecanismo de ação do PTH sobre o osso**: Administração pulsátil, modo fisiológico normal, aumenta a formação óssea. Em ação contínua, por exemplo, como consequência de um tumor de paratireoide, resulta em reabsorção óssea.
- **Mecanismo de ação do PTH no rim**: Aumenta a reabsorção de Ca^{2+} e Mg^{2+}, aumenta a produção de vitamina D e do metabólito ativo calcitriol e diminui a reabsorção de fosfato, bicarbonato, aminoácidos, sulfato de sódio e cloreto.
- **Mecanismo de ação do alendronato de sódio**: Inibição da atividade osteoclástica no osso, que reduz a reabsorção óssea.

CORRELAÇÃO CLÍNICA

O PTH tem várias ações sobre o osso. As elevações crônicas do PTH, por exemplo, a partir de um tumor, estimulam a reabsorção de osso por meio de sua estimulação do número e da atividade dos osteoclastos. Isso é mediado por receptores específicos de PTH no osso, acoplados a um aumento do monofosfato de adenosina cíclico (AMPc). A administração intermitente de PTH estimula o crescimento ósseo. O estrogênio é um inibidor indireto da atividade de PTH no osso. Esse efeito possibilita que as mulheres na pré-menopausa mantenham níveis mais altos de densidade óssea. Após a menopausa, com a diminuição resultante nos níveis de estrogênio circulante, há aumento relativo da atividade dos osteoclastos e da reabsorção do osso, com perda líquida de densidade mineral óssea. O alendronato de sódio é um análogo de pirofosfato que se liga diretamente ao osso. Ele inibe a atividade dos osteoclastos, reduzindo a reabsorção do osso. Isso retarda a progressão da perda de densidade óssea e pode possibilitar aumentos de densidade, porque a atividade dos osteoblastos não é afetada. É administrado por via oral, e os seus efeitos adversos mais comuns são gastrintestinais (GI). Pode produzir esofagite, e até mesmo perfuração do esôfago, se a pílula parar no esôfago ao engolir. Por essa razão, os pacientes que tomam alendronato são instruídos a tomá-lo com o estômago vazio com um copo cheio de água e permanecer em pé por pelo menos 30 minutos após a ingestão do medicamento.

ABORDAGEM À
Farmacologia de agentes reguladores da homeostase do cálcio

OBJETIVOS
1. Conhecer a estrutura, as ações e os usos de PTH.
2. Descrever a estrutura, as ações e os usos de calcitonina (CT).
3. Descrever a estrutura, a síntese, as ações e os usos da vitamina D e dos seus metabólitos.
4. Conhecer os agentes secundários que afetam a homeostase do cálcio e as suas características.

DEFINIÇÕES
Osteócito: Célula de manutenção do osso, um osteoblasto incorporado.
Osteoblasto: Células de formação óssea derivadas do estroma do osso.
Osteoclasto: Células de reabsorção óssea derivadas de linhagens mieloides.
OPG (osteoprotegerina): Membro da OPG, OPGL (ligando de osteoprotegerina), cascata de transdução de sinal RANK (receptor ativador do fator nuclear κB), que é central para o metabolismo ósseo.

DISCUSSÃO

Classe

O cálcio é o principal íon bivalente extracelular. Ele tem diversos papéis – incluindo ativação de enzimas, secreção, acoplamento excitação-contração em todos os tipos musculares e função neuronal – e é um elemento estrutural fundamental nos ossos e nos dentes.

Cerca de **40 a 50% do cálcio sérico existem como Ca^{2+} livre, ionizado**. Essa **é a fração biologicamente ativa**, e é mantida a aproximadamente 2,5 mM no soro. Um adicional de **40% está ligado às proteínas do soro**, e o restante forma um complexo com íons, tais como: fosfato, citrato e bicarbonato. A concentração sérica de Ca^{2+} é rigidamente controlada por vários sistemas endócrinos e três tecidos principais: **intestino, rins** e **ossos**.

O **osso** é o **depósito de armazenamento** de mais de **99% do cálcio no organismo**, e a maior parte do cálcio está sob a forma de **hidroxiapatita** $[Ca_{10}(PO_4)_6(OH)_2]$. O osso é um tecido acentuadamente dinâmico e a remodelagem óssea é um processo contínuo. O osso normal é continuamente **reabsorvido pela ação dos osteoclastos, e o osso novo é formado pela ação de osteoblastos**; se esses dois processos não forem iguais em grandeza, pode ser perdido osso em excesso, tal como na osteoporose, ou muito osso pode ser formado. **O acoplamento das ações de osteoblastos e osteoclastos fica amplamente sob controle do sistema de sinalização de OPG/RANKL** (Figs. 44.1A e 44.1B).

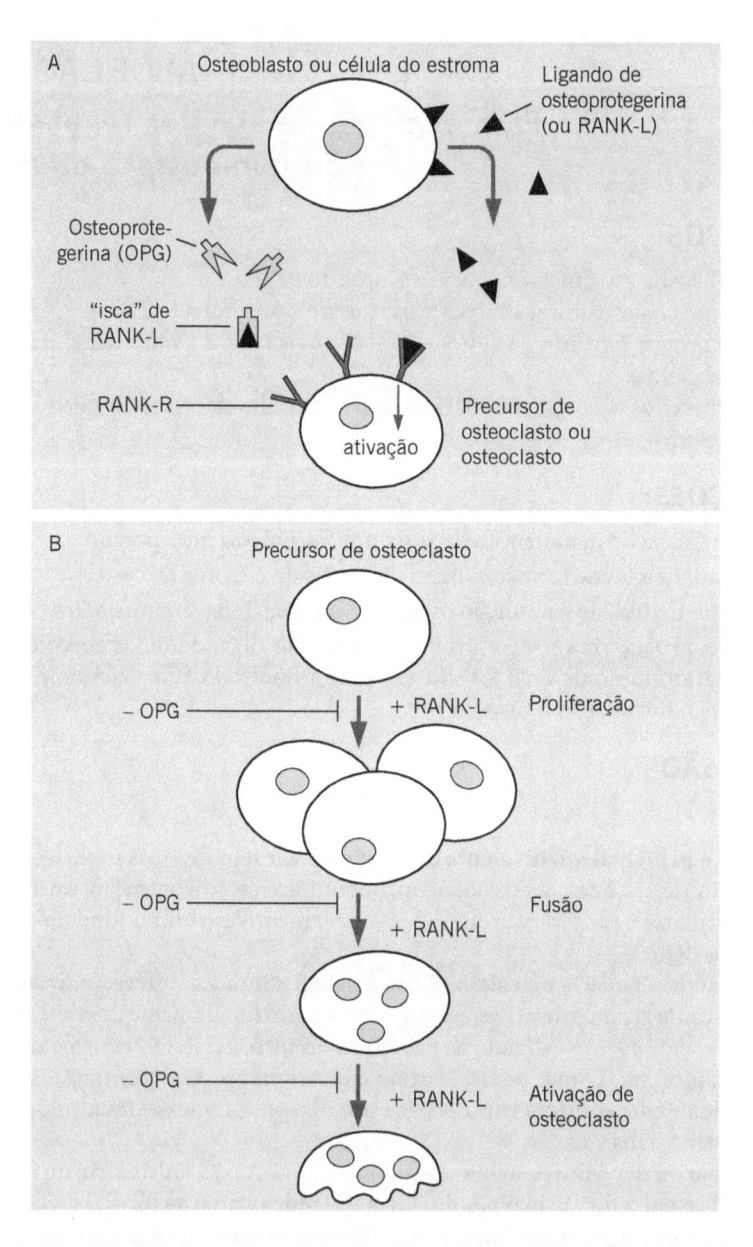

Figura 44.1 Osteoblasto (A) e osteoclasto (B). O sistema de sinalização OPG/RANKL controla o número e a atividade dos osteoclastos. Os osteoblastos secretam tanto OPG como RANKL. A ativação de RANK-R por RANKL estimula a proliferação e a ativação dos osteoclastos. A OPG é uma "isca" que se liga a RANKL no espaço intersticial e impede a sua associação com o seu receptor (RANK-R).

Os osteoblastos produzem **RANKL**, um polipeptídeo que se liga aos receptores nos osteoclastos denominado **RANK-R**, um membro da família de receptores de TNF. **A estimulação de RANK-R** leva ao aumento de **proliferação, maturação e ativação de osteoclastos**. Os osteoblastos também elaboram **osteoprotegerina (OPG)**, que é **um antagonista molecular de RANKL**. A OPG pode ligar RANKL antes que possa ativar o RANK-R em osteoclastos. A ativação de osteoclastos é controlada pela relação de OPG/RANKL, que é secretada por osteoblastos. A maioria dos fármacos que atuam alterando a homeostase do cálcio no osso o faz alterando a relação OPG/RANKL. Muitas citocinas e hormônios, como o estradiol e PTH, alteram o metabolismo ósseo alterando OPG/RANKL.

O PTH é um **peptídeo de 84 aminoácidos** sintetizado nas **glândulas paratireoides** e é **secretado em resposta a baixos níveis séricos de Ca^{2+} ionizado**. O PTH 1-34, que é a porção N-terminal de PTH, tem uma atividade biológica completa. Nos **rins, atua aumentando a reabsorção de Ca^{2+} e promove a excreção de fosfato ($PO4^{2-}$)**. Tem efeitos indiretos sobre o sistema **GI, de forma a aumentar a absorção de Ca^{2+} estimulando a produção de vitamina D**. Os efeitos do PTH no osso são complexos e dependentes da natureza temporal da sua liberação ou administração.

O PTH elevado continuamente, como no hiperparatireoidismo, **aumenta a atividade dos osteoclastos por meio do aumento do RANKL e resulta em aumento da reabsorção óssea**. A liberação pulsátil de PTH ativa **osteoblastos** e aumenta a formação óssea.

A **calcitonina (CT)** é um **polipeptídeo de 32 aminoácidos** produzido nas **células parafoliculares** da **tireoide**. Ela é secretada em resposta aos níveis séricos elevados de Ca^{2+}. **A CT aumenta a OPG e reduz a liberação de RANKL de osteoblastos**, e sua ação sobre o osso é **reduzir o *turnover* ósseo**. Em resposta à CT, osteoclastos retiram processos reabsortivos, encolhem em tamanho e retraem a borda desorganizada a partir da superfície do osso; a CT impede de maneira eficaz todos os estágios de reabsorção óssea osteoclástica. Ela **aumenta a excreção renal de Ca^{2+}, $PO4^{2-}$, Mg^{2+}, Cl^- e K^+, diminuindo a reabsorção desses íons**.

O **terceiro sistema endócrino** que tem efeitos sobre o **osso** é a **vitamina D_3 e os seus metabólitos**. A vitamina D_3 (não é uma verdadeira vitamina em um sentido nutricional) é um **pré-hormônio** que sofre uma série de alterações metabólicas até o agonista final na via, a 1,25-$(OH)_2$ vitamina D_3. **A vitamina D_3 é sintetizada a partir do colesterol** na pele em uma **reação fotodependente de duas etapas**. A vitamina D_3 é convertida pela **enzima hepática 25-hidroxilase em 25-(OH) D_3**; nos **rins** a enzima **1-hidroxilase metaboliza 25-(OH) D_3 em 1,25-$(OH)_2$ D_3**. A 1,25-(OH)2 D_3 atua no intestino **aumentando a absorção intestinal de Ca^{2+}**. Nos rins, 1,25-$(OH)_2$ D_3 atua **aumentando a absorção** tanto de Ca^{2+} como de $PO4^{2-}$. A 1,25-$(OH)_2$ D_3 estimula a mobilização de Ca^{2+} a partir de osso e aumenta a ação de reabsorção de PTH no osso. No entanto, 1,25-$(OH)_2$ D_3 também induz a **osteocalcina** e **osteopontina, duas proteínas da matriz** importantes na formação óssea.

Tratamento de Hipocalcemia

SAIS DE CÁLCIO Grande variedade de preparações estão disponíveis para administração por via IV e oral para o tratamento de **tetania hipocalcêmica aguda**. Esses incluem **gluconato de cálcio, lactato de cálcio, carbonato de cálcio** e **citrato de cálcio**. Eles variam na porcentagem de cálcio, em peso, de um nível baixo de 9% de gluconato de cálcio até um nível alto de 40% para carbonato de cálcio.

VITAMINA D Várias vitaminas D ou agentes relacionados com vitamina D estão disponíveis para utilização para hipocalcemia e osteoporose (Tab. 44.1). A seleção de qual fármaco utilizar depende do início desejado de ação, duração do efeito e presença de doença hepática ou renal subjacente. Os diuréticos tiazídicos atuam nos rins aumentando a reabsorção de Ca^{2+} no túbulo convoluto distal e podem ser utilizados no tratamento de hipocalcemia.

TRATAMENTO DA HIPERCALCEMIA A hipercalcemia tem uma série de causas fisiopatológicas, incluindo **hiperparatireoidismo, doença de Paget e hipercalcemia de malignidade**. A **CT** é útil para o **tratamento de curto prazo de hipercalcemia**. A CT do salmão é mais potente e tem uma meia-vida mais longa do que a CT humana e é a forma utilizada terapeuticamente. A CT tem poucos efeitos colaterais, mas frequentemente há desenvolvimento de **refratariedade**. Está disponível para administração parenteral e nasal. A concentração plasmática máxima depois de uma dose inalada ocorre em cerca de 30 minutos após a administração, mas a normalização da velocidade de *turnover* ósseo, como na doença de Paget, pode levar vários meses.

Os bifosfonatos são **análogos do pirofosfato em que a ligação de fosfodiéster (P-O-P) é substituída por uma ligação não hidrolizável de bifosfonato (P-C-P)**. Os bifosfonatos de primeira geração incluem o **etidronato** de sódio. Os aminobifosfonatos de segunda geração incluem **risedronato, alendronato, pamidronato, tiludronato, clodronato, zoledronato e ibandronato**. As duas classes de bifosfonatos têm

TABELA 44.1 • Agentes relacionados com a vitamina D

Agente	Natureza química	Tempo para efeito máximo	Duração da ação	Requisito para metabolismo
Colecalciferol	Vitamina D_3	4 semanas	8 semanas	Fígado, rim
Ergocalciferol	Vitamina D_2	4 semanas	8 semanas	Fígado, rim
Di-hidrotaquisterol	1-(OH) D_3	1-2 semanas	1-2 semanas	Fígado
Doxercalciferol	1-(OH) D_2	1-2 semanas	1-2 semanas	Fígado
Calcifediol	25-(OH) D_3	2-3 semanas	2-3 semanas	Rim
Paricalcitol	25-(OH) D_2	2-3 semanas	2-3 semanas	Rim
Calcitriol	1,25-$(OH)_2$ D_3	24 horas	3-5 dias	Nenhum

diferentes mecanismos de ação e diferentes potências. Por exemplo, o **risedronato** é 1.000 vezes mais potente como inibidor da reabsorção óssea do que o etidronato. Todos os bisfosfonatos ligam-se e acumulam-se no osso, e isso proporciona uma medida de especificidade do tecido. Os bisfosfonatos não nitrogenosos de primeira geração são convertidos em um análogo do trifosfato de adenosina (ATP) que não pode ser internalizado. Esse metabólito prejudica a função dos osteoclastos e desencadeia sua apoptose. Os aminobifosfonatos não são convertidos em um análogo de ATP; em vez disso, interferem no metabolismo do mevalonato e ubiquitina (semelhante às estatinas). Isso leva à modificação pós-translacional deficiente de inúmeras proteínas que são críticas para a função dos osteoclastos. Em última análise, os aminobifosfonatos levam à hipofunção dos osteoclastos. O **etidronato** está disponível para uso oral; os aminobifosfonatos podem ser administrados por via oral ou por infusão. Administrado por via oral, todos os bisfosfonatos têm **biodisponibilidade muito precária (aproximadamente 5%)**, mas fármaco suficiente é absorvido para atingir as concentrações terapêuticas no osso. Todos os bisfosfonatos são aprovados para o tratamento da **doença de Paget**; **alendronato**, risedronato, zoledronato e ibandronato também estão aprovados para a **prevenção e tratamento da osteoporose** (pamidronato é aprovado para o tratamento de osteoporose). Os aminobifosfonatos restantes são utilizados para tratar hipercalcemia maligna. Os efeitos adversos de bisfosfonatos incluem **desconforto GI, diarreia e náuseas**. Os bisfosfonatos são associados a menor **erosão do esôfago inferior**, e a recomendação com alendronato e risedronato é **evitar deitar por 30 minutos após a administração oral, para evitar refluxo**. Há relatos de uso de bisfosfonatos associado à osteonecrose da mandíbula. Embora rara, isso parece ocorrer com mais frequência em pacientes com câncer que recebem tratamento com bifosfonatos.

Os **diuréticos de alça** aumentam a quantidade de Ca^{2+} excretado e podem ser utilizados no tratamento agudo de hipercalcemia.

TRATAMENTO DE OSTEOPOROSE A osteoporose, perda de massa óssea, afeta cerca de 30% das mulheres com idades entre 65 anos ou mais e um percentual menor, mas significativo, de homens. Historicamente, a osteoporose foi dividida em **osteoporose pós-menopausa**, que ocorre em mulheres e está relacionada com a perda de hormônios ovarianos após a menopausa, e **osteoporose senil**, que está relacionada com a idade e afeta ambos os sexos. Histológica e bioquimicamente, parecem distúrbios indistinguíveis do metabolismo ósseo causados por reabsorção óssea excessiva ou formação óssea inadequada. O Ca^{2+} e a vitamina D (para facilitar a absorção de Ca^{2+}) são fundamentais em pacientes com risco de osteoporose. A dose diária recomendada (RDA) de Ca^{2+} em pacientes em risco é de **1.200 a 1.500 mg/dia**.

A **teriparatida** (PTH 1-34) foi aprovada para o tratamento da osteoporose. Administrada de maneira intermitente, uma vez por dia por injeção, a teriparatida **aumenta a formação óssea em excesso de reabsorção**. Demonstrou-se que esse tratamento aumenta a massa óssea e diminui a incidência de fraturas. Estudos em ratos, que receberam doses muito elevadas de teriparatida por dois anos, demonstraram **aumento da frequência de osteossarcoma**. É contraindicado em pacientes com neoplasia óssea maligna ou em pacientes pediátricos. Os principais efeitos adversos são **hipotensão, hipocalcemia, tonturas e náuseas**.

Os **estrogênios** (ver Caso 40) reduzem a taxa de perda óssea no período pós-menopausa, quando a taxa de perda pode ser de até 10% por ano. Os estrogênios aumentam a densidade mineral óssea e diminuem a incidência de fraturas vertebrais e não vertebrais. No entanto, não aumentam a formação óssea geral.

Modificadores seletivos do receptor de estrogênio (SERMs) são compostos cujas atividades estrogênicas são tecido-seletivas. Três SERMs estão atualmente aprovados para uso: **tamoxifeno, raloxifeno e toremifeno**. O **raloxifeno** é aprovado para a prevenção e o tratamento da osteoporose; o tamoxifeno e o toremifeno são usados para tratar câncer de mama. O raloxifeno é um composto não esteroidal poli-hidroxilado que se liga ao receptor de estrogênio, mas que tem atividade agonista de estrogênio apenas no osso e no fígado; não tem efeito sobre o útero, e é um antagonista do estrogênio no tecido da mama e do cérebro. Tem atividade antirreabsorção de ossos. Ele aumenta a densidade mineral óssea e diminui a incidência de fraturas vertebrais e não vertebrais. Os efeitos adversos incluem ondas de calor e câimbras nas pernas. Efeitos adversos mais graves incluem um aumento aproximado de três vezes na trombose venosa profunda e embolia pulmonar.

O **denosumabe** é um **anticorpo** monoclonal **contra RANKL**. Ele foi aprovado para uso em mulheres na pós-menopausa com alto risco de fratura. Também está aprovado como tratamento para aumentar a massa óssea em pacientes que estão em alto risco de fratura em decorrência de receber terapia de privação de androgênios para o câncer de próstata não metastático ou terapia com inibidor da aromatase (IA) contra o câncer de mama. Em homens com câncer de próstata não metastático, o denosumabe reduziu a incidência de fratura vertebral.

O **fluoreto de sódio** foi examinado em uma série de ensaios clínicos para o tratamento da osteoporose. Os primeiros estudos utilizando doses relativamente elevadas relataram aumento na densidade mineral óssea, mas sem diminuição da incidência de fraturas, provavelmente devido à formação de cristais de hidroxilapatita anormais nos ossos. Estudos mais recentes que usam monofluoretado de liberação lenta sugeriram uma diminuição das taxas de fraturas, mas o fluoreto ainda não está aprovado para o tratamento da osteoporose.

QUESTÕES DE COMPREENSÃO

44.1 Qual das seguintes preparações de vitamina D seria a mais adequada em um paciente com função renal precária?
   A. Calcifediol
   B. Calcitriol
   C. Colecalciferol
   D. Ergocalciferol

44.2 A administração intermitente de PTH produz qual das seguintes consequências?
  A. Comprometimento da absorção de Ca^{2+} no intestino
  B. Inibição da 1-hidroxilase
  C. Aumento geral na formação óssea
  D. Aumento geral na reabsorção óssea

44.3 Uma mulher de 53 anos de idade, que está sendo tratada devido a câncer de mama metastático, apresenta um pouco de letargia, fadiga e um nível sérico elevado de cálcio. Ela é levada para o pronto-socorro em estado quase comatoso, que se pensou ser causado por hipercalcemia. Depois de avaliar o ABC (via respiratória, respiração, circulação), qual das seguintes é a melhor terapia para essa paciente?
  A. Bifosfonatos
  B. Calcitonina
  C. Terapia estrogênica por via IV
  D. Infusão de solução salina e furosemida

44.4 Uma mulher na pós-menopausa com história familiar de osteoporose conclui um exame de densidade óssea mineral, e você observa que o escore T é -2,6. Ela tentou um curso curto de teriparitida um ano atrás, mas queixou-se de depressão grave e alterações de humor. Você opta por tentar uma terapia baseada em anticorpos e agendar um horário para uma injeção. Qual dos seguintes é o fármaco que você selecionou?
  A. Calcitonina
  B. Di-hidrotaquisterol
  C. Denusomabe
  D. Infliximabe

RESPOSTAS

44.1 **B.** Atividade de 1-hidroxilase deve ser adequada para a produção de $1,25(OH)_2 D_3$. O calcitriol é a única opção que já é 1-hidroxilada.

44.2 **C.** A administração intermitente de PTH em seus análogos resulta em formação óssea. A dosagem contínua ou um tumor secretor de PTH irá provocar a reabsorção óssea.

44.3 **D.** Os diuréticos de alça, administrados com solução salina por via IV normal, são a melhor escolha em um paciente com início agudo de hipercalcemia.

44.4 **C.** O denosumabe é um anticorpo contra RANLK. Ele bloqueia a proliferação e a ativação dos osteoclastos e é administrado a cada seis meses por injeção SC. A calcitonina não é muito eficaz no tratamento da osteoporose, DHT é um análogo da vitamina D. O inflizimabe é um anticorpo anti-TNF utilizado contra artrite reumatoide e síndrome do intestino irritável (SII).

> ### DICAS DE FARMACOLOGIA
>
> ▶ A teriparatida (PTH 1-34) é o único fármaco no mercado que promove a formação de osso novo.
> ▶ Os estrogênios retardam a velocidade de reabsorção, mas não aumentam a formação do osso.
> ▶ Os diuréticos tiazídicos promovem a reabsorção renal de Ca^{2+}; diuréticos de alça têm o efeito oposto.
> ▶ Os bifosfonatos podem levar a erosões esofágicas graves; os pacientes são aconselhados a não se deitarem durante 30 minutos depois de tomá-los.

REFERÊNCIAS

Cooper C, Reginster JY, Cortet B, et al. Long-term treatment of osteoporosis in postmenopausal women: a review from the European Society for Clinical and Economic Aspects of Osteoporosis and Osteoarthritis (ESCEO) and the International Osteoporosis Foundation (IOF). *Curr Med Res Opin.* 2012;28:475–91.

Lacey DL, Boyle WJ, Simonet WS, et al. Bench to bedside: elucidation of the OPG-RANK--RANKL pathway and the development of denosumab. *Nat Rev Drug Discov.* 2012;11:401–19.

Lyritis GP, Georgoulas T, Zafeiris CP. Bone anabolic versus bone anticatabolic treatment of postmenopausal osteoporosis. *Ann N Y Acad Sci.* 2010 Sep;1205:277–83.

CASO 45

Uma mulher de 22 anos de idade apresenta-se no consultório com a queixa principal de períodos menstruais irregulares. Ela indica que tinha 14 anos quando suas regras começaram e que elas nunca foram regulares. Ao exame físico, tem 1,62 m e 88,5 kg. Tem acne leve na face e nos ombros e uma quantidade mais do que o normal de pelos faciais. Há um escurecimento da pele na base do pescoço e sobre os ombros. Os exames de sangue revelam LH elevado e um nível normal de FSH (LH/FSH 3,2). Você suspeita de síndrome de ovários policísticos (SOP) e começa um tratamento com metformina.

▶ Qual o efeito da insulina sobre os ovários?
▶ Qual é o mecanismo de ação da metformina?

RESPOSTAS PARA O CASO 45
Agentes para o tratamento de SOP

Resumo: Uma mulher de 22 anos de idade, com obesidade, hirsutismo e ciclos menstruais irregulares apresenta diagnóstico compatível com o de SOP.

- **Efeito da insulina sobre os ovários**: A insulina estimula a esteroidogênese, especialmente a produção de androgênio pelo ovário.
- **Mecanismo de ação da metformina**: A metformina ativa AMP cinase; esse regulador central do metabolismo atua aumentando a captação de glicose e o metabolismo no músculo esquelético e diminui a produção de glicose no fígado.

CORRELAÇÕES CLÍNICAS

A SOP é uma causa muito comum de períodos menstruais irregulares e infertilidade. É frequentemente associada à obesidade e à resistência concomitante à insulina e à hiperinsulinemia. A insulina em excesso aumenta a produção de androgênios ovarianos, como androstenediona e desidroepiandrosterona, que pode atuar perifericamente e aumentar tanto a produção de sebo como o crescimento de pelos. A acantose *nigricans* (ombros escuros) é uma manifestação da hiperinsulinemia. A metformina é um agente antidiabético oral que provoca alterações metabólicas que diminuem a glicemia e os níveis de insulina.

ABORDAGEM À
SOP

OBJETIVOS

1. Conhecer os fármacos para o tratamento da SOP.
2. Conhecer o mecanismo de ação, usos e efeitos adversos desses fármacos.

DEFINIÇÕES

SOP: Síndrome dos ovários policísticos (também conhecida como síndrome de Stein-Leventhal ou doença do ovário policístico [DOP]) é uma das principais causas de infertilidade em mulheres.

Acantose *nigricans*: Escurecimento aveludado da pele comumente observado na nuca, nos cotovelos, nas axilas e nos nós dos dedos em geral causado por hiperinsulinemia.

DISCUSSÃO

A SOP é caracterizada por falta de ovulação regular e quantidades ou efeitos excessivos de hormônios androgênicos (masculinizantes). Os ovários acumulam cistos benignos produzidos por desenvolvimento folicular anormal e falta de ovulação devido à disfunção endócrina. As pacientes com SOP tendem a ter alto índice de massa corporal (IMC), intolerância à glicose e resistência à insulina. O nível de insulina elevado, devido à resistência à insulina é um estimulador potente da esteroidogênese, especialmente de androgênios no ovário. Os androgênios causam acne e hirsutismo, ambos frequentemente associados à SOP. A hiperinsulinemia aumenta a frequência de pulsos de GnRH, o domínio de LH sobre FSH, diminuição da maturação folicular e diminuição da globulina de ligação ao hormônio sexual; todas essas etapas contribuem para o desenvolvimento da SOP.

A metformina é um fármaco anti-hiperglicêmico oral biguanida. Ela parece atuar por ativação de AMP cinase, um importante integrador metabólico com efeitos sobre tecido adiposo, músculo esquelético, músculo cardíaco, fígado e hipotálamo. A ativação da AMP cinase reduz a produção de glicogênio, reduz a oxidação de ácidos graxos e facilita a absorção de glicose.

Em pacientes com SOP, a metformina reduz a resistência à insulina e diminui os níveis de insulina, o que reduz as concentrações séricas de androgênios, restaura os ciclos menstruais normais e a ovulação, e podem ajudar a resolver a infertilidade associada à SOP. Observou-se que a metformina, quando administrada em mulheres magras, com sobrepeso e moderadamente obesas com SOP reduz significativamente o hormônio luteinizante (LH) e aumenta o FSH e a globulina de ligação do hormônio sexual (SHBG). Também foi observado que as concentrações séricas de testosterona diminuem em cerca de 50%.

Os efeitos adversos gastrintestinais são observados em aproximadamente 30% dos pacientes que tomam metformina. Os efeitos GIs incluem anorexia, náuseas/vômitos, desconforto abdominal, dispepsia, flatulência, diarreia e disgeusia (gosto metálico). Esses efeitos colaterais tendem a diminuir com a utilização continuada e podem ser minimizados iniciando a terapia com doses baixas de metformina. A deficiência assintomática de vitamina B_{12} foi relatada na monoterapia com metformina em 9% dos pacientes durante os ensaios clínicos. O risco de hipoglicemia é muito menos comum com a metformina do que com as sulfonilureias.

Outros fármacos usados para o tratamento de SOP incluem contraceptivos orais, que reduzem a produção de LH e de androgênio do ovário e a finasterida, um potente inibidor de 5α-redutase (ver Caso 40). Em pacientes com SOP que desejam engravidar, o clomifeno induz a ovulação em cerca de 45% dos casos. Em pacientes tratadas sem sucesso, apenas com clomifeno, a adição de metformina pode aumentar as taxas de ovulação e de concepção.

QUESTÕES DE COMPREENSÃO

45.1 Qual dos seguintes agentes seria o mais adequado para tratamento de uma paciente com SOP?

A. Pioglitazona
B. Metformina
C. Insulina regular
D. Repaglinida

45.2 Qual das alternativas corresponde ao efeito adverso mais comum da metformina?

A. Hipoglicemia
B. Hiperinsulinemia
C. Efeitos GIs
D. Prurido

45.3 Qual dos seguintes é o mecanismo de ação da metformina?

A. Aumento da secreção de insulina pelo pâncreas
B. Aumento da sensibilidade hepática à insulina
C. Redução da produção de DHT
D. Maior captação muscular de glicose

RESPOSTAS

45.1 **B.** A pioglitozona, como um sensibilizador de insulina, pode ser eficaz no tratamento da SOP, mas a metformina tem um número menor de efeitos colaterais e menos graves. A repaglinida estimula a secreção de insulina, o que seria prejudicial na SOP.

45.2 **C.** A metformina raramente provoca hipoglicemia, e reações de hipersensibilidade, por exemplo, na pele, são raras.

45.3 **D.** A metformina não aumenta a produção de insulina; parece atuar na diminuição da glicose plasmática, afetando o metabolismo, em vez de alterar a sensibilidade dos tecidos à insulina.

DICAS DE FARMACOLOGIA

▶ A metformina reduz os níveis de insulina e pode melhorar a sensibilidade à insulina, sem aumento de massa corporal.
▶ A metformina raramente provoca hipoglicemia.

REFERÊNCIAS

Bhathena RK. Therapeutic options in the polycyctic ovary syndrome. *J Obstet Gynaecol.* 2007;27:123-9.

Shannon M, Wang Y. Polycystic ovary syndrome: a common but often unrecognized condition. *J Midwifery Womens Health.* 2012;57:221-30.

Palomba S, Falbo A, Zullo F. Management strategies for ovulation induction in women with polycystic ovary syndrome and known clomifene citrate resistance. *Curr Opin Obstet Gynecol.* 2009;21:465-73.

CASO 46

Um homem de 48 anos de idade chega ao consultório com história de seis dias de agravamento de tosse produtiva com escarro esverdeado. Ele teve febre e calafrios. Queixa-se de dor na parte medial direita das costas com respiração profunda ou tosse. Além disso, a anamnese revela que ele fumou um maço de cigarros por dia durante 30 anos. Ele não tem outra história clínica significativa. Ao exame, sua temperatura é de 38,1 °C; sua frequência respiratória é de 24 respirações por minuto; pulso, 98 batimentos por minuto, pressão arterial, 120/75 mmHg; e saturação de oxigênio, 96% em ar ambiente por oximetria de pulso. A ausculta dos pulmões revela estertores no campo pulmonar inferior posterior direito. O restante do seu exame está dentro dos limites normais. Um raio X de tórax posteroanterior (PA) e de perfil mostra infiltrado no lobo inferior direito. A coloração de gram do escarro revela cocos gram-positivos, e os resultados subsequentes da cultura do escarro e da hemocultura confirmam o diagnóstico de pneumonia causada por *Streptococcus pneumoniae* (pneumococo). Você o trata com uma combinação de amoxicilina e ácido clavulânico.

▶ Qual é o mecanismo de ação da amoxicilina?
▶ Qual é o mecanismo de ação do ácido clavulânico?

RESPOSTAS PARA O CASO 46
Antibacterianos

Resumo: Um homem de 48 anos de idade com pneumonia pneumocócica está em tratamento com amoxicilina e ácido clavulânico.

- **Mecanismo de ação da amoxicilina**: Inativação de transpeptidases bacterianas e prevenção de ligação cruzada de polímeros de peptidoglicano necessários para a integridade da parede celular, resultando em perda de rigidez da parede celular e ruptura da célula; também inibição da síntese da parede celular.
- **Mecanismo de ação do ácido clavulânico**: Inibição irreversível da β-lactamase.

CORRELAÇÃO CLÍNICA

A penicilina é o antibiótico protótipo da classe de β-lactâmicos. Os **antibióticos β-lactâmicos interferem nas transpeptidases bacterianas** e, assim, **evitam a ligação cruzada** de polímeros de **peptidoglicanos** essenciais para a **integridade da parede celular**. Eles fazem isso ligando-se ao local ativo da proteína de ligação à penicilina (uma enzima) que está envolvida na manutenção da estabilidade da parede celular. Os antibióticos β-lactâmicos são **bactericidas** em células em crescimento e as bactérias gram-positivas são particularmente suscetíveis. A penicilina tem atividade contra muitos organismos aeróbios gram-positivos, alguns aeróbios gram-negativos e anaeróbios. Ela não tem atividade significativa contra bastonetes gram-negativos. A amoxicilina é uma penicilina de espectro estendido, com melhor atividade contra bastonetes gram-negativos e atividade semelhante contra outros organismos. **Tanto a penicilina como a amoxicilina são suscetíveis aos β-lactamases**, que clivam o anel β-lactâmico necessário para a ação antibacteriana. O ácido clavulânico (e sulbactam e tazobactam) é estruturalmente semelhante à penicilina. Não tem atividade antimicrobiana própria, mas inibe irreversivelmente determinadas β-lactamases. É com frequência administrado em combinação fixa com a amoxicilina, possibilitando, assim, sua utilização no tratamento de microrganismos produtores de β-lactamase. As penicilinas podem causar reações de hipersensibilidade em pessoas suscetíveis. Cerca de 5 a 10% das pessoas alérgicas à penicilina também terão sensibilidade cruzada às cefalosporinas. As penicilinas também têm efeitos colaterais gastrintestinais (GI), e a adição de ácido clavulânico aumenta de maneira significativa a incidência de diarreia. Embora a resistência aos antibióticos deva ser considerada na escolha de uma antibioticoterapia na pneumonia por estreptococos, a incidência de resistência está diminuindo devido à disponibilidade de uma vacina rotineiramente aplicada em crianças.

ABORDAGEM À
Farmacologia dos antibacterianos

OBJETIVOS

1. Descrever os fatores na escolha dos antibióticos apropriados.
2. Listar as classes de antibióticos e descrever seus mecanismos de ação, usos terapêuticos e efeitos adversos.
3. Descrever o mecanismo de desenvolvimento de resistência aos fármacos bacterianos.

DEFINIÇÕES

Plasmídeos: Elementos genéticos extracromossômicos que podem ser transferidos entre as bactérias.
Antibióticos bactericidas: Eliminam bactérias.
Antibióticos bacteriostáticos: Impedem o crescimento de bactérias.

DISCUSSÃO

Classe

Os princípios básicos para a seleção de **terapia antibacteriana** incluem a consideração de fatores como a **probabilidade de que a infecção seja bacteriana** e a identificação do **provável organismo infectante** para apoiar uma seleção racional de um antibiótico (Tab. 46.1). Considerações de fatores do hospedeiro e do fármaco que poderiam influenciar a seleção de antibióticos incluem a identificação do local da infecção, o que influenciará a escolha do antibiótico e sua via de administração; o reconhecimento de doenças concomitantes, como a Aids; o reconhecimento da probabilidade de alergias a medicamentos; o reconhecimento de disfunção hepática ou renal, que poderia alterar a depuração do antibiótico; e o reconhecimento da toxicidade dos medicamentos, as interações medicamentosas, a resistência aos fármacos, a idade do paciente ou a gravidez ou estado materno; e o custo do fármaco.

Os antibacterianos, que têm como alvo os componentes específicos de microrganismos que são exclusivos ou mais essenciais para sua função do que são para os humanos, são classificados de acordo com seus mecanismos de ação. Os alvos do componente incluem **enzimas necessárias para a síntese da parede celu-**

TABELA 46.1 • Metas de fármacos antibióticos						
Classe de antibióticos	Fármaco representativo	Eficaz contra gram-positivos?	Eficaz contra gram-negativos?	Eficaz contra pseudomonas?	Eficaz contra MRSA ?	Eficaz contra anaeróbios?
Aminoglicosídeos	Gentamicina	Não	Sim	Sim	Não	Não
Carbapenem	Imipenem	Sim	Sim	Sim	Não	Sim
Cefalosporinas de 1ª geração	Cefalexina	Sim	Não	Não	Não	Sim
Cefalosporinas de 2ª geração	Cefuroxima	Sim	Sim	Não	Não	Sim
Cefalosporinas de 3ª geração	Ceftriazona	Sim	Sim	Não	Não	Sim
Cefalosporinas de 4ª geração	Cefepima	Sim	Sim	Sim	Não	Não
Cefalosporinas de 5ª geração	Cetarolina	Sim	Sim	Não	Sim	Não
Glicopeptídeos	Vancomicina	Sim	Não	Não	Sim	Sim
Lincosamidas	Clindamicina	Sim	Não	Não	Sim	Sim
Macrolídeos	Azitromicina	Sim	Sim	Não	Não	Não
Monobactâmicos	Azteronam	Não	Sim	Sim	Não	Não
Nitrofuranos	Nitrofurantoína	Sim	Sim	Não	Não	Não
Penicilinas	Amoxicilina	Sim	Sim	Não	Não	Sim
Fluoroquinolonas	Ciprofloxacino	Sim	Sim	Sim	Não	Não
Sulfonamidas	Sulfametoxazol	Sim	Sim	Não	Sim	Não
Tetraciclinas	Doxiciclina	Sim	Sim	Sim	Sim	Sim

*Este é apenas um guia. Sempre que possível, as escolhas de antibióticos devem ser guiadas por resultados de cultura e susceptibilidade.

lar bacteriana, o ribossomo bacteriano e as enzimas necessárias para a síntese de nucleotídeos e replicação de ácido desoxirribonucleico (DNA).

A resistência de patógenos aos fármacos antibacterianos e outros quimioterápicos pode ser resultado de uma resistência natural ou pode ser adquirida. Em qualquer dos casos, isso ocorre por meio de mutação, adaptação ou transferência de genes. O mecanismo de resistência contra qualquer agente antibacteriano varia, mas é resultado de alterações na captação em direção à célula bacteriana, ou sua remoção, ou a alterações no local-alvo de células bacterianas do fármaco em decorrência de uma mutação no gene. A **resistência a múltiplos fármacos** também é um grande impedimento para a terapia antibacteriana e pode ser **cromossômica ou mediada por plasmídeos**, em que os elementos genéticos de bactérias resistentes que codificam enzimas que inativam os antibacterianos são transferidos para bactérias não resistentes. O surgimento de resistência ao fármaco é, em grande medida, resultado da utilização generalizada e, muitas vezes, desnecessária ou inadequada de antibióticos em seres humanos.

As **penicilinas** (ver anteriormente) incluem penicilinas naturais, penicilinas resistentes à β-lactamase estafilocócica e penicilinas de espectro estendido (Tab. 46.2).

As **cefalosporinas** são classificadas como de primeira a quinta gerações, de acordo com o seu espectro antibacteriano (Tab. 46.3).

A Tabela 46.4 lista esses e outros fármacos antimicrobianos selecionados. O **aztreonam**, que é relativamente resistente à β-lactamase, é o único monobactâmico disponível. É não alergênico e é ativo apenas contra bacilos aeróbios gram-negativos (p. ex., pseudomonas, *serratia*). Os **carbapenens** (imipenem, meropenem e ertapenem), que são resistentes à maior parte das β-lactamases, possuem um amplo espectro de atividade contra bastonetes e anaeróbios gram-positivos e gram-negativos. Para evitar sua biotransformação, o **imipenem** é administrado com um **inibidor de desidropeptidase do túbulo renal, a cilastatina.**

A **vancomicina**, que não é afetada pelas β-lactamases, **inibe a síntese da parede celular bacteriana** por ligação covalente com os dois resíduos terminais D-alanina de pentapeptídeo peptidoglicano nascente, impedindo seu alongamento e ligação cruzada, de forma a aumentar, assim, a sensibilidade da célula à lise. É **ativa contra bactérias gram-positivas.**

TABELA 46.2 • Lista parcial de penicilinas

Natural	*Aminopenicilinas de espectro prolongado*
Benzilpenicilina (Penicilina G – protótipo)	Ampicilina
Fenoxibenzilpenicilina (Penicilina V)	Amoxicilina
Resistente à β-lactamase	*Ureidopenicilinas*
Nafcilina	Mezlocilina
Oxacilina	Piperacilina
Cloxacilina	*Carboxipenicilina*
Dicloxacilina	Ticarcilina

TABELA 46.3 • Listagem selecionada de representantes da cefalosporina	
Cefalosporina (via)	Notas
Primeira Geração • Cefazolina (IV) • Cefalexina (VO) • Cefadroxil (VO)	Ativa contra os cocos gram-positivos, incluindo estafilococos, pneumococos e estreptococos. São particularmente eficazes contra infecção de tecidos moles e pele
Segunda Geração • Cefuroxima (IV) forma oral é cefuroxima axetil • Cefotoxina (IV) • Cefotetano (IV)	Esses fármacos têm diferenças marcantes em seu espectro de atividade. Em geral, eles são ativos contra determinadas bactérias aeróbias gram-negativas, em adição à atividade contra diversos organismos gram-positivos sensíveis às cefalosporinas de primeira geração. Alguns agentes são ativos contra *Haemophilus influenza* (p. ex., cefuroxima), enquanto outros são ativos contra *Bacteroides fragilis* (p. ex., cefotoxina)
Terceira Geração • Cefotaxima (IV) • Ceftazidima (IV) • Ceftriaxona (IV)	Espectro gram-negativo aeróbio expandido. Atravessam a barreira hematencefálica. Eficazes contra cepas de bactérias resistentes a outros fármacos
Quarta Geração • Cefepima (IV)	Geralmente, tem atividade semelhante às cefalosporinas de terceira geração, mas maior resistência às β-lactamases. Também tem cobertura para pseudomonas
Quinta Geração • Ceftarolina • Ceftobiprol	Eficazes contra bactérias gram-positivas e MRSA

TABELA 46.4 • Listagem parcial de agentes antimicrobianos		
Antibacterianos	Mecanismo de ação	Efeitos adversos
Antibióticos β-*lactâmicos* Penicilinas Cefalosporinas Monobactâmicos • Aztreonam (p) *Carbapenêmicos* • Imipenem (p) • Meropenem (p) • Ertapenem (p) Vancomicina (o, p)	Inibem a síntese da parede celular bacteriana bactericida	*Antibióticos* β-*lactâmicos*: hipersensibilidade com raro potencial de choque anafilático *Cefalosporinas*: pode causar irritação e dor local de injeção IM. Aqueles com um grupo metiltiotetrazol (p. ex., cefotetano) podem causar hipoprotrombinemia e distúrbios hemorrágicos *Aztreonam*: ocasionalmente pode causar erupções cutâneas *Carbapenêmicos*: podem causar desconforto GI e erupções cutâneas e convulsões em pacientes com disfunção renal (particularmente imipenem) *Vancomicina*: relativamente não tóxico. Febre, calafrios, rubor relacionado com a infusão (síndrome do "homem vermelho") são encontrados. A ototoxicidade é um efeito raro

(Continua)

TABELA 46.4 • Listagem parcial de agentes antimicrobianos (continuação)

Antibacterianos	Mecanismo de ação	Efeitos adversos
Cloranfenicol *tetraciclinas* • Tetraciclina (o, p) • Oxitetraciclina (o, p) • Doxiciclina (o, p) • Metaciclina (o) • Minociclina (o, p) *Macrolídeos* • Eritromicina (o, p) • Claritromicina (o) • Azitromicina (o) *Cetolídeos* • Telitromicina (o) *Oxazolidinonas* • Linezolida (o, p) *Aminoglicosídeos* • Estreptomicina (p) • Neomicina (o) • Amicacina (p) • Gentamicina (p) • Tobramicina (p, i) *Espectinomicina* (p) *Lincomicinas* • Clindamicina (o, p)	Ligam-se a ribossomos bacterianos inibindo a síntese de proteínas Bacteriostáticos	*Cloranfenicol*: distúrbios GIs, supressão reversível da medula óssea, raramente anemia aplásica *Tetraciclinas*: distúrbios GIs e supercrescimento bacteriano, deformação de dentes e ossos em crianças *Eritromicina* e *claritromicina*: distúrbios GIs graves, hipersensibilidade, inibição de P450 hepática. *Telitromicina*: inibição de P450 hepática *Linezolida*: trombocitopenia reversível *Aminoglicosídeos*: ototoxicidade e nefrotoxicidade *Clindamicina*: distúrbios GIs, disfunção hepática, colite potencialmente fatal
Sulfonamidas • Sulfadiazina (o) • Sulfametizol (o) • Sulfametoxazol (o) • Sulfanilamida (t) • Sulfisoxazol (t, o) *Trimetoprima*	*Sulfonamidas*: análogos estruturais do ácido *p*-aminobenzoico que inibem a di-hidropteroato sintase bacteriana, bloqueando a síntese de ácido fólico e o crescimento celular *Trimetoprima*: inibe seletivamente a ácido di-hidrofólico redutase, bloqueando a síntese de ácido fólico e o crescimento celular. Atua sinergicamente com o sulfametoxazol, com o qual é frequentemente coadministrada. Bacteriostático	*Sulfonamidas*: disfunção de hipersensibilidade do trato urinário, anemia hemolítica ou aplástica, síndrome de Stevens-Johnson potencialmente fatal *Trimetoprima*: discrasias sanguíneas

(Continua)

TABELA 46.4 • Listagem parcial de agentes antimicrobianos (*continuação*)		
Antibacterianos	Mecanismo de ação	Efeitos adversos
Fluoroquinolonas (selecionadas) • Ciprofloxacino (t, o, p) • Levofloxacino (t, o, p) • Ofloxacino (t, o, p) • Moxifloxacino (o, p)	Inibem a atividade da topoisomerase bacteriana (DNA girase) que é necessária para a replicação Bactericida	Distúrbios GIs, artropatia reversível, arritmias, ruptura do tendão

t = tópica, o = oral, p = parenteral, i = inalação.

QUESTÕES DE COMPREENSÃO

46.1 Qual das seguintes alternativas é a explicação mais provável para a resistência a múltiplos fármacos aos antibióticos que se espalham de um tipo de bactéria para outra?

A. Adaptação
B. Diminuição da biodisponibilidade
C. Transferência gênica
D. Mutação

46.2 As penicilinas inibem qual dos seguintes processos/compostos bacterianos?

A. Síntese da proteína
B. Topoisomerase
C. Di-hidropteroato sintase
D. Síntese da parede celular

46.3 Ototoxicidade e nefrotoxicidade são efeitos adversos típicos de qual das seguintes opções?

A. Aminoglicosídeos
B. Antibióticos β-lactâmicos
C. Cloranfenicol
D. Fluoroquinolonas

RESPOSTAS

46.1 **C.** A resistência aos fármacos antibióticos pode ocorrer por meio de mutação bacteriana celular, adaptação ou transferência de genes. A melhor via para a resistência a múltiplos fármacos que se espalha a partir de um tipo de bactéria para outra é por meio de plasmídeo ou transferência gênica cromossômica.

46.2 **D.** As penicilinas inibem a síntese da parede celular bacteriana. Cloranfenicol, tetraciclinas, macrolídeos, cetolídeos, oxazolidinonas, aminoglicosídeos, espectinomicina e lincomicina ligam-se a ribossomos bacterianos inibindo a síntese de proteínas. As fluoroquinolonas inibem a atividade da topoisomerase bacteriana, inibindo a síntese de proteínas, e as sulfonamidas inibem o di-hidropteroato sintase bacteriana, de forma a bloquear a síntese de ácido fólico e o crescimento celular.

46.3 **A.** A ototoxicidade e a nefrotoxicidade são efeitos adversos típicos dos aminoglicosídeos. O cloranfenicol pode causar distúrbios GIs, supressão reversível da medula óssea e raramente anemia aplásica. Como grupo, os antibióticos β-lactâmicos podem causar hipersensibilidade e ter o potencial de causar choque anafilático. As fluoroquinolonas podem causar distúrbios GIs, artropatia reversível e arritmias.

DICAS DE FARMACOLOGIA

▶ Os antibióticos β-lactâmicos inativam transpeptidases bacterianas e evitam a ligação cruzada de polímeros de peptidoglicanos essenciais para a integridade da parede celular.
▶ Tanto a penicilina como a amoxicilina são suscetíveis às β-lactamases.
▶ Para impedir sua biotransformação, o imipenem é administrado com um inibidor de desidropeptidase do túbulo renal, a cilastatina.
▶ A vancomicina, que não é afetada por β-lactamases, é ativa contra bactérias gram-positivas.
▶ Os aminoglicosídeos podem causar ototoxicidade ou nefrotoxicidade e devem ser usados com cautela naqueles pacientes que têm insuficiência renal ou que são idosos.

REFERÊNCIAS

Conte JE. Manual of antibiotics and infectious diseases. Philadelphia (PA): Lippincott Williams & Wilkins, 2001.

Khardori N. Antibiotics – past, present and future. *Med Clin North Am.* 2006;90(6);1049–75.

Mehlhorn AJ, Brown DA. Afety concerns with fluoroquinolones. *Ann Pharmacother.* 2007;41:1859.

Robicsek A, Jacoby GA, Hooper DC. The worldwide emergence of plasmid-mediated quinolone resistance. *Lancet Infect Dis.* 2006;6:629.

Tenover FC. Mechanisms of antimicrobial resistance in bacteria. *Am J Med.* 2006;119(6 suppl 1):S3–10; discussion S62–70.

Wright AJ. The penicillins. Mayo Clin Proc 1999;74(3):290–307.

CASO 47

Um homem de 58 anos de idade apresenta-se para avaliação de uma erupção cutânea dolorosa. Ele diz que, por dois ou três dias, teve dor aguda, em queimação, que irradiava do meio de suas costas para o lado esquerdo. Achou que estava com cálculos renais. Ontem, percebeu uma erupção cutânea que se espalhou em uma distribuição "como uma linha" na mesma área em que ele teve a dor. Seus medicamentos atuais são gliburida contra o diabetes tipo II, sinvastatina contra o colesterol alto e lisinopril contra a hipertensão, sendo cada um deles tomado há vários anos. Ele tem história de varicela quando criança. Ao exame, apresenta febre baixa e sinais vitais normais em outros aspectos. No exame de pele observa-se uma erupção com distribuição semelhante a um cinto desde a coluna, em torno do flanco esquerdo, até a linha média do abdome. A erupção consiste em placas eritematosas com aglomerados de vesículas. O restante do seu exame é normal. Você faz o diagnóstico de herpes-zóster e prescreve um curso de aciclovir.

▸ Qual é o mecanismo de ação do aciclovir?
▸ Como o aciclovir é eliminado do corpo?

RESPOSTAS PARA O CASO 47
Antivirais

Resumo: Um homem de 58 anos de idade com herpes-zóster é tratado com aciclovir.

- **Mecanismo de ação do aciclovir:** Análogo de purina, que é convertido em trifosfato de nucleosídeo que compete com o substrato trifosfato natural inibindo a atividade de polimerase de DNA viral. Também é incorporado no DNA viral em crescimento, em que atua como um terminador de cadeia. O trifosfato tem maior afinidade pela polimerase do DNA viral em comparação com a polimerase de DNA nativo, que confere especificidade à sua ação.
- **Eliminação de aciclovir:** Excretado sem biotransformação por via renal, por filtração glomerular e tubular.

CORRELAÇÃO CLÍNICA

O herpes-zóster é causado por uma reativação do vírus varicela-zóster dormente. Ele provoca erupção cutânea e, frequentemente, neuropatia dolorosa, em geral, na distribuição de um único dermátomo. Raramente, o herpes-zóster afetará vários dermátomos, mas não deve cruzar a linha média. O aciclovir pode encurtar o curso dos sintomas do herpes-zóster, embora ele não possa erradicar o vírus latente. O aciclovir é um análogo de purina, que é convertido em uma forma de monofosfato por uma cinase de timidina, que é específica para o vírus; isso assegura a sua especificidade para as células infectadas. As enzimas celulares hospedeiras, em seguida, convertem o monofosfato em forma trifosfato que inibe competitivamente a atividade de polimerase do DNA viral. A forma trifosfato também é incorporada ao DNA viral, em que atua como terminador de cadeia, porque o grupo 3'-hidroxila evita a posterior adição de nucleosídeos. O aciclovir tem uma biodisponibilidade oral baixa. Ele é excretado, em grande parte inalterado, por via renal. O valaciclovir é uma forma de profármaco de aciclovir que tem biodisponibilidade oral maior do que o aciclovir. É rápido e completamente convertido em aciclovir, após a absorção, o que resulta em maiores concentrações de aciclovir.

ABORDAGEM À
Farmacologia de fármacos antivirais

OBJETIVOS

1. Listar as classes de medicamentos específicos e os fármacos usados para tratar a doença viral.
2. Descrever os mecanismos de ação e os efeitos adversos de fármacos antivirais usados para o tratamento de infecções pelo vírus da gripe, o vírus herpes sim-

ples, vírus varicela-zóster, citomegalovírus, vírus da imunodeficiência humana (HIV) e vírus da hepatite C.

DISCUSSÃO

Classe

BIOLOGIA VIRAL Os vírus são parasitas intracelulares obrigatórios que não têm a sua própria maquinaria metabólica, mas usam as capacidades metabólicas do hospedeiro para se replicar. Os fármacos antivirais geralmente atacam o vírus antes da penetração da célula, depois de o vírus deixar a célula hospedeira ou enquanto o vírus está ativo na célula hospedeira. Efeitos inespecíficos podem ser prejudiciais para o hospedeiro. A Figura 47-1 mostra um esquema do ciclo de vida viral resumido e a Tabela 47-1 descreve terapias antivirais específicas destinadas aos vários passos de maturação virais.

Existem três tipos principais de vírus: (1) **vírus de DNA**, em geral, entra no núcleo da célula hospedeira e orienta a produção de novos vírus, (2) **vírus** do ácido ribonucleico (**RNA**), que orienta a produção de novos vírus, geralmente sem penetrar no núcleo da célula hospedeira (uma exceção é o *influenza*) e (3) o **retrovírus de RNA**, tal como o HIV. O retrovírus contém uma enzima, a transcriptase que faz uma cópia de DNA do RNA viral; a cópia de DNA é introduzida no DNA do hospedeiro e orienta a produção de novos vírus.

VISÃO GERAL DOS AGENTES ANTIVIRAIS As **quatro classes principais de agentes antivirais** são (1) os **inibidores de polimerase de DNA**, (2) os **inibidores da transcriptase reversa**, (3) os **inibidores de protease** e (4) os **inibidores de fusão**. Deve-se salientar que o tratamento contra o HIV geralmente utiliza três a quatro fármacos antirretrovirais como padrão. Os inibidores de DNA-polimerase são classificados em nucleosídeos e não nucleosídeos. Os fármacos podem atingir a replicação de ácidos nucleicos virais, tais como a polimerase do DNA, quer por meio de nucleosídeo (análogos de purina ou pirimidina), tais como aciclovir ou ribavirina, quer por ataque de um processo viral original necessário na síntese de ácido nucleico, tal como o pirofosfato viral (tipo não nucleosídeo).

Os fármacos antivirais utilizados no tratamento contra o vírus herpes simples, vírus varicela-zóster e citomegalovírus podem ser classificados como nucleosídeos ou não nucleosídeos, de acordo com o seu local de ação no ciclo replicativo viral ou de acordo com a sua utilização clínica (ver Tab. 47.1).

AGENTES ANTIVIRAIS COMUNS *Influenza*. **Amantadina** e **rimantadina** são primariamente usadas contra infecções causadas pelo *influenza A*. Seu mecanismo de ação interfere no **desnudamento viral**. Os fármacos anti-*influenza* diminuem a duração da doença em um a dois dias e diminuem a intensidade da doença em 50%. Eles devem ser administrados nas primeiras 48 a 72 horas do início para serem eficazes. Ambos são muito bem absorvidos por via oral e causam alguns efeitos menores (rimantadina menos) no SNC e efeitos GIs menores.

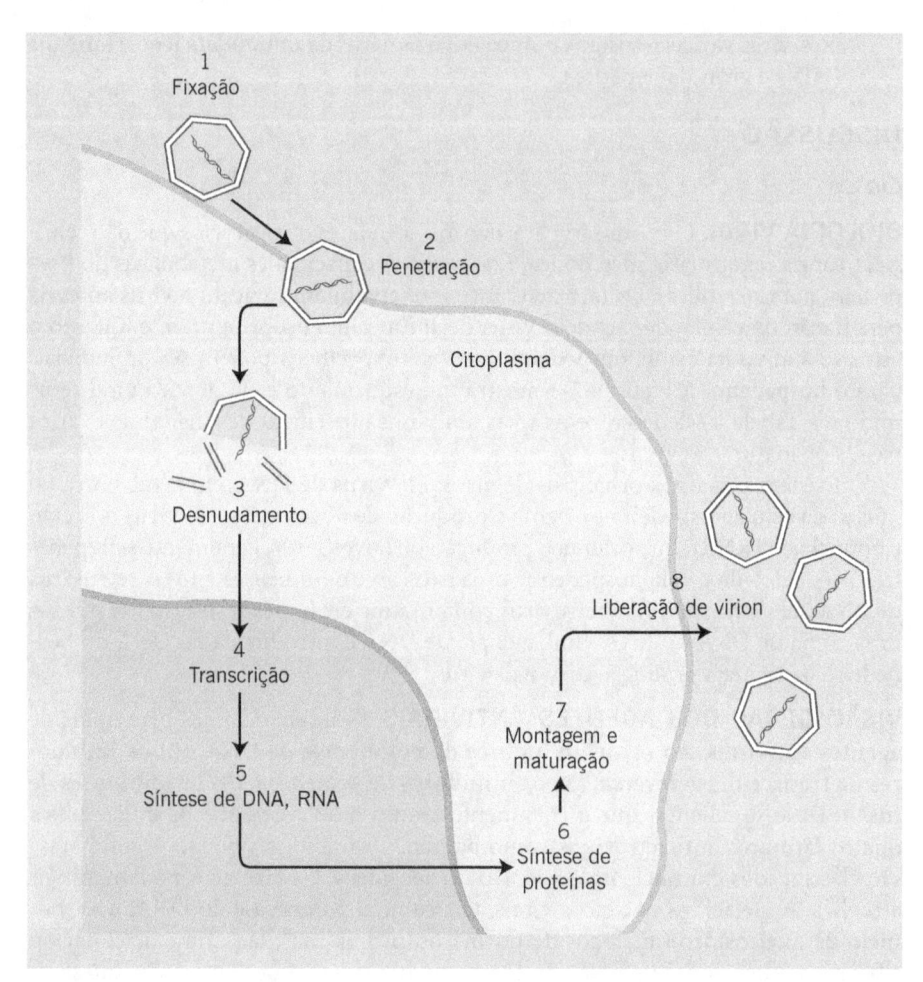

Figura 47.1

HERPES-VÍRUS, VARICELA-ZÓSTER/CITOMEGALOVÍRUS O aciclovir é usado contra o **vírus-herpes simples 1 e vírus-herpes simples 2**. O aciclovir, um inibidor de **polimerase do DNA do nucleosídeo**, é um **análogo** do trifosfato de desoxiguanosina (**dGTP**), que é incorporado ao DNA viral e provoca a terminação da cadeia de DNA. Sua especificidade é resultado da presença de **timidinacinase específica de herpes** em células infectadas, que fosforila o aciclovir; isso não ocorre em células não infectadas. O trifosfato de aciclovir é formado nas células infectadas e incorporado ao DNA infectado das células, e não formado em células normais. O aciclovir pode ser usado topicamente, por via oral contra herpes genital recorrente e por via IV em pacientes imunocomprometidos ou com encefalite por herpes. Seus efeitos

TABELA 47.1 • Exemplos de mecanismos antivirais

	Ciclo de vida viral	Terapia antiviral	Exemplos
1.	Vírus liga-se à célula	γ-globulina (liga-se ao vírus)	Hepatite A e B
2.	Vírus penetra na célula	γ-globulina	
3.	Vírus desnuda seu ácido nucleico	Amentadina, rimantodina	Influenza A
4a.	Síntese de enzimas virais importantes, tais como polimerases (transcrição)	Aciclovir, ribavirina (inibidor de DNA-polimerase)	Herpes simples
4b.	Ácido nucleico viral é sintetizado	Zidovudina (inibidor da transcriptase reversa)	HIV
5.	Proteínas estruturais virais tardias são sintetizadas	Indinavir (inibidor de protease)	HIV
6.	Proteínas e partículas virais são montadas	Interferons	Vírus da hepatite C
7.	Vírus são liberados da célula hospedeira	Zanmivir, oseltamivir	*Influenza* A e B

adversos incluem cefaleia, náuseas e raramente nefrotoxicidade com uso IV. O **valaciclovir** é um análogo de aciclovir e é convertido em aciclovir no organismo. Sua vantagem é a melhor biodisponibilidade.

O **penciclovir** é convertido na forma trifosfato e inibe polimerase de DNA viral. O **fanciclovir** é convertido em agente ativo penciclovir no organismo. Seu principal uso é contra o **herpes-zóster localizado em pacientes imunocomprometidos**. Cefaleia e efeitos GIs são comuns. O **ganciclovir** é estruturalmente semelhante ao aciclovir e deve ser convertido para a forma trifosfato para ser ativo; compete com dGTP para a incorporação no DNA viral, inibindo, assim, a polimerase do DNA. Seu papel principal é contra o **citomegalovírus**, e é **muito mais eficaz do que o aciclovir contra o citomegalovírus**. O ganciclovir pode induzir **mielossupressão** grave.

O **foscarnet** é um **análogo de não nucleosídeo sintético de pirofosfato** e inibe a polimerase do DNA ou a transcriptase reversa de HIV fixando-se diretamente no local de ligação do pirofosfato. Seu uso é geralmente contra **herpes resistente ao aciclovir ou na retinite por citomegalovírus**. Pode ocorrer nefrotoxicidade significativa com a sua utilização.

A **trifluridina** fluorada é um **análogo nucleosídico de pirimidina**. Sua forma monofosfato inibe a timidilato sintetase, e sua forma trifosfato inibe a polimerase do DNA. É ativa contra o vírus-herpes simples 1 e 2 e citomegalovírus, sendo usada principalmente contra a ceratoconjuntivite e ceratite recorrente.

HIV O HIV é, em geral, combatido com três fármacos antirretrovirais, simultaneamente, a partir de, pelo menos, duas das cinco classes, que incluem **inibidores da transcriptase reversa de nucleosídeos/nucleotídeos** (zidovudina também denominada AZT, abacavir, lamivudina, estavudina, didanosina), **inibidores não nucleosídeos da transcriptase reversa** (nevirapina, efavirenz, delavirdina), **inibidores da protease** (indinavir, nelfinavir, saquinavir), **inibidores de fusão** (enfuvirtida), **inibidores de integrase** (raltegravir) e **antagonistas do CCR5** (maraviroc).

VÍRUS DA HEPATITE C O vírus da hepatite C é combatido com **interferon e ribavirina**. O interferon é geralmente administrado sob a forma de peginterferon; a peguilação aumenta a meia-vida e diminui a imunogenicidade. O interferon é um inibidor não nucleosídeo da transcrição. A **ribavirina** inibe a atividade de RNA-polimerase, inibindo, assim, a iniciação e a síntese de fragmentos de RNA. Os pacientes com genótipo 1 da hepatite C também podem beneficiar-se da adição de um inibidor da protease (telaprevir ou bocepravir), que são inibidores do complexo de proteína não estrutural 3 (NS3), inibindo a replicação do vírus da hepatite C. O telaprevir pode inibir esse complexo em outros genótipos de hepatite C, mas o bocepravir atua especificamente sobre o genótipo 1 da hepatite C. Os inibidores de protease não são recomendados para os genótipos 2, 3 e 4.

O interferon está associado a efeitos adversos significativos, incluindo fadiga, depressão e suicídio.

Estrutura

Valaciclovir, fanciclovir e **valganciclovir**: profármacos de éster de, respectivamente, aciclovir, penciclovir e ganciclovir.
Cidofovir: Análogo de fosfonato de citidina.
Idoxuridina, estavudina, zidovudina: análogo de timidina.
Lamivudina: analógo de citosina.
Abacavir: analógo de guanosina.
Didanosina: análogo de adenosina

A Tabela 47.2 apresenta uma lista parcial de fármacos antivirais e mecanismos de ação e a Tabela 47.3 apresenta os fármacos utilizados para o tratamento de viroses do herpes simples, vírus varicela-zóster e citomegalovírus.

Mecanismo de ação

Valaciclovir, ganciclovir e valganciclovir atuam como o aciclovir.

Idoxuridina e penciclovir e o profármaco fanciclovir, que é convertido em penciclovir ativo, também atuam como o aciclovir, exceto quando não causam a terminação da cadeia de DNA.

A trifluridina (ativada por fosforilação do hospedeiro celular) e o foscarnet (atua diretamente inibindo a polimerase de DNA viral e RNA-polimerase) não ne-

CASOS CLÍNICOS EM FARMACOLOGIA 349

TABELA 47.2 • Listagem parcial de agentes antivirais e mecanismos de ação
Nucleosídeos que inibem a replicação genômica de RNA ou DNA: aciclovir, cidofovir, fanciclovir, ganciclovir/valganciclovir, penciclovir, idoxuridina, trifluridina, valaciclovir
Não nucleosídeos que inibem a replicação genômica de RNA ou DNA: foscarnet
Não nucleosídeos que inibem a transcrição: interferons
Não nucleosídeos que inibem a tradução: fomivirsen
Não nucleosídeos que inibem o desnudamento: amantadina, rimantadina
Não nucleosídeos que inibem a liberação e o brotamento: zanamivir, oseltamivir
Outras infecções virais
Hepatite B e C: Lamivudina, adefovir, interferon alfa e ribavirina
Influenza: Amantadina e rimantadina (não nucleosídeos que inibem desnudamento), zanamivir e oseltamivir (não nucleosídeos que inibem a liberação e o brotamento)
HIV-1: Inibidores da transcriptase reversa nucleosídeos e nucleotídeos (ITRNs; abacavir, didanosina, lamivudina, estavudina, tenofovir, zalcitabina, zidovudina) Inibidores da transcriptase reversa não nucleosídeos (ITRNNs; delavirdina, efavirenz, nevirapina) Inibidores de protease (amprenavir, atazanavir, fosamprenavir, indinavir, lopinavir/ritinovir, nelfinavir, ritonavir, saquinavir, tipranavir) Inibidores de fusão (enfuvirtida)

cessitam de ativação por timidinacinase viral para a sua atividade e, portanto, podem ser usados para tratar infecções virais resistentes ao aciclovir.

O cidofovir é fosforilado em nucleotídeos mono e difosfato por cinases celulares e, por conseguinte, acumula-se em ambas as células infectadas e não infectadas. Como difosfato, o cidofovir inibe e serve como substrato alternativo dCTP para DNA-polimerase viral, resultando na inibição da síntese do DNA viral e na terminação de alongamento de cadeia.

O fomivirsen é um oligonucleotídeo antisense que se liga à principal região precoce imediata 2 (IE_2) de RNAm de citomegalovírus, impedindo sua tradução em proteína e, portanto, bloqueando a replicação viral.

Neverapina, efavirenz e delavirdina ligam-se à transcriptase reversa para inibir sua atividade.

Administração

Aciclovir: Administrado por via oral e IV e é como fármaco tópico. **Foscarnet**: Reservado para tratar infecções virais resistentes ao aciclovir e só pode ser administrado por via IV.
Valaciclovir e fanciclovir: Disponíveis apenas para uso oral.

Ganciclovir: Administrado oralmente, por via parenteral (IV) e como implante intraocular de liberação lenta.
Penciclovir, trifluridina e idoxuridina: Disponíveis apenas para uso tópico.
Cidofovir: Administrado por via parenteral com probenecida para bloquear sua secreção tubular ativa.
Fomivirsen: Administrado por injeção intravítrea.

Farmacocinética

Aciclovir: Baixa biodisponibilidade oral.
Vlaciclovir: Um profármaco éster com maior biodisponibilidade oral do que o aciclovir, que é rapidamente e completamente convertido em aciclovir após absorção.

TABELA 47.3 • Agentes usados para tratar vírus do herpes simples, vírus da varicela-zóster e citomegalovírus (via de administração)

Agentes	Infecções Virais	Efeitos Adversos
Aciclovir (t, o, p)	Vírus do herpes simples, vírus da varicela-zóster	Náuseas, vômitos, diarreia, cefaleia; administração parenteral pode causar neuropatia reversível e nefropatia
Cidofovir (p)	Vírus do herpes simples, citomegalovírus	Nefrotoxicidade
Docosanol (t)	Vírus do herpes simples, vírus da varicela-zóster	Bem tolerado
Fanciclovir (o)	Vírus do herpes simples, vírus da varicela-zóster	Náuseas, vômitos, diarreia, cefaleia, confusão em idosos
Ganciclovir (implante intraocular, o, p)	Citomegalovírus	Geralmente mielossupressão reversível com neutropenia e trombocitopenia
Valganciclovir (o)		
Penciclovir (t)	Vírus do herpes simples, vírus da varicela-zóster	Bem tolerado
Idoxuridina (o)	Vírus do herpes simples	Edema e ardência e pontadas nos olhos
Valaciclovir (o)	Vírus do herpes simples	Náuseas, vômitos, diarreia, cefaleia
Trifluridina (t)	Vírus do herpes simples, vírus da varicela-zóster	Edema e ardência e pontadas nos olhos
Foscarnet (p)	Vírus do herpes simples, vírus da varicela-zóster, citomegalovírus	Nefrotoxicidade reversível, hipo ou hipercalcemia e fosfatemia que podem levar à disfunção neuronal e cardíaca; alucinações, ulceração genital e anemia não são incomuns
Fomivirsen	Citomegalovírus	Irite, vitreíte, aumenta a pressão ocular

t = tópica, o = oral, p = parenteral.

Fanciclovir, valganciclovir: Profármacos de éster que são rapidamente convertidos pela biotransformação de primeira passagem para seus respectivos agentes ativos, penciclovir e ganciclovir.

Inibidores de transcriptase reversa de nucleotídeos/nucleosídeos (ITRNN) e fármacos inibidores de proteases (IP) são biotransformados e induzem o sistema enzimático CYPP450 (3A4), resultando em inúmeras interações medicamentosas.

QUESTÕES DE COMPREENSÃO

47.1 Qual dos seguintes fármacos mais provavelmente causará mielossupressão?
   A. Fanciclovir
   B. Fomivirsen
   C. Ganciclovir
   D. Penciclovir

47.2 Qual dos seguintes fármacos é um profármaco que após administração por via oral é convertido em um agente ativo, penciclovir?
   A. Aciclovir
   B. Fanciclovir
   C. Fomivirsen
   D. Ganciclovir

47.3 Os níveis elevados de aciclovir obtidos no vírus-alvo, tais como o vírus do herpes simples, são consequência de qual de suas propriedades?
   A. Ligação à principal região precoce imediata 2 (IE_2) de RNAm de citomegalovírus
   B. Inibição direta de DNA-polimerase viral e RNA-polimerase
   C. Conversão da enzima da célula hospedeira em compostos de trifosfato
   D. Monofosforilação por timidinacinase viral

RESPOSTAS

47.1 **C.** O ganciclovir pode causar mielossupressão geralmente reversível. O fanciclovir pode causar náuseas, vômitos, diarreia e cefaleia. O penciclovir é geralmente bem tolerado. O fomivirsen causa problemas oculares, como irite, vitreíte e aumento da pressão ocular.

47.2 **B.** O fanciclovir é um profármaco éster diacetil que após a administração oral é convertido em penciclovir por biotransformação de primeira passagem. O fomivirsen é administrado por injeção intravítrea. O aciclovir e o ganciclovir atuam diretamente e podem ser administrados por via oral e parenteral. O aciclovir também pode ser administrado topicamente. O ganciclovir também pode ser administrado como implante intraocular.

47.3 **D.** Os altos níveis de aciclovir obtidos em vírus-alvo, como vírus do herpes simples, resultam de sua monofosforilação por timidinacinase viral. Os fármacos antivirais que são ativados apenas por cinases da célula hospedeira, por exemplo, cidofovir, irão acumular-se nas células hospedeiras com ou sem infecção viral. O fomivirsen é um oligonucleotídeo antisense que se liga à região precoce imediata maior 2 (IE_2) de RNAm de citomegalovírus, impedindo sua translação para a proteína e, por conseguinte, bloqueando a replicação viral. O foscarnet atua diretamente para inibir a polimerase de DNA viral e RNA-polimerase.

DICAS DE FARMACOLOGIA

▶ A principal estratégia de fármacos antivirais é atacar uma enzima ou um processo viral único, mas vital.
▶ Os três principais tipos de agentes antivirais incluem inibidores de DNA-polimerase, inibidores da transcriptase reversa e inibidores da protease.
▶ Na terapia contra o HIV, utilizam-se, geralmente, pelo menos dois inibidores da transcriptase reversa e um inibidor de protease.
▶ A didanosina também é um inibidor da transcriptase reversa de nucleosídeo de infecções por HIV e está associada a neuropatia periférica ou lesões no pâncreas.
▶ O foscarnet é um análogo de não nucleosídeo sintético de pirofosfato e está associado a nefrotoxicidade reversível, hipo ou hipercalcemia e fosfatemia, que pode levar a disfunção neuronal e cardíaca. Além disso, podem ocorrer alucinações, ulceração genital e anemia.
▶ O ganciclovir implantável e o valganciclovir oral são mais amplamente utilizados para a doença por citomegalovírus do que foscarnet, cidofovir ou ganciclovir.

REFERÊNCIAS

Coen DM, Richmann DD. Antiviral agents. In: Knipe DM, Howley PN, Griffin DE, et al., eds. Fields Virology, 5th ed. Philadelphia (PA): Lippincott, Williams & Wilkins, 2006.

Gnann JW Jr, Whitley RJ. Clinical practice: herpes zoster. *N Engl J Med*. 2002;347:40.

Miller GG, Dummer JS. Herpes simplex and varicella zoster viruses: forgotten but not gone. *Am J Transplant*. 2007;7:741.

Smith LS, Nelson M, Naik S, Woten J. Telapravir: NS3/4A protease inhibitor for the treatment of chronic hepatitis C. Ann Pharmacother 2011;45:639.

Drugs for non-HIV viral infections. *Med Lett Drugs Therapy*. 2007;5(59):59–70.

AIDS info: U.S. Department of Health and Human Services. www.aidsinfo.nih.gov

CASO 48

Um menino de 4 anos de idade é levado por sua mãe ao consultório porque ele persiste coçando uma mancha em seu braço. A mãe diz que isso vem acontecendo há vários dias, e parece que a mancha está crescendo. Ninguém em casa tem algo parecido. Ele não teve febre ou quaisquer sinais sistêmicos de doença. Não houve exposições recentes a novos alimentos, medicamentos, loções ou sabonetes. Ele frequenta a pré-escola durante o dia. Ao exame da pele do menino, você vê um anel circular do tamanho de uma moeda de 5 centavos no antebraço direito. Ela tem uma borda vermelha, elevada, com escama ativa apenas nas bordas, e que clareia no centro. Você obtém um raspado da lesão com hidróxido de potássio que é positivo para elementos fúngicos. O restante do exame da pele e o exame físico geral são normais. Você o diagnostica com tínea de corpo (micose) e prescreve nistatina tópica.

▶ Qual é o mecanismo de ação da nistatina?
▶ A nistatina é semelhante em estrutura e função a qual outro medicamento antifúngico?

RESPOSTAS PARA O CASO 48
Antifúngicos

Resumo: Um menino de 4 anos de idade com tínea de corpo recebe tratamento com nistatina tópica.

- **Mecanismo de ação de nistatina:** Cria poros nas membranas fúngicas ligando ergosterol.
- **Nistatina é semelhante em estrutura e ação a:** Anfotericina B.

CORRELAÇÃO CLÍNICA

As infecções fúngicas superficiais da pele são muito comuns, principalmente na população pediátrica. Há muitas preparações tópicas disponíveis que são eficazes contra esse problema. A nistatina é um antifúngico poliênico, com semelhanças na estrutura e na função ao antifúngico sistêmico anfotericina B. A nistatina, que é muito tóxica para uso parenteral, é administrada topicamente contra infecções da pele. Ela não é absorvida através do trato gastrintestinal; portanto, as preparações orais são utilizadas apenas para o tratamento de infecções fúngicas das membranas mucosas da boca ou do trato intestinal. A anfotericina B é administrada por via IV e somente é usada para infecções fúngicas sistêmicas graves. Tem toxicidades significativas e efeitos adversos. Frequentemente causa febre, calafrios e insuficiência renal. Com menos frequência causa reações anafiláticas, dor, trombocitopenia e convulsões.

ABORDAGEM À
Farmacologia de fármacos antifúngicos

OBJETIVOS

1. Listar os fármacos antifúngicos e descrever seus mecanismos de ação, usos terapêuticos, vias de administração e efeitos adversos.

DISCUSSÃO

Classe

Além do análogo de pirimidina, flucitosina, e do antifúngico derivado de *Penicillium*, griseofulvina, as quatro classes principais de fármacos antifúngicos são macrolídeos poliênos, azólicos, alilaminas e equinocandinas (Tab. 48-1).

De todos os antifúngicos disponíveis, a **anfotericina B** tem o espectro de atividade mais amplo, incluindo atividade contra **fungos**, **leveduras**, e **mofos**. Embora

TABELA 48.1 • Fármacos antifúngicos selecionados (via)	
Macrolídeos polieno Nistatina (t, o para trato GI) Natamicina (t) Anfotericina B (t, o para o trato GI, p)	*Alilaminas* Naftifina (t) Terbinafina (o, t)
Azólicos Miconazol (t) Clotrimazol (t) Itraconazol (o, p) Fluconazol (o, p) Voriconazol (o, p)	*Outros antifúngicos* Flucitosina (o) Griseofulvina (o)
Equinocandinas Caspofungina (p) Anidulafungina (p) Micafungina (p)	

t = tópica, o = oral, p = parenteral.

esse medicamento tenha sido considerado por muito tempo o fármaco de escolha de primeira linha, seu uso está agora limitado devido a efeitos adversos graves. O **principal efeito adverso** resultante da administração de anfotericina B é a **toxicidade renal** quase invariável que resulta da diminuição do fluxo sanguíneo renal e da destruição da membrana tubular e basal que pode ser irreversível e necessitar de diálise. Portanto, é, muitas vezes, administrada de maneira aguda em pacientes com infecções graves seguida pouco depois por um agente menos tóxico, tal como um azólico. Outros efeitos adversos da anfotericina B dizem respeito à sua infusão IV e incluem febre, calafrios, vômitos, hipotensão e cefaleia, que podem ser diminuídos um pouco por cuidadoso monitoramento e infusão lenta.

Os **antifúngicos azólicos** têm amplo espectro de atividade, incluindo atividade contra **vaginite, candidíase, micoses** e **dermatófitos**, entre muitos outros. Como fármacos tópicos, os azólicos são relativamente seguros. Quando administrados por via oral, o **seu efeito adverso mais comum é a disfunção gastrintestinal**. **Fluconazol, itraconazol** e **voriconazol** também podem ser administrados por via parenteral. Raramente, pode ocorrer disfunção hepática. A interação de **itraconazol** com quinidina pode resultar em arritmias cardíacas. O monitoramento de **toxicidade hepática** potencial em pacientes que recebem itraconazol também é altamente recomendado. O **voriconazol** com frequência causa **embaçamento agudo da visão** com mudanças na percepção das cores que desaparece de forma rápida.

Os **antifúngicos alilamina, naftifina e terbinafina** são usados topicamente para tratar dermatófitos. O contato com as membranas mucosas pode levar a irritação e eritema local e deve ser evitado. A **terbinafina** administrada por via oral é efetiva contra **onicomicose. O monitoramento da toxicidade hepática potencial é altamente recomendado.**

A **flucitosina** é ativa contra apenas um **grupo restrito de infecções fúngicas**. Devido ao rápido desenvolvimento de resistência, é usada concomitantemente por seus efeitos sinérgicos com outros antifúngicos. O efeito adverso mais relatado é a **supressão da medula óssea**, provavelmente como resultado da **toxicidade do metabólito fluorouracilo**, que deve ser monitorado de forma contínua. Outros efeitos adversos relatados, mas menos comuns, incluem hepatotoxicidade, enterocolite e queda de cabelo.

A **griseofulvina**, cuja utilização está diminuindo em relação aos azólicos terbinafina e itraconazol, é um antifúngico eficaz, utilizado apenas **sistemicamente** para o combate a uma **gama muito limitada de dermatófitos**. Os efeitos adversos mais comuns incluem **hipersensibilidade** (febre, erupção cutânea, síndrome semelhante à doença do soro) e **cefaleia**. É **teratogênica**.

As **equinocandinas** são altamente eficazes contra **muitas espécies de *Candida***. Elas são os primeiros antifúngicos a afetar a parede da célula fúngica. Tornaram-se o **fármaco de escolha de primeira linha contra candidemia** e estão disponíveis para administração parenteral. Os efeitos colaterais incluem febre, hepatotoxicidade leve, reações de hipersensibilidade à infusão e sintomas GIs. Raramente, causam supressão da medula óssea. De forma diferente da anfotericina B, não afetam a função renal. Na atualidade, há uma resistência mínima para equinocandinas, enquanto a resistência aos azólicos está em ascensão.

Estrutura

Dependendo se há dois ou três átomos de nitrogênio no anel azólico, os agentes antifúngicos azólicos são subclassificados, respectivamente, como imidazólicos (cetoconazol, clotrimazol, miconazol) ou triazólicos (itraconazol, fluconazol e voriconazol). As equinocandinas são hexapeptídeos cíclicos.

Mecanismo de ação

Nistatina e anfotericina B ligam-se ao ergosterol, um dos principais componentes das **membranas das células dos fungos**. Isso perturba a estabilidade da célula por meio da formação de poros na membrana celular, que resulta em vazamento dos componentes intracelulares. As bactérias não são suscetíveis porque elas não têm ergosterol.

Os azólicos (imidazólicos um pouco menos) têm maior afinidade para fungos do que com as enzimas do citocromo P450 e, portanto, reduzem a síntese de ergosterol da célula fúngica de maneira mais eficaz do que o colesterol da célula humana. Os antifúngicos alilamina, naftina e terbinafina diminuem a síntese de ergosterol e aumentam a ruptura da membrana fúngica por meio da inibição da enzima esqualeno-epoxidase.

A flucitosina deve primeiro ser transportada para o interior das células fúngicas através de uma permease de citosina e ser convertida sequencialmente em 5-fluorouracilo (5-FU) e, em seguida, em ácido 5-fluorodeoxiuridilíco, que interrompe a síntese de DNA por inibição da timidilato sintetase. As células humanas são incapazes de sintetizar metabólitos ativos de flucitosina.

O mecanismo de ação antifúngico da griseofulvina não é claramente conhecido. Ela atua apenas nas células da pele em crescimento de, e relatou-se que interfere na síntese de ácido nucleico e interrompe a função dos microtúbulos, entre outras atividades.

As equinocandinas são os primeiros antifúngicos a atuar especificamente na parede da célula fúngica. Elas inibem a β-1,3-glucano-sintase, uma enzima necessária para a síntese de um importante componente da parede celular, o glucano, tornando as paredes das células mais suscetíveis à lise. Os β-glucanos não estão presentes em células humanas, reduzindo, assim, o potencial de toxicidade em seres humanos.

Administração

A anfotericina B é insolúvel em água e, portanto, geralmente é administrada como uma suspensão coloidal com desoxicolato de sódio. Devido à sua escassa absorção a partir do trato GI, a anfotericina B tem de ser administrada por via IV para tratar a doença sistêmica, embora seja eficaz por via oral contra infecções fúngicas dentro do lúmen GI. Da mesma maneira, a nistatina é precariamente absorvida, mas pode também ser utilizada contra infecção fúngica do trato GI. É muito tóxica para utilização sistêmica e, por conseguinte, é utilizada sobretudo topicamente para o tratamento de infecções fúngicas da pele e das membranas mucosas (p. ex., aftas orofaríngeas, candidíase vaginal). Formulações lipídicas caras de anfotericina B estão disponíveis para uso IV, o que reduz sua ligação não específica com o colesterol das membranas das células humanas e, portanto, diminui o seu potencial para causar lesão renal. A griseofulvina é administrada em forma de micropartículas para melhorar a absorção.

As equinocandinas são administradas por via parenteral. Os azólicos estão disponíveis em preparações orais e parenterais.

Farmacocinética

A anfotericina B e a nistatina são pouco absorvidas do trato GI. A absorção do antifúngico azólico itraconazol é reduzida por antiácidos que bloqueiam a secreção de ácido. Por meio de suas ações sobre as enzimas microssomais hepáticas, o itraconazol e o voriconazol diminuem significativamente a biotransformação de inúmeros outros fármacos (p. ex., rifamicinas, fenitoína, carbamazepina, digoxina, ciclosporina). Na presença de vários desses outros medicamentos, a biotransformação de itraconazol e voriconazol pode ser aumentada.

As equinocandinas são compostas de grande massa molecular e são pouco absorvidas do trato GI. Na circulação, elas são altamente ligadas às proteínas e não atravessam a barreira hematencefálica. A caspofungina pode afetar enzimas hepáticas do citocromo P450 e tem potenciais interações medicamentosas significativas. A micafungina é biotransformada por arilsulfatase, catecol-O-metiltransferase e hidroxilação e tem poucas interações medicamentosas. A anidulafungina não é biotransformada e é excretada por via fecal.

QUESTÕES DE COMPREENSÃO

48.1 Qual dos seguintes agentes antifúngicos se liga ao ergosterol?

A. Anfotericina B
B. Fluconazol
C. Flucitosina
D. Terbinafina

48.2 Um homem de 45 anos de idade recebe tratamento com antifúngico contra infecção sistêmica. Ele apresenta leucograma e contagem de plaquetas reduzidos. A supressão da medula óssea é um efeito adverso comum de qual dos seguintes medicamentos?

A. Fluconazol
B. Flucitosina
C. Griseofulvina
D. Terbinafina

48.3 Que classe de antifúngicos inibe a síntese da parede celular dos fungos?

A. Macrolídeos polienos
B. Alilaminas
C. Azólicos
D. Equinocandinas

RESPOSTAS

48.1 **A.** A anfotericina B, como a nistatina, liga-se ao ergosterol criando poros nas membranas fúngicas. A flucitosina deve primeiro ser transportada para dentro das células fúngicas através de uma permease de citosina e convertida sequencialmente em 5-FU e depois em ácido 5-fluorodeoxiuridílico, que interrompe a síntese de DNA por meio da inibição de timidilato sintetase. O fluconazol liga as enzimas do citocromo P450 das células fúngicas, reduzindo a síntese de ergosterol. A terbinafina diminui a síntese de ergosterol, inibindo a enzima esqualeno-epoxidase.

48.2 **B.** A supressão da medula óssea é um efeito adverso comum da flucitosina. Um efeito adverso comum de griseofulvina é a hipersensibilidade (febre, erupção cutânea, síndrome do tipo doença do soro). A terbinafina pode causar toxicidade hepática. O fluconazol causa disfunção GI.

48.3 **D.** As equinocandinas são a primeira classe de fármacos que afetam a síntese da parede celular dos fungos. Elas inibem a β-1,3-glucano-sintase, uma enzima necessária para a síntese de um importante componente da parede celular, glucano, tornando as paredes das células mais suscetíveis à lise. Os azólicos reduzem a síntese de ergosterol da célula fúngica. Os macrolídeos polienos ligam-se ao ergosterol, um dos principais componentes das membranas das células dos fungos. Isso perturba a estabilidade da célula por meio da formação de poros na membrana da célula, que resulta em vazamento de componentes intracelulares. Os antifúngicos da alilamina diminuem a síntese de ergosterol e aumentam a ruptura da membrana de fungos por meio da inibição da enzima esqualeno-epoxidase.

> **DICAS DE FARMACOLOGIA**
>
> ▶ O itraconazol tem sido associado à insuficiência cardíaca quando usado para combater a onicomicose e, portanto, não deve ser usado em pacientes com anormalidades ventriculares.
> ▶ Um efeito colateral comum da griseofulvina é a hipersensibilidade.
> ▶ As equinocandinas são fármacos de escolha de primeira linha contra uma variedade de infecções fúngicas sistêmicas.

REFERÊNCIAS

Boucher HW, Groll AH, Chiou CC, Walsh TJ. Newer systemic antifungal agents: pharmacokinetics, safety and efficacy. Drugs 2004;64:1997.

Denning DW. Echinocandin antifungal drugs. *Lancet*. 2003;362:1142.

Groll AH, Gea-Banacloche JC, Glasmacher A, et al. Clinical pharmacology of antifungal compounds. *Infection Dis Clin North Am*. 2003;17(1):159–91.

Pfaller MA. Antifungal drug resistance: mechanisms, epidemiology and consequences for treatment. *Am J Med*. 2012;125:s3.

Rex JH, Stevens DA. Systemic antifungal agents. In: Mandell GL, Bennett JE, Dolin R, eds. Principles and Practice of Infectious Diseases, 6th ed. New York: Elsevier, Vol. 1; 2005:502.

Sucher AJ, Chahine EB, Balcer HE. Echincandins: the newest class of antifungals. *N Pharmacother*. 2009;43:1647.

Zonios DI, Bennett JE. Update on azole antifungals. Semin Respir Crit Care Med 2008;29:198.

CASO 49

Um homem de 66 anos de idade apresenta-se para avaliação de crescimentos de pele na face. Durante vários anos, ele teve crescimentos escamosos, irregulares na face, na testa e no couro cabeludo. Teve lesões isoladas removidas por outros médicos, mas continua apresentando outras. Nunca foi diagnosticado com câncer de pele. Tem história longa de exposição ao sol e várias queimaduras solares, principalmente como consequência de trabalhar ao ar livre e jogar golfe. Toma um comprimido de ácido acetilsalicílico por dia e pravastatina contra o colesterol alto. Não tem outra história clínica significativa. No exame da pele do paciente, você percebe várias lesões de 4 a 7 mm na face e no couro cabeludo, que são planas, rosadas e escamosas. Elas são ásperas à palpação. Encontram-se todas em áreas que seriam expostas ao sol. Ele tem várias nas superfícies dorsais das mãos e nos antebraços. Você diagnostica-o como tendo várias ceratoses actínicas. Juntamente com a recomendação de proteção da pele contra o sol, você prescreve 5-fluorouracilo tópico (5-FU).

▶ Qual é o mecanismo de ação de 5-FU?
▶ Quais são os efeitos adversos de 5-FU quando administrado sistemicamente?

RESPOSTAS PARA O CASO 49

Agentes alquilantes e antimetabólitos

Resumo: Um homem de 66 anos de idade com várias ceratoses actínicas recebe prescrição de tratamento com 5-FU.

- **Mecanismo de ação de 5-FU**: Antagonista de pirimidina que, após conversão complexa em 5-fluoro-2'-desoxiuridina-5'-monofosfato (FdUMP), inibe covalentemente a timidilato sintetase e, portanto, prejudica a síntese de DNA, evitando, assim, a proliferação da célula e induzindo morte celular.
- **Efeitos adversos de 5-FU sistêmico**: Mielossupressão, náuseas, vômitos e queda de cabelos.

CORRELAÇÃO CLÍNICA

Ceratoses actínicas são lesões cutâneas pré-malignas que frequentemente ocorrem como resultado da exposição excessiva ao sol. As ceratoses actínicas não tratadas podem evoluir de forma a se tornarem carcinomas de células escamosas da pele. Pessoas com múltiplas lesões são, muitas vezes, tratadas com a administração tópica de 5-FU. Outros tratamentos farmacológicos para ceratoses actínicas incluem creme imiquimode tópico e gel mebutato ingenol. O 5-FU sistêmico é administrado por via parenteral principalmente para o tratamento de determinados tumores sólidos. O 5-FU sistêmico é mielossupressor e causa distúrbios gastrintestinais frequentes e queda de cabelo. O 5-FU tópico não apresenta efeitos colaterais sistêmicos, mas pode causar vermelhidão local significativa, prurido e ardor na pele.

ABORDAGEM À

Farmacologia de agentes alquilantes e antimetabólitos

OBJETIVOS

1. Delinear os princípios da quimioterapia do câncer e o desenvolvimento de resistência aos quimioterápicos.
2. Listar os fármacos quimioterápicos antimetabólitos e alquilantes e descrever seus mecanismos de ação, usos terapêuticos e efeitos adversos.

DISCUSSÃO

Classe

A **quimioterapia** adequada **para o câncer** exige profunda compreensão da cinética do **crescimento de células tumorais**, incluindo o seu **controle e regulação**, profunda compreensão das **propriedades farmacológicas de agentes anticancerígenos disponíveis** e apreciação das interações entre eles.

No início do tratamento, a **quimioterapia combinada** aumenta a probabilidade de destruição de populações resistentes a fármacos de células que são refratárias ao tratamento e, portanto, é, **geralmente, mais eficaz do que a monoterapia.** Para ser mais eficaz, os fármacos usados em quimioterapia de combinação devem ter, cada um, **atividade terapêutica com diferentes toxicidades limitativas da dose** e devem ser **administrados durante vários ciclos** de tratamento, possibilitando a **recuperação de efeitos adversos agudos.**

Os fármacos usados para combater o câncer são **classificados** como **alquilantes, antimetabólitos, antibióticos citotóxicos, alcaloides de plantas, agentes hormonais e agentes diversos.** Esse caso concentra-se principalmente sobre os fármacos alquilantes e antimetabólitos (Tab. 49.1). Dependendo do tipo de tumor, eles com frequência são usados em combinações ou como terapia adjuvante para procedimentos cirúrgicos e de radiação.

Acredita-se que a **resistência primária** aos fármacos anticâncer ocorra devido a algumas **características genéticas inerentes de células tumorais**. A **resistência adquirida** de células tumorais a um fármaco anticancerígeno específico pode ocorrer por meio de vários mecanismos diferentes, que, geralmente, envolvem a **amplificação ou a sobre-expressão de um ou mais genes.** Por exemplo, a resistência ao metotrexato é causada por uma diminuição do transporte do fármaco para as células tumorais, uma modificação da di-hidrofolato redutase da enzima-alvo (DHFR), que resulta em diminuição da afinidade para o metotrexato ou aumento do nível de DHFR em células tumorais. A resistência aos efeitos quimioterapêuticos dos alquilantes pode se desenvolver, devido à diminuição da permeabilidade celular, aumento do teor de tiol celular que serve como um alvo "isca" para alquilação, aumento da atividade de transferases de glutationa e modificação dos mecanismos de reparo do DNA. De forma alternativa, após a exposição de uma célula tumoral a alguns fármacos estruturalmente diferentes, uma resistência, chamada de resistência a múltiplos fármacos, ou pleiotrópica, pode desenvolver-se a agentes quimioterapêuticos devido à diminuição da absorção ou à retenção de fármacos. Isso é resultado de uma expressão aumentada do gene de resistência a múltiplos fármacos constitutivamente expresso (RMF-1), que codifica uma glicoproteína P de superfície da membrana da célula envolvida em efluxo do fármaco, ou por uma superprodução de uma série de outras proteínas de resistência a múltiplos fármacos, por exemplo, PRM-1, que estão envolvidas na exportação transmembrana de fármacos. A resistência a múltiplos fármacos é a principal forma de resistência a alcaloides da vinca, etoposido, paclitaxel, antraciclinas e dactinomicina.

OUTRAS CLASSES DE FÁRMACOS ANTICÂNCER SELECIONADOS

Antibióticos citotóxicos: Dactinomicina (actinomicina D), bleomicina, doxorrubicina.

Alcaloides de plantas: Vinblastina, vincristina, vinorelbina, etoposídeo, paclitaxel, topotecano.

TABELA 49.1 • Fármacos anticâncer: alquilantes e antimetabólitos (podem ser combinados com outros agentes anticâncer)

Classe do fármaco	Tipo	Agentes selecionados	Indicações selecionadas	Toxicidade – aguda e tardia
Alquilantes	Mostardas nitrogenadas	Ciclofosfamida Ifosfamida Metcloretamina Mefalan Clorambucil	Leucemia linfocítica aguda e crônica, linfomas não Hodgkin, doença de Hodgkin, mieloma múltiplo; câncer de mama, ovário e pulmão Doença de Hodgkin Mieloma múltiplo Leucemia linfática crônica	*Agentes alquilantes*: Náuseas e vômitos, GI, ulceração, alopecia, mielossupressão, depressão da medula óssea (trombocitopenia, leucopenia), com sangramento
	Derivados de metilidrazina	Procarbazina	Doença de Hodgkin	Leucopenia, trombocitopenia, distúrbios GIs
	Alquilsulfonato	Bussulfano	Leucemia mieloide crônica	Trombocitopenia, distúrbios GIs
	Nitrosoureias	Carmustina Bendamustina	Doença de Hodgkin, linfoma não Hodgkin, glioblastoma Linfoma não Hodgkin	Leucopenia, náuseas, vômitos, mielossupressão Leucopenia, náuseas, vômitos, mielossupressão
	Triazinas	Dacarbazina Temozolamida	Melanoma, doença de Hodgkin, sarcoma de tecido mole Gliomas malignos	Náuseas e vômitos Náuseas e vômitos
	Complexos de platina	Cisplatina, carboplatina, oxiplatina	Cânceres testiculares, ovarianos, de bexiga, esôfago, pulmão, cabeça e pescoço, de colo	Nefrotoxicidade, ototoxicidade, neuropatia periférica

(continua)

TABELA 49.1 • Fármacos anticâncer: alquilantes e antimetabólitos (podem ser combinados com outros agentes anticâncer) (*continuação*)

Classe do fármaco	Tipo	Agentes selecionados	Indicações selecionadas	Toxicidade – aguda e tardia
Antimetabólitos	Análogos de ácido fólico	Metotrexato	Leucemia linfocítica aguda, sarcoma osteogênico, câncer de bexiga	Diarreia, mucosite, mielossupressão
		Pemetrexed	Mesotelioma, câncer de pulmão	Diarreia, mucosite, mielossupressão
	Análogos de pirimidina	Fluorouracilo Citarabina Gemcitabina 5-aza-citidina	Cânceres de mama, colo, esôfago, cabeça e pescoço, estômago, lesões cutâneas pré-malignas Leucemia linfocítica aguda e mieloide Câncer de pâncreas, ovário, pulmão Mielodisplasia	Náuseas, vômitos, diarreia, mielossupressão, neurotoxicidade, síndrome de cabeça e pé Mielossupressão, distúrbios GIs, elevação das enzimas hepáticas, edema pulmonar não cardiogênico Mielossupressão Mielossupressão
	Análogos de purina	Mercaptopurina Pentostatina Fludarabina Clofarabina Nelarabina	Leucemia linfocítica aguda e mieloide Leucemia de células pilosas Leucemia linfocítica crônica Leucemia linfocítica crônica Leucemia mieloide aguda Leucemia de células T, linfoma	Depressão da medula óssea, anorexia, náuseas, vômitos Mielossupressão, função hepática anormal, erupções cutâneas Mielossupressão, náuseas, vômitos Mielossupressão, hipotensão, edema pulmonar Mielossupressão, convulsões, *delirium*, sonolência

Hormônios: Hormônios esteroides: acetato de megestrol, hidrocortisona, prednisona.
Antiandrogênios: Flutamida.
Antiestrogênios: Tamoxifeno.
Agonistas do hormônio de liberação gonadotrópica (GRH): Acetato de goserelina, leuprolida.
Inibidores da aromatase: Aminoglutetimida, anastrozol, exemestano, letrozol.
Inibidores do receptor do fator de crescimento: Cetuximabe, gefitinibe, erlotinibe, bevacizumabe.
Fármacos diversos: Cisplatina, imatinibe, hidroxiureia, mitotano, trióxido de arsênico, procarbazina.

Mecanismo de ação

ALQUILANTES Os efeitos citotóxicos dos alquilantes resultam da transferência de seus grupos alquilo para inúmeros componentes celulares, principalmente as bases de DNA, particularmente a posição N7 de guanina, que, nas células de replicação (fase G1 e S), resulta em codificação errada ou ruptura de fita.

ANTIMETABÓLITOS Metotrexato (MTX): Antagonista do ácido fólico que liga o local catalítico de DHFR, reduzindo a síntese de tetra-hidrofolato, que resulta em redução a jusante de timidilato e uma inibição indireta da síntese de DNA, bem como a síntese de RNA e de proteínas.

Fluorouracilo (5-FU): Um profármaco que é convertido em FdUMP por um processo de várias etapas. O FdUMP covalentemente forma um complexo ternário inibitório com a enzima timidilato sintetase e folato reduzido $N5$-10-metileno tetra-hidrofolato, que são essenciais para a síntese de timidilato e a produção de DNA. Por meio de outras conversões metabólicas, o 5-FU é também incorporado ao DNA como 5-fluorodeoxiuridina-5-trifosfato (FdUTP) e em RNA como 5-fluorouridina-5-trifosfato (FUTP), o que resulta em mais inibição da função do DNA, bem como inibição do processamento de RNA e atividade de RNAm.

Mercaptopurina (6-MP): O mecanismo preciso de ação da mercaptopurina, uma purina modificada, é desconhecido. Como as purinas naturais, hipoxantina e guanina, é convertida em um nucleotídeo pela hipoxantina guanina fosforribosiltransferase (HGPRT). O produto, nesse caso o ácido 6-tioinosínico, inibe a interconversão de nucleotídeo de purinas.

Farmacocinética

A ciclofosfamida não é citotóxica em si, mas deve ser primeiramente convertida por enzimas microssomais hepáticas, formando metabólitos citotóxicos, mostarda fosforamida e acroleína.

QUESTÕES DE COMPREENSÃO

49.1 A resistência ao metotrexato é resultado de qual das seguintes opções?
   A. Aumento da atividade de glutationa transferase
   B. Aumento do teor de tiol celular
   C. Modificação dos mecanismos de reparo do DNA
   D. Modificação da enzima-alvo DHFR

49.2 Qual dos seguintes agentes forma um complexo ternário inibitório com a enzima timidilato sintetase?
   A. Ciclofosfamida
   B. Fluorouracilo (5-FU)
   C. Mercaptopurina (6-MP)
   D. Metotrexato (MTX)

49.3 Qual das seguintes afirmações é verdadeira em geral sobre a quimioterapia de combinação para câncer?
   A. Administra-se durante vários ciclos de tratamento
   B. É menos eficaz do que a monoterapia
   C. Inclui, pelo menos, dois fármacos com toxicidades limitantes da dose semelhante
   D. Inclui um fármaco que não tem atividade terapêutica inerente

RESPOSTAS

49.1 **D.** A resistência ao metotrexato pode ser resultado de uma modificação da enzima-alvo DHFR. Ela também pode ser consequência de diminuição do transporte do fármaco para as células tumorais ou um nível aumentado de DHFR em células tumorais. A resistência aos efeitos quimioterápicos de agentes alquilantes pode desenvolver-se devido a diminuição da permeabilidade celular; aumento do teor de tiol celular, que serve como um alvo "isca" para alquilação; aumento da atividade de glutationa transferase; e modificação de mecanismos de reparo do DNA.

49.2 **B.** O fluorouracilo (5-FU) é um profármaco que é convertido em FdUMP, o qual forma covalentemente um complexo ternário inibitório com a enzima timidilato sintetase e folato reduzido tetra-hidrofolato de $N5,10$-metileno folato reduzido, sendo ambos essenciais para a síntese de timidilato e a produção de DNA. Acredita-se que a mercaptopurina (6-MP) inibe a interconversão de nucleotídeo de purina. O metotrexato (MTX) é um antagonista do ácido fólico que liga o local catalítico de DHFR, reduzindo a síntese de tetra-hidrofolato que resulta na redução a jusante de timidilato e uma inibição indireta da síntese de DNA, bem como a síntese de RNA e de proteínas. Os efeitos citotóxicos dos alquilantes, como a ciclofosfamida, são resultado da transferência dos seus grupos alquila para inúmeros componentes celulares, principalmente os de bases de DNA, que, na replicação de células (fase G_1 e S), resulta em codificação errada ou ruptura de fita.

49.3 **A.** No início do tratamento, a quimioterapia de combinação aumenta a probabilidade de destruição de populações resistentes de células que são refratárias ao tratamento e, portanto, é geralmente mais eficaz do que a monoterapia. Para serem mais eficazes, os fármacos utilizados na quimioterapia de combinação devem, cada um, ter atividade terapêutica com diferentes toxicidades limitativas da dose e devem ser administrados durante vários ciclos de tratamento para possibilitar a recuperação de efeito adverso grave.

DICAS DE FARMACOLOGIA

- Os tumores menores geralmente são mais sensíveis à quimioterapia do que os tumores maiores, devido ao aumento da probabilidade de mutações resistentes aos medicamentos em tumores maiores.
- O desenvolvimento de uma leucopenia leve é uma evidência da absorção adequada de fármacos alquilantes administrados por via oral.
- A leucovorina (fator citrovorum), um análogo do ácido fólico que não requer a redução por DHFR, pode ser utilizada para "salvar" os pacientes com dosagem excessiva de MTX ou tratamento com MTX de dose elevada.

REFERÊNCIAS

Chabner BA, Longo DL. Cancer Chemotherapy and Biotherapy, 4th ed. Philadelphia (PA): Lippincott Williams & Wilkins, 2005.

DeVita VT Jr, Hellman S, Rosenberg SA. Cancer: Principles and Practices of Oncology, 7th ed. Philadelphia (PA): Lippincott Williams & Wilkins, 2004.

Perry MD. The Chemotherapy Source Book, 3rd ed. Baltimore (MD): Lippincott Williams & Wilkins, 2001.

CASO 50

Uma mulher de 60 anos de idade apresenta-se ao seu oncologista para acompanhamento de seu câncer de ovário metastático. Ela foi diagnosticada há cerca de um ano. O tratamento inicial incluiu cirurgia e um esquema de quimioterapia baseado em cisplatina. Infelizmente, foi recentemente diagnosticada com doença recorrente. Atualmente, ela toma apenas prometazina quando necessário contra náuseas e uma combinação de hidrocodona e paracetamol, conforme necessário contra dor. Ao exame, ela parece confortável. Tem crescimento fino de cabelos no couro cabeludo. O abdome tem uma cicatriz cirúrgica bem cicatrizada e é normal em outros aspectos. O restante de seu exame é normal. Ela é diagnosticada com câncer de ovário metastático recorrente e inicia um esquema quimioterápico que inclui paclitaxel.

▶ Qual é o mecanismo de ação do paclitaxel?
▶ Quais são as reações adversas comuns observadas com o paclitaxel?

RESPOSTAS PARA O CASO 50
Alcaloides fitoterápicos anticâncer

Resumo: Uma mulher de 60 anos de idade com câncer metastático recorrente de ovário está sendo tratada com quimioterapia de combinação que inclui paclitaxel.

- **Mecanismo de ação do paclitaxel**: Promove a formação e inibe a desmontagem de microtúbulos estáveis, resultando na inibição da mitose.
- **Efeitos adversos do paclitaxel**: Mielossupressão, neuropatia periférica, efeitos colaterais GIs.

CORRELAÇÃO CLÍNICA

O paclitaxel é uma substância química derivada da casca do teixo do Pacífico. Seu efeito quimioterápico é baseado na sua capacidade de inibir a mitose. O seu mecanismo de ação é o de promover a formação e inibir a desmontagem de microtúbulos estáveis na fase M de divisão celular. O paclitaxel é utilizado para o tratamento de cânceres metastáticos de ovário, mama e de pequenas células do pulmão. Ele é biotransformado no fígado e excretado na bile. Mielossupressão e neuropatia periférica são frequentemente toxicidades limitativas da dose. Reação de hipersensibilidade, efeitos colaterais GI e queda de cabelo são comuns.

ABORDAGEM À
Farmacologia de alcaloides fitoterápicos anticâncer

OBJETIVOS

1. Listar os alcaloides fitoterápicos utilizados como quimioterápicos do câncer e descrever seus mecanismos de ação, usos terapêuticos e efeitos adversos.

DEFINIÇÕES

Microtúbulos: Estruturas compostas por polímeros de tubulina que são componentes cruciais do citoesqueleto da célula e do fuso mitótico.

Topoisomerases (I e II): Enzimas nucleares que clivam e desenrolam o DNA para aliviar o estresse de torção. Elas são necessárias para a replicação do DNA e a transcrição do RNA. A topoisomerase II também é necessária para a mitose.

DISCUSSÃO

Classe

A Tabela 50.1 descreve fármacos anticâncer selecionados. Ver também Caso 49.

TABELA 50.1 • Fármacos anticâncer selecionados derivados de produtos naturais (podem ser associados com outros fármacos anticâncer)

Tipo	Nome	Indicações selecionadas	Toxicidades selecionadas
Alcaloides da vinca	Vincristina Vimblastina Vinorelbina	Doença de Hodgkin, linfoma não Hodgkin, câncer de testículo Leucemia linfocítica aguda, linfoma não Hodgkin, mieloma múltiplo Câncer de pulmão de células não pequenas, câncer de mama	Náuseas e vômitos, mielossupressão, neurotoxicidade, alopecia Neurotoxicidade (dose--limitante), disfunção GI, mielossupressão, distúrbios musculo esqueléticos, antidiurética aberrante mielossupressão (dose-limitante), náuseas e vômitos, disfunção GI, neurotoxicidade, SIADH
Taxanos	Paclitaxel, docetaxel	Câncer de mama e ampla variedade de tumores sólidos	Mielossupressão (dose-limitante), náuseas e vômitos, hipotensão, arritmias, neurotoxicidade
Epipodofilotoxinas	Etoposídeo Teniposédeo	Cânceres testiculares e ovarianos de células germinativas, cânceres de pulmão, leucemia linfoblástica aguda Linfoblástica aguda (crianças)	Mielossupressão é limitante da dose. Náuseas e vômitos, mucosite, hipotensão Mielossupressão é dose limitante. Náuseas e vômitos
Antibióticos Antraciclinas	Actinomicina D Daunorrubicina Doxorrubicina	Coriocarcinoma, tumor de Wilms, câncer de testículo, sarcoma de Kaposi Leucemia mieloide aguda e leucemia linfocítica aguda Sarcoma de tecido mole e osteogênico, cânceres geniturinários, de tireoide, pulmão e estômago, neuroblastoma	Anorexia, náuseas, vômitos, supressão hematopoiética Miocardiopatia Miocardiopatia
Equinocandinas	Trabectedina	Sarcoma dos tecidos moles, câncer de ovário	Neutropenia, trombocito-penia, náuseas, vômitos
Antracenediona	Mitoxantrona Bleomicina Mitomicina C	Câncer de mama e próstata Câncer de testículo e colo de útero Câncer de estômago, anal, de pulmão	Hiperpigmentação, hiperceratose

(continua)

TABELA 50.1 • Fármacos anticâncer selecionados derivados de produtos naturais (podem ser associados com outros fármacos anticâncer) (*continuação*)			
Tipo de agente	Nome	Indicações selecionadas	Toxicidades selecionadas
Enzimas	L-asparaginase	Leucemia linfocítica aguda	Anafilaxia
Análogos camptotecina	Topotecano Irinotecano	Câncer de ovário recorrente, câncer de pulmão de pequenas células Câncer colorretal	Hematológico Diarreia, mielossupressão

Estrutura

A vimblastina e a vincristina são derivados da planta pervinca (*Vinca rosea*). A vinorelbina é um alcaloide da vinca semissintética.

O paclitaxel é um diterpeno complexo derivado do teixo ocidental e europeu (*Taxus brevifolia* e *Taxus baccata*).

A etoposida é uma podofilotoxina semissintética, um extrato da raiz de mandrágora (*Mandragora officinarum*) ou maçã-de-maio (*Podophyllum peltatum*).

Mecanismo de Ação

Alcaloides da vinca (vimblastina, vincristina, vinorelbina): ligam tubulina para concluir a montagem dos microtúbulos e causar prisão de células em metáfase (M), bloqueando a mitose e a agregação cromossômica e causando a dissolução do fuso mitótico.

Taxanos (paclitaxel): ligam-se aos microtúbulos, resultando em sua estabilização e um aumento da polimerização da tubulina aberrante que resulta em citotoxicidade, incluindo parada da mitose.

Epipodofilotoxinas (etoposídeo): forma complexo reversível com a enzima topoisomerase II, que resulta em quebra de fita de DNA de dupla fita.

Administração

A hipersensibilidade ao paclitaxel pode ser reduzida pela pré-medicação com dexametasona e bloqueadores do receptor H_1 e H_2 da histamina.

Farmacocinética

O abraxano é a formulação de paclitaxel ligado à albumina, aprovado para o tratamento do câncer de mama, que não causa reações de hipersensibilidade, e é menos provável que resulte em neurotoxicidade grave ou mielossupressão.

O metabolismo hepático do alcaloide da vinca é diminuído por L-asparaginase.

O paclitaxel é biotransformado extensamente por enzimas P450 hepáticas (CYP450 3A4) com potencial, portanto, de interações medicamentosas. A redução da dose é necessária para pacientes com disfunção hepática.

O etoposídeo é 95% ligado às proteínas plasmáticas. A redução da dose é necessária para pacientes com disfunção renal.

QUESTÕES DE COMPREENSÃO

50.1 Qual das seguintes classes de quimioterápicos do câncer ligam tubulina e causam prisão de células em metáfase?

A. Agentes alquilantes
B. Antimetabólitos
C. Taxanos
D. Alcaloides da vinca

50.2 O abraxano é frequentemente usado para reduzir a hipersensibilidade de qual dos seguintes medicamentos?

A. Etoposídeo
B. Paclitaxel
C. Vimblastina
D. Vincristina

50.3 A neurotoxicidade é dose-limitante para qual dos seguintes medicamentos?

A. Etoposídeo
B. Metotrexato
C. Paclitaxel
D. Vincristina

RESPOSTAS

50.1 **D.** Os alcaloides da vinca (vimblastina, vincristina, vinorelbina) ligam tubulina interrompendo a montagem dos microtúbulos e causando prisão de células em metáfase (M), bloqueando a mitose e a agregação cromossômica e causando a dissolução do fuso mitótico. Os agentes alquilantes formam ligações covalentes com resíduos de guanina adjacentes e inibem a replicação e a transcrição do DNA. Os antimetabólitos competem com os compostos de ocorrência natural pelos locais de ligação sobre as enzimas ou, então, são incorporados no DNA ou no RNA interferindo no crescimento e na divisão celular. O taxano (paclitaxel) liga-se aos microtúbulos, resultando na sua estabilização e em um aumento aberrante da polimerização da tubulina, que resulta em citotoxicidade, incluindo parada da mitose.

50.2 **B.** A hipersensibilidade ao paclitaxel pode ser reduzida por abraxano, uma formulação de paclitaxel ligada à albumina.

50.3 **D.** A neurotoxicidade é dose-limitante para a vincristina. A mielossupressão é dose-limitante para paclitaxel, etoposídeo e metotrexato.

DICAS DE FARMACOLOGIA

▶ Os alcaloides fitoterápicos antineoplásicos atuam sobre os microtúbulos, durante a fase de mitose (M) do ciclo celular.
▶ Os alcaloides da vinca causam toxicidade sensorial e motora com a seguinte ordem de atividade: vincristina é maior do que a vimblastina, que é maior do que a vinorelbina.
▶ A neurotoxicidade é dose-limitante para vincristina, enquanto a mielossupressão é limitante da dose de paclitaxel, etoposídeo e metotrexato.

REFERÊNCIAS

Abal M, Andreu JM, Barasoain I. Taxanes: microtubules and centrosome targets, and cell cycle dependent mechanism of action. *Curr Cancer Drug Targets*. 2003;3(3):193–203.

Gradishar WJ. Albumin-bound paclitaxel: a next-generation taxane. Expert Opin Pharmacother 2006;7(8):1041–53.

CASO 51

Uma mulher de 45 anos de idade apresenta-se para a avaliação de um nódulo na mama. Ela notou o caroço em sua mama esquerda há aproximadamente três meses, mas não procurou o médico porque "pensou que desapareceria." Nega dor, secreção mamilar ou perda de massa corpórea. Sua última mamografia foi há três anos. Ela tem ciclos menstruais regulares. Não está sob tratamento com nenhum medicamento e não tem história clínica significativa. Ao exame, encontra-se ansiosa, mas seu exame geral é normal. O exame da mama revela uma massa dura, de 2 cm no quadrante superior externo de sua mama esquerda e vários linfonodos pequenos na axila esquerda. Uma biópsia com agulha grossa estereotáxica confirma o diagnóstico de carcinoma ductal de mama. Exames posteriores não revelam metástases a distância. Posteriormente, ela é submetida a lumpectomia e biópsia de linfonodo sentinela. O exame anatomopatológico do tumor revela que ele é positivo para receptor de estrogênio e progesterona e tem metástases microscópicas nos linfonodos axilares. Ela inicia tratamento com tamoxifeno oral.

▶ Qual é o mecanismo de ação do tamoxifeno?
▶ Quais são os efeitos colaterais geralmente associados ao tamoxifeno?

RESPOSTAS PARA O CASO 51
Hormônios esteroides e antagonistas

Resumo: Uma mulher de 45 anos de idade com câncer de mama positivo para receptor de estrogênio (RE) inicia terapia com tamoxifeno.

- **Mecanismo de ação do tamoxifeno:** Inibidor competitivo dos receptores de estrogênio.
- **Efeitos adversos comuns:** Ondas de calor, irregularidades menstruais, disfunção sexual, coágulos de sangue.

CORRELAÇÃO CLÍNICA

O tamoxifeno é um **modulador seletivo do receptor de estrogênio (SERM)**. É um inibidor competitivo de estrogênio que se liga a ambas as isoformas do receptor de estrogênio (RE). Isso inibe a síntese dependente de estrogênio e as ações de promoção do crescimento autócrino de estrogênio na mama. Seu principal uso é como quimioterápico em mulheres com câncer de mama metastático positivo para RE. Embora seja usado em mulheres na pós-menopausa, é o fármaco de primeira linha para o tratamento do câncer de mama RE-positivo em mulheres na pré-menopausa. Inibidores da aromatase são recomendados para o tratamento de câncer de mama positivo para RE em mulheres pós-menopáusicas.

O tamoxifeno também é usado para reduzir a incidência de desenvolvimento de câncer de mama em mulheres que estão em alto risco de desenvolver câncer de mama, como consequência de fatores genéticos e história familiar. Como um antiestrogênio, o tamoxifeno provoca efeitos colaterais da menopausa, predominantemente ondas de calor e secura vaginal. Ele pode causar irregularidades menstruais em mulheres na pré-menopausa. O tamoxifeno tem efeito agonista de estrogênio em outras partes do organismo. Pode simular o efeito de estrogênios sem oposição no endométrio, resultando em aumento do risco de carcinoma do endométrio; por essa razão, o uso do tamoxifeno é limitado a cinco anos. Da mesma maneira, o tamoxifeno, como o estrogênio, aumenta o risco de doença tromboembólica.

ABORDAGEM À
Farmacologia de antiestrogênios

OBJETIVO

1. Conhecer os antagonistas de hormônios esteroides utilizados na quimioterapia, seus mecanismos de ação, usos terapêuticos e efeitos adversos.

DEFINIÇÕES

Moduladores seletivos de receptor de estrogênio (SERMs): São compostos que exibem uma gama de ações de agonista-a-antagonista de maneira seletiva do tecido.

DISCUSSÃO

Classe

Muitos cânceres de mama dependem dos **sinais pró-proliferativos** produzidos por **estrogênios** para apoiar o seu crescimento. Do mesmo modo, a grande maioria dos **cânceres de próstata** dependem dos efeitos de **androgênios** que sustentam o seu crescimento. Isso deu origem a uma classe de antineoplásicos que interferem na ação de estrogênios ou androgênios em determinados tecidos. Os **SERMs** foram desenvolvidos em grande parte devido à compreensão dos detalhes do funcionamento molecular do receptor de estrogênio. Há **duas formas de receptores de estrogênio** (RE; ver também Caso 40), RE_α e RE_β, que são derivados de genes separados e têm funções sobrepostas, mas distintas em uma célula e de maneira dependente do promotor. Ambos REs são fracamente ligados às regiões promotoras/regulatórias de genes que contêm uma sequência de DNA particular, o elemento de resposta ao estrogênio (ERE). A ligação do agonista, por exemplo, 17β-estradiol, provoca uma alteração significativa e importante na conformação do RE. Esse conceito de alterações mediadas por ligando na conformação do receptor é a chave para o mecanismo de ação dos SERMs. A mudança na conformação do RE faz que esse dimerize (RE_α/RE_α, RE/RE_β ou heterodímeros de RE_α/RE_β) para ligar mais fortemente ao ERE. Uma porção particular do receptor, a hélice 12, está posicionada e disponível para interagir com outras proteínas chamadas de coativadoras. Os coativadores recrutam outras proteínas do complexo de RNA-polimerase para o gene(s)-alvo e produzem aumento da transcrição.

Os ligantes, tais como os **SERMs** que não são agonistas puros, causam uma conformação diferente de RE, e essas conformações diferentes podem interagir com diferentes coativadores. Os antagonistas de estrogênio causam uma mudança conformacional no RE que facilita a interação com correpressores, proteínas que reduzem a atividade de transcrição dos genes-alvo. O efeito de um determinado fármaco irá depender da natureza do composto, a razão RE_α/RE_β, e o repertório específico de coativadores e correpressores presentes em qualquer célula.

O objetivo farmacológico no desenvolvimento de SERMs é produzir ações estrogênicas naqueles tecidos em que ele seria benéfico (p. ex., osso, cérebro, fígado) e ter ou **nenhuma atividade**, ou **atividade antagonista em tecidos, tais como o endométrio ou a mama**, nos quais a atividade estrogênica (p. ex., sinais pró-proliferativos e aumento do risco de câncer) **pode ser prejudicial**.

Há **três SERMs** aprovados para uso: tamoxifeno, toremifeno e raloxifeno; vários outros SERMs estão em diferentes fases de ensaios clínicos. O **tamoxifeno** é um **trifeniletileno** derivado do agonista de estrogênio **dietilestilbestrol**. Ele se liga a ambos, RE_α e RE_β. O tamoxifeno tem atividade antiestrogênica, estrogênica ou mista dependendo do tecido e do gene-alvo. É um **antagonista** de estrogênio na **mama humana** e nas células de câncer de mama positivas para RE. No entanto, tem atividade agonista no útero e estimula a proliferação do endométrio. Tem **atividade agonista de estrogênio no fígado**, em que causa **diminuição do colesterol total e da lipoproteína de baixa densidade (LDL), mas não aumenta triglicerídeos ou lipoproteína de alta densidade (HDL)**. O tamoxifeno é **antirreabsortivo no osso**, e é muito útil no tratamento de câncer de mama. É usado isoladamente ou em combinação com outros fármacos para o tratamento de câncer de mama avançado em tumores RE-positivos, e é indicado tanto para câncer inicial como avançado em mulheres de todas as idades. As taxas de resposta são de aproximadamente 50% em tumores que são positivos para RE e cerca de 70% em tumores positivos para RE e receptor de progestina (RP-positivo); a resposta em tumores RE-negativos é inferior a 10%. O tamoxifeno reduz o risco de recorrência de cerca de 50%. Também é aprovado para a prevenção primária em mulheres com alto risco de câncer de mama; em ensaios clínicos, causou uma redução de 50% no câncer de mama invasivo e uma redução de 47% em cânceres não invasivos. **O tratamento deve ser descontinuado depois de cinco anos devido ao desenvolvimento de tumores resistentes aos medicamentos. Um curso de cinco anos de inibidores da aromatase pode ser iniciado após a terapia com tamoxifeno**. Os efeitos adversos do tamoxifeno incluem ondas de calor, náuseas e sangramento vaginal; efeitos adversos mais graves incluem aumento de duas a três vezes no risco de câncer de endométrio e aumento de duas vezes no risco de doença tromboembólica. Pode causar distúrbios gastrintestinais.

O **tamoxifeno** é administrado por via oral. O metabólito principal produzido no fígado é o 4-OH tamoxifeno, que tem uma afinidade superior a 25 a 50 vezes para RE_α e RE_β. Os níveis sanguíneos máximos são atingidos em 4 a 7 horas após a administração. O tamoxifeno é biotransformado pelo **sistema** do citocromo P450 hepático e é **excretado nas fezes**. O **toremifeno** é estruturalmente semelhante ao tamoxifeno, com uma substituição de cloro na sua estrutura de um anel. Tem as mesmas indicações e efeitos do tamoxifeno.

O **raloxifeno** (ver Caso 40) é um benzotiofeno que foi poli-hidroxilado. O raloxifeno tem atividade agonista de estrogênio no osso e inibe a reabsorção. É indicado para **tratamento e prevenção da osteoporose**. Assim como os SERMs, **moduladores de receptores de progestina (PMRs)** e **moduladores de receptores de androgênio (MRPs)**, que teriam ações hormonais seletivas do tecido, estão em desenvolvimento clínico.

Inibidores de aromatase

Os estrogênios produzidos localmente, ou seja, dentro do tecido, podem desempenhar um papel importante no câncer de mama. Isso estimulou muito o interesse na utilização de inibidores de aromatase para bloquear seletivamente a produção de estrogênios. Agentes atuais incluem tanto fármacos **esteroides** (p. ex, **formestano** e **exemestano**) como **fármacos não esteroides** (p. ex., anastrozol, letrozol e vorozol). Os **esteroides ou de tipo 1** são **análogos de substratos** que atuam como **inibidores e irreversivelmente inativam a enzima**, enquanto os não esteroides ou tipo 2 interagem de maneira reversível com o grupo heme na **porção** do citocromo P450. **Exemestano, letrozol e anastrozol** são atualmente indicados para o tratamento de câncer de mama.

Esses fármacos podem ser usados como tratamento de primeira linha de câncer de mama (especialmente em mulheres na pós-menopausa) ou como medicamentos de segunda linha após tamoxifeno. Eles são **altamente eficazes**, mas, de forma diferente do tamoxifeno, não **aumentam o risco de câncer de útero ou tromboembolismo venoso**. Pelo fato de reduzirem de modo acentuado a circulação, bem como os níveis locais de estrogênios, eles **realmente produzem ondas de calor**, e há preocupação com os seus efeitos de longo prazo sobre o osso e os perfis lipídicos do plasma. **Inibidores da aromatase estão sob investigação para a prevenção do câncer de mama.**

QUESTÕES DE COMPREENSÃO

51.1 Uma mulher de 46 anos de idade é examinada na clínica de câncer em que você trabalha e está preocupada com suas chances de desenvolver câncer de mama. A mãe da paciente morreu da doença e a irmã foi diagnosticada com a doença. Um exame da mama é negativo. Se o risco de câncer de mama da paciente for alto o suficiente, qual dos seguintes medicamentos poderia ser usado profilaticamente nessa mulher?

A. Clomifeno
B. Leuprolida
C. Progesterona
D. Tamoxifeno

51.2 Um estudante do segundo ano de medicina está estudando sobre as diferenças entre estrogênios e SERMs. Em comparação com 17β-estradiol, os SERMs têm qual das seguintes propriedades?

A. Eles são ativos por via oral.
B. Eles são antagonistas em todos os tecidos.
C. Eles têm efeitos em tecidos específicos.
D. Eles são mais potentes do que 17β-estradiol.

51.3 Uma mulher de 44 anos de idade desenvolveu câncer de mama e foi convidada a participar de um ensaio clínico. Receberá formestano por três anos. Qual das seguintes afirmações sobre esse fármaco é a correta?

A. Antagoniza de maneira reversível a enzima responsável pela produção de estrogênio.
B. É um SERM semelhante ao tamoxifeno.
C. É um medicamento não esteroide.
D. A paciente provavelmente terá ondas de calor significativas.

RESPOSTAS

51.1 **D.** O tamoxifeno pode ser usado em mulheres com alto risco de desenvolver câncer de mama. Em geral, se o risco de desenvolver câncer de mama for de 1,67% ou mais ao longo de cinco anos, então a quimioprofilaxia é recomendada. Por exemplo, uma mulher de 40 anos de idade sem trombose de veias profundas e com um parente de primeiro grau com câncer de mama seria candidata. Essa paciente deve fazer exame de câncer de mama (BRCA) e, em caso positivo, sofrer intervenção mais agressiva, como a mastectomia e ooforectomia. Leuprolida e clomifeno têm atividades antiestrogênicas, mas não são usados profilaticamente em mulheres com alto risco de câncer de mama. A progesterona pode causar proliferação e câncer na mama.

51.2 **C.** Os SERMs são agonistas de receptores de estrogênio em alguns, mas não em todos os tecidos, e podem ter efeitos agonistas/antagonistas diferentes em diferentes regiões do organismo.

51.3 **D.** O formestano é um inibidor de aromatase esteroidal que inativa irreversivelmente a aromatase. As pacientes, em geral, têm ondas de calor devido aos baixos níveis de estrogênio.

DICAS DE FARMACOLOGIA

▶ O tamoxifeno reduz o risco de recorrência de câncer de mama sensível hormonalmente em cerca de 50%.
▶ O tratamento com tamoxifeno deve ser interrompido depois de cinco anos para evitar o desenvolvimento de tumores de mama ou câncer uterino resistentes a fármacos.
▶ Os inibidores da aromatase são muito eficazes e, diferentemente do tamoxifeno, não aumentam o risco de câncer de útero ou de tromboembolismo venoso.

REFERÊNCIAS

Lønning PE. The potency and clinical efficacy of aromatase inhibitors across the breast cancer continuum. *Ann Oncol* 2011;22:503.

Rutqvist LE. Adjuvant endocrine therapy. Best Pract Res Clin Endocrinol Metab 2004;18:81–95.

Wickerham DL. Tamoxifen's impact as a preventive agent in clinical practice and an update on the STAR trial. Recent Results Cancer Res 2003;163:87–95.

Hind D, De Negris E, Ward S, et al. Hormonal therapies for early breast cancer: systematic review and economic evaluation. Health Technol Assess 2007;11:1–152.

CASO 52

Um homem de 22 anos de idade é levado para a sala de emergência desacordado e em angústia respiratória. Ele foi encontrado inconsciente em casa ao lado de um bilhete de suicídio e uma garrafa vazia de metanol. Uma breve anamnese de um membro da família que o acompanha é significativa para existência de depressão do paciente, mas ele não está atualmente sob tratamento com quaisquer medicamentos. Ao exame, não responde a estímulos verbais, mas tem respostas pupilares e dolorosas e encontra-se taquipneico e taquicárdico (frequências respiratória e cardíaca rápidas). Seus pulmões estão limpos. Você rapidamente institui medidas de suporte, entuba o paciente e envia exames de sangue que confirmam uma acidose metabólica de *anion gap* profunda. Nenhum outro fármaco é detectado no sistema. Você diagnostica-o com uma dosagem excessiva aguda de metanol, inicia a administração de líquidos por via IV, bicarbonato de sódio e uma infusão intravenosa de etanol.

▶ Que enzima biotransforma o metanol?
▶ Qual é a justificativa para o uso de etanol no tratamento de toxicidade do metanol?

RESPOSTAS PARA O CASO 52
Toxicidades do solvente

Resumo: Um homem de 22 anos de idade com intoxicação por metanol está sendo tratado com etanol IV.

- **Enzima que biotransforma o metanol**: Álcool-desidrogenase.
- **Justificativa para o etanol na intoxicação por metanol**: Compete pelo metabolismo de álcool-desidrogenase, reduzindo a produção de metabólitos tóxicos do metanol.

CORRELAÇÃO CLÍNICA

A toxicidade do metanol é mediada sobretudo pelos seus metabólitos. O metanol é biotransformado pelo álcool-desidrogenase em formaldeído e, subsequentemente, em ácido fórmico, a causa mais provável de toxicidade de órgãos importantes. O ácido fórmico inibe a atividade do citocromo-oxidase, resultando em hipoxia tecidual e produção de ácido láctico. A acidose metabólica que ocorre na dosagem excessiva de metanol é o resultado da combinação de ácido fórmico e de ácido láctico que são produzidos. O sintoma mais característico de intoxicação por metanol é o de distúrbios visuais com visão turva e uma sensação de "estar em uma tempestade de neve." O álcool isopropílico e o etilenoglicol de maneira semelhante são biotransformados por álcool-desidrogenase em metabólitos tóxicos. Infelizmente, os metabólitos tóxicos de todos esses solventes podem causar danos neurológicos permanentes, cegueira, coma e morte. Nesses contextos clínicos, o etanol pode ser utilizado terapeuticamente. É administrado por infusão contínua IV para competir pelo metabolismo da álcool-desidrogenase. Com a hemodiálise, isso pode ajudar a reduzir a produção contínua de toxinas. O bicarbonato de sódio pode ser administrado para ajudar a corrigir a acidose metabólica. Fomepizol, outro inibidor disponível, muito caro (aproximadamente 4.000 dólares por paciente) de álcool-desidrogenase também está disponível.

ABORDAGEM À
Farmacologia de toxicidade do solvente

OBJETIVOS

1. Delinear os princípios básicos de toxicologia, incluindo a relação dose-resposta e o risco e a duração da exposição a toxinas.
2. Listar as classes de toxinas de solventes e descrever como ocorre a exposição e os efeitos da exposição.

DEFINIÇÕES

Toxicologia: Estudo dos efeitos deletérios das substâncias químicas, biológicas e físicas, incluindo os seus efeitos deletérios sobre o corpo humano.

Xenobióticos: Substâncias estranhas deletérias.

Toxicocinética: Estudo de absorção, distribuição, biotransformação e eliminação de xenobióticos.

DISCUSSÃO

Classe

Ao considerar a toxicidade humana de xenobióticos, é importante considerar os seguintes princípios gerais:

A **toxicocinética de xenobióticos** é equivalente à farmacocinética descrita para os fármacos utilizados como agentes terapêuticos.

A **exposição a substâncias tóxicas** é geralmente ou **ocupacional** ou **ambiental** (ar, solo, água, etc.). Determinados xenobióticos (p. ex., ácidos, álcalis, agentes redutores e oxidantes fortes, detergentes) **causam lesões inespecíficas** aos tecidos por meio da alteração de proteínas, ácidos nucleicos, lipídeos e outras macromoléculas que são essenciais para a estrutura e a integridade da célula.

A **biotransformação** de **químicos tóxicos** pode resultar na formação de **metabólitos reativos** ou na produção de **radicais livres e de oxigênio reativo** que formam ligações covalentes com proteínas, ácidos nucleicos e lipídeos interrompendo a função das células.

Para muitos xenobióticos, uma **relação dose-resposta** para toxicidade não pode ser determinada diretamente a partir de dados obtidos em humanos, mas sim deve ser baseada em dados derivados estritamente a partir de **estudos com animais**.

Além de diminuir ou eliminar a exposição, o manejo do paciente intoxicado é de suporte e depende do tecido ou órgão específico ou tecido envolvido (Tab. 52.1).

TABELA 52.1 • Classificação de solvente e toxicidade	
Classes de solventes selecionados*	Toxicidade selecionada
Álcoois alifáticos (p. ex., metanol)	Ver correlação clínica
Hidrocarbonetos alifáticos (p. ex., hexano)	Depressão do SNC, distúrbios sensório-motores
Glicóis e éteres de glicol (p. ex., etilenoglicol, propilenoglicol, etc.)	Depressão do SNC, toxicidade renal e hepática
Hidrocarbonetos alifáticos halogenados (p. ex., clorofórmio, tetracloreto de carbono, tricloroetileno, tetracloroetileno, 1,1,1- tricloroetano)	Depressão do SNC, memória prejudicada, *tetracloroetileno*: neuropatia periférica *Tetracloreto de carbono* (exposição aguda ou crônica): lesão hepática *Clorofórmio, tetracloreto de carbono, tricloroetileno*: lesão renal, carcinogenicidade em animais (alguns hidrocarbonetos halogenados)
Hidrocarbonetos aromáticos (p. ex., benzeno, tolueno)	*Benzeno*: depressão do SNC, que pode resultar em ataxia, vertigem e coma. A exposição crônica pode resultar em depressão grave da medula óssea e, possivelmente, leucemia *Tolueno*: depressor do SNC que agudamente pode causar ataxia em baixa exposição e em alta exposição leva rapidamente à perda de consciência. Os efeitos da exposição crônica são incertos

*Esses agentes são usados como solventes industriais, como agentes de limpeza, na síntese de outros produtos químicos, ou como componentes de produtos de uso pessoal e doméstico.

QUESTÕES DE COMPREENSÃO

52.1 Qual dos seguintes é o sintoma mais característico de intoxicação por metanol?

   A. Carcinogenicidade
   B. Lesão hepática
   C. Lesão renal
   D. Distúrbios visuais

52.2 Um homem alcoolista de 45 anos de idade é levado ao serviço de emergência devido à ingestão de álcool de madeira (metanol). Qual dos seguintes compostos é a causa mais provável de toxicidade nos órgãos a partir de metanol?

   A. Formaldeído
   B. Ácido fórmico
   C. Ácido láctico
   D. Metanol

52.3 Um técnico de laboratório de 34 anos de idade foi diagnosticado com anemia, baixa contagem de leucócitos e trombocitopenia. A depressão grave da medula óssea mais provavelmente resulta da exposição a qual dos seguintes solventes?

A. Benzeno
B. Etilenoglicol
C. Hexano
D. Tolueno

RESPOSTAS

52.1 **D.** O sintoma mais característico de intoxicação por metanol é o de distúrbios visuais. Lesão hepática, lesão renal e potencial de carcinogenicidade são mais característicos de intoxicação com hidrocarbonetos alifáticos halogenados.

52.2 **B.** O metanol é biotransformado por álcool-desidrogenase em formaldeído, que é metabolizado em ácido fórmico, a causa mais provável da toxicidade devido ao metanol aos órgãos. A inibição da atividade do citocromo-oxidase pelo ácido fórmico resulta em hipoxia do tecido, com produção de ácido láctico, que, com o ácido fórmico, pode resultar em acidose metabólica.

52.3 **A.** A exposição crônica ao benzeno pode resultar em depressão da medula óssea. A exposição ao tolueno resulta em depressão do SNC. Os efeitos da exposição crônica ao tolueno são incertos. O hexano tem maior probabilidade de causar depressão do SNC e sensório-motora. O etilenoglicol provavelmente causa distúrbios do SNC e distúrbios renais.

DICAS DE FARMACOLOGIA

▶ A toxicidade dos solventes normalmente afeta o SNC, causando sedação ou depressão.
▶ A exposição ao tetracloreto de carbono pode causar toxicidade hepática.
▶ A exposição crônica ao benzeno pode levar à depressão da medula óssea e, possivelmente, à leucemia.
▶ Centros de controle de intoxicação regionais estão disponíveis 24 horas/dia, nos EUA, para ajudar no tratamento do paciente intoxicado.

REFERÊNCIAS

Klassen CD, ed. Casarett and Doull's Toxicology, the Basic Science of Poisons, 8th ed. New York: McGraw-Hill, 2010.

Rom WM, Markopwitz S, ed. Environmental and Occupational Medicine, 4th ed. Philadelphia (PA): Lippincott Williams & Wilkins, 2007.

Sivilotti ML. Ethanol: tastes great! Fomepizole: less filling! *Ann Emerg Med* 2009;53:451.

U.S. National Library of Medicine. Toxnet: http://toxnet.nlm.nih.gov , 2007.

CASO 53

Uma mulher leva seu filho de 5 anos de idade ao consultório para avaliação. Ele teve dificuldade progressiva para andar nos últimos meses e pareceu irritado. Também parecia bastante cansado. Vomitou em uma ou duas ocasiões durante a última semana. A história clínica dele é normal. Ele nasceu depois de uma gravidez não complicada. Recebeu todas as vacinas e alcançou todos os marcos de desenvolvimento para a sua idade. Mora com os pais em uma casa que foi construída na década de 1920, que está sendo reformada. Ao exame, a criança encontra-se um pouco inquieta, mas cooperativa. Sua conjuntiva e mucosas estão pálidas. O exame neurológico é significativo para uma marcha atáxica (desajeitada). Seu exame geral é normal em outros aspectos. Um hemograma completo mostra que ele está anêmico. O nível sérico de chumbo encontra-se acentuadamente elevado. Você o interna e inicia tratamento com dimercaprol e ácido etilenodiaminotetracético (EDTA).

- Como a exposição crônica ao chumbo causa anemia?
- Qual é o mecanismo de ação do dimercaprol e do EDTA?

RESPOSTAS PARA O CASO 53
Intoxicação por metais pesados

Resumo: Um menino de 5 anos de idade com toxicidade por chumbo é internado no hospital e começou tratamento com dimercaprol e EDTA.

- **Mecanismo de anemia induzida por chumbo:** Inibição de ácido δ-aminolevulínico-desidratase, que bloqueia a conversão de ácido δ-aminolevulínico em porfobilinogênio, interrompendo a síntese de hemoglobina.
- **Mecanismo de ação de dimercaprol e EDTA:** Dimercaprol e EDTA aumentam a excreção de metais pesados por quelação, a qual forma substâncias solúveis que podem ser excretadas.

CORRELAÇÃO CLÍNICA

A maior parte da toxicidade do chumbo em crianças é resultado da ingestão GI. As crianças absorvem uma parcela maior do chumbo ingerido do que os adultos. A fonte desse chumbo com frequência é a partir de tinta à base de chumbo que foi amplamente utilizada antes da década de 1970. O chumbo inorgânico liga-se à hemoglobina e é distribuído para os tecidos moles, incluindo o cérebro. Mais tarde acumula-se no osso, a partir de onde é eliminado muito lentamente. O chumbo produz anemia por meio da inibição da enzima do ácido δ-aminolevulínico-desidrogenase que converte o ácido δ-aminolevulínico em porfobilinogênio. Isso interrompe a via de síntese de hemoglobina. O chumbo também pode causar efeitos sobre o SNC, especialmente em crianças. Os sinais mais comuns incluem vertigens, ataxia, cefaleia, agitação e irritabilidade. Vômitos, *delirium* e convulsões podem ocorrer. QI baixo e distúrbios de comportamento podem ser o resultado da exposição na infância. A neuropatia periférica é outro desfecho possível de intoxicação crônica por chumbo.

O tratamento da toxicidade por chumbo exige a interrupção da exposição e, em casos graves, terapia de quelação. Em crianças, o dimercaprol e o EDTA são os medicamentos de escolha usados com frequência. O edentato dissódico de cálcio é administrado por via intravenosa ou intramuscular; o dimercaprol é administrado por via intramuscular. Esses fármacos são quelantes que fixam o chumbo, formando complexos solúveis que são excretados na urina. Outros fármacos usados para quelação incluem succímero, cálcio dissódico, EDTA e penicilamina.

A pesquisa de chumbo é um componente necessário para os exames rotineiros das crianças. Além do exame de chumbo sérico, questionários também são feitos para avaliar a exposição no ambiente ou em alimentos. As fontes comuns incluem doces estrangeiros, remédios caseiros contra dor abdominal, pintura de casas antigas, exposição ocupacional de membro da família e cozimento dos alimentos em panelas de fabricação estrangeira.

ABORDAGEM À
Farmacologia de intoxicação por metais pesados

OBJETIVOS
1. Discutir os princípios gerais relacionados com a intoxicação por metais pesados.
2. Listar as fontes comuns de exposição a metais pesados, descrever seus mecanismos de ação e seus efeitos tóxicos (Tab. 53.1).
3. Listar os fármacos utilizados para o tratamento de intoxicação por metais pesados e descrever seus mecanismos de ação.

DISCUSSÃO

Classe

Os princípios gerais relacionados com a toxicidade de metais pesados são os seguintes:

A exposição a metais pesados pode ser **aguda ou crônica**, geralmente por meio de exposição ocupacional ou ambiental acidental.

A maioria, se não todos, os metais pesados **interagem com grupos sulfidrilo** e, talvez, outros grupos funcionais de proteínas da célula, causando sua toxicidade.

Múltiplos sistemas de órgãos podem ser afetados, mas particularmente **SNC, fígado, rins e sistemas respiratório e imunológico**.

O tratamento da intoxicação por metais envolve **remoção da fonte, descontaminação** e **tratamento de suporte para os sintomas**. Além disso, **quelantes de metal** podem ser usados para remover ou evitar a ligação do metal aos constituintes celulares importantes (Tab. 53.2). Os principais quelantes interagem com os mesmos grupos funcionais que os metais pesados, formando complexos que podem, então, ser eliminados do corpo. Com exceção da **deferoxamina**, a sua seletividade é relativamente precária na medida em que **também ligam cátions bivalentes endógenos importantes, em particular Ca^{2+}**.

TABELA 53.1 • Metais pesados e seus efeitos tóxicos

Metal pesado	Toxicidade	Observações
Ferro (Fe)	Destruição da mucosa GI, com gastrenterite grave, dor abdominal e diarreia sanguinolenta, com lesão endotelial subsequente no fígado e nos rins, que pode resultar em acidose metabólica, coma, choque, colapso cardiovascular e morte. A lesão tecidual primária ocorre por meio da formação de radicais livres e peroxidação lipídica.	A exposição em crianças é geralmente por ingestão acidental de suplementos de ferro. Em adultos, a toxicidade é geralmente resultado de transfusões repetidas, doenças hereditárias ou dosagem excessiva intencional. É importante confirmar a anemia ferropriva antes de suplementar ferro. Também é importante verificar novamente os exames de ferro e o hemograma anterior para repor sulfato de ferro.
Mercúrio (Hg)	Alterações neurológicas e comportamentais, incluindo déficits visuais, devido à lesão neuronal e encefalopatia, estão entre os efeitos adversos mais comuns. Excitabilidade, tremores e gengivite são características de toxicidade do mercúrio. Lesões GIs e renais são comuns com a exposição aos sais de mercúrio, que também podem causar dor intensa e vômitos, devido à ação corrosiva sobre a mucosa da boca, da faringe e do intestino. O vapor de mercúrio pode causar em dificuldade respiratória grave com fibrose residual.	Vapor de mercúrio elementar é bem absorvido pelos pulmões. Mercúrio elementar em forma líquida é relativamente não tóxico. Os sais de mercúrio inorgânicos são geralmente ingeridos e, quando absorvidos, concentram-se nos rins. Eles têm meia-vida longa. Compostos organomercuriais são prontamente absorvidos no trato GI. Eles passam pelo ciclo entero-hepático com meias-vidas longas. O sistema nervoso em desenvolvimento é particularmente vulnerável à exposição ao mercúrio no útero. A principal fonte de intoxicação por mercúrio é por peixe contaminado.
Arsênico (As)	Aguda: desenvolve-se em minutos a horas. Distúrbios GIs, náuseas, vômitos, diarreia aquosa. Hálito de alho. Arritmias cardíacas, síndrome de angústia respiratória aguda, cefaleia, confusão e problemas de memória. Crônica: lesões na pele e neuropatia periférica.	A exposição pode ocorrer por meio de ingestão ou inalação.
Chumbo (Pb)	Aguda: incomum; inclui parestesias, fraqueza muscular, hemólise, lesão renal. Crônica: ver Correlação Clínica; a toxicidade mais grave é a encefalopatia, que pode levar a deficiência de aprendizagem e retardo mental, especialmente em crianças.	Ver Correlação Clínica. Atravessa a barreira placentária e pode causar danos *in utero*, levando a comprometimento do desenvolvimento do SNC.

TABELA 53.2 • Quelantes de metal pesado		
Quelantes de metal pesado	Metais primários quelados	Observações
Dimercaprol	Chumbo (Pb), mercúrio (Hg), arsênico (As)	Administrado por via parenteral; evitar na intoxicação por ferro ou cádmio, porque o complexo é extremamente hepatotóxico; evitar na intoxicação por metilmercúrio porque facilita a entrada no SNC. Evitar a utilização em pessoas com alergia ao amendoim pois é dissolvido em óleo de amendoim.
EDTA	Chumbo (Pb)	Administrado por via parenteral; o tratamento crônico requer períodos "desligados" para possibilitar a redistribuição fora do osso. O uso isolado após dimercaprol remove o chumbo do compartimento extracelular e pode aumentar os níveis de chumbo no SNC.
Desferroxamina	Ferro (Fe), alumínio (Al)	Administrado por via parenteral.
Penicilamina trientina	Cobre (Cu), adjuvante para Pb, Hg	Administrado por via oral; utilizado para quelar o excesso de cobre na doença de Wilson; pode resultar em reação alérgica.
Succímero	Chumbo (Pb), adjuvante para Hg, As	Administrado por via oral; causa distúrbios GIs e erupções.

QUESTÕES DE COMPREENSÃO

53.1 Uma criança de 4 anos de idade é suspeita de apresentar intoxicação por chumbo de tinta de um edifício antigo. Qual dos seguintes quelantes de metais pesados é usado como tratamento primário para intoxicação por mercúrio?

A. Dimercaprol
B. EDTA
C. Penicilamina
D. Succímero

53.2 Uma menina de 3 anos de idade é trazida para o serviço de emergência por possível intoxicação por metais pesados. A criança tem gastrenterite grave, dor abdominal e diarreia sanguinolenta. Qual dos seguintes metais pesados é mais provavelmente a causa dos sintomas dessa criança?

A. Arsênico
B. Mercúrio líquido elementar
C. Ferro
D. Chumbo

53.3 Uma criança de 2 anos de idade é atendida com nível de hemoglobina de 9 g/dL (anemia), provavelmente decorrente de ingestão de sujeira em torno de uma fábrica de baterias. Um esfregaço periférico indica alguns pontilhados basofílicos de eritrócitos. A dosagem dos níveis séricos de chumbo confirmam intoxicação por chumbo. A anemia induzida por chumbo é resultado da inibição de qual das seguintes enzimas?

A. Aldeído-desidrogenase
B. Citocromo-oxidase
C. Ácido δ-aminolevulínico-desidratase
D. Monoaminoxidase

RESPOSTAS

53.1 **A.** O dimercaprol é utilizado como quelante primário de metal pesado para o tratamento de intoxicação com mercúrio. O EDTA e o succímero são usados contra a intoxicação por chumbo. A penicilamina é usada contra a intoxicação por cobre. O EDTA e a penicilamina são usados como coadjuvantes no tratamento de intoxicação por mercúrio.

53.2 **C.** A intoxicação por ferro provoca destruição característica da mucosa GI, com gastrenterite grave, dor abdominal e diarreia sanguinolenta. O mercúrio líquido elementar é relativamente não tóxico. Uma toxicidade GI, do SNC e cardiovascular inespecífica é causada por arsênico. A toxicidade mais grave (crônica) de intoxicação por chumbo é encefalopatia.

53.3 **C.** O chumbo produz anemia por meio da inibição da enzima do ácido δ-aminolevulínico-desidratase que converte o ácido δ-aminolevulínico em porfobilinogênio. Isso interrompe a via de síntese de hemoglobina.

DICAS DE FARMACOLOGIA

▶ A toxicidade do ferro pode levar a gastrenterite, lesão hepática e renal e, se suficientemente grave, morte.
▶ As manifestações mais comuns da intoxicação por mercúrio são a toxicidade neuronal, tais como déficits visuais.
▶ A intoxicação por chumbo pode causar retardo mental no feto ou em crianças em desenvolvimento.
▶ Centros regionais de intoxicação, nos EUA, estão disponíveis para ajudar no tratamento.

REFERÊNCIAS

American Academy of Pediatrics Committee on Environmental Health. Lead exposure in children: prevention, detection and management. Pediatrics 2005;116:1036.

Clarkson TW, Magos L, Myers GJ. The toxicity of mercury-current exposures and clinical manifestations. *N Engl J Med*. 2003;349:1731.

Fine JS. Iron poisoning. *Curr Probl Pediatr*. 200;30:71.

Jarup L. Hazards of heavy metal contamination. *Br Med Bull*. 2003;68:167.

Klassen CD, ed. Casarett and Doull's Toxicology, the Basic Science of Poisons, 8th ed. New York: McGraw-Hill, 2010.

Rom WM, Markopwitz S, ed. Environmental and Occupational Medicine, 4th ed. Philadelphia (PA): Lippincott Williams & Wilkins, 2007.

Shannon M, Woolf A, Binns H. Chelation therapy in children exposed to lead. *N Engl J Med*. 2001;345:1212.

U.S. National Library of Medicine. Toxnet: http://toxnet.nlm.nih.gov , 2007.

CASO 54

Uma mulher saudável de 25 anos de idade, sem histórias médica ou cirúrgica significativas, apresenta-se para um exame feminino de rotina. Ela é G2P2002, casada, não fumante e deseja discutir as opções de anticoncepcionais. Realmente deseja engravidar de novo, mas não em um futuro próximo. Nega qualquer doença sexualmente transmissível (DST) prévia e não tem problemas clínicos ou queixas significativos.

- Quais são os contraceptivos reversíveis de longa ação (CRLAs)?
- Em comparação com os contraceptivos orais (CO), quais são as vantagens dos CRLAs?
- Quais são os mecanismos de ação dos tipos de CRLAs?

RESPOSTAS PARA O CASO 54
Manejo de contraceptivos

Resumo: Uma mulher de 25 anos de idade, sem problemas clínicos ou queixas, deseja contracepção de longo prazo, mas reversível.

- A categoria de CRLAs inclui DIU (cobre *versus* Mirena – à base de progestina), injeções de hormônio (à base de progesterona) e implantes subcutâneos, como Implanon (à base de progestina).
- Uma vantagem de CRLAs sobre a pílula contraceptiva oral (PCO) é que eles não têm de ser tomados diariamente pela paciente e, como tal, com frequência resultam em maior eficácia no uso típico.
- Os CRLAs são ou à base de progestina ou à base de cobre. O mecanismo de ação dos produtos apenas de progesterona (Implanon, injeção de Depo-Provera, DIU, Mirena) é para suprimir a ovulação e tornar o ambiente do colo uterino menos favorável para sobrevivência/transporte de espermatozoides e implantação endometrial. O DIU de cobre atua como espermicida (inibe motilidade, transporte e ação da enzima acrossômica dos espermatozóides e impede a fertilização do óvulo).

CORRELAÇÃO CLÍNICA

A escolha da contracepção depende de uma variedade de fatores. Em alguns casos, o risco de comorbidades pode limitar as opções. Por vezes, a escolha depende da frequência que o contraceptivo tem de ser usado. A duração da contracepção desejada é outro fator importante na escolha do contraceptivo adequado para determinada paciente. Em pacientes que preferem a prevenção de DSTs concorrente, os métodos de barreira seriam o ideal. Em pacientes que não desejem a fertilidade, podem ser sugeridas opções cirúrgicas. A anamnese clínica/cirúrgica/social completa, juntamente com uma revisão completa dos sistemas, deve ser levantada antes do início da contracepção para oferecer um método personalizado para a paciente. Alguns dos contraceptivos podem oferecer outros benefícios não contraceptivos (discutido adiante). O custo é outro fator na escolha de contraceptivos. Muitas vezes, os efeitos colaterais menores irão diminuir em poucos meses, e, portanto, ter essa discussão com a paciente no início pode minimizar a confusão e a frustração.

Se ocorrer sexo desprotegido e a gravidez não for desejada, estão prontamente disponíveis contraceptivos de emergência e são uma opção viável. No entanto, a paciente deve ser informada que esse método não deve ser o único para tratamento contraceptivo, nem deve ser usado na prevenção de DSTs.

CASOS CLÍNICOS EM FARMACOLOGIA

ABORDAGEM A
Agentes contraceptivos

OBJETIVOS

1. Discutir as categorias de várias opções contraceptivas e seus respectivos mecanismos de ação.
2. Discutir os usos não contraceptivos para os vários fármacos.
3. Discutir os riscos e os benefícios dos fármacos.
4. Abordar as questões relativas à contracepção de emergência

DEFINIÇÕES

Contracepção: Prevenção intencional da gravidez por meio do uso de vários fármacos/dispositivos/práticas sexuais/procedimentos cirúrgicos interferindo em um ou em vários dos seguintes processos: implantação, fertilização, ovulação.

Contracepção de emergência: O uso da contracepção após a relação sexual desprotegida – consensual ou não consensual – para evitar a gravidez.

DISCUSSÃO

Observe que este caso não irá abordar todas as opções disponíveis para a contracepção. Para uma discussão completa sobre todas as opções (planejamento familiar natural, agentes hormonais, técnicas cirúrgicas, métodos de barreira), consulte arquivos de Casos de Medicina de Família e/ou Obstetrícia e Ginecologia (ver também Tab. 54.1 para as opções de contracepção).

CLASSES DE AGENTES

Contraceptivos orais (COs)

Todos os fármacos contraceptivos orais são agentes hormonais, mas diferem no fato de eles poderem apresentar uma combinação de estrogênio/progestina ou apenas uma progestina. A maioria das pílulas contraceptivas orais (PCOs) contêm a combinação, embora existam algumas que têm apenas progesterona. As PCOs de duração estendida também contêm a associação de estrogênio e progesterona.

O componente de estrogênio é normalmente etinilestradiol (EE), enquanto a progesterona pode variar e é geralmente de primeira, segunda, terceira ou de quarta geração (pregnanos, estranos, gonanos ou produtos de drospirenona, respectivamente). As PCOs combinadas podem variar em sua potência de dosagem dos componentes individuais, enquanto todas as outras opções têm dosagem fixa. O etinilestradiol pode geralmente vir nas seguintes dosagens: 20, 25, 30, 35 microgramas. A dose de progesterona varia com base no componente individual utilizado. A PCO combinada também pode vir como opções monofásicas ou bifásicas/trifásicas

TABELA 54.1 • Opções contraceptivas			
Opção	Fármaco ativo	Duração	Custo
Contraceptivos reversíveis de longa ação 1. DMPA 2. DIU (Mirena vs. cobre) 3. Implanon	1. Progestina 2. Progestina vs. cobre 3. Progestina	1. 3 meses 2. 5 a 10 anos 3. 1 ano	1. 55 dólares/3 meses 2. 300-700 dólares/ 5-10 anos 3. 400-800 dólares/ano
Fármacos contraceptivos orais 1. Combinação 2. Progestógeno 3. Emergencia	1. EE/Progestina 2. Progestina 3. Progestina	1. Diariamente 2. Diariamente 3. Uso de 24-120 horas pós-coito	1. 9-50 dólares/mês 2. 35-50 dólares/mês 3. 50 dólares por embalagem
Barreira	Sem hormônio	Diariamente	Varia em frequência de relações sexuais e do tipo usado. 10-50 dólares por embalagem
Permanente 1. Vasectomia 2. Adiana/Essure 3. BTL	N/A	Permanente	1. 350 dólares 2. 2.000-3000 dólares 3. 2.000-4000 dólares
Transdérmica (Ortho Evra) Intravaginal (NuvaRing)	EE/Progestina	1 semana 3 semanas	55-85 dólares 55-85 dólares

– nos dois últimos, as doses dos componentes individuais variam com base no dia para refletir as variações fisiológicas. Em geral, as opções monofásicas têm menos irregularidades menstruais. Náuseas, cefaleias, aumento da pressão arterial, aumento de peso, diminuição da libido e dislipidemia podem ocorrer com o componente estrogênico, mas, muitas vezes, podem ser reduzidos por meio da diminuição da dose de estrogênio ou com o uso continuado. Devido ao componente EE, há também um risco menor de tromboembolismo venoso (TEV) e doença cardiovascular que é aumentado em fumantes (especialmente aquelas que fumam mais de 15 cigarros por dia) ou mulheres com mais de 35 anos. Esses riscos são menores que 1%. A possível associação com o câncer de mama em produtos que contêm estrogênio também é baixa (< 1%). A Organização Mundial da Saúde (OMS) classificou as precauções e as contraindicações ao uso de PCO em quatro categorias. Alguns dos benefícios não contraceptivos do uso de produtos combinados de estrogênio/progesterona incluem redução do câncer de ovário e de endométrio, melhora de acne, dismenorreia, menorragia, metrorragia e cistos funcionais. Para os produtos à base de progesterona, os principais eventos adversos incluem risco de hirsutismo, acne, irregularidade menstrual e sangramentos (*spotting*). Há também preocupações de ganho de massa corpórea e diminuição da densidade mineral óssea com o uso continuado. As pílulas apenas de progestina também são menos eficazes do que as PCOs combinadas (0,5 *versus* 0,1% de taxa de falha de progestina apenas *versus* PCO de combinação com o uso perfeito ou 1 a 3% de taxa de falha para qualquer produto com uso típico) e também têm menor flexibilidade no horário de ingerir. Os agentes orais têm muitas interações que podem afetar a eficácia da PCO ou de outra medicação.

Mecanismo de ação

O componente estrogênico inibe a ovulação por suprimir LH e FSH e evita a implantação. O componente progesteronico inibe a ovulação suprimindo LH, engrossa o muco cervical e afina o revestimento endometrial, de forma a evitar, assim, o transporte de espermatozoides e a implantação.

Administração

As PCOs (combinação e pílulas apenas de progestina) são tomadas por via oral em torno do mesmo horário todos os dias. As pílulas só de progestina têm menos flexibilidade (precisam ser tomadas no prazo de uma hora do horário diariamente, enquanto as pílulas combinadas podem ser tomadas no prazo de 3 horas do horário diariamente). As PCOs vêm em uma embalagem de 21 pílulas ativas e 7 pílulas de placebo. Com o uso dos comprimidos de placebo, a paciente começará a sua hemorragia de privação. Se uma paciente preferir limitar sua menstruação, então ela pode optar por simplesmente tomar as pílulas ativas continuamente ou usar um fármaco de ação prolongada. Seasonale e Seasonique são duas PCOs de duração prolongada comercializadas. Apesar das preocupações da paciente, essa abordagem é eficaz e não mostrou evidências de aumento de lesões. As pacientes também podem personalizar quando ter suas menstruações de acordo com o momento em que começam a PCO; por exemplo, começar em um domingo, em teoria elimina a menstruação em fins de semana. A contracepção de emergência no momento é comercializada na forma de dois comprimidos orais (à base de progestina), que podem ser tomados de uma vez ou um a cada 12 horas – Plano B. Uma nova opção, Ella (um agonista/antagonista de progesterona) é um comprimido único de 30 mg, que é declaradamente eficaz até 5 dias após a relação sexual. Além disso, muitas PCOs disponíveis comercialmente podem ser utilizadas para contracepção de emergência alterando-se a quantidade de comprimidos consumidos. Essa forma é mais eficaz se for administrada imediatamente depois, mas as taxas de sucesso são ainda elevadas 24 a 120 horas após a relação sexual desprotegida.

Farmacocinética

Devido à natureza lipofílica dos estrogênios e das progestinas, esses fármacos são prontamente absorvidos após a administração oral. A substituição de etinil no 17β-estradiol inibe a biotransformação hepática de primeira passagem. Os estrogênios sofrem recirculação êntero-hepática, que depende em parte da hidrólise dos conjugados hepáticos no intestino por enzimas bacterianas. O tratamento com antibióticos pode reduzir a eficácia das PCOs ou da terapia de reposição hormonal (TRH). Vários medicamentos podem interagir com os contraceptivos orais (COs).

Agentes transdérmicos e intravaginais

Os contraceptivos transdérmicos e intravaginais atualmente disponíveis são produtos combinados de estrogênio/progestina. Esses agentes promovem uma distribuição mais consistente dos hormônios e possibilitam uso de uma dose mais baixa do que as preparações orais. O produto intravaginal é colocado no fórnice posterior da vagina, deixado no local durante três semanas, e removido por uma semana. O produto transdérmico é colocado na nádega, no torso superior, no abdome ou na parte superior do braço semanalmente, e é trocado uma vez por semana, durante três semanas, sendo a quarta semana um período sem o adesivo. O adesivo é restrito a pacientes com menos de 90 kg devido à diminuição da eficácia em pacientes acima desse peso. Eficácia, mecanismo de ação, benefícios e riscos são comparáveis aos COs de combinação. Esses agentes também têm os mesmos benefícios não contraceptivos que os COs de combinação. Pode ocorrer irritação local da pele ou mucosa com qualquer uma dessas opções, mas elas não são típicas.

Métodos de Barreira

Os métodos de barreira mais comumente disponíveis incluem preservativos masculinos e femininos, diafragma, capuz cervical e esponjas contraceptivas. Nem os preservativos, nem as esponjas contraceptivas exigem receita médica. Esses agentes têm menos efeitos colaterais do que a contracepção hormonal e têm o benefício duplo de contracepção e prevenção de DSTs. Além disso, se uma barreira dupla é usada (p. ex., preservativo + espermicida vaginal ou diafragma + preservativo), a eficácia aumenta substancialmente. O grande problema com essas opções é a adesão ao uso já que eles somente são eficazes se um novo produto for usado em cada ato sexual. Preservativos orais também estão disponíveis para fornecer proteção adicional. Outra limitação desse método é a possibilidade de colocação incorreta ou ruptura, caso em que tanto a contracepção como a prevenção de DSTs são comprometidas. Reações locais cutâneas ou de mucosas geralmente são incomuns.

Contraceptivos Reversíveis de Longa Ação (CRLA)

Os CRLAs comumente usados nos EUA incluem injeções de acetato de medroxiprogesterona ou de acetato de progesterona, DIU, Mirena (à base de progestina), agente subdérmico Implanon (à base de progestina) e DIU de cobre. O DMPA é um contraceptivo à base de progesterona injetável que é administrado por via intramuscular ou subcutânea (Depo-sub QProvera 104) a cada três meses. Sua eficácia é maior do que a progestina oral, sobretudo devido ao fato de que as pacientes não têm de tomar a medicação diariamente. O DMPA é administrado por via subcutânea (SC) e está disponível desde o ano de 2010. Ele usa 30% menos hormônio, é menos doloroso, tem eficácia semelhante e tem tido sucesso para autoadministração por parte da paciente em vários ensaios. Os efeitos adversos predominantes de DMPA (SC e IM) incluem aumento de massa corporal de 1,5 a 2,3 kg no primeiro ano e irregularidade menstrual/amenorreia. Também existem preocupações de longo prazo de diminuição na densidade mineral óssea com a utilização de qualquer contraceptivo que contenha apenas progesterona. Os dispositivos intrauterinos são normalmente inseridos em um procedimento no consultório, enquanto a paciente está menstruando, e tem de ser removido em cinco ou 10 anos. O DIU Mirena (produto de cinco anos) tem os mesmos benefícios/riscos/mecanismo de ação de outros produtos à base de progestina. O DIU Mirena também pode ser utilizado para contracepção de emergência. O DIU de cobre (produto de 10 anos) funciona essencialmente como barreira e como um espermicida (inibe motilidade/transporte/ação da enzima acrossomal dos espermatozoides) e impede a fecundação do óvulo. Os efeitos colaterais mais comuns incluem aumento da dismenorreia ou aumento do fluxo menstrual durante os primeiros meses. O produto intradérmico é inserido em um procedimento em consultório subdermicamente na face medial da parte superior do braço e é removido em um ano ou três anos, dependendo do produto usado. Esse produto tem o mesmo mecanismo de ação/benefícios/riscos dos outros produtos somente com progestina.

Contracepção Permanente

Para as mulheres e seus parceiros que desejam esterilidade permanente, as opções atualmente disponíveis incluem ligadura tubária bilateral, vasectomia, histerectomia (se há outras indicações) e métodos de obstrução das tubas uterinas (Essure e Adiana). A vasectomia é um procedimento realizado no consultório que pode ser feito na atenção primária ou no consultório especializado e requer apenas anestesia local. O procedimento geralmente leva 30 minutos para ser concluído, mas exige que o homem envie amostras de sêmen até a esterilidade esteja garantida (em geral seis semanas). Embora a reversão seja possível, dependendo da técnica utilizada inicialmente, os pacientes devem ser orientados de que este é um processo permanente. A laqueadura tubária bilateral é um procedimento cirúrgico feito sob anestesia geral na sala de cirurgia. Ela pode ser revertida, mas, em geral, é considerada um procedimento permanente. Essure e Adiana são técnicas permanentes de esterilização em que molas de silicone são inseridas nas tubas uterinas, o que em seguida leva à formação de cicatrizes permanentes/oclusão da área e proporciona esterilização permanente. Esse procedimento geralmente é realizado no consultório e requer um procedimento separado denominado histerossalpingograma (HSG) para colocação e para verificação. Após verificação do sucesso do procedimento (em geral, três meses), a esterilidade é razoavelmente assegurada.

QUESTÕES DE COMPREENSÃO

54.1 Uma mulher G1P1001 de 32 anos de idade apresenta-se para resolver problemas com sua PCO de combinação. Ela tem notado aumento de sangramento e *spotting* nos últimos meses. Ainda tem menstruações regulares e nega quaisquer outras queixas e está feliz com o tipo de contracepção. Qual dos seguintes seria o seu próximo passo?
   A. Promover um período sem o fármaco por um a dois meses
   B. Mudar para pílula exclusivamente de progestina
   C. Aumentar o componente de progesterona da combinação PCO
   D. Aumentar o componente estrogênico

54.2 Uma mulher G6P6006 de 37 anos de idade, com obesidade mórbida, casada, monogâmica, apresenta-se em busca de opções contraceptivas. No momento, ela não deseja a fertilidade durante vários anos. Não tem nenhuma história médica ou cirúrgica pregressa, mas fuma dois maços de cigarro por dia. Qual das seguintes opções seria menos adequada nessa paciente?
   A. Adesivo transdérmico
   B. DIU Mirena
   C. Injeção de Depo-Provera
   D. Pílula somente com progestina

54.3 Uma mulher nulípara de 24 anos de idade, sem história médica, apresenta-se para discutir contracepção. Ela tem uma história de acne e menstruação dolorosa desde a menarca. Tem menstruações regulares atualmente e usa preservativos para prevenção de DSTs. A maior preocupação da paciente é não ter *spotting* inesperado, sangramento intermenstrual ou irregularidade de seus ciclos, pois isso afetaria negativamente sua vida sexual. Qual das seguintes opções seria mais adequada para essa paciente?
   A. Pílula somente com progestina
   B. Implante intradérmico
   C. DIU Mirena
   D. PCO de combinação monofásica

RESPOSTAS

54.1 **D.** Como a paciente está satisfeita com o tipo de contraceptivo, a preferência não deve ser mudar para uma modalidade diferente. Simplesmente aumentar o componente de estrogênio, em geral, ajuda a reduzir a irregularidade e o sangramento intermenstrual.

54.2 **A.** As pacientes obesas com mais de 90 kg geralmente têm muito menos sucesso com o adesivo. Além disso, como a paciente está com idade superior a 35 anos e fuma bastante (mais de 15 cigarros por dia), seria prudente evitar qualquer contraceptivo que contenha estrogênio para diminuir os riscos cardiovasculares e de tromboembolismo venoso. Todas as outras opções forneceriam contracepção adequada sem os riscos anteriormente citados, pois são todas opções apenas com progesterona. Como a paciente deseja contracepção durante vários anos, o DIU Mirena seria o ideal para ela.

54.3 **D**. Acne e dismenorreia (menstruação dolorosa) podem ser melhoradas com anticoncepcionais orais de combinação. As opções apenas com progesterona (que incluem opções a-c) podem piorar a acne e oferecer risco muito maior de menstruação irregular, sangramento intermenstrual e outros (*spotting*). Além disso, eles são menos eficazes para a dismenorreia que as PCOs de combinação. As PCOs de combinação monofásicas são geralmente melhores do que as PCOs de combinação bifásicas ou trifásicas na regulação da menstruação.

DICAS DE FARMACOLOGIA

▶ Contraceptivos apenas com progesterona oferecem a vantagem de não aumentar os riscos de tromboembolismo venoso ou cardiovasculares em comparação com os de combinação de estrogênio/progesterona.
▶ Os produtos de combinação de estrogênio/progesterona ajudam contra acne, dismenorreia, bem como irregularidades menstruais, e foram associados a uma diminuição dos cânceres de ovário e do endométrio.
▶ A escolha de contraceptivos deve ser baseada na preferência da paciente, no risco de comorbidades, na duração desejada da contracepção, no custo e evitar contraindicações.
▶ Os CLRAs têm maior eficácia de uso típico do que os demais COs, devido à diminuição da necessidade de adesão diária da paciente.

REFERÊNCIAS

American College of Obstetricians and Gynecologists. Practice Bulletin No. 112. Emergency contraception. Obstet Gynecol 2010, May;115(5):1100–9.

Casey PM, Pruthi, S. The latest contraceptive options: what you must know. JFP 2008, Dec;57(12): 797–805.

Cerel-Suhl SL, Yeager BF. Update on contraceptive pills. Am Fam Physician 1999, Nov 1;60(7):2073–84. Available online at: http://www.aafp.org/afp/1999/1101/p2073.html

Ella Manufacturer Prescribing Information http://pi.watson.com/data_stream.asp?product_group=1699&p=pi&language=E#section-2

Prabhakaran S, Sweet A. Self-administration of subcutaneous depot medroxyprogesterone acetate for contraception: feasibility and acceptability. Contraception 2012 May;85:453.

World Health Organization. Medical Eligibility Criteria for Contraceptive Use, 4 th ed. 2010. Available online at: http://whqlibdoc.who.int/publications/2010/9789241563888_eng.pdf.

CASO 55

Uma mulher caucasiana de 48 anos de idade de quem você trata há vários anos procura-o e parece envergonhada. Ela queixa-se de urinar pelo menos 10 vezes por dia e três a quatro vezes durante a noite e afirma que isso está interferindo em seu trabalho e vida social. Indica que o problema, que diz ocorrer "por estar ficando velha", começou há cerca de dois anos. Já tentou várias técnicas para ajudar, incluindo beber apenas uma xícara de café pela manhã e evitar totalmente a ingestão de líquidos após às 18 horas. Começou usando absorventes para evitar o constrangimento de vazamento. A paciente descreve estar em uma reunião de negócios importante e ter de levantar-se e sair para ir ao banheiro. Sempre se preocupa com a localização do banheiro mais próximo e tem evitado eventos sociais, como jogos de futebol de seu filho, que são em um campo aberto, sem instalações. Após ser questionada, nega vazamento com tosse, espirros ou risada. Nega qualquer disúria, hematúria ou sensação de esvaziamento incompleto. É monogâmica e não apresenta história prévia de doenças sexualmente transmissíveis (DSTs). Você assegura a ela que o problema não é devido ao "envelhecimento" e que existem causas médicas tratáveis para isso. O exame físico é negativo para DST, inflamação/infecção/traumatismo vulvar ou vaginal e cistocele. Você solicita um exame de urina que apresenta resultado normal. Você prescreve uma tentativa de uso de oxibutinina.

▶ Quais são as causas de bexiga hiperativa?
▶ Qual é o mecanismo de ação da oxibutinina?
▶ Quais são as diferentes classes de fármacos utilizados no tratamento dos diferentes tipos de incontinência urinária?

RESPOSTAS PARA O CASO 55

Incontinência urinária

- A incontinência de urgência (veja adiante outras formas de IU) é causada pela contração da bexiga de tal forma que a urina passa o esfíncter uretral na hora errada.
- Oxibutinina é um medicamento anticolinérgico que bloqueia os receptores colinérgicos muscarínicos. Os receptores colinérgicos M3 são responsáveis pela ativação direta do músculo detrusor. A oxibutinina diminui a frequência dos sintomas e retarda o desejo inicial de urinar.

CORRELAÇÃO CLÍNICA

Existem vários tipos de incontinência urinária e elas têm causas diferentes. A **incontinência de urgência**, como descrita no presente caso, é tipificada como a micção mais de oito vezes por dia, acompanhada por uma vontade súbita e intensa de urinar, frequentemente seguida por perda involuntária de urina. O músculo detrusor contrai bem antes de a bexiga ser preenchida e pode emitir um alerta de apenas alguns segundos antes de o músculo esfíncter da bexiga relaxar. O problema fundamental parece ser de origem neuromuscular. A contração do músculo detrusor é mediada por receptores colinérgicos M3. A incontinência de urgência pode ser causada por infecções do trato urinário, irritantes da bexiga, doenças intestinais, doença de Parkinson, doença de Alzheimer, AVC ou danos no sistema nervoso associados à esclerose múltipla. Se não há causa primária conhecida, a incontinência de urgência é também chamada de bexiga hiperativa.

A **incontinência urinária de esforço** (IUE) ocorre após espirrar, rir, tossir ou outras manobras que aumentam a pressão intra-abdominal na presença de um esfíncter da bexiga enfraquecido. Pressões uretrais, condições de prolapso e disfunção esfincteriana congênita e adquirida contribuem para a fisiopatologia da IUE. Nas mulheres, o parto, a gravidez e a menopausa podem causar incontinência urinária de esforço; em homens, a remoção da próstata é uma causa.

A **incontinência de sobrefluxo** é uma perda quase constante e frequente de urina causada por inabilidade para urinar. Isso geralmente tem uma causa anatômica ou neural que interfere no esvaziamento normal da bexiga. A **incontinência mista** refere-se a uma combinação de tipos. O tipo mais comum de incontinência urinária em mulheres mais velhas é uma mistura de incontinência urinária de urgência e esforço. Os tratamentos incluem modificações do estilo de vida e comportamentais, fármacos e cirurgia.

Muitas vezes, a anamnese detalhada e o exame são suficientes para fornecer um diagnóstico presuntivo; no entanto, podem ser necessários vários exames para descartar outras etiologias contribuintes ou causais. Ocasionalmente, exames diagnósticos, radiográficos e laboratoriais podem ser necessários.

ABORDAGEM À
Farmacologia de agentes que atuam no trato urinário

OBJETIVOS

1. Listar os fármacos que são usados em casos de incontinência urinária.
2. Descrever o mecanismo de ação, a via de administração e os efeitos adversos desses fármacos.

DEFINIÇÕES

A **incontinência urinária** é a incapacidade de controlar o fluxo de urina. Pode ser associada a diminuição da qualidade de vida e isolamento social. Elucidar o tipo de incontinência urinária orienta o manejo.

DISCUSSÃO

A incontinência urinária afeta 10 a 70% das mulheres, dependendo um pouco da etnia, e a prevalência aumenta com a idade. Os custos médicos anuais são estimados em mais de 16 bilhões, o que excede o câncer de mama e ovário combinados.

Classe

O tratamento medicamentoso depende do tipo de incontinência urinária. O tratamento conservador da incontinência de urgência inclui técnicas comportamentais e mudanças de estilo de vida. As técnicas comportamentais incluem o treinamento dos músculos do soalho pélvico (TMAP, exercícios de Kegel), dispositivos vaginais e treinamento da bexiga; as modificações de estilo de vida incluem controle da massa corporal, redução do consumo de álcool, tabagismo e cafeína e redução do consumo de líquidos. Um dos pilares do tratamento medicamentoso é a **terapia anticolinérgica**. A contração da bexiga é controlada principalmente por receptores colinérgicos muscarínicos M2 e M3, e a contração direta do músculo detrusor via receptores M3 é o mais importante. Os fármacos de primeira linha incluem a **oxibutinina e a tolterodina**, e se estes forem ineficazes, podem ser usados solifenacina, tróspio, darifenacina, fesoterodina e tropantelina. A oxibutinina tem alguma especificidade para os receptores colinérgicos M3, mas também bloqueia M2 e M1, e todos estão presentes na bexiga. Os antidepressivos tricíclicos, como a imipramina, podem ser usados se os anticolinérgicos falharem. Uma combinação dos tricíclicos, em conjunto com a oxibutinina, pode ser usada com cautela para um efeito sinergístico.

Tolterodina, solifenacina, arifenacina e fesoterodina são antimuscarínicos de "segunda geração" com penetração reduzida no SNC e têm melhor seletividade para a subclasse M3 de receptores de acetilcolina, resultando em melhor tolerabilidade. A tolterodina é mais bem tolerada do que a oxibutinina, apresentando menos ocorrências de boca seca moderada a grave e menos desistências devido aos efeitos colaterais dos medicamentos, mas não é tão eficaz.

A solifenacina é outro antimuscarínico que demonstrou eficácia em pacientes com incontinência de urgência que não responderam à tolterodina ou à oxibutinina. Tem meia-vida de eliminação longa que possibilita a administração uma vez por dia.

Contra a incontinência urinária de esforço causada por insuficiência do esfincter uretral, a terapia farmacológica de primeira linha é a pseudoefedrina, se não houver contraindicações. Os tricíclicos, como amitriptilina ou imipramina, podem ser úteis em casos leves ou moderados. Embora as taxas de cura sejam baixas, as taxas de melhora subjetiva são moderadas. Isso também é útil em pacientes que são considerados de risco cirúrgico elevado. O estrogênio pode ser usado como um adjuvante em mulheres na pós-menopausa com incontinência de esforço. Existem muitos procedimentos cirúrgicos que foram desenvolvidos contra a incontinência urinária. A maioria atua como suporte da função do esfincter urinário.

Estrutura

A oxibutinina é uma amina terciária. É fornecida como uma mistura de (R)- e (S)-enantiômeros; o (S)-enantiômero tem pouca atividade anticolinérgica.

Efeitos adversos

Os efeitos adversos comuns associados à oxibutinina e a outros anticolinérgicos antimuscarínicos incluem boca seca, dificuldade para urinar, obstipação, visão turva, sonolência e tontura. Os anticolinérgicos também são conhecidos por induzir *delirium*. A boca seca pode ser particularmente grave, sobretudo com a oxibutinina; uma estimativa é de que 25 a 50% dos pacientes que começam o tratamento com oxibutinina podem precisar parar devido à boca seca. *N*-desetiloxibutinina é um metabólito ativo da oxibutinina que se acredita que seja responsável por grande parte dos efeitos adversos do fármaco.

Administração

A oxibutinina está disponível para administração oral, transdérmica ou tópica.

QUESTÕES DE COMPREENSÃO

55.1 O efeito adverso mais frequente observado com fármacos anticolinérgicos usados para tratar a incontinência de urgência é
   A. Ansiedade
   B. Boca seca

C. Sudorese
D. Pressão arterial elevada

55.2 Uma paciente queixa-se de perda urinária quando tosse ou espirra. Isso não melhorou depois de dois meses de treinamento do soalho pélvico, incluindo os exercícios de Kegel, e uma tentativa de uso de tolterodina. Sua pressão arterial é de 160/100 mmHg. Qual dos seguintes fármacos seria ideal para adicionar a sua terapia?
A. Oxibutinina
B. Pseudoefedrina
C. Amitriptilina
D. Desmopressina

RESPOSTAS

55.1 **B.** Efeitos colaterais comuns dos medicamentos antimuscarínicos são: boca seca, visão turva, fadiga e tonturas. Os fármacos antimuscarínicos também reduzem a transpiração, o que aumenta o risco de superaquecimento e insolação.

55.2 **C.** O tratamento farmacológico da incontinência urinária de esforço inclui simpatomiméticos, como pseudoefedrina, o que seria contraindicado para essa paciente devido à hipertensão. Uma combinação de um tricíclico, como a amitriptilina, e um anticolinérgico parece proporcionar um efeito sinérgico que pode funcionar em casos refratários.

DICAS DE FARMACOLOGIA

▶ Avaliar o tipo de incontinência urinária é fundamental para escolher o curso correto de tratamento.
▶ O uso de anticolinérgicos tem benefícios modestos, porém importantes para a qualidade de vida, mas a interrupção do uso do fármaco é alta.

REFERÊNCIAS

Shamliyan T, Wyman JF, Ramakrishnan R, Sainfort F, Kane RL. Benefits and harms of pharmacologic treatment for urinary incontinence in women: a systematic review. Ann Intern Med 2012;156(12):861–74.

Madhuvrata P, Cody JD, Ellis G, Herbison GP, Hay-Smith EJ. Which anticholinergic drug for overactive bladder symptoms in adults. Cochrane Database Syst Rev 2012, Jan 18;1:CD005429.

Hartmann KE, McPheeters ML, Biller DH, Ward RM, McKoy JN, Jerome RN, Micucci SR, Meints L, Fisher JA, Scott TA, Slaughter JC, Blume JD. Treatment of overactive bladder in women. Evid Rep Technol Assess 2009;187:1–120.

CASO 56

Uma mulher de 35 anos de idade, sem qualquer história clínica, apresenta-se em seu consultório com preocupações relativas a seu peso. Seu IMC atual é de 32 kg/m², apesar de anos de dieta e de realização de exercícios, em que ela perde peso e, em seguida, recupera-o. Ambos os pais são obesos e têm diabetes tipo 2. Sua história familiar também é significativa para obesidade e várias complicações associadas à obesidade, como osteoartrite, diabetes tipo 2, apneia obstrutiva do sono e doença arterial coronariana. A paciente está muito preocupada com as implicações de seu excesso de massa corporal para a saúde. Sua mãe lhe disse que há 25 anos ela foi tratada com um medicamento contra a obesidade, e a paciente quer saber se isso poderia ajudá-la.

▶ Como essa paciente seria classificada em termos de obesidade e para qual comorbidades ela agora está em risco?
▶ Com base nas diretrizes baseadas em evidências, que opções de tratamento devem ser oferecidas para essa paciente?
▶ Quais são os principais cuidados com tratamentos farmacológicos antiobesidade?

RESPOSTAS PARA O CASO 56
Diagnóstico de obesidade e opções de manejo

Resumo: Uma mulher de 35 anos de idade obesa, com um forte histórico familiar de complicações de saúde relacionadas com a obesidade e um IMC de 32, pergunta sobre o tratamento farmacológico para seu "peso" (excesso de massa corporal).

- O IMC de 32 da paciente coloca-a na categoria de obesidade de classe I. Os pacientes que são obesos correm o risco de morbidade por condições associadas, tais como (mas não limitadas a) hipertensão arterial, dislipidemia, diabetes tipo 2, doença cardíaca coronariana, acidente vascular cerebral, doença da vesícula biliar, osteoartrite, apneia do sono, problemas respiratórios e cânceres de endométrio, mama, próstata e colo. Massas corporais mais altas também estão associadas ao aumento da mortalidade por qualquer causa, doenças psiquiátricas, asma e várias disfunções somáticas.
- As modificações de estilo de vida que incluem mudanças dietéticas e atividade física têm consistentemente demonstrado ser eficazes para a redução de peso. Independentemente da dieta ou do esquema de exercícios, os ensaios mostraram que aqueles que são bem-sucedidos em longo prazo são pacientes que continuam o esquema. Os medicamentos antiobesidade podem ser oferecidos juntamente com mudanças de estilo de vida em pacientes com IMC superior ou igual a 30 ou superior ou igual a 27 com complicações de saúde estabelecidas devido à obesidade. Atualmente, apenas o orlistat está aprovado pela FDA para o tratamento da obesidade, e ensaios mostram uma média de redução de "peso" de 3 a 4 kg em um período de dois a quatro anos. A fentermina é um simpaticomimético que é aprovado pela FDA, apenas para o tratamento da obesidade de curto prazo. Baseada na literatura, sua eficácia é variável, pois muitos ensaios têm resultados que causam confusão.
- Orlistat tem sido associado a efeitos colaterais como inchaço, flatulência e fezes oleosas/gordurosas. A fentermina pode causar taquicardia, elevações da pressão arterial e agitação psicomotora e tem um potencial de abuso/dependência alto. Outros agentes que são usados para a redução de massa corporal não são aprovados pela FDA.

CORRELAÇÃO CLÍNICA

A epidemia da obesidade ocorre em todo o mundo, especialmente nas sociedades ocidentais. De acordo com a American Heart Association, no ano de 2012, 60 a 80% dos adultos norte-americanos estavam com sobrepeso (IMC ≥ 25) ou obesos (IMC ≥ 30). A obesidade é classificada como categoria I (IMC 30-34,9), categoria II (IMC 35-39,9) e extrema (IMC ≥ 40). Talvez mais alarmante seja o fato de que mais de 30% das crianças dos EUA estão atualmente acima do peso ou obesos, e mais de 15% são obesos, prevendo grave morbidade e mortalidade na idade adulta. Esses números aumentaram cinco vezes nos últimos 25 anos. A obesidade fica atrás apenas do tabagismo como causa de morte evitável nos EUA.

A obesidade contribui para morbidade e mortalidade por meio de seus efeitos sobre diabetes, hipertensão, hiperlipidemia, aterosclerose, acidente vascular cerebral, apneia do sono, câncer, artrite e depressão. De acordo com o National Cholesterol Education Program, a síndrome metabólica é definida como um conjunto de sintomas que incluem três quaisquer dos seguintes: **obesidade abdominal** (circunferência da cintura ≥ 101,5 cm em homens ou ≥ 89 cm em mulheres), **triglicerídeos elevados** (≥ 150 mg/dL ou tratamento contra triglicerídeos elevados), **HDL baixo** (< 40 mg/dL em homens ou < 50 mg/dL em mulheres ou tratamento contra HDL baixo), **pressão arterial (PA) elevada** (≥ 130/85 mmHg ou tratamento contra a hipertensão) e **glicemia de jejum elevada** (≥ 100 mg/dL ou tratamento de redução da glicose). Embora a síndrome metabólica seja uma causa grave de doença, o tratamento consiste no manejo de cada componente individual e no rastreamento agressivo para outros componentes. Quando a obesidade é associada a síndrome metabólica ou outros fatores de risco, ela exige intervenção agressiva.

ABORDAGEM A
Fármacos antiobesidade

OBJETIVOS

1. Conhecer as classes de fármacos antiobesidade e seus mecanismos de ação.
2. Conhecer as indicações para o uso desses fármacos.
3. Conhecer os efeitos adversos dos fármacos antiobesidade.

DEFINIÇÕES

Índice de massa corporal (IMC): É definido como massa em quilogramas dividida pelo quadrado da altura em metros.

Síndrome metabólica: Co-ocorrência de vários achados clínicos, incluindo diabetes, obesidade e doenças cardiovasculares.

Sobrepeso: IMC de 25 a 29,9.

- Obesidade classe I: IMC de 30 a 34,9.
- Obesidade classe II : IMC de 35 a 39,9.
- Obesidade classe III (obesidade extrema): IMC superior ou igual a 40.

Simpaticomimético: Um fármaco que produz efeitos semelhantes aos observados após a ativação fisiológica do sistema nervoso simpático.

DISCUSSÃO

Classe

Os tratamentos contra a obesidade incluem mudanças na dieta, programas de exercícios, modificações comportamentais, cirurgia e medicamentos. Apesar dessa grande variedade de tratamentos potenciais, os resultados em longo prazo são abismais. A maioria dos especialistas concorda que uma estratégia verdadeiramente bem-sucedida envolve uma combinação de dieta, exercícios e mudanças de comportamento, com ou sem cirurgia e medicamentos. Muitas dietas foram promovidas, e estudos mostram que todas têm eficácia semelhante em longo prazo. Dietas de restrição calórica em indivíduos com sobrepeso ou obesos geralmente promovem a redução de massa corpórea de 8% ao ano. As dietas mais bem-sucedidas incluem grupos de apoio que incorporam modificações comportamentais. O exercício também pode promover a redução de peso; no entanto, o exercício por si só raramente é suficiente. O exercício adicionado à mudança na dieta é mais bem-sucedido, pois o exercício evita o retardamento do metabolismo decorrente de déficit calórico. As modificações comportamentais enfatizam o controle de porções, as emoções associadas à alimentação e a adesão a planos alimentares. Durante o período de intervenção, eles costumam produzir até 10% de redução de peso; no entanto, o peso é muitas vezes recuperado depois que o programa termina.

Os tratamentos cirúrgicos contra a obesidade têm a única e maior eficácia, mas também representam o maior risco. Os procedimentos cirúrgicos podem reduzir o peso do corpo em 35 a 40% com manutenção durante 15 anos. A cirurgia é indicada em pacientes com um IMC superior a 40 ou em pacientes com um IMC de 35 com comorbidades significativas. O sucesso é maior com a cirurgia em pacientes que estão comprometidos com as mudanças de estilo de vida (dieta/ exercícios/controle de porções/escolhas de alimentos apropriadas) e com aqueles que têm mecanismos de apoio em curso e apoio psicológico. Os riscos da cirurgia incluem recuperação pós-operatória prolongada, infecções, distúrbios eletrolíticos, desidratação, excesso de pele, deficiências nutricionais, síndrome de dumping, trombose venosa profunda e colecistite. A mortalidade perioperatória pode chegar a 1%, e é reduzida quando as condições médicas e psiquiátricas são controladas no pré-operatório. Mesmo quando a cirurgia é completamente bem-sucedida sem complicações, os pacientes podem vir a ter problemas de má absorção que exigem suplementação com cálcio, tiamina, ferro e vitamina B_{12}. Além disso, muitos medicamentos vão ter farmacocinética alterada após cirurgia bem-sucedida. A cirurgia resulta em área de superfície reduzida para a absorção e irá reduzir significativamente a absorção de medicamentos de liberação prolongada. A absorção de medicamentos que são sensíveis ao pH vai ser alterada pelo ambiente alcalino.

Os medicamentos antiobesidade geralmente produzem de 5 a 10% de perda de peso. A terapia medicamentosa é indicada se o paciente tiver um IMC superior ou igual a 30 ou um IMC superior ou igual a 27 com síndrome metabólica ou complicações da obesidade significativas. Existem três classes de fármacos: um **inibidor de lipase**, os **simpaticomiméticos** e os **agonistas seletivos do receptor de serotonina** (Tab. 56.1). O **orlistat** é o único inibidor da lipase atualmente produzido e, diferentemente de todos os outros medicamentos antiobesidade, está aprovado para o tratamento de longa duração da obesidade. Está disponível tanto na forma de venda livre como na que requer prescrição e é administrado três vezes ao dia com as refeições. A formulação de venda livre tem dose 50% menor que a dose do medicamento que exige prescrição. O orlistat não é absorvido sistemicamente, e os efeitos colaterais são concentrados no trato GI. Os eventos adversos mais comuns incluem flatulência, fezes gordurosas/soltas e dor abdominal. Além disso, as vitaminas lipossolúveis podem não ser absorvidas.

Os simpaticomiméticos atuam no SNC suprimindo o apetite. São aprovados apenas para o tratamento em curto prazo da obesidade e são, em geral, administrados uma vez ao dia. A **fentermina** é o simpaticomimético mais comumente prescrito e está disponível desde a década de 1970. Um fármaco para redução de massa corporal recentemente aprovado combina **fentermina** com o fármaco contra epilepsia, **topiramato**. Todos os simpaticomiméticos podem produzir hipertensão, taquicardia, in-

TABELA 56.1 • Agentes farmacológicos no manejo da obesidade			
Classe	Fármacos	Mecanismo de ação	Efeitos colaterais
Inibidor da Lipase	Orlistat	Inibe a quebra de gordura e absorção no intestino.	Flatulência Cólicas abdominais Fezes moles Má absorção de vitaminas lipossolúveis
Simpaticomiméticos	Fenteramina Benzfetamina Dietilpropiona Fendimetrazina Metanfetamina	Anorexiantes; metanfetamina é também um estimulante.	Abuso de Drogas Taquicardia/palpitações Hipertensão Insônia
Agonista Seletivo do Receptor de Serotonina	Locaserina	Anorexiante	Pressão arterial elevada
Combinação de Fármacos	Fentermina/topiramato	Anorexiante; anticonvulsivante	Frequência cardíaca elevada Obstipação
Antidepressivo	Bupropiona	Inibe transporte de dopamina e noradrenalina; metabólitos ativos são do tipo anfetamina.	Ansiedade Insônia Convulsões
Anticonvulsivante	Topiramato	Ampla gama de atividade anticonvulsiva, incluindo prolongamento da inativação do canal de Na^+ e promoção da atividade de $GABA_A$.	Fadiga Comprometimento cognitivo Neuropatia periférica
Biguanida	Metformina	Produção reduzida de glicose hepática Melhora da ação da insulina Diminuição da absorção intestinal de glicose	Acidose láctica (especialmente em insuficiência renal e após contraste IV) Diarreia Náuseas Dor abdominal
Análogo de Incretina	Exenatida	Promove a liberação de insulina através da ativação de receptores GLP-1 em células pancreáticas.	Náuseas Hipoglicemia Anticorpos anti-exenatida Diminuição da absorção de outros fármacos

sônia e outros sintomas de ativação simpática. O simpaticomimético **sibutramina** foi retirado do mercado dos EUA no ano de 2010, devido a preocupações relacionadas com os efeitos colaterais cardiovasculares. Esses fármacos também têm o potencial de dependência e, portanto, são classificados pela DEA como substâncias controladas.

A ingestão de alimentos pode ser reduzida pela serotonina; portanto, os receptores da serotonina têm sido alvo para o desenvolvimento de medicamentos para redução de peso. Os agonistas não seletivos da serotonina, como a fenfluramina e a dexfenfluramina, são eficazes na redução de peso; no entanto, esses medicamentos aumentam o risco de doença cardíaca valvular associada à serotonina, provavelmente por meio de ações no receptor 2B da serotonina e, portanto, foram retirados do mercado dos EUA pela FDA. A lorcaserina, que é um agonista seletivo do receptor da serotonina 2C, foi recentemente aprovada pela FDA.

Embora muitos medicamentos possam causar aumento de peso, alguns promovem a redução de peso, e estes são por vezes usados em indicações diferentes das especificadas na bula (*off-label*) para essa finalidade (Tab. 56.2). A **bupropiona** inibe a captação de dopamina e noradrenalina. Diferentemente de outros antidepressivos, pode causar redução de peso. As convulsões são um efeito colateral potencial grave de bupropiona. O **topiramato** é um fármaco antiepiléptico que também é indicado para a profilaxia da enxaqueca. Ele inibe o disparo neuronal e a transmissão sináptica. Os efeitos colaterais que limitam seu uso incluem a indução de déficits cognitivos e neuropatia periférica. Ensaios clínicos sustentam o uso de uma associação de fentermina/topiramato especificamente para o tratamento da obesidade; essa terapia aguarda a aprovação da FDA.

Dois medicamentos usados contra o diabetes também produzem redução de peso. Este é um uso ***off-label*** desses medicamentos. A **metformina** é uma biguanida que exibe efeitos dependentes e independentes da insulina. Aumenta a sensibilidade à insulina. Independentemente dos efeitos da insulina, a metformina inibe a produção hepática de glicose e aumenta a absorção de glicose pelos tecidos periféricos. Uma complicação com risco de vida da metformina é a acidose láctica, que é mais prevalente em pacientes idosos com insuficiência renal ou com a administração de contraste por via IV. Náuseas e diarreia são os efeitos colaterais mais comuns da metformina. É contraindicada em caso de insuficiência renal ou hepática. A **exenatida** é um análogo da incretina que promove a liberação de insulina a partir de células pancreáticas β na presença de glicose. É um peptídeo que deve ser administrado por injeção subcutânea diária. A sua utilização pode ser limitada pela formação de anticorpos contra a exenatida. Também causa náuseas, hipoglicemia e diminuição da absorção de outros fármacos.

Mecanismo de ação

O orlistat inibe lipases gástricas e pancreáticas e bloqueia a degradação e a absorção de gordura. A potência do fármaco com prescrição reduz a absorção de gordura da dieta em até 30%; preparações que não necessitam de prescrição reduzem a absorção de gordura em até 25%. O orlistat não é absorvido sistemicamente.

TABELA 56.2 • Abordagem ao tratamento para pacientes com sobrepeso/obesos

IMC	Classe de obesidade	Aconselhar dieta	Aconselhar exercício	Oferecer medicamento**	Oferecer consulta para cirurgia
< 18,5	Abaixo do peso	Sim*	Sim*	Não	Não
18,6-24,9	Normal	Sim	Sim	Não	Não
25-29,9	Sobrepeso	Sim	Sim	Se houver comorbidades	Não
30-34,9	Obesidade I	Sim	Sim	Sim	Não
35-39,9	Obesidade II	Sim	Sim	Sim	Se houver comorbidades
≥ 40	Obesidade III Obesidade extrema	Sim	Sim	Sim	Sim

* Em pacientes com baixo peso, deve-se realizar anamnese completa, exame, revisão dos sistemas e considerar vários diferenciais para a etiologia. Uma modificação da ingestão alimentar e atividade física precisa ser considerada para otimizar adequadamente as metas calóricas líquidas a fim de se atingir IMC adequado. Por isso, prevenir gasto excessivo, evitar fármacos/ervas/suplementos que promovam a redução de peso e otimizar a ingestão calórica seria ideal se outras causas orgânicas fossem descartadas.

** Medicamentos não são primeira linha no tratamento da obesidade. No entanto, estudos têm mostrado que, além de dieta e exercício, são mais eficazes do que qualquer modalidade isolada. Podem ser oferecidos medicamentos especialmente para pacientes que não foram bem-sucedidos com as mudanças de estilo de vida e têm comorbidades.

Os simpaticomiméticos aumentam a liberação de noradrenalina e dopamina dos neurônios pré-sinápticos. Estimulam o hipotálamo para diminuir o apetite por meio dos efeitos sobre o centro da saciedade. O fármaco de combinação que contém fentermina/topiramato combina a ação simpaticomimética de fentermina com a atividade anticonvulsivante do topiramato. O topiramato atua centralmente inibindo os canais de sódio dependentes da voltagem, inibe as vias excitatórias e melhora a neurotransmissão GABAérgica.

Os agonistas dos receptores de serotonina são conhecidos por promover redução de peso, embora as formas não seletivas apresentem riscos significativos de efeitos colaterais cardiovasculares, muito provavelmente devido às ações sobre o receptor de serotonina 2B. O medicamento aprovado recentemente lorcaserina é um agonista seletivo de serotonina e tem como alvo especificamente o receptor 2C da serotonina. Acredita-se que esse receptor evite os efeitos cardiovasculares adversos. Os efeitos colaterais incluem aumento da pressão arterial.

Farmacocinética

O orlistat não é absorvido. Seus dois metabólitos inativos são produzidos pela degradação dentro do trato GI e excretados nas fezes.

Os simpaticomiméticos são facilmente absorvidos; níveis plasmáticos máximos são atingidos em até 2 horas após a ingestão. A biotransformação de primeira passagem é normalmente extensa. A fentermina não é biotransformada e é excretada pelos rins. Ambas as formulações de liberação prolongada e de liberação imediata estão disponíveis. A **benzofetamina** é excretada na urina após a biotransformação de metanfetamina e anfetamina, bem como os derivados para-hidroxilados inativos. A **dietilpropriona** tem metabolitos ativos, produzidos por N-desalquilação e redução no fígado, com meias-vidas mais longas do que o composto de origem. É excretada pelos rins. Como a fentermina, a **fendimetrazina** está disponível tanto em formulações de liberação prolongada como imediata. É biotransformada pelo fígado e excretada pelos rins. A **metanfetamina** é biotransformada pelo fígado em anfetamina e compostos inativos. É excretada pelos rins.

QUESTÕES DE COMPREENSÃO

56.1 Uma mulher de 32 anos de idade, que apresenta apneia obstrutiva do sono, doença renal crônica, hipertensão e diabetes tipo 2 com neuropatia periférica, sendo tratada com medicamentos apropriados, busca ajuda para intervenção farmacológica a fim de promover a perda de peso. Atualmente, a altura da paciente é estável, 1,57 cm, mas seu peso é de 82 kg (IMC de 32). Embora tenha melhorado de um IMC de 34 com mudanças intensas de estilo de vida, nos últimos seis meses, seu peso estabilizou. Hoje, sua PA é de 170/102 e sua hemoglobina A1c é de 8,8%. Com base no IMC, em comorbidades e na preferência da paciente, você decide prescrever um fármaco para diminuir sua massa corporal. Qual dos seguintes apresenta menos probabilidade de agravar as condições crônicas?

A. Fentermina
B. Fentermina/topiramato
C. Lorcaserina
D. Orlistat
E. Topiramato

56.2 Um homem de 50 anos de idade, com um IMC de 45, tentou utilizar orlistat que não necessita de prescrição e obteve algum sucesso. Ele está motivado para diminuir sua massa corporal (MC) e entrou em uma academia. Você escolhe iniciar a farmacoterapia com fentermina. Qual é o mecanismo de ação desse fármaco?

A. Supressão do apetite
B. Inibição da neurotransmissão de GABA
C. Inibição da lipase gástrica
D. Um análogo de incretina
E. Inibição da recaptação de dopamina

56.3 Após 48 horas de iniciar a administração do orlistat, um paciente liga para seu consultório queixando-se de cólicas abdominais intensas e fezes moles/gordurosas. Ele acabou de comer um saco de batatas fritas com teor reduzido de gordura. Também toma metformina, que tem controlado seu diabetes tipo 2 há vários anos. Você aconselha-o a:

A. Parar o orlistat imediatamente, e listar essa reação como uma alergia a medicamentos.
B. Aumentar a dose de orlistat.
C. Aumentar a gordura na dieta para compensar a perda de gordura nas fezes.
D. Reduzir o consumo de gordura, pois esse é um efeito colateral esperado de orlistat, e a redução de gordura na dieta auxilia no alívio dos sintomas.
E. Interromper a administração de metformina.

RESPOSTAS

56.1 **D**. Com o IMC da paciente, que ainda está no estágio 1 de obesidade, apesar das mudanças intensas de estilo de vida, juntamente com múltiplas comorbidades médicas, seria apropriado oferecer uma tentativa de agente farmacológico. O simpaticomimético fentermina ou qualquer produto que contenha essa medicação poderia piorar a PA já significativamente elevada e levar a outras complicações cardiovasculares. Embora a lorcaserina seja seletiva para o receptor de serotonina 2C, o que diminui os efeitos colaterais cardiovasculares, o aumento da pressão arterial está associado a seu uso e, portanto, não seria uma boa escolha para essa paciente. Demonstrou-se que o topiramato proporciona redução de MC; no entanto, ele também pode piorar a neuropatia existente. O orlistat vai ajudar o paciente a diminuir sua ingestão de gordura e é a melhor opção para essa paciente.

56.2 **A**. A fentermina atua centralmente inibindo a captação noradrenérgica e suprimindo o apetite. Não afeta a dopamina ou a transmissão de GABA. A inibição da transmissão de GABA é um mecanismo de ação do topiramato, que pode causar a redução de MC (uso *off-label*). A bupropiona atua por meio da inibição da captação de dopamina; também pode levar à redução de MC (uso extra-bula). A inibição da lipase gástrica é produzida por orlistat. A exenatida é um análogo da incretina e provoca redução de MC (uso extra-bula) por ação central sobre o centro da saciedade hipotalâmico.

56.3 **D.** O orlistat inibe lipase gástrica e degradação/captação de gordura no intestino. Quando muita gordura é consumida, o paciente terá cólicas abdominais, diarreia e fezes gordurosas. Esse paciente acabou de consumir batatas fritas e, apesar de elas terem gordura reduzida, ele está sofrendo os efeitos colaterais esperados que devem motivá-lo a diminuir o futuro consumo de gordura. Se ele aumentar o consumo de gordura ou aumentar sua dose de orlistat, vai aumentar essas reações adversas. Por ele estar sofrendo os efeitos colaterais esperados do orlistat, isso não deve ser tomado como uma alergia ao medicamento. Embora esses efeitos colaterais possam ocorrer com a metformina, ele tolerou esse fármaco e precisa dele para o controle do seu diabetes.

DICAS DE FARMACOLOGIA

▶ Os medicamentos antiobesidade têm uma taxa de sucesso de 5 a 10% de redução de MC.
▶ O orlistat é o único medicamento antiobesidade atualmente aprovado para o uso de longo prazo.
▶ O orlistat funciona bloqueando a digestão das gorduras e a absorção no trato GI.
▶ Os simpaticomiméticos causam efeitos colaterais por meio da ativação simpática.

REFERÊNCIAS

Balkon N, Balkon C, Zitkus B. Overweight and obesity: pharmacotherapeutic considerations. *J Am Acad Nurse Pract*. 2011;23:61–6.

Kaplan I. Pharmacologic therapies for obesity. *Gastroenterol Clin N Am* 2010;39:69–79.

Laddu D, Dow C, Hingle M, et al. A review of evidence-based strategies to treat obesity in adults. *Nutr Clin Pract*. 2011;26:512–25.

National Institutes of Health. Clinical guidelines on the identification, evaluation, and treatment of overweight and obesity in adults—the evidence report [published correction appears in *Obes Res*. 1998;6(6):464]. Obes Res 1998;6(suppl 2):51S–209S.

Rao Gautham. Office-based strategies for the management of obesity. Am Fam Physician 2010;81(12):1449–55.

Rao Goutham. Obesity. FP Essentials 349 Monograph. AAFP Home Study. June 2008.

Schroeder R, Garrison JM, Johnson MS. Treatment of adult obesity with bariatric surgery. *Am Fam Physician*. 2011;84(7):805–14.

Smith A, Henriksen B, Cohen A. Pharmacokinetic consideration is Roux-en-Y gastric bypass patients. *Am J Health-Syst Pharm*. 2011;68:2241–77.

SEÇÃO III

Lista de casos

Lista por número do caso
Lista por assunto (ordem alfabética)

LISTA POR NÚMERO DO CASO

Nº DO CASO	TÓPICO	PÁGINA DO CASO
1	Sistema nervoso simpático autônomo	12
2	Agentes colinomiméticos muscarínicos	20
3	Antagonistas do colinorreceptor muscarínico	28
4	Relaxantes musculares	34
5	Agentes simpaticomiméticos	40
6	Antagonistas adrenoceptores	46
7	Diuréticos	54
8	Inibidores não diuréticos de transporte tubular	60
9	Medicamentos que atuam no sistema renina-angiotensina	66
10	Agentes usados para tratar a insuficiência cardíaca congestiva	74
11	Fármacos antiarrítmicos	82
12	Agentes anti-hipertensivos	90
13	Agentes hipolipemiantes	98
14	Fármacos antipsicóticos	106
15	Agentes antidepressivos	114
16	Lítio	122
17	Fármacos usados para tratar doença de Parkinson	128
18	Fármacos anticonvulsivantes	134
19	*Overdose* de opioide	142
20	Benzodiazepínicos	152
21	Anestésicos locais	160
22	Agentes anestésicos inalatórios	166
23	Fármacos de uso abusivo	174
24	Anti-histamínicos	182
25	Agonistas e antagonistas do receptor de serotonina	188
26	Alcaloides Ergot	194
27	Eicosanoides	200
28	Fármacos anti-inflamatórios não esteroides	208
29	Medicamentos usados para tratar gota	214
30	Agentes usados para tratar a artrite reumatoide	220
31	Antieméticos	226
32	Agentes procinéticos	232
33	Fármacos usados para dissolver cálculos biliares	236
34	Substituições enzimáticas	242
35	Agentes para distúrbios do trato GI superior	248
36	Agentes para distúrbios do trato GI inferior	256

37	Agentes usados no tratamento de asma	264
38	Rinite e medicamentos para a tosse	272
39	Fármacos que atuam sobre o hipotálamo e a glândula hipófise	278
40	Fármacos ativos no sistema reprodutivo gonadal	286
41	Córtex suprarrenal	296
42	Hormônios tireoidianos	304
43	Pâncreas e homeostase da glicose	310
44	Agentes que afetam a homeostase do cálcio	320
45	Agentes para o tratamento de SOP	330
46	Antibacterianos	334
47	Antivirais	344
48	Antifúngicos	354
49	Agentes alquilantes e antimetabólitos	362
50	Alcaloides fitoterápicos anticâncer	370
51	Hormônios esteroides e antagonistas	376
52	Toxicidades do solvente	382
53	Intoxicação por metais pesados	388
54	Manejo de contraceptivos	396
55	Incontinência urinária	406
56	Diagnóstico de obesidade e opções de manejo	412

LISTA POR ASSUNTO (ORDEM ALFABÉTICA)

Nº DO CASO	TÓPICO	PÁGINA DO CASO
49	Agentes alquilantes e antimetabólitos	362
22	Agentes anestésicos inalatórios	166
15	Agentes antidepressivos	114
12	Agentes anti-hipertensivos	90
2	Agentes colinomiméticos muscarínicos	20
13	Agentes hipolipemiantes	98
36	Agentes para distúrbios do trato GI inferior	256
35	Agentes para distúrbios do trato GI superior	248
45	Agentes para o tratamento de SOP	330
32	Agentes procinéticos	232
44	Agentes que afetam a homeostase do cálcio	320
5	Agentes simpaticomiméticos	40
37	Agentes usados no tratamento de asma	264
30	Agentes usados para tratar a artrite reumatoide	220
10	Agentes usados para tratar a insuficiência cardíaca congestiva	74
25	Agonistas e antagonistas do receptor de serotonina	188

26	Alcaloides Ergot	194
50	Alcaloides fitoterápicos anticâncer	370
21	Anestésicos locais	160
6	Antagonistas adrenoceptores	46
3	Antagonistas do colinorreceptor muscarínico	28
46	Antibacterianos	334
31	Antieméticos	226
48	Antifúngicos	354
24	Anti-histamínicos	182
47	Antivirais	344
20	Benzodiazepínicos	152
41	Córtex suprarrenal	296
56	Diagnóstico de obesidade e opções de manejo	412
7	Diuréticos	54
27	Eicosanoides	200
11	Fármacos antiarrítmicos	82
18	Fármacos anticonvulsivantes	134
28	Fármacos anti-inflamatórios não esteroides	208
14	Fármacos antipsicóticos	106
40	Fármacos ativos no sistema reprodutivo gonadal	286
23	Fármacos de uso abusivo	174
39	Fármacos que atuam sobre o hipotálamo e a glândula hipófise	278
33	Fármacos usados para dissolver cálculos biliares	236
17	Fármacos usados para tratar doença de Parkinson	128
51	Hormônios esteroides e antagonistas	376
42	Hormônios tireoidianos	304
55	Incontinência urinária	406
8	Inibidores não diuréticos de transporte tubular	60
53	Intoxicação por metais pesados	388
16	Lítio	122
54	Manejo de contraceptivos	396
9	Medicamentos que atuam no sistema renina-angiotensina	66
29	Medicamentos usados para tratar gota	214
19	*Overdose* de opioide	142
43	Pâncreas e homeostase da glicose	310
4	Relaxantes musculares	34
38	Rinite e medicamentos para a tosse	272
1	Sistema nervoso simpático autônomo	12
34	Substituições enzimáticas	242
52	Toxicidades do solvente	382

ÍNDICE

Obs.: Os números das páginas seguidos por *f* ou *t* indicam figuras ou tabelas, respectivamente.

A

Abacavir, 348-349, 349t
Abraxane (paclitaxel) para, 372-373
  alcaloides da vinca para, 371-372t
  aminoglutetimida para, 300-301
  estrogênios e, 289-290
  inibidores da aromatase para, 378-379
  tamoxifeno para, 276-380
Acamprosato, 176
Acantose *nigricans*, 330-331
Acarbose, 316-317
Acatisia, 107-108
Acetaldeído, 174-175
Acetato de depomedrol progesterona (DMPA), 400-401
Acetato de gonadorelina, 281-282
Acetato de goserelina, 363, 366
Acetato de leuprolida, 278, 281-282, 363, 366
Acetato de medroxiprogesterona, 288
Acetato de megestrol, 363, 366
Acetato de nafarelina, 281-282
Acetilcolina (ACh)
  antagonistas. *Ver* Antagonistas do colinorreceptor muscarínico
  colinomiméticos e, 21-24
  efeitos adversos, 22-23
  escopolamina e, 28
  estrutura, 22-23
  farmacocinética, 23-24
  metoclopramida e, 232-233
  opioides e, 258-260
  succinilcolina e, 35-36
Acetilcolinesterase, 20, 22-24
Aceto-hexamida, 313-314
Aciclovir (ACV), 344-352, 349t, 350t
Ácido 5-aminossalicílico, 256
Ácido acético, 209t, 210
Ácido acetilsalicílico, 209t, 210
  interação com probenecida, 61
  mecanismos de ação, 208
Ácido araquidônico, 201-202
Ácido clavulânico, 334
Ácido epoxieicosatrienoicos (EET), 201-202
Ácido etacrínico, 55-57
Ácido etilenodiaminotetracético (EDTA), 388, 391t
Ácido gástrico, 182
Ácido salicílico, 209t
Ácido trifluoroacético (TFA), 166-167
Ácido úrico, 60, 90, 214-215

Ácido valproico
  como estabilizador do humor, 123-124
  como fármaco antiepiléptico, 135-138, 136t
Ácido δ-aminolevulínico, 388
Ácido γ-aminobutírico (GABA)
  ácido valproico e, 137-138
  álcool e, 174
  benzodiazepínicos e, 135-138, 154-155, 155f, 174
  doença de Parkinson e, 128
Ácidos carboxílicos, 209t, 210
Ácidos propiônicos, 209t, 210
Acidose
  e antiácido, 250t
  na hipertermia maligna, 169-170
  na intoxicação por metanol, 382
Acidose metabólica
  antiácido e, 250t
  na intoxicação por metanol, 382
Acinesia, 129
Acne,
  e androgênio, 292-293
  e contraceptivos orais, 398
Acrivastina, 184t
Acromegalia, octreotida para, 281-282
ACTH (hormônio adrenocorticotrófico), 280, 296-297
Actinomicina D, 371-372t
Adalimumabe, 222, 257-259, 259t
Adefovir, 349t
Adenililciclase
  adrenalina e, 15-16
  antagonistas do receptor H_2 da histamina e, 250-251
  colinorreceptores muscarínicos e, 23-24
  levodopa e, 131
  opioides e, 148-149
  sumatriptano e, 191-192
Adenoma hipofisário, 196
Adenosina, 86-88
Adiana, 398t, 400-401
Adicção, 175
Administração intramuscular, 3-4. *Ver também* Administração parenteral
Administração intratecal, 3-4
Administração intravenosa, 3-4. *Ver também* Administração parenteral
Administração nasal
  butorfanol, 148-149
  glicocorticoides, 272-276
  nafarelina, 281-282
  simpaticomiméticos, 43-44

428 ÍNDICE

sumatriptano, 190-191
Administração oftálmica, 43-44
Administração oral
  alopurinol, 215-217
  amiodarona, 86-87
  antagonistas de α-adrenérgicos, 49-50
  antagonistas dos receptores β-adrenérgicos, 49-50
  antidepressivos, 117
  antienxaqueca, 190-191
  antiepilépticos, 137-138
  anti-histamínicos, 185
  antipsicóticos, 109-110
  colinomiméticos muscarínicos, 23-24
  digoxina, 77-78
  diuréticos, 57
  escopolamina, 30-31
  estrogênios, 399-400
  inibidores da ECA, 70-71
  lactase, 243-244
  lítio, 123-124
  metilergonovina, 195
  opioides, 148-149
  probenecida, 62-63
  procainamida, 84-85
  reposições de enzimas pancreáticas, 243-244
  simpaticomiméticos, 43-44
  sulfinpirazona, 62-63
  ursodiol, 237-238
Administração oral, fentanila, 148-149
Administração parenteral
  adenosina, 87-88
  adrenalina, 15-16
  agentes colinomiméticos muscarínicos, 23-24
  amiodarona, 86-87
  anestésicos locais, 162-163
  antagonistas de α-adrenorreceptores, 49-50
  antagonistas dos receptores H_2 da histamina, 250-251
  antagonistas dos receptores β-adrenérgicos, 49-50
  antidepressivos, 117
  antienxaqueca, 190-191
  antiepilépticos, 137-138
  antipsicóticos, 109-110
  atropina, 87-88
  digoxina, 77-78, 87-88
  diuréticos, 57
  escopolamina, 30-31
  inibidores da bomba de prótons, 251-252
  lidocaína, 84-85
  noradrenalina, 15-16
  opioides, 148-149
  procainamida, 84-85
  simpaticomiméticos, 43-44
Administração retal, 3-4
  glicerina, 260-261
  opioides, 148-149
Administração subcutânea, 3-4
Administração sublingual, 3-4
  fármacos antienxaqueca, 190-191
Administração tópica, 3-4
  anestésicos locais, 162-163

anti-histamínicos, 185
brometo de ipratrópio, 30-31
colinomiméticos muscarínicos, 23-24
prostaglandinas, 203-204
simpaticomiméticos, 43-44
tiotrópio, 30-31
Administração transdérmica
  escopolamina, 28, 30-31, 228-229
  opioides, 148-149
  para contracepção, 399-400
Adrenalina
  administração, 15-16
  com anestésicos locais, 162-164
  como neurotransmissor, 14-15
  estrutura, 14-15
  farmacocinética, 15-16, 43-44
  mecanismos de ação, 12, 14-17, 41, 43-44, 49t
  na anafilaxia, 12, 15-16
  utilizações terapêuticas, 49t
Adrenorreceptores, 14-15
Aferentes corticais cerebrais, 227
Aferentes entéricas, 227
Agalsidase α, 244-245
Agalsidase β, 244-245
Agentes alquilantes, 363, 366-367, 364t
Agentes antibacterianos, 334-341, 336t-338t
Agentes antifúngicos azólicos, 355, 355t
Agentes CRLAs (contraceptivos reversíveis de longa ação), 398t, 400-401
Agentes modificadores da doença para doença reumatoide (DMARDs), 222
Agentes quelantes, 389, 390t
Agentes simpaticomiméticos $α_2$-seletivos, 41-43
Agentes uricosúricos, 60-63
Agitação
  benzodiazepínicos e, em idosos, 154-156
  e fluoxetina, 114
  e ondansetrona, 226
Agonista, 13
Agonista parcial, 189-190
Agonistas da dopamina
  fator inibidor da prolactina, 281-282
  para anormalidades endócrinas, 196
  para doença de Parkinson, 129-130
Agonistas da tireoide, 305-306
Agonistas de opioides, 258t, 257-259
Agonistas de α-adrenorreceptor, 274-276
Agonistas de β-adrenorreceptores, contra a asma, 264-269, 266t
Agonistas do hormônio liberador de gonadotrofina, 363, 366
Agonistas do receptor de serotonina, 188-190, 194
Agonistas do receptor seletivo de serotonina, 414-416, 415t, 418
Agranulocitose
  e clozapina, 108-109
  e tioamida, 307
AINEs. *Ver* Fármacos anti-inflamatórios
Albuterol, 41-43, 49t, 264-267
Alça de *feedback* hipotálamo-hipófise-tireoide, 306
Alça de Henle ascendente, diuréticos e, 55, 56f

ÍNDICE

Alcaloides da vinca, 363, 366, 370-374, 371-372*t*
Alcaloides de E rgot, 189-190, 194-196
Alcaloides vegetais, 370-374, 371-372*t*
Alcalose metabólica, associada aos diuréticos, 54-55
Álcoois alifáticos, 384*t*
Álcool, 174-175
Álcool isopropílico, 382
Álcool-desidrogenase, 174, 382
Aldeído-desidrogenase, 174-176
Aldosterona, 296-300
Alendronato, 320-321, 324-325
α-cetoglutarato, 61
α-glicosidase, 314*t*, 316-317
Alfentanil, 145*t*
Alisquireno, 66, 70-71, 92*t*, 94-95
Almotriptano, 189-190
Aloé, 258*t*
Alosetrona, 189-191, 257-259, 259*t*
Alprazolam, 155*f*
Alquilaminas, 184*t*
Alterações de humor, relacionadas com
    carbidopa/levodopa, 129
Alucinações
    amantadina e, 130
    antagonista do colinorreceptor muscarínico e, 28
    na abstinência de benzodiazepínicos, 153-154
Amantadina
    como agente antiviral, 345, 349*t*
    para a doença de Parkinson, 130, 130*t*
Ambenônio, 22-23
Amenorreia, 292-293
American Heart Association, 412
Amicacina, 338-339*t*
Aminoglicosídeos, 338-339*t*
Aminoglutetimida, 299-301, 363, 366
Aminopenicilinas, 337-338*t*
Aminossalicilatos, 259*t*
Amiodarona, 85-87
Amitriptilina, 117, 116*t*
    contra incontinência urinária de esforço, 408-409
Amnésia, em overdose de benzodiazepínicos, 152
Amolecedores de fezes, 258*t*, 258-260
Amoxapina, 116*t*
Amoxicilina, 249-251, 334, 336*t*, 337-338*t*
AMPc. *Ver* Monofosfato de adenosina cíclico
Ampicilina, 337-338*t*
Amprenavir, 349*t*
Anacinra, 222
Anafilaxia, 12, 15-16
    e anfotericina B, 354
    e cromona, 273-274
Analgesia controlada pelo paciente, 148-149
Analgesia regional, 148-149
Analgésicos, 209
Análogo de nucleosídeo pirimidina, 347-348
Análogo de trifosfato de desoxiguanosina, 345
Análogos de camptotecina, 371-372*t*
Análogos de prostaglandinas, 21
Análogos de purina, 259*t*
Análogos polipeptídicos, 315-316

Anastrozol, 291-292, 363, 366, 378-379
Androgênio(s), 280, 291-293
Androgênios 17-alquilo, 292-293
Androgênios suprarrenais, 280
Androstenediona, 297
Anemia. *Ver também* Anemia aplásica
    e cromona, 273-274
    e foscarnet, 350*t*
    e sulfonamida, 339-340*t*
    e sulfonilureias, 313-314
    em intoxicação por chumbo, 388
Anemia aplásica
    carbamazepina e, 135-136
    cloranfenicol e, 338-339*t*
Anestesia geral, 166-172, 168*t*, 169*t*
Anestésicos
    inalatórios 339-340*t*, 166-172, 168*t*, 169*t*
    locais, 160-164, 161*t*
Anestésicos locais tipo amida, 161*t*, 161-163
Anestésicos locais tipo éster, 161*t*, 161-163
Anexina-1, 221
Anfetamina, 41, 177*t*
Anfotericina B, 354-359, 355*t*
Angina, antagonistas de β-adrenorreceptores para, 46
Angioedema, relacionado com inibidor da ECA, 69-71, 94-95
Angiotensina II, 66-72, 68*f*
Anidulafungina, 355*t*, 357-358
Anorexia
    e a metformina, 331-332
    e digitálicos, 77-78
    e levodopa/carbidopa, 129
Anovulação, 286-287
Ansiedade
    antidepressivo e, 115-116
    benzodiazepínicos para, 153-154
    em abstinência de benzodiazepínicos, 153-154
    inibidor seletivo de captação de serotonina e, 115-116
    metoclopramida e, 232-233
Antagonista, 14-15
Antagonista do receptor de adenosina, 267-268
Antagonistas da dopamina, 228-229, 232-234
Antagonistas da tireoide, 307
Antagonistas de glicocorticoides, 299-301
Antagonistas de mineralocorticoides, 299-301
Antagonistas de α_1-adrenorreceptor, 14-15, 47, 92*t*, 93-94, 96
Antagonistas de α-adrenorreceptor, 14-15, 47, 108-109
Antagonistas de β-adrenorreceptores, 46-52, 47*t*, 49*t*
    como antiarrítmicos, 85-86
    como anti-hipertensivos, 92*t*, 92-94
Antagonistas do colinorreceptor muscarínico, 28-32
    antipsicóticos como, 108-109
    na asma, 267-268
    na doença de Parkinson, 129-131, 130*t*
Antagonistas do colinorreceptor nicotínico, 29-30
Antagonistas do receptor de androgênio, 292-293
Antagonistas dos receptores da aldosterona, 92*t*
Antagonistas dos receptores de estrogênio, 286

Antagonistas dos receptores de histamina H_1, 28, 182, 184, 184t, 272-274
Antagonistas dos receptores de serotonina, 189-191, 226-230
Antagonistas dos receptores H_2 da histamina, 185, 248-253, 250t
Antiácidos, 248-251, 250t
Antiandrogênios, 292-293, 363, 366
Antiarrítmicos, 82-88
Antiarrítmicos de classe I, 84-86
Antiarrítmicos de classe II, 85-86
Antiarrítmicos de classe III, 85-87
Antiarrítmicos de classe IV, 86-87
Antiasmáticos, 264-270
Antibióticos, 371-372t
Antibióticos β-lactâmicos, 334, 337-338t, 338-339t, 340-341
Anticancerígenos. *Ver* Quimioterapia
Anticorpos antinucleares, relacionados com procainamida, 84-85
Anticorpos de ligação a digoxina, 74
Antidepressivos, 114-119, 116t, 415t
Antidepressivos atípicos, 117, 116t
Antidepressivos tricíclicos (ATCs), 114-116, 116t
 contra incontinência de esforço, 408-409
 contra incontinência de urgência, 407-408
Antidiarreicos para, 256-262, 258t
Antieméticos, 226-230
 antagonistas da dopamina, 228-229
 antagonistas dos receptores seletivos de serotonina, 189-190
 escopolamina, 28-31, 228-229
Antiepilépticos, 134-140, 136t
Antiestrogênios, 290-292, 363, 366, 376-379
Antifúngicos, 354-359, 355t
Antifúngicos de alilamina, 355, 355t
Anti-hipertensivos
 bloqueadores de α-adrenorreceptores como, 93-94
 bloqueadores de β-adrenorreceptores como, 92-94
 bloqueadores dos canais de cálcio como, 93-94
 classes, 92t
 diuréticos como, 90-96, 92t
 inibidores do sistema renina-angiotensina como, 93-95
 inibidores simpáticos periféricos como, 94-95
 vasodilatadores arteriais diretos como, 94-95
 vasodilatadores de ação central como, 94-95
Anti-histamínicos, 182-186, 355t, 184t
 como agentes antieméticos, 228-229
 para rinite alérgica, 272-274
Anti-inflamatórios
 agonistas e antagonistas dos receptores de serotonina como, 188-192, 226-230
 alcaloides de Ergot como, 189-190
 alopurinol como, 214-218
 anti-histamínicos como. *Ver* Anti-histamínicos
 eicosanoides como, 200-205, 202f
 glicocorticoides como. *Ver* Glicocorticoide(s)
 não esteroide. *Ver* Fármacos anti-inflamatórios não esteroides

Antimetabólitos, 365t, 366-367
Antimuscarínicos, 21-24
 de segunda geração, 407-409
Antiparkinsonianos, 128-132, 130t
Antipiréticos, 209
Antiportador sódio-cálcio, 92-93
Antiprogestinas, 291-292
Antipsicóticos, 106-112, 108t
Antipsicóticos atípicos, 108t, 108-112
Antipsicóticos e, 108-109
 alcaloides de Ergot e, 194
 sumatriptano e, 188-192
Antitussígenos, 146, 148, 274-275
Antivirais, 345, 347t-349t
Antracenediona, 371-372t
Antraciclinas, 363, 366, 371-372t
Aparelho vestibular, 227, 227f
Apazona, 209t
Apneia do sono, 156-157
Apraclonidina, 42-43
Araquidonato, 210
Areocolina, 22-23
Aripiprazol, 108t
Arrepios, em abstinência dos opioides, 142
Arritmias
 amiodarona para, 86-87
 antagonista do colinorreceptor muscarínico e, 28
 antagonistas de β-adrenorreceptor para, 47, 85-86
 antiarrítmicos para, 82-88
 cisaprida e, 189-190
 digoxina e, 74
 espironolactona e, 300-301
 fisiopatologia, 82
 flecainida para, 85-86
 fluoroquinolona e, 339-340t
Arritmias atriais. *Ver também* Arritmias
 amiodarona para, 86-87
 digoxina e, 74
 flecainida para, 85-86
 glicosídeos cardíacos para, 77-78
Arritmias cardíacas. *Ver* Arritmias
Arritmias supraventriculares. *Ver* Arritmias
Arritmias ventriculares. *Ver também* Arritmias
 amiodarona para, 86-87
 antagonistas dos receptores β-adrenérgicos para, 85-86
Arteriosclerose obliterante, prostaglandinas para, 203-204
Artralgia, relacionada com tioamida, 307
Artrite
 gotosa, 60-63, 214-218
 procainamida e, 84-85
 reumatoide, 210, 220-224
Artrite reumatoide (AR), 211
Artrite reumatoide, 210, 220-224
Asma, 264-270
 antagonistas do colinorreceptor muscarínico, 28
 características, 29-30
 como contra-adição para os antagonistas de β-adrenorreceptores, 46, 48

glicocorticoides para, 266t, 266-268
simpaticomiméticos β₂ seletivos, 42-43
Asma induzida por exercício, 267-268
Asparto, 312t
Ataxia
   carbamazepina e, 135-136
   fenitoína e, 134-135
   lítio e, 122
   na intoxicação por chumbo, 388
   solvente e, 384t
Atazanavir, 349t
ATCs (antidepressivos tricíclicos), 114-116, 116t
Atenolol, 47, 47t
Atonia uterina, 203-204
Atorvastatina, 101-102
ATP (adenosina trifosfato), bisfosfonatos e 324-325
Atrofia genital, na menopausa, 289-290
Atrofia testicular, relacionada com acetato de leuprolida, 281-282
Atropina, 28, 31-32, 87-88
Auranofina, 223
Aurotioglicose, 223
Aurotiomalato de sódio, 223
Automaticidade, glicosídeos cardíacos e, 75
AVC, reposição de estrogênio e, 290-291
Azatioprina, 222-223, 259t
Azelastina, 184t, 185
Azia. *Ver* Doença do refluxo gastroesofágico
Azitromicina, 338-339t
Aztreonam, 335, 337-338, 338-339t

B

Balsalazida, 256, 259t
Banco de dados clínico, 3-4
Beclometasona, 273-274
Benzeno, 384t
Benzimidazólicos, 249-251
Benzocaína, 161t
Benzodiazepínicos, 152-158, 153t, 155f
   como anticonvulsivantes, 135-138, 136t
   como antieméticos, 228-230
   para abstinência alcoólica, 174-175
Benzofetamina, 415t, 416, 418
Benzonoato, 274-275
Benzotiazepínicos, 93-94
Benztropina, 28, 129, 130t
β-adrenorreceptor(es), 14-15, 15t, 17, 40-41
Betametasona, 221
Betanecol, 21-24
Bevacizumabe, 363, 366
Bexiga
   agentes simpaticomiméticos e, 42t
   ativação do colinorreceptor muscarínico e, 42t
Bextra. *Ver* Valdecoxibe
Bezafibrato, 102-103
Bicalutamida, 292-293
Bicarbonato de sódio, 250t, 251-252, 382
Biguanidas, 314t, 315-316, 415t. *Ver também* Metformina

Biodisponibilidade, 3-4, 8
Biotransformação, 383
Biperideno, 129, 130t
Bisfosfonatos, 324-325
Bleomicina, 363, 366, 371-372t
Bloqueadores de neurônios adrenérgicos, como agentes anti-hipertensivos, 92t
Bloqueadores dos canais de cálcio, 92t, 93-94
bloqueadores dos receptores da angiotensina para, 70-71
Bloqueadores dos receptores de angiotensina (BRAs), 66-72, 92t, 93-95
Bloqueadores neuromusculares despolarizantes, 34-36, 35t
Bloqueadores neuromusculares não despolarizantes, 35t, 35-37
Bloqueio cardíaco
   agentes simpaticomiméticos para, 42-43
   atropina para, 87-88
   fisiopatologia, 82
   relacionado com digitálicos, 74, 77-78
   relacionado com procainamida, 84-85
Boca seca
   antagonista do colinorreceptor muscarínico e, 28
   anti-histamínico e, 182, 185
   fármaco antipsicótico e, 108-109
   oxibutinina e, 408-409
Bocejo, na abstinência de opioides, 142
Bradicardia
   agente colinomimético e, 22-23
   atropina para, 87-88
   digitálicos e, 74, 77-78
   no hipotireoidismo, 306
   succinilcolina e, 35-36
Bradicinesia, na doença de Parkinson, 128
Bradicinina, 66-68
BRAs (bloqueadores dos receptores da angiotensina), 66-72, 92t, 93-95
Bretílio, 85-87
Brometo de ipratrópio, 28, 30-31, 267-268
Brometo de tiotrópio, 29-31
Bromocriptina
   para doença de Parkinson, 129, 130t
   para inibição da prolactina, 195-196, 282-283
Broncoconstrição
   agente colinomimético, 22-23
   antagonista do adrenorreceptor β, 93-94
   na asma, 265-266
   na rinite alérgica, 183
   tosse e, 274-275
Broncospasmo
   antagonista do adrenorreceptor β, 46
   cromona, 273-274
   na anafilaxia, 12
Bronfeniramina, 184t
Budesonida, 273-274
Bumetanida, 55
Bupivacaína, 161-162, 161t
Buprenorfina, 145t, 146, 148
Bupropiona, 115-116, 116t, 118-119, 176, 415, 415t

Bussulfano, 364t
Butirilcolinesterase, *Ver* Pseudocolinesterase
Butirofenonas, 108t, 107-109, 228-229
Butorfanol, 145t, 148-149

C

Cafeína, 267-268
Calafrios
　anfotericina B e, 354-355
　antimicrobianos e, 338-339t
Calcifediol, 324t
Cálcio
　adrenalina e, 15-16
　antagonistas do adrenorreceptor α e, 93-94
　antiarrítmicos e, 86-87
　colinorreceptores muscarínicos e, 22-25
　diuréticos e, 55, 90, 92-93
　funções, 321, 323
　glicosídeos cardíacos e, 74-75
　no osso, 321, 323
　receptores H_1 e, 272-273
　regulação de, 320-328 322f
　sulfonilureias e, 313-314
Calcitonina (CT), 323-327
Calcitonina de salmão, 323-324
Calcitriol, 324t
Cálculos biliares, 236-239, 258-260, 281-282
Cálculos renais, 61, 215-216
Cálculos renais de ácido úrico, 61
CAM (concentração alveolar mínima), 167-168, 169t, 170-172
Canais iônicos, antiarrítmicos e, 83
Câncer
　colorretal, 281-282
　de próstata, 278-279, 300-301
　hipercalcemia em, 324-325
　quimioterapia, 362-368, 364t-365t
Câncer de mama, 376-380
Câncer de ovário, 370
Câncer endometrial
　estrogênios e, 289-290
　tamoxifeno e, 376, 378-379
Candesartana, 69
Candidíase
　antifúngicos azólicos para, 355
　equinocandinas para, 356-359
　glicocorticoide inalado, 266-267
Candidíase oral, relacionada com glicocorticoide inalado, 266-267
Cápsulas cervicais, na contracepção, 400-401
Captopril, 69, 70-71
Carbacol, 21-23
Carbamazepina
　como anticonvulsivante, 136t, 135-139
　como estabilizador de humor, 123-124
Carbapenêmicos, 337-338, 338-339t
Carbidopa, 184t
Carbinoxamina, 184t
Carbonato de cálcio, 248-249, 250t, 251-252, 323-324

Carboxipenicilina, 337-338t
Cardioconversão, 83
Carmustina, 364t
Carvedilol, 47t, 48, 50-51
Cáscara, 258t
Caspofungina, 355t, 357-358
Catecolaminas, 14-15, 43-44. *Ver também* Adrenalina; Noradrenalina
　adrenorreceptores e, 47
　angiotensina II e, 66, 68
　antidepressivos e, 115-116
　arritmias ventriculares e, 85-86
　lítio e, 122
　secreção de insulina e, 311-313
Catecol-O-metiltransferase (COMT)
　adrenalina e, 15-16
　simpaticomiméticos e, 43-44
Caulim, 258t, 257-260
CBG (globulina de ligação do cortisol), 297, 299-300
CDV (cidofovir), 348-350, 349t, 350t, 349-351
Cefadroxil, 337-338t
Cefaleia
　a sulfassalazina e, 256
　anfotericina B e, 355
　antagonista do receptor seletivo de serotonina e, 189-190
　antagonista dos receptores α-adrenérgicos e, 93-94
　antidepressivo e, 115-116
　anti-histamínico e, 185, 273-274
　antiviral e, 346-347, 350t
　carbamazepina e, 135-136
　contraceptivos orais e, 398
　espironolactona e, 300-301
　fluoxetina e, 114
　griseofulvina e, 355
　na intoxicação por chumbo, 388
　omalizumabe e, 268-269
　ondansetrona e, 226
Cefaleia migrainosa
　alcaloides de Ergot para, 189-190, 194-195
　profilaxia, 136-137
　relacionada com estrogênio, 290-291
　triptanos para, 188-192
Cefalexina, 337-338t
Cefalosporinas, 335, 337-338t, 338-339t
Cefazolina, 337-338t
Cefepima, 336t, 337-338t
Cefotaxima, 337-338t
Cefotetano, 337-338t
Cefotoxina, 337-338t
Ceftazidima, 337-338t
Ceftriaxona, 336t, 337-338t
Cefuroxima, 336t, 337-338t
Celebrex. *Ver* Celecoxibe
Celecoxibe, 210-211
Células A, pâncreas, 311
Células B, pâncreas, 311-313
Células beta, pâncreas, 311-313
Células D, pâncreas, 311
Células delta, pâncreas, 311

Células do nó atrioventricular, colinorreceptores muscarínicos e, 21
Células do nodo sinusal, colinorreceptores muscarínicos e, 21
Células PP, pâncreas, 311
Células semelhantes a enterocromafinas (ECLs), 248-249
Células α, pâncreas, 311
  alcaloides de Ergot e, 194
  α-adrenorreceptor(es), 14-15, 15t, 17, 40-41, 44
  antidepressivos e, 117-119
  antipsicóticos, 108-109
111-tricloroetano, 384t
Ceratoses actínicas, 362
Cérebro
  agentes anestésicos inalatórios e, 170-171
  centro de vômito, 227, 227f
  opioides e, 146, 148
  receptores H_1 da histamina em, 182
Cerivastatina, 101-102
Certolizumabe, 257-259, 259t
Cetirizina, 184t, 185, 273-274
Cetoacidose, 310
Cetoacidose diabética, 310
Cetoconazol, 300-301
Cetólidos, 338-339t
Cetoprofeno, 209t
Cetrorrelix, 281-282
Cetuximabe, 363, 366
Choque, dopamina para, 40-41
Choque cardiogênico, dopamina para, 40-41, 77-78
Choque séptico, 40, 77-78
Ciclizina, 28, 184t, 228-229, 273-274
Ciclo menstrual, 287
Ciclofosfamida, 223, 364t
Ciclo-oxigenase (COX), 200-203, 208
Ciclo-oxigenase tipo 1 (COX-1), 201-203, 208
Ciclo-oxigenase tipo 2, 201-203, 208, 210
Ciclopentolato, 28
Cidofovir (CDV), 348-351, 349t, 350t
Cilastatina, 337-338
Cimetidina, 185, 250t, 251-253
5-fluorouracil, 362, 365t, 366-368
5-lipoxigenase, 266-267
Cinética de ordem zero, 3-4
Cinética de primeira ordem, 3-4, 8
Ciprofibrato, 102-103
Ciprofloxacino, 339-340t
Cipro-heptadina, 184t
Cirurgia, no tratamento da obesidade, 414, 417t
Cisaprida, 189-192, 232-233
Cisatracúrio, 35t
Cisplatina, 363, 366
Citalopram, 116t
Citocinas, 221
Citomegalovírus, 345-348
Citrato de cálcio, 323-324
Citrato de clomifeno, 286, 290-291
  para síndrome de ovário policístico, 331-332
Citrato de magnésio, 258t
Claritromicina, 249-251, 338-339t

Claviceps purpurea, 195
Clindamicina, 338-339t
Clodronato, 324-325
Clofibrato, 102-103
Clomipramina, 116t
Clonazepam, 155f
Clonidina
  com anestésicos locais, 162-163
  para hipertensão, 41, 92t, 94-95
Clonopina. *Ver* Clonazepam
Clorambucil, 364t
Cloranfenicol, 338-339t, 340-341
Clordiazepóxido, 155f
Clorfeniramina, 184t, 273-274
Clorofórmio, 384t
Cloroprocaína, 161-162
Clorpromazina, 108t
Clorpropamida, 313-314
Clotrimazol, 355t
Cloxacilina, 337-338t
Clozapina, 108t, 108-109
Coágulos sanguíneos, estrogênio e, 290-291
Cocaína
  como anestésico local, 161-162, 161t
  uso abusivo de, 177t
Codeína, 144f, 145t, 146, 148-149, 274-275
Coeficiente de partição sangue-gás, 167-168, 169t, 170-171
Colapso circulatório, relacionado com lítio, 122
Colchicina, 214-217
Colecalciferol, 324t
Colecistite, 236-237
Colelitíase, 236-239
Colesevelam, 101-102
Colesterol
  características de, 99-100
  categorização de níveis, 100t
  estatinas e, 98
  fibratos e, 102-103
  inibição de aminoglutetimida de, 299-300
  metas de tratamento, 100t
  niacina e, 102-103
  tamoxifeno e, 377
  tiazolidinedionas e, 315-316
  ursodiol e, 237-238
  vitamina D_3 e, 323-324
Colesterol da lipoproteína de alta densidade (HDL)
  características, 99-100
  categorização de níveis, 100t
  fibratos e, 102-103
  na obesidade, 412
  niacina e, 102-103
  tamoxifeno e, 377
  tiazolidinedionas e, 315-316
Colesterol da lipoproteína de baixa densidade (LDL)
  características, 99-100
  categorização de níveis, 100t
  estatinas e, 98
  fibratos e, 102-103
  niacina e, 102-103
  tamoxifeno e, 377

tiazolidinedionas e, 315-316
Colesterol de lipoproteína de muito baixa densidade (VLDL), 99-100
Colesterol VLDL (lipoproteína de muito baixa densidade), 99-100
Colestipol, 101-102, 258t, 257-260
Colestiramina, 101-104, 258t, 257-260
Colinomiméticos, 21-25. *Ver também* Colinomiméticos muscarínicos
Colinomiméticos muscarínicos, 20-25
Colinorreceptor muscarínico(s), 21-25
Colinorreceptor nicotínico(s), 21-24
Colinorreceptores, 21
Colite
 alosetrona, 189-190
 clindamicina, 338-339t
 flucitosina, 355
Colite isquêmica, relacionada com alosetrona, 189-190
Colite ulcerativa, 257-258
Coma, 384t
 lítio, 122
 na hipoglicemia, 310
 na intoxicação por metanol, 382
 na overdose de benzodiazepínicos, 152
Combinação de levodopa/carbidopa, 128-129
Comissão Nacional Conjunta sobre Hipertensão, 92-93, 93t
COMT (catecol-O-metiltransferase), 129, 130t
Concentração alveolar mínima (CAM), 167-168, 169t, 170-172
Confusão
 antagonista do colinorreceptor muscarínico, 28
 fenitoína, 134-135
 lítio, 122
 na hipoglicemia, 310
 na overdose de benzodiazepínico, 152
Congestão nasal, relacionada com cromona, 273-274
Conjuntivite alérgica, 273-274
Constipação
 antagonista do receptor seletivo de serotonina e, 189-190
 anti-histamínico e, 185
 colestipol e, 257-259
 colestiramina e, 257-259
 octreotida e, 257-259
 opioide e, 146, 148, 147t
 oxibutinina e, 408-409
Contracepção de emergência, 288-291, 396-397
Contracepção do "dia seguinte", 288-290
Contraceptivos intravaginais, 399-400
Contraceptivos orais, 288-290, 331-332, 397-400, 398t
Contraceptivos reversíveis de longa ação (CRLAs), 398t, 400-401
Contratilidade, digitálicos e, 76
Convulsões, 135-136
 anestésico local e, 161-162
 anfotericina B e, 354
 bupropiona e, 415
 clozapina e, 108-109
 fármacos antiepilépticos contra, 134-140, 136t
 lítio e, 122

 na abstinência de benzodiazepínicos, 153-154
 na intoxicação por chumbo, 388
Convulsões, relacionadas com inibidor da colinesterase, 22-23
Convulsões de ausência, 135-139, 136t
Convulsões de ausência generalizada, 135-137
Convulsões mioclônicas, 136-137
Convulsões parciais, 135-137
Convulsões tônico-clônicas, 135-137, 161-162
Convulsões tônico-clônicas generalizadas, 135-137
Corcunda de búfalo, na síndrome de Cushing, 298-299
Corpo lúteo, 279, 287
Córtex suprarrenal, 280, 296-302
Corticosteroide(s). *Ver* Glicocorticoide(s) d
Cortisol, 280, 296-297, 298t, 299-300
Cortisona, 221
Cotransportador de cloreto de sódio-potássio-2, 55, 92-93
COX. *Ver* Ciclo-oxigenase
Cretinismo, 306
Cricotireoidotomia, em anafilaxia, 12
Cromolina, 266t, 267-268, 273-274
Cromonas, 266t, 273-274
Cronotrópico (definição), 75
Cumarina, inibição relacionada com resina de ligação de ácidos biliares, 101-102

D

DAC s (doenças coronárias), 100-101
Dactinomicina, 363, 366
DAG. *Ver* Diacilglicerol
Dalmane. *Ver* Flurazepam
Dantroleno, 34-35, 169-170, 172
Darifenacina, 407-408
Daunorrubicina, 371-372t
Defeitos do tubo neural, relacionado com ácido valproico, 136-137
Deficiência de sacarase-isomaltase, 243-245
Deficiência de sacarase-isomaltase congênita (DSIC), 243-245
Deficiência de vitamina B_{12}, metformina e, 331-332
Deficiência de α-galactosidase A, 242-245
Deformação dos dentes, relacionado com tetraciclina, 338-339t
Delavirdina, 391t
Delírio
 digitálicos, 77-78
 na intoxicação por chumbo, 388
Demecário, 21
Densidade óssea. *Ver também* Osteoporose
 hormônio da paratireoide e, 320-321
 redução relacionada com glicocorticoide em, 220, 266-267
Deoxicorticosterona, 298-299
Dependência, 175. *Ver também* Dependência física
Dependência de fármacos, 175. *Ver também* Dependência física
Dependência física, 175
 benzodiazepínicos e, 153-154

ÍNDICE 435

opioides e, 142
Dependência psicológica, 175
Depressão
   amantadina, 130
   antidepressivos para, 114-119, 116*t*
   glicocorticoide, 298-299
   levodopa/carbidopa, 129
Depressão respiratória
   em *overdose* de benzodiazepínicos, 152
   na *overdose* de opioides, 142
   relacionada com ácido acetilsalicílico, 210
   relacionada com anestésico local, 161-162
   relacionada com opioide, 146, 148, 147*t*
Derivados de ácido fenoxiacético, 57
Derivados de sulfonamida, 56-57
Dermatófitos, 355 d
Descongestionantes nasais, 274-276
Desequilíbrios eletrolíticos
   diurético e, 55
   glicocorticoide e, 298-299
   laxante e, 258-260
Desferroxamina, 391*t*
Desfibriladores cardíacos implantáveis, sotalol e, 85-86
Desflurano, 168*t*, 169*t*
Desipramina, 117, 116*t*
Despolarização
   antiarrítmicos e, 84-85
   succinilcolina e, 35-36
Desvenlafaxina, 116*t*
Detemir, 312*t*
Determinado fator de segurança, 5, 8
Dexametasona, 221, 228-229, 298*t*
Dexfenfluramina, 414-415
Dextrometorfano, 274-275
Dezocina, 145*t*
Diabetes, 310-318
   como contradição para os antagonistas de adrenorreceptores β, 46, 48
   hipoglicemiantes orais para, 313-314, 314*t*
   insulina para, 311-314, 312*t*, 314*t*
   na síndrome de Cushing, 298-299
Diabetes insípido, relacionado com lítio, 122
Diabetes tipo I, 311. *Ver também* Diabetes
Diabetes tipo II, 311. *Ver também* Diabetes
Diacilglicerol (DAG)
   adrenalina e, 15-16
   colinorreceptores muscarínicos e, 22-23
   lítio e, 123-124
   receptores H_1 e, 272-273
Diafragma, na contracepção, 400-401
Diaminas etilamina, 184*t*
Diarreia
   ácido clavulânico e, 334
   agente colinomimético e, 22-23
   alcaloide de Ergot e, 189-190
   antidiarreicos para, 256-262, 258*t*
   anti-histamínico e, 185
   antiviral e, 350*t*
   bifosfonatos e, 324-325
   colchicina e, 215-217

digitálicos e, 77-78
em abstinência de opioides, 142
inibidor de COX-2 e, 211
inibidor enzimático e, 316-317
metformina e, 315-316, 331-332, 416, 418
na intolerância à lactose, 242-243
octreotida para, 281-282
ondansetrona e, 226
opioides para, 146, 148
quimioterapia e, 364*t*-365*t*
reposição de enzimas pancreáticas e, 243-244
subsalicilato de bismuto para, 249-251
ursodiol e, 237-238
Diazepam, 155*f*
   como anticonvulsivante, 136-138
   como antiemético, 228-230
Diclofenaco, 208, 209*t*, 210
Dicloxacilina, 337-338*t*
Didanosina, 348-349, 349*t*
Dieta, no tratamento da obesidade, 413, 417*t*
Dietilpropiona, 415*t*, 416, 418
Difenidramina, 182, 184*t*, 185
   para náuseas e vômitos, 228-229
   para rinite alérgica, 273-274
Difenilalquilaminas, 93-94
Difenoxilato, 145*t*, 146, 148, 258*t*, 257-260
Digitálicos, 75
Digitoxina, 77-78
Digoxina, 74-79, 76*f*
   como antiarrítmicos, 87-88
   inibição relacionada com resina ligada a ácido biliar, 101-102
Di-hidrocodeína, 145*t*
Di-hidroergotamina, 189-190, 195
Di-hidrofolato redutase, 221, 363, 366
Di-hidropiridinas, 86-87, 93-94
Di-hidrotaquisterol, 324*t*
Di-hidrotestosterona, 291-293
Di-iodotirosina (DIT), 304-305
Diltiazem, 86-87, 93-94
Dimenidrinato, 228-229
Dimercaprol, 388, 391*t*, 392
Dinorfinas, 143
Diplopia, 21
   relacionada com carbamazepina, 135-136
Discinesia, 129
   entacapona e, 130
   levodopa/carbidopa e, 128-129
Discinesia tardia
   fármaco antipsicótico e, 108-111
   metoclopramida e, 232-234
Discrasias sanguíneas
   hiperuricemia e, 215-216
   sal de ouro e, 223
Disfunção erétil
   antagonistas não seletivos de α-adrenérgicos para, 14-15
   antidepressivo e, 114
   inibidores da fosfodiesterase V para, 203-204
   prostaglandina E_1 para, 203-204

Disfunção sexual. *Ver também* Disfunção erétil
    antidepressivo e, 114-116
    metoclopramida e, 232-234
Disfunção urinária, e sulfonamida, 339-340*t*
Disgeusia, relacionada com metformina, 331-332
Dismenorreia, 208, 210, 289-290, 398
Dispepsia. *Ver também* Doença do refluxo gastresofágico
    inibidor de COX-2 e, 211
    inibidores da bomba de prótons para, 249-251, 250*t*
    metformina e, 331-332
    niacina e, 102-103
    subsalicilato de bismuto para, 249-251
Dispneia, opioides para, 146, 148
Dispositivos intrauterinos, na contracepção, 398*t*, 400-401
Dissulfiram, 175-176
Distonia
    aguda, 107-108
    relacionada com metoclopramida, 228-229
Distúrbios da bexiga, antagonistas de colinorreceptor muscarínico contra, 28
DIT (di-iodotirosina), 304, 305
DIU de cobre, 398*t*, 400-401
DIU Mirena, 398*t*, 400-401
Diuréticos
Diuréticos de alça, 54-60, 56*f*, 325-327. *Ver também* Diuréticos
Diuréticos natriuréticos, 55
Diuréticos tiazídicos, 55, 90-96, 92*t*
    lítio e, 122
    reabsorção de cálcio e, 323-324
    relacionados com resina de ligação a ácido biliar, inibição de, 101-102
Divalproex de sódio, 137-138
DMARDs (agentes modificadores da doença para doença reumatoide), 222
DMPA, 400-401
    insulina, 313-314
    sumatriptano, 190-191
Dobutamina
    adrenorreceptores e, 41
    para insuficiência cardíaca congestiva, 77-79
Docetaxel, 371-372*t*
Docosanol, 350*t*
Docusato, 258*t*, 258-260
Doença cardíaca isquêmica
    antagonistas dos receptores β-adrenérgicos para, 47
    como contraindicação para flecainida, 85-86
Doença cardiovascular
    anticoncepcionais orais, 398
    arritmias. *Ver* Arritmias
    como contraindicação para os antagonistas do colinorreceptor muscarínico, 29-30
    fatores de risco, 100*t*
    terapia de reposição hormonal e, 289-290
Doença de Anderson-Fabry, 242-246
Doença de Crohn, 257-258
Doença de Cushing, 296
Doença de depósito de glicogênio tipo II, 244-245
Doença de Gaucher, 242-243

Doença de Graves, 308
Doença de Hashimoto, 306
Doença de Paget, 323-325
Doença de Parkinson, 128-132, 130*t*
    antagonistas do colinorreceptor muscarínico para, 28
    para choque, 40-41, 77-78
Doença de Pompe, 244-245
Doença de Raynaud, prostaglandinas contra, 203-204
Doença do ovário policístico, 330-332
    acetato de leuprolide contra, 281-282
    metformina contra, 331-332
Doença do refluxo gastresofágico (DRGE), 185, 248-253
Doença inflamatória intestinal, 257-258, 259*t*, 298-299
Doença pulmonar obstrutiva crônica
    antagonistas do colinorreceptor muscarínico para, 28
    características da, 29-30
    como contradição a antagonistas do adrenorreceptor β, 46
Doença vascular periférica, prostaglandinas para, 203-204
Doenças arteriais coronarianas (DACs), 100-101
Doenças de depósito lisossômico, 244-245
Dofetilida, 85-87
Dolasetrona, 189-190, 227-229
Domperidona, 232-233
Dopamina
    mecanismos de ação, 41, 43-44
    para insuficiência cardíaca congestiva, 77-78
Dor
    abdominal. *Ver* Dor abdominal
    anestésicos locais, 160-164, 161*t*
    anfotericina B e, 354
    digitálicos e, 77-78
    em deficiência de α-galactosidase, 244-245
    medicamentos anti-inflamatórios não esteroides para, 208-212, 209*t*, 215-217
    nas costas, relacionada com anti-histamínico, 185, 273-274
    opioides para. *Ver* Opioide(s)
Dor abdominal
    abortivos, 203-204, 287, 291-292
    e metformina, 315-316
    e octreotida, 257-259
    enzima relacionada com inibidor, 316-317
    prostaglandina $F_{2\alpha}$, 200
Dor nas costas, relacionados com anti-histamínico, 185, 273-274
    anestesia balanceada, 167-168
    fermento de padeiro, 243-245
Dor no peito, adenosina e, 87-88
Dores musculares, em abstinência de opioides, 142
Dosagem excessiva
    ácido acetilsalicílico, 210
    benzodiazepínicos, 152
    opioide, 142
Dose eficaz mediana (ED_{50}), 135-136
Dose letal média (DL_{50}), 5
Dose tóxica mediana (TD_{50}), 135-136
Doxazosina, 14-15, 47
Doxepina, 116*t*

ÍNDICE   437

Doxercalciferol, 324*t*
Doxiciclina, 336*t*, 338-339*t*
Doxilamina, 184*t*
Doxorrubicina, 363, 366, 371-372*t*
DRGE (doença do refluxo gastresofágico), 185, 248-253
Drogadição, 175
Drogas de uso abusivo, 174-179, 177*t*
Dronabinol, 229-230
Droperidol, 228-229
DSIC (deficiência de sacarase-isomaltase congênita), 243-245
Ducto arterioso patente, 203-204
Duloxetina, 116*t*
Dutasterida, 292-293

E

EC-50, 2-3
ECA (enzima conversora de angiotensina), 67-69
ED-50, 2-3
Edema, 54
 laríngeo, 12
 lítio e, 122
 pulmonar. *Ver* Edema pulmonar
Edema de laringe, em anafilaxia, 12
Edema periférico
 diuréticos para, 55
 inibidor de COX-2 e, 211
 relacionado com estrogênio, 290-291
Edema pulmonar, diuréticos contra, 54-55
Edrofônio, 20-21
EDTA (ácido etilenodiaminotetracético), 388, 391*t*
EET (ácido epoxieicosatrienoico), 201-202
Efavirenz, 349*t*
Efedrina, 41-43, 274-275
Efeito adverso, 2-3
Efeito de primeira passagem, 135-136
Efeito *on-off*, 129
Efeitos anticolinérgicos
 de agentes antipsicóticos, 108-109
 dos anti-histamínicos, 184-185
Eficácia, 2-3
Eicosanoides, 200-205, 202*f*
Eixo hipotálamo-hipófise-ovário, 286
Eixo hipotálamo-hipófise-suprarrenal, 278-280, 280*f*, 297
Ejaculação, 14-15
Elemento de resposta a progesterona, 287
Elemento de resposta ao estrogênio (ERE), 287, 377
Eletriptano, 189-190
Eliminação, fármaco, 3-4
Ella, 399-400
Embolia pulmonar, raloxifeno e, 325-326
Êmese, 226-229, 227*f*
 ácido acetilsalicílico e, 210
 agente colinomimético e, 22-23
 alcaloide de Ergot e, 189-191
 alopurinol e, 215-216
 anfotericina B e, 355
 antiviral e, 350*t*
 carbidopa/levodopa e, 129

colchicina e, 215-217
digitálicos e, 77-78
estrogênio e, 290-291
lítio e, 122
metformina e, 315-316, 331-332
na abstinência dos opioides, 142
na intoxicação por chumbo, 388
opioides e, 146, 148, 147*t*
prevenção. *Ver* Agentes antieméticos
quimioterapia e, 364*t*-365*t*, 371-372*t*
sulfonilureias e, 313-314
Enalapril, 66, 92*t*
Encefalinas, 143
Endometriose, acetato de leuprolida para, 281-282
Endomorfinas, 143
Endorfinas, 143
Endotélio vascular, ativação do colinorreceptor muscarínico e, 22*t*
Enflurano, 166-167, 168*t*, 169*t*
Enfuvirtida, 349*t*
Enjoo
 anti-histamínicos contra, 182
 escopolamina contra, 28-31, 228-229
Entacapona, 129, 130*t*
Enterocolite, relacionada com flucitosina, 355
Enzima conversora de angiotensina (ECA), 67-69
Enzimas digestivas, 243-245
Enzimas P450, 300-301, 357-358, 372-373
Epífises, androgênio e, 292-293
Epilepsia, 135-136
Epipodofilotoxinas, 371-372*t*, 372-373
Eplerenona, 92-93, 300-301
Equinocandinas, 356-359
ERE (elemento de resposta ao estrogênio), 287
Ergocalciferol, 324*t*
Ergonovina, 189-190, 195
Ergosterol, 356-357
Ergotamina, 189-190
Ergots de amina, 194-195
Ergots peptídicos, 195
Eritromicina, 338-339*t*
Erlotinibe, 363, 366
Ertapeném, 337-338, 338-339*t*
Erupção cutânea
 antimicrobianos e, 338-339*t*
 carbamazepina e, 135-136
 fenitoína e, 134-135
 fibratos e, 102-103
 probenecida e, 61
 procainamida e, 84-85
 sulfonilureias e, 313-314
 tioamida e, 307
Escitalopram, 116*t*
Escopolamina, 28-32, 228-230
Esmolol, 47*t*, 47-48, 50-51
Esofagite
 alendronato e, 320-321
 bifosfonatos e, 324-325
Esomeprazol, 250*t*, 251-252
Espectinomicina, 338-339*t*

Espessamento das pregas vocais, relacionado com androgênio, 292-293
Espironolactona, 92-93, 96, 300-302
Espondilite anquilosante, 212
Esponjas contraceptivas, 400-401
Esquizofrenia, 106-112
Essure, 398t, 400-401
Estabilizadores do humor, 123-124
Estado de mal epiléptico, 157-158
Estatinas, 98, 100-104
Estavudina, 348-349, 349t
Esteatorreia, relacionada com octreotida, 258-260
Éster de colina, 22-25
Estradiol, 279-280, 287-288
Estreptomicina, 338-339t
Estrias, e glicocorticoides, 298-299
Estrogênio(s)
  características, 287-288
  contra dismenorreia, 289-290
  contra hipogonadismo primário, 289-290
  contra incontinência urinária de esforço, 408-409
  densidade mineral óssea e, 325-326, 398
  efeitos adversos, 289-291
  em contraceptivos orais, 287-288, 397-398
  em terapia de reposição hormonal, 289-290
  farmacocinética, 399-400
  mecanismos de ação, 399-400
Estrona, 288
Eszopiclona, 153-155
Etanercepte, 222
Etanol, 174-175, 382
Etanolaminas, 184t
Éter metil-*terc*-butílico (MTBE), 237-238
Éteres de glicol, 384t
Etidocaína, 161-162
Etidronato, 324-325
Etilenoglicol, 382, 384t
Etinilestradiol, 288-290
Etoposida, 363, 366, 371-372t, 372-373
Etossuximida, 135-139, 136t
Euforia, relacionada com opioides, 146, 148
Excesso de peso, 413. *Ver também* Obesidade
Exemestano, 291-292, 363, 366, 378-379
Exenatida, 315-316, 415t, 416, 418
Exercício, no tratamento da obesidade, 413-414, 417t
Ezetimiba, 101-103

F

Fácies de lua cheia, na síndrome de Cushing, 298-299
Fadiga
  anti-histamínico e, 185
  digitálicos e, 77-78
  inibidor da ECA e, 93-94
Famotidina, 185, 250t, 251-252
Fanciclovir (FCV), 346-352, 349t, 350t
Faringe, 227, 227f
Faringite
  glicocorticoide inalado e, 273-274

omalizumabe e, 268-269
Fármaco de absorção, 2-3
Fármaco protótipo, 5
Farmacocinética, 2-3
  acetilcolina, 23-24
  adrenalina, 15-16
  alopurinol, 215-217
  anestésicos inalatórios, 170-172
  anestésicos locais, 162-163
  antagonistas dos receptores H_2 da histamina, 250-251
  antagonistas dos receptores seletivos de serotonina, 190-191
  antagonistas dos receptores β-adrenérgicos, 50-51
  antiácidos, 251-252
  antidepressivos, 117
  antidiarreicos, 260-261
  antienxaqueca, 190-191
  antiepilépticos, 137-138
  anti-histamínicos, 185
  antiparkinsonianos, 131
  antipsicóticos, 109-110
  benzodiazepínicos, 154-156, 155f
  ciclofosfamida, 366-367
  colinomiméticos muscarínicos, 23-24
  digoxina, 77-78
  diuréticos, 57
  ergotaminas, 190-191
  estrogênios, 399-400
  glicocorticoides, 299-300
  hormônios da tireoide, 307
  inibidores da bomba de prótons, 251-252
  inibidores da ECA, 70-71
  lítio, 123-125
  misoprostol, 252-253
  opioides, 148-150
  orlistat, 416, 418
  probenecida, 62-63
  prostaglandinas, 204-205
  simpaticomiméticos, 43-44, 416, 418
  subsalicilato de bismuto, 252-253
  sucralfato, 252-253
  sulfinpirazona, 62-63
  sulfonilureias, 313-315
Farmacodinâmica, 2-3
Farmacologia, 2-8
  abordagem à aprendizagem, 2-3
  termos-chave, 2-4
  abordagem à doença e, 3-4
  abordagem à leitura e, 3-6
Fármacos (definição), 2-3
Fármacos anticonvulsivantes, 134-140, 136t, 415t
Fármacos anti-inflamatórias não esteroides (AINEs), 208-212, 209t
  contra gota, 215-217
  lítio e, 122
Fasciculação, 143
Fator de liberação de corticotrofina (FLC), 280, 282-283
Fator de necrose tumoral alfa (TNF-α), 222
Fator inibidor da prolactina, 281-283

Fatores de coagulação, estrogênio e, 290-291
FCV (fanciclovir), 346-349, 349t, 350t, 349-352
Febre
  anfotericina B e, 354, 355
  antimicrobianos e, 338-339t
  em abstinência de opioides, 142
  medicamentos anti-inflamatórios não esteroides para, 208-212, 209t
  na hipertermia maligna, 34-35
Febre do feno. *Ver* Rinite alérgica
Febuxostate, 60, 62-63, 215-217, 216f
Fendimetrazina, 415t, 416, 418
Fenelzina, 115-116, 116t
Fenfluramina, 414-415
Fenilbutazona, 209t
Fenilefrina, 41-43, 49t
Feniletilamina, 42-43
Fenofibrato, 102-103
Fenotiazinas, 107-108, 184t
Fenotiazinas alifáticas, 107-108, 108t
Fenotiazinas de piperazina, 107-108
Fenotiazinas de piperidina, 107-108
Fenoxibenzamina, 47
Fentanila, 144, 145t, 148-149
Fentermina, 412, 414, 415t, 416, 418-420
Fentolamina, 14-15, 47, 49t
Feocromocitoma, 47
  antagonistas dos receptores α-adrenérgicos para, 14-15, 47
  antagonistas dos receptores β-adrenérgicos para, 48
Fesoterodina, 407-408
Feto, opioides e, 149-150
Fexofenadina, 182, 184t, 273-274
Fibrilação atrial
  amiodarona para, 86-87
  digoxina para 87-88
  glicosídeos cardíacos para, 77-78
  sotalol para, 85-86
Fibroplasia retroperitoneal, e metisergida, 195
Fibrose cística, 243-244
Fibrose subendocárdica, relacionada com metisergida, 195
Fígado
  biotransformação de anestésico local em, 162-163
  biotransformação de opioide em, 148-150
  efeitos tóxicos sobre. *Ver* Hepatotoxicidade
  fenitoína e, 134-135
Finasterida, 292-293, 331-332
Fisostigmina, 21-23
Flatulência
  inibidor da enzima e, 316-317
  metformina e, 331-332
  na intolerância à lactose, 242-243
FLC (fator liberador de corticotrofina), 280, 282-283
Flecainida, 85-86
Flucitosina, 355t, 355-359
Fluconazol, 355t
Fludrocortisona, 298t, 298-299
Flufenazina, 108t, 109-110
Flumazenil, 152, 154-155

Flunisolida, 273-274
Fluoreto de sódio, para osteoporose, 325-327
Fluoroquinolonas, 339-340t, 340-341
Fluoxetina, 114, 116t, 117-119
Flurazepam, 155f
Flutamida, 292-293, 363, 366
Fluticasona, 273-274
Flutter atrial
  digoxina para 87-88
  glicosídeos cardíacos para, 76
  sotalol para, 85-86
Fluvastatina, 101-102
Fluvoxamina, 116t
Folículo de Graaf, 287
Fomepizol, 382
Fomivirsen, 349t, 350t, 349-352
Food and Drug Administration (FDA), 2-3
Formestano, 378-380
Formoterol, 266-267
Fosamprenavir, 349t
Foscarnet, 347-351, 349t, 350t
Fosfato de sódio, 258t
Fosfenitoína, 136t, 137-139
Fosfolipase A_2, 201-203
  eicosanoides e, 201-203
  glicocorticoides e, 221
Fosfolipase C
  colinorreceptores muscarínicos e, 22-25
  receptores H_1 e, 182
Fosinopril, 69-71
Fração de mola, 167-168
Fraqueza muscular
  inibidor de colinesterase e, 22-23
  preparações de anticorpo anti-TNF e, 222
  relacionada com inibidor de colinesterase, 22-23
Frequência cardíaca
  agentes simpaticomiméticos e, 42t
  ativação do colinorreceptor muscarínico e, 22t, 42t
  β-adrenorreceptores e, 15t
Frequência de inativação, antiarrítmicos e, 84-85
Frovatriptano, 189-190
Frutose, 316-317
FSH (hormônio folículo estimulante), 278-279, 280f, 281-282, 286-287
Ftalazinonas, 184t
Fulvestrante, 290-291
Furosemida, 54-59, 56f
  como agente anti-hipertensivo, 92t
  inibição relacionada com resina de ligação ao ácido biliar, 101-102
  probenecida e, 61

G

Gabapentina, 135-138, 136t
Ganciclovir (GCV), 346-352, 349t, 350t
Gangrena, na overdose de alcaloide de Ergot, 189-190
Ganirrelix, 281-282
Gastrite, 249-251

Gastroparesia diabética, 232-234
GCV (ganciclovir), 346-352, 349t, 350t
Gefitinibe, 363, 366
Genfibrozila, 102-103
Gentamicina, 338-339t
GHRH (hormônio do crescimento-hormônio liberador), 279, 281-282
Ginecomastia
  acetato de leuprolida e, 281-282
  espironolactona e, 300-301
  metoclopramida e, 232-234
Glargina, 312t, 313-314
Glaucoma
  antagonistas dos receptores β-adrenérgicos para, 47
  como contraindicação para antagonistas do colinorreceptor muscarínico, 28-30, 131
  relacionados com pilocarpina, 21
  simpaticomiméticos a_2-seletivos para, 42-43
Gliburida, 313-314
Glicerina, 258t, 258-261
Gliclazida, 313-314
Glicocinase, 312-313
Glicocorticoide(s), 259t, 298t, 296-302
  como agentes antieméticos, 228-229
  efeitos adversos, 221, 298-300
  na artrite reumatoide, 220-221
  na asma, 266t, 266-267
  na quimioterapia do câncer, 363, 366
  na rinite alérgica, 272-276
Glicol(s), 384t
Gliconato de cálcio, 323-324
Glicose, 315-316
Glicosídeos cardíacos, 74-79, 76f
Glicosilceramidase, 242-243
Glimepirida, 313-314
Glipizida, 313-314
Globulina de ligação ao cortisol (GLC), 297, 299-300
Globulina de ligação com corticosteroides, 221
Globulina ligadora de tiroxina (TBG), 304
Glucagon, 310-311, 316-317
Glulisina, 312t
GM-FEC (fator estimulador de colônia granulócito-macrófago), 265-266
GMPc (guanosina monofosfato cíclico) na asma, 267-268
GnRH (hormônio liberador de gonadotropina), 278-279, 281-283
Gota, 214-215
  alopurinol para, 214-218
  diurético tiazídico e, 90
  probenecida para, 60-63
Gradiente de concentração arteriovenoso, 170-171
Granisetrona, 189-190, 226-227
Granulomatose de Wegener, ciclofosfamida para, 223
Gravidez
  antiepilépticos em, 136-137
  benzodiazepínicos em, 154-156
  opioides em, 147t, 149-150
Griseofulvina, 355-357, 355t
Guanetidina, 92t, 94-95

H

Halcion. *Ver* Triazolam
Haloperidol, 106-112, 108t
Halotano, 166-167, 168t, 169t
HDL. *Ver* Colesterol de lipoproteína de alta densidade
Helicobacter pylori, 248-251
Hematomas, relacionados com glicocorticoides, 298-299
Hemorragia pós-parto, 195, 200
Hepatite, 349t
Hepatotoxicidade
  ácido valproico e, 136-137
  androgênios, 292-293
  cetoconazol, 300-301
  estatina e, 98, 101-102
  flucitosina e, 355
  halotano e, 166-167
  inibidor de COX-2 e, 211
  itraconazol e, 355
  metotrexato e, 222
  na intoxicação por metanol, 384t
  niacina e, 102-103
  paracetamol, 211-212
  quimioterapia e, 364t-365t
  terbinafina e, 355
  zileuton e, 266-268
Heroína, 142, 144f
Herpes, 344, 350t
Herpes-vírus, 345, 350t
Herpes-zóster, 344, 350t
HETE (ácido hidroxieicosatetraenoico), 201-202
Hidralazina, 94-96
Hidrocarbonetos alifáticos, 384t
Hidrocarbonetos alifáticos halogenados, 384t
Hidrocarbonetos aromáticos, 384t
Hidroclorotiazida, 61, 92t
Hidrocodona, 145t, 274-275
Hidrocortisona, 296, 363, 366
Hidromorfona, 144
Hidroxiapatita, 321, 323
Hidroxicloroquina, 223
Hidróxido de alumínio, 248-251, 250t
Hidróxido de magnésio, 248-249, 250t, 251-252
Hidroxiureia, 363, 366
Hidroxizina, 184t
Hipercalcemia, 54-55, 323-326, 350t
Hipercolesterolemia, agentes usados para, 100-103
Hiperglicemia
  glicocorticoide e, 221
  na síndrome de Cushing, 298-299
  niacina e, 102-103
Hiperlipidemia, 99-100, 100t. *Ver também* Agentes hipolipemiantes
Hiperparatireoidismo, 323-324
Hiperplasia gengival, relacionada com fenitoína, 134-135
Hiperplasia prostática. *Ver* Hiperplasia prostática benigna
Hiperplasia prostática benigna
  antagonistas de a_1-adrerreceptores para, 14-15, 47, 93-94

como contraindicação para antagonistas do colinorreceptor muscarínico, 131
Hiperpotassemia
  bloqueador do receptor da angiotensina e, 70-71
  definição, 34-35
  digitálicos e, 77-78
  einibidor da ECA e, 66, 70-71
  em hipertermia maligna, 169-170
  eplerenona e, 300-301
  espironolactona e, 300-301
  succinilcolina e, 35-36
Hiperprolactinemia
  bromocriptina para, 195
  metoclopramida e, 232-234
  relacionada com fármaco antipsicótico, 108-109
Hipertensão
  antagonistas de a_1-adrenorreceptores para, 14-15, 47
  inibidores da ECA para, 70-71
  simpaticomiméticos a_2-seletivos para, 41-43
Hipertensão essencial, 91-92
Hipertensão portal, octreotida contra, 281-282
Hipertermia maligna, 34-35, 169-170
Hipertireoidismo, 305, 307
Hipertrigliceridemia, 100-102
Hiperuricemia
  associada aos diuréticos, 55
  reposições enzimáticas pancreáticas e, 243-244
Hiperuricosúria, reposições de enzima pancreática e, 243-244
Hipocalcemia, 323-324
  foscarnet e, 350*t*
  teriparatida e, 325-326
Hipocloridemia, associada aos diuréticos, 55
Hipoglicemia
  antagonistas dos receptores β-adrenérgicos e, 46, 48
  glucagon para, 316-317
  insulinoterapia e, 310
  sulfonilureias e, 313-314
Hipoglicemiantes orais, 313-314, 314*t*
Hipogonadismo, 289-290, 292-293
Hipolipemiantes
  ácido nicotínico, 102-104
  estatinas, 98, 100-104
  fibratos, 102-103
  inibidores da absorção de colesterol, 101-103
  objetivos do tratamento, 99-100, 100*t*
  resinas de ligação de ácidos biliares, 101-102
Hipomania, relacionada com glicocorticoide, 298-299
Hipopotassemia, associada aos diuréticos, 55, 90, 92-93
Hipotensão
  anfotericina B e, 355
  antagonista dos receptores α-adrenérgicos e, 48
  bloqueador do receptor da angiotensina e, 70-71, 94-95
  bloqueio neuromuscular não despolarizante e, 35-36
  em anafilaxia, 12
  inibidor da ECA e, 70-71, 94-95
  na overdose de benzodiazepínicos, 152
  opioide e, 147*t*
  procainamida e, 84-85

simpaticomiméticos α-adrenorreceptores contra, 41-43
  teriparatida e, 325-326
Hipotensão ortostática
  antagonista dos receptores α-adrenérgicos e, 93-94
  carbidopa/levodopa e, 129
  fármaco antipsicótico e, 108-109
  simpaticomiméticos α-adrenorreceptores para, 42-43
Hipotireoidismo, 304-306
  relacionado com lítio, 122
Hipoxantina fosforribosiltransferase guanina (HGPRT), 215-216
Hirsutismo
  acetato de leuprolida para, 281-282
  androgênio e, 292-293
  contraceptivos orais e, 398
  espironolactona para, 300-301
  fenitoína e, 134-135
Histamina, 182-183, 250-251, 265-266
Histerectomia, 400-401
HIV (vírus da imunodeficiência humana), 347-348, 349*t*
HLC (hormônio liberador de corticotropina), 279, 282-283, 297
Hormônio adrenocorticotrófico (ACTH), 280, 296-297
Hormônio da paratireoide, 320-321, 323-328
Hormônio estimulante da tireoide (TSH), 304
Hormônio folículo estimulante (FSH), 278-279, 280*f*, 281-282, 286-287
Hormônio liberador de corticotropina (HLC), 279, 282-283, 297
Hormônio liberador de gonadotrofinas (GnRH), 278-279, 281-283
Hormônio liberador de tireotrofina (TRH), 279, 282-283, 304
Hormônio liberador do hormônio do crescimento (GHRH), 279, 281-282
Hormônio luteinizante (LH), 278-279, 280*t*, 281-282, 287
Hormônio(s). *Ver* Hormônios específicos
Hormônios da tireoide, 304-308
Hormônios do crescimento, 281-282

I

Ibandronato, 324-325
Ibuprofeno, 209*t*, 210
Ibutilida, 85-87
Icterícia
  relacionada com androgênio, 292-293
  relacionada com tioamida, 307
Icterícia colestática
  androgênios e, 292-293
  tioamida e, 307
Idosos
  antagonistas dos receptores H_2 da histamina e, 250-252
  benzodiazepínicos em, 154-156
Idoxuridina (IDU), 348-351, 349*t*, 350*t*
IMAOs. *Ver* Inibidores da monoaminoxidase
Imatinibe, 363, 366

Imipenem, 336t, 337-338, 338-339t
Imipramina, 116t, 117-119
   contra incontinência de esforço, 408-409
   contra incontinência de urgência, 407-408
Implanon, 398t, 400-401
Imunoglobulina E
   desgranulação e, 182
   na asma, 265-269
   na rinite alérgica, 273-274
Imunossupressores
   glicocorticoides como, 298-299
   para artrite reumatoide, 220, 222
Inchaço
   colestipol e, 257-259
   colestiramina e, 257-259
   laxante e, 258-260
   na intolerância à lactose, 242-243
Incontinência de sobrefluxo, 406
Incontinência de urgência, 406-409
Incontinência mista, 406
Incontinência urinária de esforço, 406, 408-409
Incretinas, 314t, 315-316, 415t, 416, 418
Índice de massa corporal (IMC), 413, 417t
Índice terapêutico, 5, 8, 135-136
Indinavir, 349t
Indometacina, 209t, 210
   contra gota, 215-217
   inibição relacionada com probenecida de, 60
Infarto do miocárdio, 47. *Ver também* Doença
   cardiovascular
   antagonistas dos receptores β-adrenérgicos após, 46
   eplerenona após, 300-301
   hipertensão e, 92-93
   lidocaína após, 82
Infarto intestinal, em overdose de alcaloide de Ergot, 189-190
Infecção do trato respiratório superior
   glicocorticoide inalado e, 273-274
   omalizumabe e, 268-269
Infecções
   antibacterianos contra, 334-341, 336t-338t
   antifúngicos contra, 354-359, 355t
   antivirais contra, 345, 347t-349t
   glicocorticoides e suscetibilidade a, 221, 298-299
Infecções fúngicas, 354-359, 355t
Infecções virais
   antivirais contra, 345, 347t-349t
   fisiopatologia, 345, 346f
   relacionadas com omalizumabe, 268-269
Infertilidade, 278, 330-331
Inflamação, 209
   glicocorticoides e, 298-299
   na asma, 265-266
Infliximabe, 222, 257-259, 259t
Influenza, 345, 349t
Inibidores da bomba de prótons, 248-253, 250t
Inibidores da captação neuronal, 92t
Inibidores da ciclo-oxigenase tipo 1 (COX-1), 208, 210
Inibidores da ciclo-oxigenase tipo 2 (COX-2), 208

Inibidores da colinesterase, 22-24, 36-37
Inibidores da ECA (enzima conversora de angiotensina), 66, 69-72, 92t, 93-96
   como anti-hipertensivos, 92t
   de alça, 54-58, 56f, 92t
   natriurético, 55
   tiazídico, 90-96, 92t
Inibidores da enzima, por diabetes, 314t, 315-317
Inibidores da HMG-CoA redutase, 98, 100-102
Inibidores da lipase, 414, 415t
Inibidores da monoaminoxidase (IMAOs), 115-117, 116t
   para doença de Parkinson, 130
   síndrome da serotonina e, 145t, 146, 148
Inibidores da polimerase do DNA, 345-347
Inibidores da renina, 92t, 93-95
Inibidores da transcriptase reversa, 345, 347-348, 349t
Inibidores da α-glicosidase, 314t, 316-317
Inibidores de aromatase, 291-292, 363, 366, 378-379
Inibidores de fusão, 345, 347-348, 349t
Inibidores de protease, 345, 347-348, 349t
Inibidores seletivos da captação de serotonina (ISRSs), 114-119, 116t
Inibina, 287
Inositol monofosfatase, 123-124
Inositol trifosfato (IP_3)
   adrenalina e, 15-16
   colinorreceptores muscarínicos e, 22-25
   lítio e, 123-124
   prostaglandinas e, 203-204
Inotrópico (definição), 75
Inquietação
   e amantadina, 130
   e antagonista de colinorreceptor muscarínico, 28
   e metoclopramida, 232-233
   na intoxicação por chumbo, 388
Insônia, 115-116. *Ver também* Transtornos do sono
   amantadina e, 130
   benzodiazepínicos e, em idosos, 154-156
   carbidopa/levodopa e, 129
   fluoxetina e, 114
   metoclopramida e, 232-234
   na abstinência de benzodiazepínicos, 153-154
Insuficiência cardíaca. *Ver* Insuficiência cardíaca congestiva
Insuficiência cardíaca congestiva
   características, 75-76
   digoxina para, 74-79, 76f
   eplerenona para, 300-301
   relacionada com antagonista do adrenorreceptor a_1, 93-94
Insuficiência renal
   relacionada com aciclovir, 346-347
   relacionada com AINE, 210
   relacionada com inibidor de COX-2, 210
   relacionada com sal de ouro, 223
Insuficiência renal aguda. *Ver* Insuficiência renal
Insuficiência respiratória, e inibidor da colinesterase, 22-23

ÍNDICE **443**

Insulina, 310-314, 314*t*
  ações, 310
  mecanismos de ação, 312-314
  preparações, 310, 312*t*
  secreção, 310-313
  utilização terapêutica, 312-313
  vias de administração, 313-314
Insulina NPH, 312*t*
Interações medicamentosas, 6, 8
  antidepressivos tricíclicos, 115-116
  lítio, 122
Interferon alfa, 349*t*
Interferons, 347-349, 349*t*
Intolerância à glicose
  glicocorticoide e, 220
  na doença de Cushing, 296
Intolerância à lactose, 242-246
Intoxicação
  metal pesado, 388-392, 390*t*-391*t*
  solventes, 382-385, 384*t*
Intoxicação por arsênico, 390*t*
Intoxicação por chumbo, 388, 390*t*, 392
Intoxicação por ferro, 390*t*, 392
Intoxicação por mercúrio, 390*t*
Intoxicação por metanol, 382
Iodeto, 305, 307
Iodo radioativo 131, 307-308
IP$_3$. *Ver* Inositol trifosfato
Irinotecano, 371-372*t*
Irritabilidade, em intoxicação por chumbo, 388
Isoflurano, 166-167, 168*t*, 169*t*
Isomaltase, 243-244
Isoprenoides, 100-101
Isoprostanos, 201-203
Isoproterenol, 41
ISRSs (inibidores seletivos de captação de serotonina), 114-119, 116*t*
Itraconazol, 355*t*, 357-358

K

Kluyveromyces lactis, 243-244

L

L – norgestrel, 288
L- dopa (Levodopa), 128
Labetalol, 47*t*, 48, 50-51
Lacrimejamento, 142-143
Lactase, 242-244
Lactato de cálcio, 323-324
Lactulose, 258*t*, 260-261
Lamivudina, 348-349, 349*t*
Lamotrigina, 123-124, 135-138, 136*t*
Lansoprazol, 250*t*
Laqueadura tubária bilateral, 400-401
L-asparaginase, 371-372*t*
Laxantes, 258*t*
Laxantes estimulantes, 258*t*

Laxantes formadores de massa, 258*t*, 258-260
Laxantes osmóticos, 258*t*, 258-260
LDL. *Ver* Colesterol de lipoproteína de baixa densidade
Leiomiomas uterinos, acetato de leuprolida para, 281-282
Leitura, abordagem a, 3-6
Letrozol, 291-292, 363, 366, 378-379
Leucemia 371-372*t*
  octreotida para, 281-282
  quimioterapia, 364*t*-365*t*
Leucotrieno(s), 201-205, 265-266
Levetiracetam, 136*t*, 137-138
Levocetirizina, 184*t*
Levodopa (L-dopa), 128, 130*t*, 131, 282-283
Levofloxacina, 339-340*t*
Levonorgestrel, 289-290
Levotiroxina, 304, 306
LH (hormônio luteinizante), 278-279, 280*f*, 281-282, 287
Librium. *Ver* Clordiazepóxido
Lidocaína
  como anestésico local, 160-164, 161*t*
  como antiarrítmico, 82, 84-85
Ligadura tubária bilateral, 398*t*, 400-401
Ligando de osteoprotegerina (OPGL), 321, 323, 322*f*
Lincomicinas, 338-339*t*
Linezolida, 338-339*t*
Liotironina, 306
Liotrix, 306
Lipoxigenases, 201-203
Lisinopril, 69-71
Lispro, 312*t*
Lítio, 122-125
Litotripsia, 236-238
Litotripsia com onda de choque, para cálculos biliares, 236-237
Livedo reticular, relacionado com amantadina, 130
Loperamida, 145*t*, 146, 148, 258*t*, 258-260
Lopinavir, 349*t*
Loratadina, 184*t*, 185, 273-274
Lorazepam, 155*f*
  como anticonvulsivante, 136-138
  como antiemético, 228-230
  overdose, 152
Lorcaserina, 415, 415*t*
Losartana, 66, 69-72, 92*t*, 94-95
Lovastatina, 101-102

M

Maconha, 177*t*, 229-230
Macrolídeos, 338-339*t*
Macrolídeos de polieno, 355*t*
Maltase, 243-244
MAO. *Ver* Monoaminoxidase
Maprotilina, 116*t*
Meclizina, 184*t*
Medida de segurança padrão, 5
Medula, centro dos vômitos em, 227

Medula espinal, opioides e, 146, 148
Medula suprarrenal, 14-15, 21, 66
Melfalano, 364*t*
Meloxicam, 209*t*
Menopausa
Meperidina, 145*t*, 146, 148-149
Mepivacaína, 161-163, 161*t*
Meropeném, 337-338, 338-339*t*
Mesalamina, 256, 259*t*
Mesencéfalo, opioides e, 146, 148
Mesoridazina, 108*t*
Mestinona, 20
Metabolismo de carboidratos
 antagonistas de adrenorreceptores β e, 48
 insulina e, 311-313
Metaciclina, 338-339*t*
Metacolina, 21-23
Metadona, 142, 145*t*, 148-149
Metanfetamina, 415*t*, 416, 418
Metaproterenol, 266-267
Metaraminol, 41
Metformina
 contra diabetes, 314*t*, 315-316
 contra obesidade, 415*t*, 416, 418
 contra síndrome do ovário policístico, 330-332
Metilcelulose, 258*t*
Metildopa, 41, 94-95
Metilergonovina, 189-190, 194-196
Metilfenidato, 177*t*
Metilprednisolona, 298*t*
Metilxantinas, 267-268
Metimazol, 307
Metirapona, 299-300
Metisergida, 195-196
Metoclopramida, 226, 228-229, 232-234
Método de barreira, na contracepção, 396, 398*t*, 400-401
Metoprolol
 após infarto do miocárdio, 46, 47
 como antiarrítmico, 85-86
 contra hipertensão, 93-94
 farmacocinética, 47*t*, 50-51
 mecanismos de ação, 90
Metotrexato
 inibição relacionada com probenecida de, 60
 para artrite reumatoide, 220-222
 para câncer, 365*t*, 366-368
 para doença intestinal inflamatória, 259*t*
Metoxamina, 41
Metronidazol, 249-251
Mexiletina, 84-85
Mezlocilina, 337-338*t*
Mialgia, 34-35
 estatina e, 98
 succinilcolina e, 35-37
 sulfassalazina e, 256
Miastenia gravis, 20
Micafungina, 355*t*, 357-358
Miconazol, 355*t*
Micoses, 354-355

Microtúbulos, 370
Midazolam, 155*f*
Midríase, 14-15
 α-adrenorreceptores e, 14-15
 relacionada com antagonistas do colinorreceptor muscarínico, 28, 131
Mieloma múltiplo, 364*t*-365*t*, 371-372*t*
Mielossupressão
 ganciclovir e, 350*t*
 metotrexato e, 222
 paclitaxel e, 370
 quimioterapia e, 364*t*-365*t*, 371-372*t*
Mifepristona (RU-486), 203-204, 291-292, 300-301
Miglitol, 316-317
Mineralocorticoide(s), 297, 298-301
Minociclina, 338-339*t*
Minoxidil, 92*t*, 94-95
Miopatia, 99-100
 estatina e, 101-102
 glicocorticoide e, 298-299
Miose, relacionada com opioide, 142, 147*t*
Miosite, 98-100
Miroprofeno, 209*t*
Mirtazapina, 116*t*, 117-119
Misoprostol, 203-205, 249-252, 250*t*
Mitomicina C, 371-372*t*
Mitotano, 363, 366
Mitoxantrona, 371-372*t*
Mixedema, 305
Modafinil, 177*t*
Modificações comportamentais, em tratamento da obesidade, 414
Modificadores de leucotrienos, 266*t*, 267-268
Moduladores de receptores de androgênio (MRAs), 297, 378-379
Moduladores de receptores de progestina, 378-379
Moduladores seletivos dos receptores de estrogênio (SERM s), 287, 290-292, 325-326, 376-377, 379-380
Monoaminoxidase (MAO)
 adrenalina e, 15-16
 simpaticomiméticos e, 43-44
Monofosfato de adenosina cíclico (AMPc)
 adrenalina e, 15-16
 agonistas do adrenorreceptor β, 264-265
 antagonistas do adrenorreceptor α e, 93-94
 glucagon e, 316-317
 na asma, 267-268
 prostaglandinas e, 203-204
 receptores H_2 de histamina e, 182, 250-251
Monofosfato de guanosina cíclico (GMPc), na asma, 267-268
Monoiodotirosina (MIT), 304-305
Mono-octanoína, 237-238
Monossacarídeos, 316-317
Montelucaste, 266-267, 274-275
Morfina, 144-150, 144*f*
Moxifloxacina, 339-340*t*
MTBE (éter metil-*terc*-butílico), 237-238
Mucopolissacaridoses, 244-245
Muscarina, 21

Músculo
  adrenorreceptores e, 14-15, 14f, 15t
  alcaloides de Ergot e, 195
  colinorreceptores e, 21
  eicosanoides e, 200-203
  prostaglandinas e, 201-203
  receptores H_1 da histamina em, 182-183
Músculo liso. Ver Músculo
Músculo liso brônquico
  adrenorreceptores β e, 15t
  agentes simpaticomiméticos e, 42t
  antagonistas de adrenorreceptores β e, 48
  ativação do colinorreceptor muscarínico e, 21, 22t, 42t
  prostaglandinas e, 201-203
Músculo liso vascular, α-adrenorreceptores e, 14-15

N

Na abstinência de benzodiazepínicos, 153-154
  abordagem de tratamento, 92-93, 93t
  antagonistas de receptores β-adrenérgicos para, 46-48
  categorias, 93t
  definição, 67-68, 90
  diuréticos para, 90-92, 92t
  em hipertermia maligna, 169-170
  eplerenona para, 300-301
  modificações de estilo de vida para, 91-92
N-acetil procainamida (NAPA), 84-85
Nadolol, 47, 47t
Nafcilina, 337-338t
Naftifina, 355t
Nalbufina, 145t
Nalmefeno, 145t
Naloxona, 142, 144f, 145t
Naltrexona, 145t, 175-176
Não nucleosídeos, 347-348, 349t
Naproxeno, 209t
Naratriptano, 189-190
Natamicina, 355t
Nateglinida, 314-315, 314t
National Education Cholesterol Program (NCEP), 99-101, 100t, 412
Náuseas
  aciclovir e, 346-347
  agente colinomimético e, 22-23
  alcaloide de Ergot e, 190-191
  alopurinol e, 215-216
  antagonistas dos receptores da serotonina para, 189-190
  antiestrogênio e, 291-292
  anti-histamínico e, 185
  antiviral e, 350t
  bifosfonatos e, 324-325
  bromocriptina e, 196
  carbidopa/levodopa e, 129
  colchicina e, 215-217
  contraceptivos orais e, 398
  estrogênio e, 290-291
  fluoxetina e, 114

lítio e, 122
metformina e, 315-316, 331-332, 416, 418
na abstinência de opioides, 142
octreotida e, 281-282
opioide e, 146, 148, 147t
quimioterapia e, 364t-365t, 371-372t
reposição de enzimas pancreáticas e, 243-244
sulfassalazina e, 256
sulfonilureias e, 313-314
tamoxifeno e, 291-292, 378-379
teriparatida e, 325-326
N-desetiloxibutinina, 408-409
Nedocromil, 266t, 267-268, 273-274
Nefazodona, 117, 116t
Nefrotoxicidade
  relacionada com anfotericina B, 354
  relacionada com antiviral, 350t
Nelfinavir, 349t
Neomicina, 338-339t
Neostigmina
  mecanismos de ação, 21-23
  succinilcolina e, 36-37
  utilizações terapêuticas, 22-23
Nervos espinhais cranianos, 21
Nervos espinhais lombares, 13
Nervos espinhais sacrais, 21
Nervos espinhais torácicos, 13
Neuralgia do trigêmeo, 135-136
Neuropatia
  diabética, 312-313
  na intoxicação por chumbo, 388
  paclitaxel e, 370
  relacionada com antiviral, 350t
Neuropatia periférica. Ver Neuropatia
Neurotoxicidade
  anestésicos locais, 161-162
  carbamazepina e, 135-136
  preparações de anticorpos anti-TNF, 222
  quimioterapia e, 371-372t
  solvente e, 384t
Nevirapina, 349t
Niacina, 102-104
Nicotina, 176, 177t
Nifedipina, 86-87, 92t, 93-94
Nilutamida, 292-293
Nistagmo, 161-162
  anestésico local e, 161-162
  fenitoína e, 134-135
Nistatina, 354, 355t, 356-358
Nizatidina, 185, 250t
Noradrenalina
  administração, 15-16
  como neurotransmissor, 14-15
  estrutura, 14-15
  farmacocinética, 15-16, 43-44
  mecanismos de ação, 40-41, 43-44
Nortriptilina, 117, 116t, 259t
Nucleosídeos, 347-348, 349t
NuvaRing, 398t, 399-400

O

Obesidade, 412-420
  síndrome dos ovários policísticos e, 330-332
Obesidade abdominal, 412
Obstrução das trompas de Falópio, 400-401
Obstrução do ducto pancreático, 243-244
Octreotida, 257-260, 281-282
Ofloxacina, 339-340t
Olanzapina, 108t, 108-109
Óleo de rícino, 258t
Óleo mineral, 258t, 258-260
Olho
  α-adrenorreceptores e, 14-15, 15t
  ativação do colinorreceptor muscarínico e, 21, 22t, 42t
  opioides e, 142, 147t
  simpaticomiméticos e, 42t
Olhos secos, relacionados com anti-histamínico, 182
Oligospermia, relacionada com sulfassalazina, 256
Olsalazina, 256, 259t
Omalizumabe, 268-269
Omeprazol, 248-249, 250t, 252-253
Ondansetrona, 189-192, 226-229
Ondas de calor
  acetato de leuprolida e, 281-282
  antiestrogênio e, 291-292
  clomifeno e, 286
  na menopausa, 289-290
  raloxifeno e, 291-292, 325-326
  tamoxifeno e, 291-292, 376, 378-379
Onicomicose, 355
11-desoxicortisol, 299-300
11-hidroxilase, 299-300
Opioide(s)
  abstinência, 142
  administração, 148-149
  classificação, 144
  dosagem excessiva, 142
  efeitos adversos, 146, 148, 147t-148t
  estrutura, 144, 144f, 146, 148
  farmacocinética, 148-150
  locais de ação, 146, 148
  mecanismos de ação, 148-149
  tolerância a, 142, 146, 148, 148t
  utilizações terapêuticas
Orfenadrina, 129, 130t
Organofosforados, 22-23, 28
Orlistat, 412, 414, 415t, 416, 418-420
Orquiectomia química, 292-293
Ortho Evra, 398t, 399-400
Oseltamivir, 349t
Osteoartrite, 210, 220-221
Osteoblastos, 321, 322f, 323-324
Osteocalcina, 323-324
Osteócitos, 321, 323
Osteoclastos, 321, 322f, 323-324
Osteonecrose da mandíbula, relacionada com bisfosfonato, 324-325
Osteopontina, 323-324

Osteoporose
  acetato de leuprolida e, 281-282
  alendronato para, 320-321
  bisfosfonatos para, 324-325
  estatinas e, 100-101
  glicocorticoide e, 221, 298-299
  pós-menopáusica, 289-290, 325-326
  prevenção, 325-326
  raloxifeno para, 291-292, 378-379
  senil, 325-326
Osteoprotegerina (OPG), 321, 323, 322f
Osteossarcoma, com teriparatida e, 325-326
Ototoxicidade
  antimicrobianos e, 338-339t, 340-341
  diurético e, 55
Ovário
  ações de FSH e LH no, 279
  aumento relacionado com antiestrogênio, 291-292
  efeito da insulina, 330-331
Overdose. Ver Dosagem excessiva
Ovulação, 279, 287
Oxacilina, 337-338t
Oxazepam, 155f
Oxazolidinonas, 338-339t
Oxcarbamazepina, 137-138
Oxcarbazepina, 135-138, 136t
Oxibutinina, e incontinência de urgência, 406-409
Oxicans, 209t
Oxicodona, 145t
Óxido nítrico, 21
Óxido nitroso, 168t, 169t
Oxigênio reativo, 383
Oximetazolina, 274-275
Oxitetraciclina, 338-339t

P

Paclitaxel, 363, 366, 370-374, 371-372t
PAF (polipose adenomatosa familiar), 209, 211
Palonosetrona, 189-191
Pamidronato, 324-325
Pâncreas
  α-adrenorreceptores e, 15t
  tipos de células, 311
Pancreatina, 242-244
Pancreatite, 243-244, 281-282
Pancrelipase, 242-244
Pantoprazol, 250t, 251-252
Paracetamol, 211-212
Parada cardíaca
  simpaticomiméticos para, 42-43
  succinilcolina e, 35-36
Paricalcitol, 324t
Paroxetina, 117, 116t
PCV (penciclovir), 346-352, 349t, 350t
Pectina, 258t, 257-260
PEG, 258t, 258-260
Pegloticase, 60, 62-63, 215-218
Pele
  ceratoses actínicas, 362

estrias e glicocorticoides da, 298-299
lesões e o sal de ouro, 223
mancha relacionada com amantadina da, 130
mancha relacionada com amiodarona da, 86-87
Penciclovir (PCV), 346-352, 349t, 350t
Penicilamina, 388, 391t
Penicilinas, 334-335, 337-338t, 338-339t
 probenecida e, 60-61
Pentazocina, 145t, 146, 148
Peptídeos opioides endógenos, 143
Perclorato, 307
Perda de massa muscular, relacionada com
 glicocorticoide, 298-299
Perda de memória, relacionada com antagonista do
 colinorreceptor muscarínico, 28
Peroxidase da tireoide, 305
Pertecnetato, 307
Perturbação visual
 amiodarona e, 86-87
 anti-histamínico e, 182
 carbamazepina e, 135-136
 digitálicos e, 77-78
 oxibutinina e, 408-409
 voriconazol e, 355
Pesadelos, relacionados com carbidopa/levodopa, 129
Peso, ver Massa muscular
 e fármaco antipsicótico, 108-109
 e lítio, 122
 na doença de Cushing, 296
PH, antiarrítmicos e, 84-85
Pilocarpina, 21-25
Pioglitazona, 314t, 315-316
Piperacilina, 337-338t
Piperazinas, 184t
Piperidinas, 184t
Pirazolonas, 209t
Pirbuterol, 266-267
Piridostigmina, succinilcolina e, 36-37
Pirilamina, 184t
Piroxicam, 209t
Plano B, 399-400
Plaquetas 201-203
Plasmídeos, 335
Pneumonia
 óleo mineral e, 258-260
 opioide e, 147t
 pneumocócica, 334
Pneumonia lipídica, 258-260
Policarbofila, 258t
Polidipsia, relacionada com lítio, 122
Polímeros de peptidoglicano, 334
Polipeptídeo semelhante ao glucagon 1 (GLP-1), 315-316
Polipose adenomatosa familiar (PAF), 209, 211
Poliúria, relacionada com lítio, 122
Porcina, 243-246
Porfobilinogênio, 388
Potássio
 antiarrítmicos e, 84-87
 diuréticos e, 90
 glicosídeos cardíacos e, 77-78

vasodilatadores arteriais e, 94-95
Potência, fármaco, 2-3
Potencial de ação, glicosídeos cardíacos e, 75, 78-79
PPAR-γ (receptor γ de proliferador-ativador
 peroxissomal), 102-103, 315-316
Pramipexol, 130-131, 130t
Pramlintida, 315-316
Pranoprofeno, 209t
Pravastatina, 101-102
Prazosina, 14-15, 47-48, 49t, 92t, 93-94
Pré-anestésicos, 169t
Prednisolona, 221
Prednisona, 298t, 363, 366
Premarin, 289-290
Preparações de anticorpos anti-TNF, 222, 257-259, 259t
Preparações de enzimas pancreáticas, 243-244
Preparações enzimáticas para o intestino delgado,
 243-245
Preproinsulina, 311
Preservativos, contracepção, 400-401
Pressão arterial. Ver Hipertensão; Hipotensão
Prilocaína, 161-162, 161t
Probenecida, 60-63, 215-217
Procaína, 161-164, 161t
Procainamida, 84-85
Procarbazina, 363, 366
Prociclidina, 129, 130t
Procinéticos, 232-234
Profármacos, 249-251
Profilática (definição), 214-215
Progesterona, 287-288, 397-398
Progestina, 287-290, 397-398, 398t
Prolactina, 280-283
Prometazina, 184, 184t
Propantelina, 407-408
Propilenoglicol, 384t
Propoltiouracil, 307
Propranolol, 47, 47t, 49t, 50-51
 como anti-hipertensivo, 92t, 93-94
 contraindicações, 93-94
Propriocepção, 161-162
Prostaciclina sintase, 201-203
Prostaglandina E_1, 203-205, 251-252
Prostaglandina E_2, 201-203
Prostaglandina $F_{2\alpha}$, 200, 203-204
Prostaglandina H_2, 201-203
Prostaglandina I_2, 201-203
Prostaglandina(s), 200-205
 diuréticos e, 55
 glicocorticoides e, 221, 298-299
 na asma, 265-266
Prostanoides, 200
Proteína cinase C
 adrenalina e, 15-16
 colinorreceptores muscarínicos e, 23-24
Proteínas de choque térmico, 299-300
Proteínas G
 adrenalina e, 15-16
 inibitória, 22-25
 receptores de histamina e, 183

Protriptilina, 116t
Prurido
　fibratos e, 102-103
　histamina e, 183
　niacina e, 102-103
Pseudocolinesterase, 22-24, 36-37
Pseudoefedrina, 274-276, 408-409
Psicose
　antipsicóticos contra, 106-112, 108t
　relacionada com glicocorticoide, 298-299
Psílio, 258t
Ptose, 21
Pupila
　agentes simpaticomiméticos e, 42t
　α-adrenorreceptores e, 14-15, 15t
　ativação do colinorreceptor muscarínico e, 21, 22t, 42t
　opioides e, 142, 147t
Purulenta, 161-162

Q

Queda de cabelo
　5-fluorouracilo e, 362
　paclitaxel e, 370
　quimioterapia e, 371-372t
Quelantes de metal, 389, 391t
Quetiapina, 108t, 108-109
Quimioterapia, 335
　agentes para, 363, 366, 364t-365t
　alcaloides da vinca para, 370-374, 371-372t
　antimetabólitos para, 365t, 366-367
　princípios, 362-363, 366
　resistência à, 363, 366
Quinidina, 355

R

Rabdomiólise, 98-102
Rabeprazol, 250t
Radicais livres, 383
Raloxifeno, 291-292, 325-326, 377
Ranitidina, 185, 250t, 251-253
RANKL, 321, 323, 322f
RANK-R, 321, 323, 322f
Rasagilina, 130t
Reabsorção óssea, estatinas e, 100-101
Reabsorção renal, 60
Reações alérgicas. *Ver também* Reações de hipersensibilidade
　a anestésicos locais tipo éster, 162-164
　anti-histamínicos para, 184-185
　ao alopurinol, 215-216
　glicocorticoides para, 298-299
　para reposições de enzimas pancreáticas, 243-244
Reações de hipersensibilidade. *Ver também* Reações alérgicas
　griseofulvina e, 355
　penicilina e, 334, 338-339t
　probenecida e, 61
　sulfassalazina e, 256

sulfonamida e, 339-340t
Receptor Cys-LTI, 266-267
Receptor de glicocorticoides, 221, 299-300
Receptor de Kappa, 142, 148-149
Receptor de mineralocorticoide, 299-300
Receptor de proliferador-ativador peroxissomal γ (PPAR-γ), 102-103, 315-316
Receptor de serotonina(s)
Receptor delta, 142, 148-149
Receptor Mu, 142, 148-149
Receptor nuclear, 287
Receptor(es) de angiotensina, 69
Receptor(es) de dopamina, 40
　alcaloides de Ergot e, 194-195
　fármacos antipsicóticos e, 106, 108-111
Receptor(es) de estrogênio, 288, 377-379
Receptor(es) de insulina, 313-314
Receptor(es) de progesterona, 288
Receptor(es) H_1 da histamina, 182-183
Receptor(es) H_2 da histamina, 182-183
Receptor(es) H_3 da histamina, 183
Receptor(es) H_4 da histamina, 183
Receptores da tireoide, 307
Receptores de opioides, 142, 148-149
Receptores de prostaglandinas, 203-204
Receptores de tromboxano, 203-204
Redistribuição de gordura, na síndrome de Cushing, 298-299
Reflexo barorreceptor, vasodilatadores arteriais e, 94-95
Relaxantes musculares, 34-38, 35t
Relaxantes musculares esqueléticos, 34-39, 35t
Remifentanil, 145t
Repaglinida, 314-315, 314t
Reposições enzimáticas, 242-246
Reserpina, 92t, 94-95
Resinas de ligação ao ácido biliar, 101-102
Resinas de metilcelulose, 258t, 257-259
Resistência
　a antibacterianos, 335-336
　a quimioterapêuticos do câncer, 363, 366
Resistência à insulina, 315-316, 330-332
Resistência a múltiplos fármacos, 335-336, 363, 366
Restoril. *Ver* Temazepam
Retenção urinária
　anti-histamínico e, 182, 185
　colinorreceptor muscarínico e, 29-30
　fármaco antipsicótico e, 108-109
　opioide e, 147t
Retinite, citomegalovírus, 347-348
Retinopatia diabética, 281-282, 312-313
Retrovírus, 345
Retrovírus de RNA, 345
Ribavirina, 347-348, 349t
Rigidez muscular
　em hipertermia maligna, 34-35, 169-170
　na doença de Parkinson, 128
　na síndrome de serotonina, 115-116
Rim. *Ver também* Nefrotoxicidade
　ações diuréticas em, 55, 56f
　agentes simpaticomiméticos e, 42t

ativação do colinorreceptor muscarínico e, 42t
prostaglandinas e, 203-204
Rimantadina, 345, 349t
Rinite, 182, 272-276
Rinite alérgica, 183, 272-276
 alopurinol, 60, 62-63, 214-218, 216f
 anti-histamínicos para, 182
 glicocorticoides nasais para, 272-276
Rinorreia, 142-143
Risedronato, 324-325
Risperidona, 108t, 108-109
Ritonavir, 349t
Rizatriptano, 189-190
Rocurônio, 35t
Rofecoxibe, 210
Ropinirol, 130-131, 130t
Ropivacaína, 161-162, 161t
Rosiglitazona, 315-316
Rostos mascarados, na doença de Parkinson, 128
Rosuvastatina, 101-102
RU-486 (mifepristona), 203-204, 291-292, 300-301
Rubor
 adenosina e, 87-88
 niacina e, 102-103

S

Saccharomyces cerevisiae, 243-245
Sacrosidase, 243-245
Sais de ouro, 223
Salicilato de sódio, 209
Salicilatos, 209t, 210
Salicilismo, 210
Salivação
 e agente colinomimético, 22-23
 na abstinência de opioides, 142
Salmeterol, 266-267
Sangramento uterino, anormal
 clomifeno e, 286
 estradiol e, 289-290
 tamoxifeno e, 291-292, 378-379
Sangramento vaginal anormal. *Ver* Sangramento uterino anormal
Saquinavir, 349t
Secreção renal, 60
Secretagogos de insulina, 314-316
Secura vaginal
 e tamoxifeno, 376
 na menopausa, 289-290
Sedação
 antagonista do colinorreceptor muscarínico e, 28
 anti-histamínico e, 185
 carbamazepina e, 135-136
 espironolactona e, 300-301
 fármaco antipsicótico e, 108-109
 opioide e, 146, 148, 147t
Segundo efeito do gás, 167-168, 170-172
"Segundo mensageiro", IP_3, 15-16
6-mercaptopurina, 259t, 365t, 366-367
Selegilina, 130, 130t

transdérmica, 117, 116t
Seletividade de receptor, 41-43
Sena, 258t
Sensibilidade à luz, em abstinência de opioides, 142
Sensibilidade cruzada, penicilina e cefalosporinas, 334
Sensibilizadores de insulina, 315-317
Serax. *Ver* Oxazepam
SERMs (moduladores de receptores seletivos de estrogênio), 287, 290-292, 325-326, 376-377, 379-380
Serosite, relacionada com procainamida, 84-85
Sertralina, 116t
Sevoflurano, 168t, 169t
Sibilo, na anafilaxia, 12
Sibutramina, 414
SII (síndrome do intestino irritável), 189-190, 257-258, 259t
Sildenafil, 203-204
Simpaticomiméticos β-seletivos, 41-43
Simpatomiméticos, 40-44, 42t, 413-414, 415t, 416, 418
Simportador sódio-iodeto (NIS), 305
Síndrome de abstinência
 álcool, 174-175
 benzodiazepínicos, 153-154
 opioides, 142
Síndrome de Cushing
 aminoglutetimida para, 299-301
 glicocorticoides e, 220, 298-299
Síndrome de dumping, 414
 octreotida para, 257-258
Síndrome de Horner, fenilefrina em, 42-43
Síndrome de Parkinson, 107-108, 110-111
 agente antipsicótico e, 108-109
 bromocriptina e, 196
 metoclopramida e, 228-229
Síndrome de serotonina
 antidepressivos e, 115-116
 meperidina e, 145t, 146, 148
 selegilina e, 130
 sinais e sintomas, 115-116
Síndrome de Stein-Leventhal, 330-332
Síndrome de Stevens-Johnson, e sulfonamida, 339-340t
Síndrome de Wolff-Parkinson-White, 77-79, 82, 87-88
Síndrome de Zollinger-Ellison, 248-249
Síndrome do desconforto respiratório, glicocorticoides para, 298-299
Síndrome do intestino curto, octreotida para, 257-258
Síndrome do intestino irritável (SII), 189-190, 257-258, 259t
Síndrome metabólica, 413
Síndrome nefrótica
 ciclofosfamida para, 223
 glicocorticoides para, 221, 298-299
Síndrome neuroléptica maligna, 107-109
Síndrome semelhante ao lúpus
 procainamida e, 84-85
 tioamida e, 307
Sintase de tromboxano, 201-203
Sintomas extrapiramidais
 droperidol e, 228-229

metoclopramida e, 226, 228-229, 232-234
Sinusite, relacionada com omalizumabe, 268-269
Sinvastatina, 101-102
Sistema cardiovascular
  agentes hipolipemiantes e. *Ver* Agentes hipolipemiantes
  antagonistas de adrenorreceptores β e, 46
  anti-hipertensivos e. *Ver* Agentes anti-hipertensivos
  digoxina e. *Ver* Digoxina
  simpaticomiméticos de adrenorreceptores α, 41-43
Sistema de sinalização OPG/RANKL, 321, 323, 322*f*
Sistema endócrino
  androgênios e, 280, 292-293
  antiandrogênios e, 292-293, 363, 366
  antiestrogênios e, 290-291, 363, 366, 376-379
  bromocriptina e, 195-196, 282-283
  diabetes e. *Ver* Diabetes
  estrogênios e. *Ver* Estrogênio(s)
  hormônio adrenocorticotrófico e, 280, 296-297
  hormônios da tireoide e, 304-308
  regulação do cálcio e, 320-328, 322*f*
Sistema nervoso autônomo, 13, 14*f*
  antagonistas de α-adrenorreceptores e, 49*t*
  antagonistas do β-adrenorreceptor e, 49*t*
  antipsicóticos e, 108-109
  relaxantes musculares esqueléticos e, 34-37, 35*t*
  simpaticomiméticos e, 41-43, 42*t*
Sistema nervoso central
  anestésicos inalatórios e, 166-172, 168*t*, 169*t*
  anestésicos locais e, 160-164, 161*t*
  antidepressivos e, 114-119, 116*t*
  antiepilépticos e, 134-140, 136*t*
  antiparkinsonianos e, 128-132, 130*t*
  antipsicóticos e, 106-112, 108*t*
  benzodiazepínicos e, 152-158, 153*t*, 155*f*
  de uso abusivo e, 174-179, 177*t*
  lítio e, 122-125
  opioides e. *Ver* Opioide(s)
Sistema nervoso parassimpático, 14*f*, 21
Sistema nervoso simpático, 13, 14*f*
Sistema renina-angiotensina-aldosterona, 67-72, 68*f*
Sódio
  aldosterona e, 298-299
  antiarrítmicos e, 85-87
  colinorreceptores nicotínicos e, 23-24
  diuréticos e, 55, 90, 92-93
  glicosídeos cardíacos e, 75, 77-78
  lítio e, 123-124
Solifenacina, 407-408
Solubilidade dos agentes anestésicos inalados, 170-171
Somatostatina, 280-282, 310-311, 313-314
Sonolência
  alcaloide de Ergot e, 189-190
  antagonista do colinorreceptor muscarínico e, 28
  carbamazepina e, 135-136
  na dosagem excessiva de benzodiazepínicos, 152
  opioide e, 147*t*
  oxibutinina e, 408-409
Sorbitol, 258*t*, 260-261

Sotalol, 85-86
Subsalicilato de bismuto, 249-252, 250*t*, 258*t*
Substância P, 162-163
Substrato(s) do receptor de insulina, 313-314
Succímero, 388, 391*t*
Succinilcolina, 34-35, 35*t*
Sucralfato, 249-252, 250*t*
Sudorese
  agente colinomimético e, 22-23
  na hipoglicemia, 310
Sufentanila, 145*t*
Sulbactam, 334
Sulfadiazina, 339-340*t*
Sulfametizol, 339-340*t*
Sulfametoxazol, 339-340*t*
Sulfanilamida, 339-340*t*
Sulfapiridina, 256
Sulfassalazina, 256-262, 259*t*
Sulfato de magnésio, 258*t*
Sulfinpirazona, 61
Sulfisoxazol, 339-340*t*
Sulfonamida(s), 339-340*t*
Sulfonilureias, 57, 313-315, 314*t*
Sulindaco, 209*t*
Sumatriptano, 188-192
Suores noturnos, na menopausa, 289-290
Supressão da medula óssea
  colchicina e, 215-217
  flucitosina e, 355
  metotrexato e, 220
  quimioterapia e, 364*t*-365*t*
  solvente e, 384*t*
  sulfassalazina e, 256
Supressão suprarrenal, 298-300

T

Tálamo, opioides e, 146, 148
Tamoxifeno, 276-380, 290-292, 325-326, 363, 366
Taquicardia
  agente de bloqueio neuromuscular não despolarizante e, 35-36
  agonista do adrenorreceptor β ε, 264-265
  antagonista do colinorreceptor muscarínico e, 28
  antagonista dos receptores α-adrenérgicos e, 48
  fármaco antipsicótico e, 108-109
  hormônio da tireoide e, 306
  na abstinência de benzodiazepínicos, 153-154
  na anafilaxia, 12
  na hipertermia maligna, 34-35, 169-170
  na hipoglicemia, 310
  vasodilatador arterial e, 94-95
Taquicardia atrial paroxística
  antiarrítmicos contra, 85-88
  digitálicos contra, 77-78
  fisiopatologia, 82
Taquicardia ventricular
  amiodarona para, 86-87
  lidocaína para, 82

relacionada com procainamida, 84-85
Taquicardias supraventriculares reentrantes, 86-87
Taquifilaxia, 265-266
Taxa de ventilação pulmonar, anestésicos inalados e, 170-172
Taxanos, 371-372*t*, 372-374. *Ver também* Paclitaxel
Tazobactam, 334
Tebaína, 144*f*
Tecido adiposo, agentes simpaticomiméticos e, 42*t*
Tegaserode, 190-191, 257-259
Telitromicina, 338-339*t*
Temazepam, 155*f*
Temperatura corporal. *Ver* Febre
Teniposido, 371-372*t*
Tenofovir, 349*t*
Teobromina, 267-268
Teofilina, 266t, 267-268
Terapia de reposição hormonal, 289-291
Terapia de reposição hormonal para, 289-290
  osteoporose em, 289-290, 325-326
Terapia hormonal, 279
Terazosina, 14-15, 47
Terbinafina, 355*t*
Terbutalina, 41-43, 266-267
Teriparatida, 325-326
Teste de supressão de dexametasona, 296
Testosterona, 279-280, 291-293
Tetracaína, 161-162, 161*t*
Tetraciclinas, 338-339*t*
Tetracloreto de carbono, 384*t*
Tetracloroetileno, 384*t*
Tiazolidinedionas, 314*t*, 315-316
Ticarcilina, 337-338*t*
Tiludronato, 324-325
Timidinacinase, específica do herpes, 345
Timolol, 47-48, 47*t*
Tinha de corpo, 354
Tioamidas, 307
Tiocianato, 307
Tioridazina, 108*t*, 109-110
Tiotixeno, 107-108
Tipranavir, 349*t*
Tiramina, 115-116
Tireoglobulina, 305, 307
Tireotoxicose, 305, 307
Tirosina hidroxilase, 14-15
Tirosinacinase, 313-314
Tiroxina (T$_4$), 304-307
Tobramicina, 338-339*t*
Tolazamida, 313-314
Tolbutamida, 313-314
Tolcapona, 129-130, 130*t*
Tolerância, 175
  benzodiazepínicos, 153-154
  opioides, 142, 146, 148, 148*t*
Tolerância ao fármaco. *Ver* Tolerância
Tolerância cruzada
  agonistas de opioides, 146, 148
  benzodiazepínicos e álcool, 174-175

Tolmetina, 209*t*
Tolterodina, 28, 407-408
Tolueno, 384*t*
Tontura
  antagonistas dos receptores α-adrenérgicos e, 93-94
  carbamazepina e, 135-136
  cromona e, 273-274
  digitálicos e, 77-78
  inibidor da ECA e, 93-94
  inibidor de COX-2-3 e, 211
  lítio e, 122
  ondansetrona e, 226
  oxibutinina e, 408-409
  teriparatida e, 325-326
Topiramato, 136*t*, 137-138, 414-416, 415*t*, 418
Topoisomerases, 370
Topotecano, 363, 366, 371-372*t*
Toremifeno, 291-292, 325-326, 377-379
Torsemida, 55-57
Tosse
  agonistas de adrenorreceptor β e, 264-265, 274-275
  anti-histamínico e, 185, 273-274
  antitussígenos contra, 274-275
  cromona e, 273-274
  fisiopatologia, 274-275
  inibidor da ECA e, 66, 69-71, 94-95
  opioides para, 146, 148, 274-275
Toxicidade de solvente, 382-385, 384*t*
Toxicocinética, 383
Toxicologia, 2-3, 383
Trabectedina, 371-372*t*
Tramadol, 145*t*
Tranilcipromina, 115-116, 116*t*, 118-119
Transportador GLUT-2, 312-313
Transportador URAT1, 61
Transportador-1 de ácido orgânico, 61
Transportador-3 de ácido orgânico, 61
Transtorno bipolar, 122-125, 135-137
Transtorno depressivo maior, 114-119. *Ver também* Depressão
Transtornos do sono. *Ver também* Insônia
  carbidopa/levodopa e, 129
  entacapona e, 130
Transtornos maníacos-depressivos, 122-125
Tratamento contraceptivo, 396-403
Trato gastrintestinal
  agentes simpaticomiméticos e, 42*t*
  alendronato e, 320-321
  α-adrenorreceptores e, 14-15, 15*t*
  antidepressivos e, 114-116
  antifúngicos azólicos e, 355
  ativação do colinorreceptor muscarínico e, 22*t*, 42*t*
  benzodiazepínicos e, 154-156
  β-adrenorreceptores e, 15*t*
  bisfosfonatos e, 324-325
  carbamazepina e, 135-136
  digitálicos e, 77-78
  em abstinência dos opioides, 142
  espironolactona e, 300-301

fibratos e, 102-103
fluoroquinolonas e, 339-340t
infecções, como contraindicação para os antagonistas do colinorreceptor muscarínico, 29-30
inibidores da COX e, 210
lítio e, 122
metformina e, 331-332
metotrexato e, 222
niacina e, 102-103
penicilinas e, 334
probenecida e, 61
prostaglandinas e, 201-203
resinas de ligação ao ácido biliar e, 101-102
sulfassalazina e, 256
Trazodona, 117, 116t
Tremor, 129
   agonista do adrenorreceptor β e, 264-265
   antidepressivo e, 115-116
   lítio e, 122
   na doença de Parkinson, 128
Tremores, na abstinência de benzodiazepínicos, 153-154
TRH (hormônio liberador de tireotrofina), 279, 282-283, 304
Triancinolona, 221, 273-274, 298t
Triazolam, 155f
Tricloroetileno, 384t
Triflupromazina, 108t
Trifluridina, 347-351, 350t
Trifosfato de adenosina (ATP), bisfosfonatos e, 324-325
Trifosfato de adenosina de sódio-potássio, glicosídeos cardíacos e, 74-78, 76f
Triglicerídeos
   estatinas e, 100-102
   ezetimiba e, 101-103
   fibratos e, 102-103
   na obesidade, 412
   niacina e, 102-103
   tamoxifeno e, 377
   tiazolidinedionas e, 315-316
Tri-hexifenidil, 129, 130t
Tri-iodotironina (T$_3$), 304-307
Trimetoprima, 339-340t
Trimipramina, 116t
Trióxido de arsênico, 363, 366
Tripelenamina, 184t
Triptanos, 188-192, 195
Trombocitopenia
   anfotericina B e, 354
   fármaco anticâncer e, 364t-365t
Trombose venosa profunda
   raloxifeno, 291-292, 325-326
   tamoxifeno, 379-380
Tromboxano A$_2$, 201-203
Tropicamida, 28
Tróspio, 28, 407-408
Tuberculose, relacionada com anticorpo anti-TNF, 222
Tubocurarina, 35-36, 35t
Túbulo coletor, diuréticos e, 55, 56f

Túbulo convoluto distal, diuréticos e, 55, 56f, 92-93
Túbulo proximal, diuréticos e, 55, 56f

U

Ulcerações da membrana mucosa, relacionadas com o sal de ouro, 223
Úlceras gástricas, prostaglandina E$_1$ para proteção de, 203-204
Úlceras pépticas
   antagonistas dos receptores H$_2$ da histamina para, 185
   glicocorticoide e, 221, 298-299
   inibidores da bomba de prótons para, 249-251, 250t
   prostaglandina E$_1$ para proteção de, 203-204
Urato, 61
Ureidopenicilinas, 337-338t
Ursodiol (ácido ursodesoxicólico), 236-239
Urticária, anti-histamínicos para, 182

V

Vagal atividade, glicosídeos cardíacos e, 74, 76
Vagotomia, octreotida para, 257-258
Valaciclovir (VCV), 344, 346-351, 349t, 350t
Valdecoxibe, 210
Valganciclovir, 348-351, 349t, 350t
Valium. Ver Diazepam
Valsartana, 69, 70-71, 94-95
Vancomicina, 336t, 338-339t, 339-340
Varenciclina, 176
Vasectomia, 398t, 400-401
Vasodilatação
   agente colinomimético e, 22-23
   na overdose de alcaloide de Ergot, 189-190
   vasodilatador arterial e, 94-95
Vasodilatadores, como agentes anti-hipertensivos, 92t, 94-95
Vasodilatadores arteriais, 92t, 94-95
Vasodilatadores de ação central, 92t, 94-95
Vasos sanguíneos
   adrenorreceptor(es) α e, 15t
   agentes simpaticomiméticos e, 42t
   ativação do colinorreceptor muscarínico e, 42t
VCV (valaciclovir), 344
Vecurônio, 35t
Venlafaxina, 117, 116t
Ver Vômitos. Êmese
Verapamil, 86-87, 93-94
Versed. Ver Midazolam
Vertigem
   ácido acetilsalicílico e, 210
   escopolamina para, 228-229
   na intoxicação por chumbo, 388
Via de sintase de prostaglandina H, 200
Vias de administração, 3-4
   adrenalina, 15-16
   agentes antidiarreicos, 258-261
   alopurinol, 215-217
   anestésicos locais, 162-163

antagonistas de α-adrenorreceptores, 49-50
antagonistas do colinorreceptor muscarínico, 30-31
antagonistas dos receptores seletivos da serotonina, 190-191
antagonistas dos receptores β-adrenérgicos, 49-50
antidepressivos, 117
antiepilépticos, 137-138
anti-histamínicos, 185
antiparkinsonianos, 131
antipsicóticos, 109-110
antivirais, 350t, 349-351
bloqueadores neuromusculares, 36-37
colinomiméticos muscarínicos, 23-24
diuréticos, 57
ergotaminas, 190-191
escopolamina, 30-31
glicocorticoides, 299-300
glicosídeos cardíacos, 77-78
inibidores da ECA, 70-71
lítio, 123-124
noradrenalina, 15-16
opioides, 148-149
probenecida, 62-63
prostaglandinas, 203-204
simpaticomiméticos, 43-44
sulfinpirazona, 62-63
sumatriptano, 190-191
ursodiol, 237-238
Vimblastina, 363, 366, 371-372t, 372-374
Vincristina, 363, 366, 371-372t, 372-374
Vinorelbina, 363, 366, 371-372t, 372-374
25-hidroxilase, 323-324
Vioxx. *Ver* Rofecoxibe
VIPomas, octreotida para, 281-282
Vírus da hepatite C, 347-349
Vírus da imunodeficiência humana (HIV), 347-348, 349t
Vírus de DNA, 345
Vírus de RNA, 345
Vírus varicela-zóster, 344-348, 350t
Visão turva. *Ver* Perturbação visual
Vitamina D, 323-326, 324t
Vitamina D_3, 323-324
Volume de distribuição (V_d), 2-3, 8
Vômitos, *ver* Êmese
Voriconazol, 355t, 357-358
Vorozol, 378-379

X

Xanax. *Ver* Alprazolam
Xantina-oxidase, 60, 215-216, 216f
Xenobióticos, 383

Z

Zafirlucaste, 266-268
Zalcitabina, 349t
Zaleplom, 153-155
Zanamivir, 349t
ZGQ (zona gatilho do quimiorreceptor), 226-227, 227f
Zidovudina, 348-349, 349t
Zileuton, 266-268
Ziprasidona, 108t
Zoledronato, 324-325
Zolmitriptano, 189-190
Zolpidem, 153-155
Zona de gatilho do quimiorreceptor (ZGQ), 226-227, 227f
Zona fasciculada, 280, 297
Zona glomerulosa, 297-299
Zona reticular, 280
Zumbido, relacionado com ácido acetilsalicílico, 210